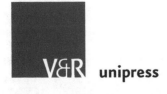
V&R unipress

Pflegewissenschaft und Pflegebildung

Band 16

Herausgegeben von
Prof. Dr. Hartmut Remmers

Annette Riedel

Palliative Sedierung im stationären Hospiz

Konstruktion einer Ethik-Leitlinie mittels partizipativer Forschung

Mit 32 Abbildungen

V&R unipress

Universitätsverlag Osnabrück

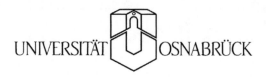

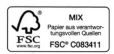

Bibliografische Information der Deutschen Nationalbibliothek
Die Deutsche Nationalbibliothek verzeichnet diese Publikation in der Deutschen
Nationalbibliografie; detaillierte bibliografische Daten sind im Internet über
https://dnb.de abrufbar.

**Veröffentlichungen des Universitätsverlags Osnabrück
erscheinen bei V&R unipress.**

Umschlagabbildung: © fridel-fridel / photocase.de (Bildnummer: 70923)
Druck und Bindung: CPI books GmbH, Birkstraße 10, D-25917 Leck
Printed in the EU.

Vandenhoeck & Ruprecht Verlage | www.vandenhoeck-ruprecht-verlage.com

ISSN 2198-6193
ISBN 978-3-8471-1043-9

Inhalt

Vorwort 9

Danksagung 13

Tabellenverzeichnis 17

Abbildungsverzeichnis 19

1. Einleitung 21
   1.1 Relevanz und Gegenstand 21
   1.2 Problemstellung und angestrebte Intervention 27
   1.3 Ziel und geplantes Vorgehen 32

2. Theoriebasiert die Relevanz einer Ethik-Leitlinie »Palliative
   Sedierung im stationären Hospiz« abstützen und fundieren 37
   2.1 Palliative Sedierung – Facetten einer palliativmedizinischen und
      ethisch-reflexionswürdigen Behandlungsoption 38
      2.1.1 Palliative Sedierung als Behandlungsoption – Theoretische
            Fundierung und konkretisierende Rahmung 41
      2.1.2 Palliative Sedierung als Behandlungsoption – Indikation
            und damit verbundene (ethische) Kontroversen 47
      2.1.3 Definitorische Festlegung 70
   2.2 Leid(en) als zentrales und sensibles Phänomen im Kontext der
      Palliativen Sedierung 71
      2.2.1 Linderung von Leid(en) als genuiner Gegenstand von
            Palliative Care 71
      2.2.2 Leid(en) fordert die Perspektive auf die leidende Person . 78
      2.2.3 Linderung von Leid(en) im Kontext der Palliativen
            Sedierung 82

2.2.4   Ethische Implikationen im Kontext der Palliativen
          Sedierung 86

2.2.5   Der Stellenwert der Letztverlässlichkeit 91

2.3 Das Setting stationäres Hospiz und der Auftrag an die
Palliativversorgung 98

2.3.1   Stationäres Hospiz – Auftrag und normative
          Orientierungspunkte 98

2.3.2   Palliative Sedierung im stationären Hospiz als
          Behandlungsoption 106

2.4. Ethik-Leitlinien und Eckpunkte der Ethik-Leitlinienentwicklung . 109

2.4.1   Ethik-Leitlinien – Ziele 112

2.4.2   Ethik-Leitlinien – Gegenstand und Entwicklungsschritte . 120

2.4.3   Identifikation der Zielformulierung für die Ethik-Leitlinie . 125

3. Empirisch und partizipativ die Eckpunkte der Ethik-Leitlinie
»Palliative Sedierung im stationären Hospiz« explorieren,
konsentieren und konturieren 127

3.1 Begründung der Prinzipien der partizipativen Forschung und
methodische Konsequenzen 127

3.1.1   Die Durchführung von Fokusgruppen zur Exploration der
          Praxisperspektive 133

3.1.2   Die Durchführung von Delphi-Befragungen zur
          Konsentierung signifikanter Eckpunkte der Ethik-Leitlinie. 134

3.1.3   Elemente im Konstruktionsprozess und ethisches Clearing 135

3.2 Fokusgruppen zur Exploration 137

3.2.1   Annahmen, Ziel und Forschungsfragen in Bezug auf die
          Fokusgruppen 141

3.2.2   Leitfaden und Phasen der Fokusgruppen 145

3.2.3   Rekrutierung, Vorgespräche und Information der Hospize,
          Pretest 158

3.2.4   Durchführung der Fokusgruppen 160

3.2.5   Retrospektive methodische Reflexion 163

3.2.6   Ausrichtung der Analyse und der Auswertung 166

3.2.7   Methodisches Vorgehen bei der Analyse, Interpretation
          und Sicherung der Ergebnisse 168

3.2.8   Bestimmung von Ausgangsmaterial und Gegenstand der
          Analyse 172

3.2.9   Konstruktion der Kategorien und des Kategoriensystems,
          Konkretion zentraler Strukturdimensionen 175

3.2.10 Struktur des Kodierleitfadens und Zuordnungen aus dem
          Material 184

3.2.11 Eckpunkte der Ergebnisdarlegung 189
3.2.12 Analyse der Ergebnisse in Rückbezug auf die
      Forschungsfragen 192
3.2.13 Generierte Eckpunkte und Gegenstände für die
      Ethik-Leitlinie – Grundlegungen für die Delphi-Befragung. 218
3.2.14 Methodische Reflexion 223
3.3. Delphi-Befragungen zur Bewertung und Konsensbildung 225
  3.3.1 Darlegung des mit der Delphi-Befragung verbundenen
      Erkenntnisinteresses 227
  3.3.2 Gegenstand und Kriterien der Delphi-Befragung 231
  3.3.3 Entwicklung des Fragebogens und Eckpunkte der
      Befragung (Runde 1) 251
  3.3.4 Befragungsergebnisse und Feedback zur ersten
      Befragungsrunde 259
  3.3.5 Entwicklung des Fragebogens und Befragung (Runde 2) . . 267
  3.3.6 Ergebnisse und Erkenntnisse aus der zweiten
      Delphi-Befragungswelle 271
  3.3.7 Kontextualisierung und Diskussion der Ergebnisse 279
  3.3.8 Darlegungen zur Relevanz einer Ethik-Leitlinie 302
  3.3.9 Erfasste Annäherung – Grundlegungen für den
      Gegenstand der Ethik-Leitlinie 313
  3.3.10 Reflexion des Vorgehens 315

4. Die Ethik-Leitlinie »Palliative Sedierung im stationären Hospiz« . . . 321
4.1 Grundlagen der Ethik-Leitlinie 321
4.2 Kritische Reflexion 326
4.3 Die Ethik-Leitlinie »Palliative Sedierung im stationären Hospiz« . 329

5. Abschließende Reflexion 351

Literaturverzeichnis 357

Anlagenverzeichnis und Anlagen 1–3 417
Anlage 1 – Begleitendes Poster zur Fokusgruppe 418
Anlage 2 – Leitfaden für die Fokusgruppen 419
Anlage 3 – Fragebogen im Rahmen der Fokusgruppen 426

Vorwort

Noch immer ist die größte Gruppe palliativ versorgter Patienten und Patientinnen diejenige mit einer onkologischen Erkrankung. Statistisch scheint sich die Anzahl der Neuerkrankungen an Krebs im hohen und höchsten Alter etwas zu verringern. Tumorerkrankungen sind v. a. für das fortgeschrittene mittlere Lebensalter charakteristisch. Wachsende Behandlungserfolge haben zwar zu kontinuierlich sich ausdehnenden Überlebenszeiten geführt. Der chronische Verlauf dieser Erkrankungen führt nach unterschiedlich langen Phasen der Stabilität im Endstadium allerdings häufig zu rapiden Verschlechterungen.

Die medizinische Begleitung schwerstkranker Patienten und Patientinnen kann von Fall zu Fall bei gravierenden körperlichen und psychischen Beschwerden palliative Maßnahmen auch neben der Fortführung kurativer Therapieansätze einschließen. Häufig ist eine ambulante ärztliche und pflegerische Versorgung möglich. Dies gilt vor allem dann, wenn Angehörige, Freunde oder sehr vertraute Personen fortlaufend zur Verfügung stehen. Unter diesen Umständen kann eine über die Zeit verstärkte palliative Versorgung bestenfalls bis in die Sterbephase gewährleistet werden. Allerdings wird diese Versorgungsform aufgrund soziodemografischer Veränderungen zunehmend unwahrscheinlich. Herkömmliche familiale Unterstützungssysteme unterliegen einem Prozess der Fragmentierung: zum einen aufgrund steigender Erwerbstätigkeit von Frauen als Hauptpflegepersonen; zum anderen aufgrund wachsender Mobilität oder einer zunehmenden Singularisierung von Privathaushalten. In Zukunft wird daher die palliative Versorgung schwerstkranker und sterbender Menschen, auch unter dem Einfluss gesundheitsökonomischer und politischer Steuerungsvorgaben, einem strukturellen Wandel unterliegen. Zunehmende Bedeutung werden Einrichtungen der Langzeitpflege mit unterschiedlichen, auch multiprofessionell ausgerichteten Versorgungsangeboten gewinnen. Gut etablierte Hospize werden auch bei diesem strukturellen Wandel eine weiterhin wichtige Rolle spielen.

Es ist anzunehmen, dass in Zukunft Aspekte der Versorgungsqualität stärkeres Gewicht erhalten; zum einen wegen einer gestiegenen Sensibilität der

Bevölkerung gegenüber letzten Lebenstatsachen wie Sterben und Tod. Mit einer schweren, lebensbedrohlichen Krankheit konfrontiert, wächst das Bewusstsein menschlicher Verletzlichkeit. Verbunden sind damit Wünsche und Erwartungen bestmöglicher fachlicher Versorgung und Unterstützung. Zum anderen haben sich Anforderungen an die Erbringung fachlich hochwertiger Leistungen (*best practice*) erhöht. Rasante Fortschritte medizinisch-pharmakologischer Überlebenstechnologien haben zugleich ein Bewusstsein für damit zusammenhängende ethische Fragen der Sinnhaftigkeit, der Vertretbarkeit und Akzeptabilität geschärft. Selbstbestimmte Willensentscheidungen von Patienten und Patientinnen gelten inzwischen medizinethisch als letztgültiges Regulativ von Behandlungsentscheidungen, die allerdings aus guten Gründen auch zum Gegenstand einer ethischen Beratung im Behandlungsteam gemacht werden.

Für den Bereich der palliativen Versorgung gilt das in ganz besonderer Weise, weil sich krankheitsverursachtes Leiden hier nicht nur zuspitzen, sondern auch in einer sehr vielgestaltigen Weise ausdrücken kann. Umso größere Bedeutung kommt der fachlichen und ethischen Verantwortlichkeit des gesamten Betreuungs- und Versorgungsteams zu; umso höher sind Anforderungen an eine differenzierte Wahrnehmung und Beurteilung der körperlichen, seelischen und kognitiven Verletzlichkeit von Menschen im Prozess des Sterbens zu stellen; mithin an eine gemeinsame Kommunikation mit Patienten oder Patientinnen, die seinerseits in ihrer Prägnanz erheblich reduziert sein kann. Der Primat, autonome Willensentscheidungen eines Schwerstkranken zu respektieren, gilt ohnehin. Aber es kommen erheblich erschwerende Bedingungen der Kommunikation nicht allein des Willens, sondern naturgemäß auch stark variierender Wünsche und Bedürfnisse des leidenden Menschen hinzu. Durch verschiedene kognitive bzw. physiologische Faktoren kann das sprachliche Mitteilungsvermögen im Prozess des Sterbens vermindert, mitunter auch ganz erloschen sein, was zu erheblichen Erschwernissen bei Behandlungsentscheidungen führt. Auch deswegen ist eine differenzierte kognitive, eine sensitive, mitfühlende Ansprache, überhaupt: ein emotionales Einschwingen notwendig, weil nicht auszuschließen ist, dass durch diese responsiven Verhaltensstile die Symptomatik erkennbar gelindert werden kann. Gewiss: Symptomkontrolle und Symptomlinderung sind herausragende Ziele von Palliativmedizin und Hospizarbeit, aber sie erschöpfen sich darin nicht.

Gleichwohl muss der Tatsache ins Auge gesehen werden, dass unter bestimmten Umständen tief eingreifende palliativmedizinische Interventionen angezeigt sein können; zum Beispiel wenn sich Schmerzen als nicht mehr beherrschbar erweisen. Davon zu unterscheiden sind Situationen, in denen Menschen dem mit unwiderruflicher Endlichkeit verbundenen Schrecken emotional vollkommen ungeschützt ausgeliefert sind. In solchen Situationen ist das gesamte Behandlungs- und Versorgungsteam mit einer Fülle fachlicher und ethischer Probleme konfrontiert, die höchste Umsicht erfordern. Seit vielen Jahren wird beispielsweise die Option einer tiefen kontinuierlichen palliativen Sedierung bei therapierefraktären Symptomen verschiedenster Art als eine *ultima ratio* der Leidensminderung kritisch diskutiert, insbesondere im Kontext einer Vielzahl damit hervorgerufener ethischer Fragen.

Auf diese Zusammenhänge konzentriert sich die vorliegende Schrift von Annette Riedel. Ziel ihrer hier vorgelegten Forschungsarbeiten ist es, nicht ausschließlich theoriebasiert, sondern auf empirisch solider Grundlage eine auf die Hospizarbeit zugeschnittene Ethik-Leitlinie zur palliativen Sedierung partizipativ zu entwickeln. Konzipiert werden soll die Leitlinie als »Unterstützungs- und Orientierungssystem« für komplexe ethische Entscheidungsprozesse. Dazu bedarf es einer wissenschaftlichen Exploration vor allem handlungsfeldspezifischer Erfahrungen und Wahrnehmungen sowie Deutungen und Bewertungsmuster typischer, konfliktreicher Situationen, die in den Augen von Mitarbeitern und Mitarbeiterinnen von Hospizeinrichtungen mit ganz konkreten Wertekonflikten behaftet sind und Werturteile unumgänglich machen.

Palliative Sedierung als medizinische Behandlungsoption zur Leidensminderung ist mit einer vielschichtigen Problematik behaftet. Für die Entwicklung einer Ethik-Leitlinie als Unterstützungsinstrument bei der Suche angemessener und vertretbarer Lösungen sprechen mehrere Gründe, wie Annette Riedel zeigt: Das Verunsicherungspotenzial dieser therapeutischen Maßnahme am Lebensende ist nicht nur für die ärztliche Profession groß. Dies unterstreicht ebenso die von Annette Riedel rekonstruierte ethische Debatte um eine möglichst konsensuell vertretbare Indikation. Mindestens ebenso groß ist das Verunsicherungspotenzial für hospizliche Pflegefachkräfte. Entsprechende Studien berichten von wiederkehrendem moralischem Unbehagen und emotionalen Konflikten (*moral distress*), die als berufliche Dauerbelastung erlebt werden. Wiederholt betont Annette Riedel, dass von Ethik-Leitlinien ausschließlich in ihrer unterstützenden Funktion Gebrauch gemacht werden sollte; dass sie als Wegweiser zur Strukturierung und Anbahnung von Lösungsmöglichkeiten in ethischen Konfliktsituationen dienen. Ihre Anwendung bleibt letztlich angewiesen auf erfahrene Experten und Expertinnen mit hochrangiger Kompetenz.

Dazu gehören Fähigkeiten der Urteilsbildung, die sich auf verschiedenen, indessen ineinandergreifenden Ebenen darstellen: zum einen als kognitiv-analytisches Leistungsvermögen mit unverzichtbarer Distanzierungsfähigkeit, zum anderen als persönlich ebenso unverzichtbares emotionales Beteiligtsein als Basis menschlicher Authentizität und als ein erfahrungsgeleitetes intuitives, als solches aber stets erneut kritisch zu reflektierendes Vermögen. Gerade als pädagogisch hoch ausgewiesene Pflegewissenschaftlerin weiß Annette Riedel, welche Bedeutung ein in spiralförmigen Lernprozessen theoretisch sowie praktisch anzubahnendes Unterscheidungsvermögen als Ausweis von Professionalität besitzt: ein feines Differenzierungsvermögen dessen, was jeweils individuell Angst, Hoffnungslosigkeit, Leiden in seiner Vielgestaltigkeit und schließlich Schmerzen in ihrer absolut isolierenden und vernichtenden Konsequenz bedeuten. Erst auf Grundlage eines solchen Unterscheidungsvermögens werden ethische Beurteilungsmaßstäbe zur Geltung gebracht werden können, die von Haus aus einen stark kognitivistischen Anspruch erheben und deshalb einer ›klinischen‹, das heißt erfahrungsgeleiteten Substanziierung bedürfen – schon allein, um beispielsweise zwischen ethisch-normativen und psychophysisch ›appellativen‹ Ansprüchen differenzieren und gewichten zu können, was Annette Riedel auf sehr spannende Weise herausarbeitet.

Folgt man etwa Helmuth Plessners anthropologischen Einsichten, so ist der Prozess des Sterbens durch ein langsames, gelegentlich auch abruptes Zerbrechen jener stets aufs neue zu balancierenden Einheit von Leib, Seele und Geist gekennzeichnet. Doch auch in diesem Prozess der Desorganisation sind die letzten Möglichkeiten personaler Selbstdarstellung auch in rudimentären sprachlichen und gestischen Ausdrucksgebärden als Signale verbliebener Souveränität ernst zu nehmen. Es ist daher sehr zu wünschen, dass die von Annette Riedel auf Grundlage einer sorgfältigen empirischen Exploration entwickelte und begründete Leitlinie zur »Unterstützung bei der verantwortungsvollen Abwägung und der ethischen Reflexion im Vorfeld der Einleitung einer tiefen kontinuierlichen Palliativen Sedierung« ihre volle Wirkung auch darin entfaltet, das Sensorium aller in palliativen Versorgungszusammenhängen tätigen oder sich darauf beruflich vorbereitenden Personen zu schärfen und dabei letztlich ethische Urteilskraft zu bilden.

Besonders erfreulich ist, dass mit dieser von Annette Riedel veröffentlichten Schrift ein gleichsam komplementäres Werk zu der ebenso in dieser Schriftenreihe als Band 10 erschienenen Arbeit von Alexandra Bernhart-Just: »Weiterleben oder sterben? Entscheidungsprozesse leidender Menschen« vorliegt. Auch dafür sei der Autorin dieses jüngsten Bandes ausdrücklich gedankt. Ihrer Schrift sei eine weite Verbreitung gewünscht.

Osnabrück, im September 2019   Hartmut Remmers

Danksagung

Die vorliegende Publikation ist die aktualisierte Version meiner Habilitationsschrift. Weder der Weg zur Habilitation, die Zeit während der Habilitation noch der Gegenstand der Habilitation ist ohne den Zuspruch, die Bestärkung, den Rückhalt und die Begleitung einer Vielzahl an Personen realisierbar.

All denjenigen Menschen, die mich in den vergangenen Jahren ermutigt, protegiert und in unterschiedlichster – bewusster oder unbewusster – Form unterstützt oder aber auch an der einen und anderen Stelle entlastet haben, gilt mein großer Dank.

Eine Danksagung ist die Möglichkeit diese Dankbarkeit und Anerkennung zu formulieren, sie birgt aber auch die Gefahr, jemanden unbeabsichtigt zu vergessen beziehungsweise zu versäumen an dieser Stelle explizit zu benennen. Angesichts dieses Risikos möchte ich an dieser Stelle meine große Dankbarkeit gegenüber allen den Menschen ausdrücken, die mich in der Zeit des Habilitationsprojektes auf ihre je ganz individuelle Art be- und gestärkt haben.

Partizipative Forschung gelingt nur unter Mitwirkung derjenigen, die von den angestrebten Erkenntnissen und Forschungsergebnissen profitieren sollen – hier die Mitarbeitenden in den stationären Hospizen. Mein großer Dank richtet sich demzufolge insbesondere an die sechs Hospize, die mir für die Exploration der Thematik ohne Zögern und mit einem großen Vertrauensvorschuss ihre Türen geöffnet haben und ihre Mitarbeitenden für die Fokusgruppen freigestellt haben. Ohne diese Offenheit der Leitungen aber auch der Mitarbeitenden selbst, ohne ihr Einlassen, ihre Unvoreingenommenheit in Bezug auf den Prozess der Analyse, der Reflexion und Diskussion wären die wichtigen und grundlegenden Erkenntnisse und vielfältigen Konnotationen zur Palliativen Sedierung nicht erfassbar und die Bedeutsamkeit und die Tragweite der Thematik in den stationären Hospizteams für mich nicht erfahrbar gewesen. Ein ebenso großer Dank gilt all den Mitarbeitenden in den stationären Hospizen, die an den beiden Wellen der Delphi-Befragung mitgewirkt haben, sich die Zeit für die Beantwortung der Fragebögen genommen haben und somit einen ganz wesentlichen Beitrag zur Erstellung der Ethik-Leitlinie geleistet haben.

In Bezug auf den Erstellungsprozess selbst, auf die konstruktive, dezidierte und wertschätzende Beantwortung jeglicher mitgebrachten Fragestellungen, hinsichtlich der substanziellen Hinweise und hilfreichen Rückmeldungen und insbesondere auch die stets zugewandte und umsichtige Begleitung betreffend, gilt mein ganz besonderer und umfassender Dank Herrn Prof. Dr. Hartmut Remmers. Die von Offenheit und großer Wertschätzung geprägten Begegnungen in Osnabrück haben mich gestärkt und waren für mich persönlich stets ermutigend und förderlich. Die wichtigen Hinweise, vielfältigen Informationen, Verweise und konstruktiven Rückmeldungen waren für den Prozess selbst äußerst zuträglich und in der Folge vielfach grundlegend und stets produktiv. Unsere Treffen waren für mich Bestärkung und Zuspruch zugleich.

Keine Begegnung, kein Zusammentreffen auf einer Fachtagung oder einem Arbeitstreffen ist vergangen, an dem Herr Prof. Dr. Dr. Ralf Jox nicht nach dem Stand beziehungsweise nach dem Entwicklungsverlauf der Arbeit gefragt hat. Hierfür danke ich ihm. Diese Rückfragen waren für mich bestärkend und ein wichtiger Ansporn. Ein besonderer Dank gilt seinen konstruktiven Rückmeldungen und wichtigen Anregungen, die nochmals wesentliche Aspekte in den Fokus rückten.

Das Schreiben und Verfassen einer so umfassenden Arbeit führt zu manchem Buchstabendreher und Kommafehler. Ich danke Dr. Gesine Walz für ihren genauen Blick, ihre wertschätzenden Rückmeldungen und für die umfängliche Zeit, die sie mit dem Lesen der Texte verbracht hat. Das war eine große Entlastung und wichtige Hilfe im Erstellungsprozess. Jedes korrigierte Kapitel brachte ein gemeinsames Abendessen mit sich, welches Grundlage für wichtige Diskussionen, hilfreiche Rückfragen und wohltuendes Feedback eröffnete.

Ein herzliches Dankeschön gilt meinen drei Kolleginnen im parallel verlaufenden Forschungsprojekt (LebenBegleiten) – Prof. Sonja Lehmeyer, Anne-Christin Linde und Nadine Treff – für die Unterstützung im Rahmen der Fokusgruppen, bei der Erstellung von Fragebögen und für das sensible Nachhaken und Nachfragen, den Verlauf und den Stand des Habilitationsprojektes betreffend. Es war für mich stets stärkend und wohltuend zugleich.

Meinem Kollegen Prof. Dr. Thomas Heidenreich danke ich für all seinen Zuspruch und die Bekräftigung im Hinblick auf das Vorhaben selbst, wie auch für seine konstruktiven und wichtigen Anregungen in diesem Sommer, für die er sich – in einer für ihn selbst äußerst dichten beruflichen Phase – dankenswerter Weise umfassend Zeit genommen hat.

Ohne den Verzicht auf manche gemeinsame Zeit in der Natur, ohne vielfältige Formen der Entlastung und ohne konsequente und sensible Bestärkung im Erstellungsprozess einer Habilitationsschrift, kann ein derartig komplexes Vorhaben nicht gelingen. Unendlich dankbar für all die Unterstützung, aber auch für die stärkenden Zeiten der Zerstreuung, die Momente der Heiterkeit und Leichtigkeit widme ich die Arbeit meinem Mann Christian und unserem Alban.

Stuttgart, im September 2019   Annette Riedel

Tabellenverzeichnis

Tabelle 1	Gegenüberstellung der Methoden	S. 132
Tabelle 2	Übersicht zu den durchgeführten Fokusgruppen	S. 162
Tabelle 3	Konstitutive Elemente des Kodierleitfadens	S. 175
Tabelle 4	Schritte der Analyse und Ergebnisgenerierung	S. 187
Tabelle 5	Wertekonflikte und Häufigkeiten	S. 191–192
Tabelle 6	Zentrale/wiederkehrende Wertekonflikte	S. 199
Tabelle 7	Eckpunkte für die Ethik-Leitlinie	S. 219–221
Tabelle 8	Orientierende und grundgelegte Kriterien	S. 236–249
Tabelle 9	Rücklauf Delphi-Befragungswelle 1	S. 259
Tabelle 10	Rücklauf Delphi-Befragungswelle 2	S. 272
Tabelle 11	Übersicht zu beiden Delphi-Befragungswellen	S. 272–273
Tabelle 12	Komplexität der Entscheidungsfindung	S. 302–303
Tabelle 13	Kriterien und konsentierte Eckpunkte für die Ethik-Leitlinie	S. 314–315
Tabelle 14	Kontexte und Relationen der Ethik-Leitlinienentwicklung	S. 326

Abbildungsverzeichnis

Abbildung 1	Chronologische Darstellung des Vorgehens	S. 136
Abbildung 2	Prozessschritte der qualitativen Inhaltsanalyse	S. 172
Abbildung 3	Palliative Sedierung als Thema im Hospiz	S. 208
Abbildung 4	Palliative Sedierung im Hospiz	S. 209
Abbildung 5	Einschätzung zur zukünftigen Nachfrage	S. 210
Abbildung 6	Treffen der Entscheidung	S. 216
Abbildung 7	Ethik-Leitlinie als Unterstützung	S. 218
Abbildung 8	Die Frage nach dem Zeitpunkt der Einleitung (1)	S. 262
Abbildung 9	Die Frage nach der Situation	S. 262
Abbildung 10	Die Frage nach dem unerträglichen Leiden	S. 262
Abbildung 11	Die Frage nach der Perspektive auf das Leiden	S. 263
Abbildung 12	Die Frage nach den negativen Nebenfolgen	S. 263
Abbildung 13	Die Frage nach dem Zeitpunkt der Einleitung (2)	S. 264
Abbildung 14	Lebensqualität	S. 264
Abbildung 15	Respekt der Autonomie	S. 265
Abbildung 16	Respekt der Vorstellungen und Wünsche	S. 265
Abbildung 17	Fürsorge	S. 265
Abbildung 18	Verantwortung	S. 265
Abbildung 19	Selbstbestimmung	S. 266
Abbildung 20	Wertekonflikt (1)	S. 266
Abbildung 21	Wertekonflikt (2)	S. 266
Abbildung 22	Ziel der Ethik-Leitlinie	S. 267
Abbildung 23	Wiederkehrende reflexionswürdige fachliche Dimensionen	S. 275
Abbildung 24	Wiederkehrende reflexionswürdige ethische Dimensionen	S. 276
Abbildung 25	Ethische Werte (Mitarbeitende)	S. 277
Abbildung 26	Ethische Werte (Gäste/Patientinnen/Patienten)	S. 278
Abbildung 27	Wiederkehrende Wertekonflikte	S. 278
Abbildung 28	Ethik-Leitlinie als Unterstützung	S. 309
Abbildung 29	Bedeutung der Ethik-Leitlinie	S. 310
Abbildung 30	Ethik-Leitlinien in der hospizlichen Praxis	S. 311
Abbildung 31	Erfolgte Schritte im Rahmen der Delphi-Befragung	S. 312
Abbildung 32	Prozess der Ethik-Leitlinienentwicklung	S. 322

1. Einleitung

1.1 Relevanz und Gegenstand

Palliative Sedierung, das heißt die mit Medikamenten herbeigeführte, überwachte verminderte oder aufgehobene Bewusstseinslage am Lebensende, ist eine Behandlungsoption, die sowohl im klinischen Setting als auch in Hospizen praktiziert wird. Auf ihre Bedeutsamkeit in der Palliativversorgung am Lebensende sowie auf die mit der Palliativen Sedierung verbundenen ethischen Implikationen verweisen nationale wie auch internationale Studien (z. B. Schildmann et al., 2018; de Vries & Plaskota, 2017; Maiser et al., 2017; Lux et al., 2017; Lam et al., 2017; Hopprich et al., 2016; Schur et al., 2016; van Deijck et al., 2016a; Azoulay et al., 2016; Taboada, 2015; Walker & Breitsameter, 2015; Zinn & Moriarty, 2012), Reviews (z. B. Beller et al., 2017; Bodnar, 2017) und aktuelle Publikationen (z. B. Jox, 2018a; Jox, 2018b; Rehmann-Sutter et al., 2018; Sulmasy, 2018b; Rietjens et al., 2018; Klein et al., 2018; Benze et al., 2017, S. 67; de Lima et al., 2017; Alt-Epping et al., 2016; Alt-Epping et al., 2015). Zur Häufigkeit liegen in der Literatur unterschiedliche Angaben vor (Stiel et al., 2018; Ziegler et al., 2018; Prado et al., 2018; Hopprich et al., 2016; Schur et al., 2016; Jasper et al., 2012). Eine im Jahr 2012 durchgeführte Befragung in »German specialized PC (Palliative Care) institutions« kommt zu einer erfassten Häufigkeit zwischen 0 und 80 % (Klosa et al., 2014).[1]

Palliative Sedierung am Lebensende wird im Folgenden als eine Behandlungsoption vertreten, die erst dann realisiert wird, wenn andere therapeutische Maßnahmen und Therapieoptionen für die/den Betroffenen keine Linderung der belastenden Symptome und demnach keine Linderung des subjektiv als unerträglich empfundenen Leide(n)s bewirken (Therapierefraktärität). Als the-

---

1 Gemäß einer Studie aus der Schweiz lag die Häufigkeit der kontinuierlichen Sedierung bis zum Tod in der Schweiz im Jahr 2013 bei 17,5 % aller Sterbefälle, die relative Häufigkeit hat zwischen 2001 und 2013 um das 3,7-Fache zugenommen (Camartin, 2019; Bosshard et al., 2016). Auf eine weitere Zunahme verweist die Studie von Ziegler et al. (2018).

rapierefraktär werden Symptome verstanden, die sich trotz intensiver Bemühungen nicht ausreichend kontrollieren lassen. Die Indikationsstellung einer
Palliativen Sedierung ist bei physischer Symptomlast wie auch – unter Beachtung spezifischer Vorgaben – bei refraktären psychischen und existenziellen
Krisen beziehungsweise Belastungen möglich (Rodrigues et al., 2018; Oechsle et
al., 2017; Weixler et al., 2017, S. 42–45; de Lima et al., 2017; Gamblin et al., 2017;
Hopprich et al., 2016, S. e60; EAPC/Alt-Epping et al., 2010, S. 115).[2] Eine state-
of-the-art durchgeführte Palliative Sedierung ist die letzte Behandlungsoption,
dann, wenn keine anderen Maßnahmen zur Leidlinderung unerträglicher
Symptome und Beschwerden (mehr) wirksam sind. Das heißt, hierbei handelt es
sich um keine »medizinische Standardmaßnahme, die das Sterben regelhaft
begleitet« (Weixler et al., 2017, S. 45; vgl. Leitlinienprogramm Onkologie, 2019,
S. 462; vgl. Zimmermann & Jox, 2018; vgl. Hopprich et al., 2016, S. e60). Ziel der
Behandlungsoption ist es, das Leid – in seiner jeweils individuellen Komplexität – zu lindern, und nicht die vorzeitige Beendigung des Lebens (Leitlinienprogramm Onkologie, 2019, S. 435; Zimmermann & Jox, 2018; Weixler et al.,
2017, S. 34; Benze et al., 2017, S. 67; SAMW, 2019a, S. 22–24; SAMW, 2019b,
S. 17; EAPC/Alt-Epping et al., 2010, S. 113).

Zu dieser Behandlungsoption liegen sowohl eine »Standard Operating Procedure« (SOP) (Oechsle et al., 2017)[3] als auch mehrere Leitlinien und Rahmenwerke
vor (z. B. Weixler et al., 2017; Weixler 2018c; Zimmermann & Jox, 2018; Radbruch
et al., 2015; Dean et al., 2012; EAPC/Alt-Epping et al., 2010; Neitzke et al., 2010a;
Kirk & Mahon, 2010; Cherny et al., 2009; Verkerk, 2007; Legemaate et al., 2007;
Morita et al., 2005)[4]. Das Bestreben der SOP, der Leitlinien und der Rahmenwerke
ist es, Sicherheit durch Standards, Standardisierungen und Fachinformationen
zu vermitteln sowie juristische Klarheit zu erzielen, um eine »gute klinische
Praxis« (Schildmann & Schildmann, 2012, S. 134) der Indikationsstellung, der
Einleitung und Durchführung abzusichern. Jedoch ist zu konstatieren, dass die

---

2 In der Literatur wird am häufigsten das Delir, gefolgt von existenziellem Disstress, Atemnot
   und Schmerzen als Indikation für eine Palliative Sedierung aufgeführt (Weixler et al., 2017;
   Abarshi et al., 2017; Schur et al., 2016).
3 SOPs sind definiert als »strukturierte, komplexe, auf den bestmöglichen Evidenzen basierende Prozesse« für die Behandlung von Patientinnen/Patienten. Palliativmedizinische SOPs
   (z. B. »Behandlung und Betreuung in der Sterbephase« (Montag et al., 2017), »Schmerztherapie bei Palliativpatienten« (Viehrig et al., 2017) oder auch »Palliative Sedierung« (Oechsle et
   al., 2017)) berücksichtigen hierbei die spezifischen Anforderungen an die palliative Versorgung. SOPs zielen insbesondere auf die Qualitätssicherung ab (Stachura et al., 2017, S. 47; vgl.
   Ostgathe et al., 2017).
4 Die medizin-ethische Richtlinie der SAMW (Schweizerische Akademie der Medizinischen
   Wissenschaften) (2019a) mit dem Titel »Umgang mit Sterben und Tod« führt ebenfalls Prämissen und Orientierungspunkte zur Sedierung am Lebensende aus (S. 22–24). Auch in der
   S3-Leitlinie Palliativmedizin finden sich relevante Ausführungen zu der Behandlungsoption
   (Leitlinienprogramm Onkologie, 2019, S. 435–436, S. 462, S. 463).

vorliegenden internationalen Leitlinien, Richtlinien und Positionspapiere in ihren Aussagen nicht konform sind (Abarshi et al., 2017; Bakogiannis & Papavasiliou, 2016; Gurschick et al., 2015; Schildmann et al., 2018; Schildmann et al., 2015; Schildmann & Schildmann, 2014). Wiederkehrende Diskussionen und Kontroversen werden in Stellungnahmen und Positionspapieren aufgegriffen (z. B. de Lima et al., 2017; Orsi & Gristina, 2017; SAMW, 2019a; Radbruch et al., 2016; Radbruch et al., 2015; Kirk & Mahon, 2010), fehlender Konsens wird in den Leitlinien (Weixler et al., 2017, S. 42; EAPC/Alt-Epping, 2010, S. 117) und den Positionspapieren ausgewiesen (Radbruch et al., 2015; de Lima et al., 2017).

Die Behandlungsoption Palliative Sedierung ist mit ethischen Kontroversen, Spannungsfeldern und Herausforderungen verbunden (Twycross 2019; Rietjens et al., 2018; Rodrigues et al., 2018; Lokker et al., 2018; Feichtner et al., 2018; Bozzaro & Schildmann, 2018; Benze et al., 2017, S. 67; Alt-Epping, 2017; Gamblin et al., 2017; SAMW, 2019a; Kirby, 2017; Bobbert & Knapp, 2017; Hopprich et al., 2016, S. e60; Alt-Epping et al., 2016; Alt-Epping et al., 2015; Kirby, 2010). Die aktuellen Leitlinien, Rahmenwerke und Positionspapiere deuten explizit auf wiederkehrende ethische Implikationen und Herausforderungen im Rahmen der Indikationsstellung sowie der Einleitung und Durchführung der Palliativen Sedierung hin. Sie verweisen insbesondere auf die gebotene Abgrenzung zwischen Palliativer Sedierung und Sterbehilfe (z. B. Miccinesi et al., 2019; de Lima et al., 2017; Weixler et al., 2017; SAMW, 2019a; Bobbert & Knapp, 2017; Radbruch et al., 2015; EAPC/Alt-Epping et al., 2010; Neitzke et al., 2010a; vgl. Leitlinienprogramm Onkologie, 2019, S. 435) und sensibilisieren für die mit der Sedierung einhergehenden Folgen der reduzierten oder gar fehlenden Möglichkeit der Kommunikation und Interaktion in der letzten Lebensphase. Insbesondere die Indikation Palliativer Sedierung zur Linderung psychischer Symptomlast beziehungsweise nichtphysischer therapierefraktärer Symptome erfährt in den Rahmenwerken eine dezidierte Aufmerksamkeit und ist Gegenstand von erläuternden Anhängen oder handlungsleitenden, systematisierenden Hinweisen (EAPC/Alt-Epping et al., 2010, S. 118–119; Weixler et al., 2017, S. 42–45; Oechsle et al., 2017, S. 469). Das heißt in der Konsequenz: Wenn die Indikation einer Palliativen Sedierung für nichtphysische refraktäre Symptome erfolgen soll, ist die Entscheidungsfindung komplexer und schwieriger, die Akzeptanz vielfach geringer (Rodrigues et al., 2018; Alt-Epping, 2017; Alt-Epping et al., 2016; Alt-Epping et al., 2015, S. 223; vgl. Lam et al., 2017; vgl. Weichselbaumer & Weixler, 2014); es ist mit komplexen (ethischen) Fragen zu rechnen, die eine ethisch gut begründete Entscheidung (im stationären Hospiz) verlangen. Ethisch gut begründete Entscheidungen komplettieren die medizinisch-/pflegerisch-fachlichen Abwägungs- und Entscheidungsprozesse u. a. durch einen bewussten Perspektivenwechsel, das Präzisieren des Ethikfokus, durch den spezifischen Blick auf die Individualität, auf die Besonderheit der jeweils einzigartigen Situation, auf die situative Vulnerabilität sowie auf die individuelle Lebensqualität und den Einbezug der (Lebens-)Kontexte.

Offensichtlich ist: Trotz der vorliegenden Publikationen, Leitlinien und Rahmenwerke zur Palliativen Sedierung ist die Praxis Palliativer Sedierung mit einem hohen Maß an Verunsicherung, an moralischer Unsicherheit und moralischem Unbehagen verbunden und mit vielfältigen ethisch-moralischen Fragestellungen und Kontroversen verknüpft (Lokker et al., 2018; Alt-Epping, 2017; Maiser et al., 2017; SAMW, 2019a; Gamblin et al., 2017; Hopprich et al., 2016; Alt-Epping et al., 2016; Alt-Epping et al., 2015; Abarshi et al., 2014).[5] In den Rahmenwerken finden sich zumeist keine ethisch-normativen Positionen (Schildmann & Schildmann, 2012). Eine Ausnahme bildet hier die österreichische Leitlinie, die insbesondere die ethischen Implikationen im Kontext der Subjektivität des Leidens aufgreift (Weixler et al., 2017, S. 42–45; Weixler, 2018a). Indes enthalten die Rahmenwerke keine *explizit* unterstützenden, systematisierenden Elemente für die ethische Abwägung und Reflexion, die eine ethisch gut begründete Entscheidungsfindung – komplementär und komplettierend zu der fachlich fundierten Entscheidung – absichern. Insbesondere die Spannungsfelder und ethischen Probleme im Kontext der tiefen kontinuierlichen Palliativen Sedierung verweisen auf den Stellenwert normativer Bewertungen und ethischer Begründungsstrukturen, um eine ethisch gut begründete Entscheidung im Einzelfall zu treffen und damit eine »ethisch akzeptierte« (Weixler et al., 2017, S. 31) beziehungsweise eine »ethisch akzeptable« (Alt-Epping et al., 2016, S. 858; vgl. Leitlinienprogramm Onkologie, 2019, S. 435) Behandlungsoption zu legitimieren.

Palliative Sedierung kann bei einem bestehenden Wunsch nach Tötung auf Verlangen oder nach ärztlicher Beihilfe zum Suizid dann, wenn ein Mensch sein Leben beenden möchte, im Einzelfall! indiziert sein (Leitlinienprogramm Onkologie, 2019, S. 433, S. 434; Schütz & Sitte, 2018; Jansky et al., 2017; Radbruch et al., 2014, S. 572; Nauck et al., 2014, S. A86).[6] So formuliert die Deutsche Gesellschaft für Palliativmedizin (2014, S. 12) unter der Überschrift »Umgang mit dem Sterbewunsch des Patienten«: »Palliative Sedierung kann im Einzelfall, wenn therapierefraktäre Symptome Ursache des Sterbewunsches sind, indiziert

---

5   In der aktuellen Diskussion um den freiwilligen Verzicht auf Essen und Trinken erfährt die Palliative Sedierung einen weiteren Diskussionskontext. Sie stellt gemäß einer aktuellen Stellungnahme in diesem Zusammenhang »grundsätzlich eine ethische Problematik« dar (Feichtner et al., 2018; vgl. Coors et al., 2019).

6   In Frankreich wurde – nach langjährigen Diskussionen – die Palliative Sedierung im Jahr 2016 legalisiert (Chambaere & Bernheim, 2019; Vitale et al., 2019; Horn, 2018; Birnbacher, 2017, S. 93; Boulanger, 2017; Aubry, 2016; Raus et al., 2016).

sein. Ziel ist nicht die Beschleunigung des Todeseintritts.«[7] Bereits an dieser Stelle ist evident: Palliative Sedierung am Lebensende ist eine Behandlungsoption, die, wenn sie beansprucht wird, in der Praxis situativ ethische Kontroversen, zumindest aber ethische Spannungsfelder provozieren und möglicherweise moralisches Unbehagen evozieren kann und vor diesem Hintergrund im Setting Hospiz nicht zu ignorieren ist.

Die vorliegende Arbeit richtet sich bewusst auf das Setting »stationäres Hospiz«. Die Gäste/Patientinnen/Patienten[8] verbringen dort ihr Lebensende, sie befinden sich bereits beim Einzug in ihrer letzten Lebensphase. Das heißt, die Zielgruppe von Palliative Care befindet sich in der Phase, in der therapierefraktäre komplexe Symptome auftreten können oder refraktäre psychische und/ oder existenzielle Belastungen das Lebensende und den Sterbeprozess begleiten können. Hierbei handelt es sich um potenzielle Indikationen zur Palliativen Sedierung (Leitlinienprogramm Onkologie, 2019; Oechsle et al., 2017; Lux et al., 2017). Die Sorge eines Gastes/einer Patientin/eines Patienten vor einem spezifischen refraktären Symptom (z. B. Atemnot und die damit einhergehenden Erstickungsgefühle) oder vor prognostizierbaren Notfallsituationen (z. B. massive Blutungen) können dem persönlichen Wunsch nach einer Palliativen Sedierung Ausdruck verleihen. In der ärztlich verordneten Durchführung steht indes nicht die bewusste/die primäre Intention der Lebensverkürzung oder -beendigung im Raum sondern ausschließlich die Linderung der therapierefraktären, belastenden Symptome am Lebensende. Dass Palliative Sedierung eine potenzielle Behandlungsoption in Hospizen ist, zeigen exemplarisch die Ausführungen im aktuellen Positionspapier der International Association for Hospice and Palliative Care (IAHPC): »In rare cases when physical, psychosocial, or spiritual distress is refractory to all other palliative efforts, palliative sedation is an effective option of last resort« (de Lima et al., 2017).[9] Die mit der Palliativen Sedierung verbundenen (ethischen) Konflikte im hospizlichen Alltag sind bereits seit einigen Jahren Gegenstand empirischer Studien (de Vries & Plaskota, 2017; Ballentine & Dalinis, 2014; Walker & Breitsameter, 2013a;

---

7 Zur zuletzt genannten Prämisse vgl. auch die Ausführungen in Radbruch et al. (2015, Punkt 11 und 12) sowie in de Lima et al. (2017) und in SAMW (2019a).

8 In einzelnen Hospizen werden die dort begleiteten Menschen als »Gäste« bezeichnet, andere Hospize sprechen von »Patientinnen und Patienten«. Um alle Hospize anzusprechen, werden im Rahmen dieser Arbeit jeweils beide Optionen ausgeführt.

9 Hinweise darauf, dass Palliative Sedierung eine realisierte Behandlungsoption in stationären Hospizen ist, finden sich u. a. auch bei Ziegler (2019), Vivat et al. (2019), Miccinesi et al. (2019), Ingravallo et al. (2019), Stiel et al. (2018a), Klein et al. (2018), Caraceni et al. (2018), Bodnar (2017), de Lima et al. (2017), de Vries & Plaskota (2017), Lux et al. (2017), Lux et al. (2015), Maiser et al. (2017), van Deijck et al. (2016a) und ebenso bei Azoulay et al. (2016), Walker & Breitsameter (2016, 2015), Ballentine & Dalinis (2014), van Delden (2013), Hunt et al. (2012) wie auch bei Kirk & Mahon (2010).

2013b; Hunt et al., 2012). Die Herausforderungen und die damit verbundenen Belastungen für das Team werden exploriert und beschrieben ohne den Hospizen ein unterstützendes Verfahren für wiederkehrende Fragestellungen beziehungsweise ethische Konfliktsituationen an die Hand zu geben. Da sich die Studien vornehmlich nicht auf die hiesigen hospizlichen Kontexte und Besonderheiten beziehen, steht eine Untersuchung der spezifischen und wiederkehrenden ethischen Herausforderungen und Konflikte im Kontext der Palliativen Sedierung noch aus. Der Anspruch besteht indes bereits heute: In jedem Einzelfall ist das Hospizteam gefordert, verantwortungsvoll fachlich und ethisch abzuwägen, für wen die Palliative Sedierung eine Linderung des Leidens, eine Entlastung ermöglicht. Insbesondere bei der tiefen kontinuierlichen Palliativen Sedierung erfordert die Entscheidung einen interdisziplinären, bestenfalls systematisierten Prozess der Reflexion und Entscheidungsfindung.

Die Entscheidung, die ethischen Implikationen, die ethischen Konfliktfelder und insbesondere die Absicherung ethisch gut begründeter Entscheidungen im Rahmen der Palliativen Sedierung als Behandlungsoption im stationären Hospiz zum Gegenstand einer Forschungsarbeit zu machen, leitet sich somit aus dem Bedarf nach ethischen Reflexions- und Begründungsstrukturen in Bezug auf die Behandlungsoption ab. Ein zentraler Bezugspunkt ist hier auch der genuine Auftrag an die Palliativversorgung. Denn so fordert die Nationale Strategie (Deutsche Gesellschaft für Palliativmedizin et al., 2016, S. 9): »Jeder Mensch hat ein Recht auf ein Sterben unter würdigen Bedingungen.« Die S3-Leitlinie formuliert: Die Palliativversorgung verfolgt das Ziel, die Lebensqualität zu verbessern oder zu erhalten, dies erfolgt »durch Prävention und Linderung von Leiden« (Leitlinienprogramm Onkologie, 2019, S. 37). Wenngleich die Palliative Sedierung als »therapeutische Ultima Ratio« (Alt-Epping et al., 2016, S. 858; de Lima et al., 2017; vgl. SAMW, 2019a, S. 22–23; SAMW 2019b, S. 16–17; vgl. Leitlinienprogramm Onkologie, 2019, S. 462, Bobbert & Knapp, 2017, S. 323) zu deklarieren ist, stellt sie grundsätzlich eine wichtige, unverzichtbare, wertvolle und ethisch akzeptable Option und Indikation dar, – in ethisch gut begründeten Situationen – therapierefraktäres, unerträgliches Leiden zu lindern und ein Sterben unter würdigen Bedingungen zu ermöglichen. Und auch wenn die Zahl derer, für die im stationären Hospiz eine Palliative Sedierung als Option infrage kommt, beziehungsweise derer, die diese wünschen, – auch aufgrund der mit der vorausgehenden Indikationsstellung verbundenen Anforderungen – begrenzt sein wird, so darf sie doch den Gästen/Patientinnen/Patienten nicht vorenthalten werden, deren unerträgliches Leiden am Lebensende dadurch gelindert werden könnte (EAPC/Alt-Epping, 2010, S. 114; SAMW, 2019a, S. 22–24).

Ein übergreifender Forschungsbedarf im Kontext der Thematik wird ferner in der Stellungnahme der Nationalen Akademie der Wissenschaften Leopoldina und der Union der deutschen Akademien der Wissenschaften vom Februar 2015

(»Palliativversorgung in Deutschland«) ausgewiesen. Explizit werden in der Stellungnahme die Themen der »Ethik«, der »terminalen beziehungsweise palliativen Sedierung« und die Relevanz der Forschung zur »Klinischen Ethikberatung« – hier insbesondere hinsichtlich anstehender »Beratungen zu Entscheidungen bezgl. der Versorgung am Lebensende (end-of-life-decisions)« – benannt (Deutsche Akademie der Naturforscher Leopoldina e. V./Union der Deutschen Akademien der Wissenschaften, 2015, S. 40, 41, 46; vgl. auch: Schildmann et al., 2018; Mathis, 2017; Black, 2014, S. 78; Alt-Epping & Nauck, 2014, S. 360; Addington-Hall, 2009, S. 2–4). Forschungsbedarf zur Palliativen Sedierung sehen ebenfalls Morita et al. (2017) und Schildmann et al. (2018), den Bedarf, ethische Dilemmata und deren Konturierung im Kontext Palliativer Sedierung stärker ins Blickfeld der Forschung zu rücken, postulieren Seymour et al. (2015). Clark et al. (2016) verweisen übergreifend auf den Forschungsbedarf bezüglich ethischer Implikationen und ethischer Entscheidungsfindung in der gegenwärtigen Palliative Care-Forschung, West et al. (2018) reklamieren Forschungsbedarf in der hospizlichen Versorgung. Die prognostizierte steigende Zahl derer, die in Zukunft einer Palliative Care-Versorgung bedürfen (Etkind et al., 2017), untermauert übergreifend den Forschungsbedarf in Bezug auf Behandlungsoptionen in der letzten Lebensphase. Die differenzierte ethische Analyse der Kontext- und Einflussfaktoren in Bezug auf die Einleitung einer Palliativen Sedierung kann zugleich exemplarisch für weitere Studien stehen, die ethisch reflexionswürdige Entscheidungssituationen im hospizlichen Palliative Care-Kontext explorieren, in ihrer Komplexität abbilden und für die Praxis zugänglich machen.

1.2 Problemstellung und angestrebte Intervention

Die Forderung an ethische Reflexion und Abwägung, an eine ethisch gut begründete Entscheidung im Zusammenhang mit der Therapieentscheidung zur Behandlungsoption Palliative Sedierung wird unterschiedlich stark erhoben beziehungsweise herausgestellt (Schildmann & Schildmann, 2013), deren Relevanz ist aufgrund der Komplexität der Entscheidungsgrundlagen und aufgrund der mit der Behandlungsoption verbundenen Konsequenzen indes unstrittig. Die »Medizin-ethischen Richtlinien und Empfehlungen Palliative Care« der Schweizerischen Akademie der Medizinischen Wissenschaften (SAMW) verweisen unter der Überschrift »Sedation« – neben den Besonderheiten und kritischen Punkten die mit einer Palliativen Sedierung einhergehen – auf die Bedeutsamkeit der ethischen Reflexion in Bezug auf die »einschneidende Entscheidung« einer kontinuierlichen Palliativen Sedierung (SAMW, 2019b, S. 16). Die medizin-ethische Richtlinie »Umgang mit Sterben und Tod« (SAMW, 2019a) greift die ethisch reflexionswürdigen Aspekte erneut auf (S. 22–24). Nauck et al.

(2007, S. 72; vgl. Radbruch & Nauck, 2012) formulieren: »Palliative Sedierung beruht immer auch auf einer ethischen und nicht nur auf einer rein medizinischen Entscheidung«.[10] Die Leitlinie der European Association for Palliative Care (EAPC) fordert, dass die Palliative Sedierung einer »ethisch gerechtfertigte(n) Vorgehensweise« entsprechen muss, um die Behandlungsoption als eine »ethisch legitime« Maßnahme gemäß dem Behandlungsstandard klassifizieren zu können (EAPC/Alt-Epping et al., 2010, S. 112, S. 114). Das Weißbuch der EAPC (Radbruch et al., 2015) konstatiert: »Palliative Sedierung ist eine anerkannte, ethische Vorgehensweise beim Einsatz in angemessenen Situationen. (…) Allerdings erfordert dieser Ansatz (…) Aufmerksamkeit für mögliche Risiken und problematische Praktiken, die zu schädlichen und unethischen Handlungen führen können« (Radbruch et al., 2015, Punkt 6). Die österreichische Leitlinie fordert ein für alle Betroffenen ethisch akzeptables Verfahren, das in einen »normativen Rahmen« gesetzt ist und die tangierten ethischen Prinzipien und Normen expliziert (Weixler et al., 2017, S. 32). Deutlich ist in diesen Ausführungen die Forderung nach unterstützenden ethischen Abwägungs- und Begründungsstrukturen, die ihrerseits ethisch nachvollziehbare, ethisch reflektierte und ethisch gut begründete Entscheidungen lancieren (Benze et al., 2017; Alt-Epping, 2017; Alt-Epping et al., 2016; Alt-Epping et al., 2015; Leitlinienprogramm Onkologie, 2019, S. 435). Reflektierte Entscheidungen sind dadurch charakterisiert, dass »keine automatisierten, habituellen oder stereotyp abrufbaren Präferenzen für die Optionen vorhanden sind«, das heißt, die Präferenzen müssen situativ auf der Basis von Analysen, Bewertungen und Abwägungen konstruiert und konturiert werden (Pfister et al., 2017, S. 28). Im Weißbuch der EAPC (Radbruch et al., 2015, Punkt 12) wird empfohlen, die »Entscheidung zur Palliativen Sedierung im Team« zu treffen. Derartige Empfehlungen finden sich ebenfalls in der Leitlinie der EAPC (EAPC/Alt-Epping et al., 2010, S. 116), in der österreichischen Leitlinie (Weixler et al., 2017, S. 41; Weixler 2018) sowie in der SOP – Palliative Sedierung (Oechsle et al., 2017, S. 469) und der SOP – Schmerztherapie bei Palliativpatienten (Viehrig et al., 2017, S. 560).

Trotz der verantwortungsvollen Berücksichtigung aller relevanten Grundsätze und Forderungen in Bezug auf die fachlich fundierte Entscheidung(sfindung) können bei einzelnen Mitarbeiter/innen oder im Hospizteam ethische Konflikte entstehen und/ oder moralisches Unbehagen aufkommen. Die mit der

---

10 Neitzke et al. (2009) beschreiben drei »ethische Kernpunkte«: »Die Notwendigkeit zur subjektiven und objektiven Einschätzung (…) des Leidens, (…), das Problem der Zumutung und Zumutbarkeit (…), die Sorge vor Instrumentalisierung« (S. 203). Alt-Epping et al. (2016) beschreiben fünf zentrale Prinzipien: »Terminalität (Imminenzkriterium)«, »Refraktärität der Symptome«, »Proportionalität«, »Unabhängig von anderen Entscheidungen am Lebensende« und die »Wahrung der Patientenautonomie« (S. 858).

Palliativen Sedierung einhergehenden ethischen Herausforderungen und die möglichen Auswirkungen auf das Wohlbefinden sowie auf das Potenzial von moral distress[11] seitens der involvierten Gesundheitsfachkräfte beschreiben die Studien von Lokker et al. (2018), von vgl. Hernández-Marrero et al. (2018), von Ziegler et al. (2017) wie auch von Leboul et al. (2017) und antizipieren die Studie von Abarshi et al. (2014).[12] Wenngleich die Studienergebnisse – aufgrund der unterschiedlichen Rahmenbedingungen (länderspezifisch, settingspezifisch) – nicht vollständig auf stationäre Hospize in Deutschland übertragbar sind, verweisen sie auf die Bedeutsamkeit und den Bedarf unterstützender Ethikstrukturen (wie z. B. ethische Fallbesprechungen und/oder Ethik-Leitlinien), die einerseits ethische Entscheidungen absichern, persönliche und professionelle Unsicherheiten durch konsentierte Teamentscheidungen reduzieren und andererseits Ethik-Kompetenzen in Bezug auf Palliative Sedierung abstützen (Leboul et al., 2017; vgl. Ziegler et al., 2017). Werden wiederkehrende moralische Konflikte nicht angemessen aufgearbeitet und werden ethische Entscheidungen nicht nachvollziehbar und unter Einbezug der situativ Beteiligten konsentiert, kann sich langfristig auch bei einzelnen Mitarbeiter/innen im Hospiz »moral distress« entwickeln beziehungsweise potenzieren. Etablierte Strukturen der Ethikberatung, Strukturen und Räume der systematisierten ethischen Reflexion können indes moralischem Unbehagen begegnen und zur moralischen Resilienz beitragen.[13] Die Prävention von belastendem »moral distress« begründet somit

---

11 Moral distress wird definiert als »a psychological response to morally challenging situations such as those of moral constraint or moral conflict or both« (Monteverde, 2016, S. 107; vgl. Fourie, 2013, S. 7). Die Berufsverbände der Pflege in der Schweiz charakterisieren moralischen Stress wie folgt. »Moralischer Stress bezeichnet ein Gefühl der Hilflosigkeit, wenn eine Pflegefachperson ihre beruflichen und persönlichen Werte nicht mehr einhalten kann. Er kann sich negativ auf die Pflegequalität auswirken« (SBK/ASI, 2018, S. 2). Morley et al. (2019, S. 646, S. 660) gehen hierbei von einer Kombination mehrerer Faktoren aus: »(1) the experience of moral event, (2) the experience of psychological distress and (3) a direct causal relation between (1) und (2) together are necessary and sufficient conditions for moral distress.« Vgl. hierzu auch Musto & Rodney (2018) sowie Campbell et al. (2018).

12 So fassen Lokker et al. (2018) in ihrer qualitativen Studie »Palliative sedation and moral distress« zusammen: »Nurses experienced moral distress in situations where they were not able to act in what they believed is the patient's best interest. Situations involving moral distress require nurses to be well informed and able to adequately communicate with suffering patients, distressed family and physicians.« Neben der relevanten – hier primär pointierten – fachlichen und kommunikativen Expertise, bedarf es ergänzend eines professionellen, systematisierten ethisch-reflexiven Umgangs mit den belastenden Situationen und Erfahrungen im Kontext der Palliativen Sedierung. Hierbei sind nicht nur die einzelnen Pflegenden situativ gefordert, vielmehr ist die ethische Reflexion im Team obligatorisch, so dass ethisch komplexe Entscheidungen gemeinsam getroffen und ethisch belastende Situationen gemeinsam (besser) getragen werden können.

13 »Moral resilience« ist zu verstehen als »an evolving concept that may help nurses and other providers to respond to moral distress and other ethical challenges« (Rushton et al., 2017, S. 2; vgl. Rushton, 2018; vgl. Young & Rushton, 2017). Monteverde folgend unterstützt

die Relevanz unterstützender Ethikstrukturen, sowohl im Sinne der Mitarbeitenden im Hospiz als auch im Sinne der hospizlichen Versorgungsqualität (Pauly et al., 2012, S. 1; vgl. SBK/ASI, 2018).

Zusammenfassend ist zu konstatieren: Entscheidungen im Kontext Palliativer Sedierung haben aufgrund ihrer Komplexität und den inhärenten ethischen Implikationen ein Potenzial für »moral distress«/für moralischen Stress (vgl. Lokker et al., 2018; vgl. de Vries & Plaskota, 2017; vgl. Monteverde, 2016, S. 107). Die Behandlungsoption ist per se als moralisch herausfordernd und möglicherweise als moralisch belastend einzuordnen (Lokker et al., 2018; Zuleta-Benjumea et al., 2018; vgl. Hernández-Marrero et al., 2018; Ciancio et al., 2019; Hasselaar, 2018; Leboul et al., 2017; Ziegler et al., 2017; Walker & Breitsameter, 2015; Abarshi et al., 2014; Rushton et al., 2013a; Hunt et al., 2012; Swart et al., 2010; Rietjens et al., 2007; Morita et al., 2004). Parallel zu den dargelegten spezifischen ethischen Implikationen in Bezug auf die hier fokussierte Behandlungsoption am Lebensende ist der »gesellschaftliche Dissens« zu Fragen am Lebensende wirkmächtig. Diesem »liegt eine Vielfalt von Vorstellungen darüber (zu Grunde), was gutes Leben und Sterben ausmacht, worin menschliche Würde besteht und wie sich die individuelle Selbstbestimmung zum Tod als ultimativer Grenze jeder Selbstbestimmung verhalten darf« (Jox, 2018a, S. 3).

Die mit der Behandlungsoption einhergehenden vielschichtigen Entscheidungs- und Abwägungserfordernisse verlangen aufgrund der mannigfachen Wirkfaktoren unterstützende Verfahren der Ethikberatung, die ethisch gut begründete, nachvollziehbare und transparente sowie ethisch akzeptierte Entscheidungen eröffnen (Sandman et al., 2017; Rushton et al., 2013b; Patel et al., 2012) und in der Folge zur situativen moralischen Entlastung beitragen. Neben ethischen Fallbesprechungen können Ethik-Leitlinien diesem Anspruch gerecht werden, indem sie moralisches Unbehagen aufgreifen, ethische Reflexion systematisieren und den Entscheidungsfindungsprozess abstützen. Ethik-Leitlinien »sind Handlungsempfehlungen, die sich aus immer wiederkehrenden Situationen (…) ableiten und die als Orientierungshilfe für Einzelfallentscheidungen dienen« (Vorstand der Akademie für Ethik in der Medizin e. V., 2010, S. 152; vgl. Jox, 2014; vgl. Neitzke et al., 2015; vgl. Riedel & Linde, 2018). Die Schweizerische Akademie der Medizinischen Wissenschaften (SAMW) formuliert: »In Ethikleitlinien werden wiederkehrende Probleme oder Wertekonflikte aufgenommen.« Sie enthalten »inhaltliche Aspekte, eine ausgearbeitete ethische Begründung sowie eine explizite Wertereflexion« (SAMW, 2017, S. 11). Vergleichbar dazu definieren Neitzke et al. (2015) Ethik-Leitlinien als »Instrumente, um wiederkehrende ethische Fragestellungen in Einrichtungen des Gesund-

---

»moral resilience« dabei, die situative »moral complexity« zu bewältigen und mit dieser angemessen umzugehen (Monteverde, 2016, S. 107; vgl. Monteverde, 2014).

heitswesens in einer systematischen und lösungsorientierten Weise zu bearbeiten.« (Neitzke et al., 2015, S. 241–242)

Bezug nehmend auf die zuvor ausgeführten ethischen Implikationen, aufgrund des damit verbundenen Stellenwerts normativer Bewertungen und ethischer Begründungsstrukturen, um eine »ethisch akzeptierte« (Weixler et al., 2017, S. 31) beziehungsweise eine »ethisch akzeptable« (Alt-Epping et al., 2016, S. 858) Behandlungsoption zu legitimieren, erscheint das Instrument der Ethik-Leitlinie – angesichts seiner genuinen Gestalt als konsequente, nachhaltig unterstützende Intervention – folgerichtig und opportun. Mit einer im Rahmen eines partizipativen Forschungsprozesses entwickelten Ethik-Leitlinie »Palliative Sedierung im stationären Hospiz« ist die Intention verbunden, den Hospizteams ein systematisierendes Verfahren zur ethisch begründeten Entscheidungsfindung an die Hand zu geben. Die angestrebte Ethik-Leitlinie »Palliative Sedierung im stationären Hospiz« verfolgt einerseits das Ziel, bezüglich der wiederkehrenden ethischen Fragestellung im Kontext der Einleitung einer tiefen, kontinuierlichen Palliativen Sedierung eine systematisierende Orientierungs- und ethische Entscheidungshilfe zu offerieren (Mehlis et al., 2018; Neitzke et al., 2015; vgl. Sandman et al., 2017; vgl. de Vries & Plaskota, 2017; vgl. Kangasniemi et al., 2017; vgl. Hunt et al., 2012) und andererseits als Paralleleffekt den moralischen Disstress der Mitarbeiter/innen in den stationären Hospizen zu reduzieren, ethische Sensitivität[14] zu lancieren und bestenfalls die moralische Resilienz zu stärken.[15] Das Instrument der Ethik-Leitlinie soll hierbei den Prozess der ethischen Reflexion nicht per se beschleunigen oder primär effizienter gestalten, im Sinne einer »fast ethics« (Gallagher, 2013). Zwar wird durch die empirisch generierten Eckpunkte der ethische Begründungsrahmen inhaltlich und normativ gesetzt und durch den inhärenten Algorithmus/das Flussdiagramm die ethische Analyse und Reflexion situationsbezo-

---

14 Ethische Sensibilität/»ethical sensitivity« (Milliken & Grace, 2017; Milliken, 2018; Hemberg & Bergdahl, 2019) – vielfach synonym verwendet zur »moral sensitivity« (Amiri et al., 2019; Lützén et al., 2003) bezeichnet die Sensibilität für die situative Vulnerabilität der Betroffenen sowie das Bewusstsein ethischer Implikationen in (komplexen) Versorgungssituationen und stellt somit ein zentrales Konzept im Kontext der (Pflege-)Ethik dar (Amiri et al., 2019; Lützén et al., 2003) und ist zugleich grundlegend für eine qualität- und würdevolle Palliative Care-Versorgung (Hemberg & Bergdahl, 2019). Werden die sensibel wahrgenommenen ethischen Konflikte und Fragestellungen indes nicht angemessen aufgegriffen, analysiert und reflektiert, so kann diese per se positiv konnotierte Kompetenz ins Negative umschlagen und »moral distress« verursachen (Milliken & Grace, 2017), was sich wiederum negativ auf die Versorgungsqualität auswirkt (Amiri et al., 2019). Eine Ethik-Leitlinie kann die ethische Sensibilität für eine spezifische Situation schärfen und bietet zugleich ein Verfahren, das eine systematisierte ethische Reflexion eröffnet und moral distress entgegenwirkt.

15 Zur Bedeutung moralischer Resilienz im Rahmen professionellen Handelns vgl. Rushton et al. (2017), Rushton (2018); Lachmann (2016), Christen & Katsarov (2016), Monteverde (2016), Monteverde (2014) sowie Milliken & Grace (2017).

gen strukturiert, indes wird der verantwortungsvolle Entscheidungsprozess per se nicht substituiert. Vielmehr sind im Sinne einer »slow ethics« folgende Prämissen evident: »sensitivity interactions«, »to listen carefully and judge slowly«, »providing the time and space to reflect and the opportunity to learn from previous cases« (Gallagher, 2013, S. 102), dies auch im Sinne der Professionalität, der situativen Entscheidungsqualität und in der Konsequenz auch im Sinne der hospizlichen – am Individuum orientierten – Versorgungsqualität (Amiri et al., 2019; Lützén et al., 2003). Die unterstützende Systematik der Ethik-Leitlinie verbessert den situativen Prozess der ethischen Entscheidungsfindung und bietet eine Orientierungshilfe, sie ersetzt weder die individuelle Einlassung noch die persönliche Begegnung. Die Verantwortung für eine am Gegenüber orientierte Palliativversorgung und eine »reflektierte Praxis« bleibt (Maier, 2017, S. 31).

Um den Gegenstand der Ethik-Leitlinie klarlegen zu können, müssen im stationär-hospizlichen Setting die wiederkehrenden ethischen Fragestellungen, die belastenden moralischen Probleme wie auch die wiederkehrenden Wertekonflikte im Kontext der Behandlungsoption identifiziert und konturiert werden. Indes ist es evident, die wiederkehrend als schwierig und ethisch komplex charakterisierten Entscheidungen in Bezug auf die Palliative Sedierung sowie die damit einhergehenden Kontroversen und Wertekonflikte nicht ausschließlich auf der Literatur zu fundieren, sondern gleichsam aus der Perspektive der Praxis zu explorieren und zu konsentieren. Die ergänzende Praxisexploration ist auch vor dem Hintergrund konstitutiv, da Palliative Sedierung insbesondere in Bezug auf die Hospizkultur und die Hospizphilosophie, im hospizlichen Setting durchaus auch kritisch gesehen und konnotiert wird (ten Have & Welie, 2014, S. 132–133; Kerkovius, 2014).[16]

1.3   Ziel und geplantes Vorgehen

Das Ziel des Vorhabens ist es, für stationäre Hospize ein praxisorientiertes, systematisierendes, handlungsleitendes und entscheidungsbezogenes Verfahren – im Sinne eines ethischen Unterstützungs- und Orientierungssystems – zu entwickeln: eine »Ethik-Leitlinie Palliative Sedierung im stationären Hospiz«. Diese Entwicklung erfolgt nicht ausschließlich theoriebasiert und literaturgestützt, sondern konsequent partizipativ unter Einbezug der definierten Ziel-

---

16 So trug eine Ausgabe der Zeitschrift »Praxis Palliative Care – Für ein gutes Leben bis zuletzt« im Jahr 2014 den Titel »In Ruhe sterben oder: Palliativ sedieren?« Im Jahr 2018 erfolgte ein weiteres Schwerpunktheft zur Palliativen Sedierung mit dem Titel: »Palliative Sedierung: Regel oder Ausnahme?«.

gruppe für die Ethik-Leitlinie: dem interdisziplinären Team im stationären Hospiz.[17]

Diesem Ziel werden folgende erkenntnisleitende Fragestellungen zugewiesen:

- Wie gestalten sich gegenwärtig die komplexen ethischen Entscheidungsprozesse in Bezug auf die Behandlungsoption (tiefe kontinuierliche) Palliative Sedierung im stationären Hospiz? (Rekonstruktion der Prozesse der Entscheidungsfindung)
- Welche ethischen Implikationen, verankerten Wertvorstellungen und Werteorientierungen leiten und beeinflussen bis dato den Prozess der ethischen Reflexion und Entscheidungsfindung? Welche Perspektiven der an der Entscheidung beteiligten Akteure, welche Entscheidungsgegenstände und Entscheidungsrealitäten sind leitend? (Rekonstruktion der normativen und situativen Einflussfaktoren auf die Entscheiderinnen und Entscheider)
- Wie muss eine theoretisch fundierte und empirisch gestützte Ethik-Leitlinie – als ausgewähltes systematisierendes, handlungsleitendes, entscheidungsbezogenes Verfahren für die hospizliche Praxis – ausgestaltet sein, so dass diese den strukturellen Anforderungen an eine Ethik-Leitlinie entspricht und den aktuellen wissenschaftlichen Diskurs zur (tiefen kontinuierlichen) Palliativen Sedierung repräsentiert? (Konstruktion der Ethik-Leitlinie)
- Wie muss eine praxisorientierte, handlungsleitende Ethik-Leitlinie inhaltlich ausgestaltet sein, um eine ethisch reflektierte und ethisch gut begründete Entscheidung im Rahmen eines guten Entscheidungsprozesses im stationären Hospizsetting zu systematisieren und zu unterstützen? (Erstellung der Ethik-Leitlinie)

Um die Akzeptanz der Ethik-Leitlinie im hospizlichen Handlungsfeld abzusichern, bedarf es der Ausrichtung an den wiederkehrenden ethischen Fragestellungen der Praxis (Neitzke et al., 2015, S. 241). Der Gegenstand der Ethik-Leitlinie wie auch der durch die Ethik-Leitlinie definierte Entscheidungs- und Handlungskorridor muss nicht nur den medizinisch-pflegerischen Forschungsstand repräsentieren, sondern insbesondere die ethischen Konflikte/moralischen Probleme der jeweiligen Praxis/des spezifischen Handlungsfeldes – stationäres Hospiz – aufgreifen. Nur so kann gewährleistet werden, dass die immanenten Eckpunkte der Entscheidungsfindung auch an den ethisch refle-

---

17 Die Autorin hat für das klinische/palliativmedizinische Setting (Palliativstation) bereits theoriebasiert eine »Ethik-Policy« entwickelt. Der Entwicklungsprozess basierte jedoch ausschließlich auf einer theoretischen, literaturgestützten Auseinandersetzung mit der Thematik. Die Grenzen dieses Vorgehens zeigte eine Befragung weniger Expertinnen/Experten aus der Palliativmedizin (Riedel, 2014). Die vorliegende Arbeit bezieht sich begründet auf ein anderes Setting und richtet die Konstruktion der Ethik-Leitlinie an einem partizipativen Forschungsprozess aus.

xionswürdigen Fragestellungen der Praxis, das heißt an den Bedarfen der ethischen Abwägung und Reflexion der dortigen Entscheiderinnen und Entscheider ansetzen (Salloch et al., 2016). Die Präzisierung der zu prüfenden ethischen Sachverhalte, die Konkretisierung des ethischen Entscheidungskorridors wie auch die Klarlegung der Handlungskorridore im Rahmen der Ethik-Leitlinie kann demzufolge nur auf der Basis einer Praxisexploration erfolgen. Bei dieser empirisch-ethischen Exploration geht es darum, die Erfahrungen und Wahrnehmungen, die Deutungen und Bewertungsmuster wie auch die Werteorientierungen, konkreten Wertekonflikte und Werturteile der Mitarbeiter/innen der Hospize zu erheben und zu analysieren.[18]

Basierend auf dem Verständnis, dass eine evidenzbasierte Praxis einer praxisorientierten Forschung bedarf, richtet sich die methodische Konzeption des Vorhabens an einem spezifischen Verständnis von Praxisforschung aus: der partizipativen Forschung (van der Donk et al., 2014, S. 44; von Unger, 2014, S. 22–24; Mathis, 2017, S. 458).[19] »In der partizipativen Forschung stehen die Menschen, die an ihr teilhaben, im Mittelpunkt – ihre Perspektiven, ihre Lernprozesse (…)« (von Unger, 2014, S. 1, S. 2; vgl. S. 13). Es geht um die »Partizipation der Beteiligten an den Prozessen und an der Wissensgenerierung«, um kontinuierliche Schleifen der Reflexion und um eine möglichst gleichberechtigte Kooperation zwischen Wissenschaft und hospizlicher Praxis (Mathis, 2017, S. 458; Riedel, 2016c). Diesem hier verfolgten Forschungsverständnis liegt die Überzeugung zugrunde, dass ein nachhaltig praxistaugliches und akzeptiertes Instrument *für* die hospizliche Praxis (Ethik-Leitlinie) nur *mit* den in der Praxis wirkenden Expertinnen und Experten entwickelt werden kann (Riedel, 2016c). In der Folge sind Methoden und empirische Verfahren zu wählen, die die Einbindung der Expertinnen und Experten (Stakeholdereinbindung) ermöglichen (Niederberger, 2015; von Unger, 2014) und zugleich adäquat sind, um die formulierten Forschungsfragen und den zu untersuchenden Gegenstand empirisch aufzugreifen und zu bearbeiten. Im Mittelpunkt der empirisch-methodologischen Entscheidungen stehen die Stakeholdereinbindung, eine angemessene Methodologie sowie die Wechselwirkung zwischen der theoretischen Perspektive und der praktischen/hospizlichen Perspektive, im Sinne einer angewandten und empirischen Ethik. Zum Einsatz kommen zwei Methoden der empirischen

---

18 Das heißt, die Konstruktion der Ethik-Leitlinie bezieht aktuelle Forschungserkenntnisse und Rahmenwerke ein, der Ethikfokus indes orientiert sich an den empirisch erfassten Fragestellungen und ethischen Konflikten im Handlungsfeld Hospiz.

19 Partizipative Forschung gilt als ein »besonders« geeigneter Ansatz in der Palliativforschung (Mathis, 2017, S. 458). Hinter dem Begriff »partizipative Forschung« verbirgt sich keine eigenständige Methode, es handelt sich hierbei um einen spezifischen Forschungsstil oder eine Forschungsstrategie (Bergold & Thomas, 2010, S. 333), um einen »Oberbegriff für Forschungsansätze« (von Unger, 2014, S. 1).

Sozialforschung (mixed methods): Fokusgruppen und Delphi-Befragung. Das Ziel der Verknüpfung zweier Methoden ist es, den Forschungsgegenstand in möglichst umfassender Weise und aus möglichst unterschiedlichen Perspektiven heraus empirisch zu erfassen (Burzan, 2016, S. 14–15; vgl. Niederberger & Renn, 2018, S. 25).

Die qualitative Exploration mithilfe von Fokusgruppen – als anerkannte sozialwissenschaftliche Methode – (Vogl, 2019, S. 695; Zwick & Schröter, 2012, S. 24–25; Stewart & Shamdasani, 2015; Kruse, 2015, S. 196; Misoch, 2015; Schildmann et al., 2016) eröffnet den Einblick in und den Eindruck für die praxisrelevanten ethisch-reflexionswürdigen Fragestellungen sowie die immanenten Wertekonflikte. Fokusgruppen liegen an der Grenze zwischen »Erhebungs- und Partizipationsverfahren« (Schulz et al., 2012, S. 7; Schulz, 2012, S. 10–11). Ziel der angestrebten Fokusgruppen ist es, die ethischen Fragestellungen/ethischen Probleme, die im hospizlichen Setting zur Behandlungsoption Palliative Sedierung wiederkehrend auftreten, mit den Hospizmitarbeiter/innen strukturiert zu identifizieren und deren Gegenstand (die beteiligten Werte, leitenden Wertvorstellungen, Werteorientierungen und Werturteile) zu charakterisieren. Basierend auf den Ergebnissen werden erste Elemente und Grundlegungen wie auch Eck- und Ansatzpunkte für den Gegenstand und die Ausgestaltung einer Ethik-Leitlinie »Palliative Sedierung im stationären Hospiz« abgeleitet.

Die Akzeptanz einer Ethik-Leitlinie bedarf darüber hinaus der erweiterten und umfassenden Diskussion und Konsentierung (Neitzke et al., 2015, S. 247). Diese Konsentierung eröffnet die Methode der Delphi-Befragung. So ist es das Ziel einer Delphi-Befragung, Wissen und Expertenmeinungen zu strukturieren sowie die quantitative Bewertung von Sachverhalten wie auch die Konsensbildung zu realisieren (Häder & Häder, 2019, S. 704; Häder, 2014, S. 37; Jünger et al., 2017; Niederberger & Renn, 2018, S. 8). Im Rahmen des Vorhabens wird seitens der befragten Mitarbeiter/innen der stationären Hospize ein möglichst hohes Maß an Übereinstimmung angestrebt, um die Ausgestaltung der Ethik-Leitlinie »Palliative Sedierung im stationären Hospiz« an einem weitestgehend konsentierten Gegenstand – auch im Sinne des Bedarfs – auszurichten. Die Intention der geplanten Befragungswellen ist es, eine potenziell vorhandene Heterogenität von Meinungen möglichst zu dezimieren, um über diese Annäherung die wiederkehrenden ethischen Konflikte – die die hospizliche Praxis begleiten – zu konturieren. Es geht hierbei nicht darum normative Aussagen zu begründen, sondern das Wiederkehrende über den Konsens abzustützen. Die beiden angestrebten Methoden der empirischen Sozialforschung werden als komplementär verstanden (qualitative Exploration und quantitative Assimilation), um unter Einbezug verschiedener Dimensionen und Perspektiven eine theoretisch fundierte, an der hospizlichen Praxis orientierte und – bezogen auf deren Gegenstand – mit der Praxis konsentierte Ethik-Leitlinie zu entwickeln.[20] Es lassen sich folgende Phasen des Vorgehens präzisieren:

Theoretisch fundieren: Hierunter ist die theoretische Grundlegung und Konturierung zentraler Themen in Bezug auf die Ethik-Leitlinie(nentwicklung) zu subsumieren (Kapitel 2).[21]

Explorieren: Qualitativ-empirische Forschung (Fokusgruppen) mit dem Ziel, aus der Perspektive der Mitarbeiter/innen in den ausgewählten Hospizen die ethischen Fragestellungen/die ethischen Probleme zu identifizieren und zu charakterisieren, die die Behandlungsoption Palliative Sedierung im hospizlichen Setting repräsentieren (Kapitel 3.2).

Konzeptualisieren: Die Erkenntnisse aus der Inhaltsanalyse (Datenauswertung der Fokusgruppen) sind grundlegend für eine erste Klarlegung der Elemente und Eckpunkte zur inhaltlichen Ausgestaltung der Ethik-Leitlinie, sie bilden die Basis für die erste Welle der Delphi-Befragung (Kapitel 3.2).

Konsentieren: Quantitativ-empirische Forschung (Delphi-Befragungen) mit dem Ziel, die Elemente und Eckpunkte der Ethik-Leitlinie sowie den Gegenstand der Ethik-Leitlinie aus der Perspektive der Mitarbeiter/innen in den Hospizen bestätigt zu wissen, so dass die entwickelte Ethik-Leitlinie nachhaltig als unterstützende und systematisierende Orientierungshilfe für die identifizierte, wiederkehrende ethische Fragestellung/das identifizierte ethische Problem in der hospizlichen Praxis wirksam werden kann (Kapitel 3.3).

Konstruieren: Die Entwicklung der Ethik-Leitlinie »Palliative Sedierung im stationären Hospiz« auf der Basis der Forschungsergebnisse (Kapitel 4). Die Entwicklung lässt sich insbesondere aus dem Stellenwert normativer Bewertungen und ethischer Begründungsstrukturen ableiten, um eine »ethisch akzeptierte« (Weixler et al., 2017, S. 31) beziehungsweise eine »ethisch akzeptable« (Alt-Epping et al., 2016, S. 858) Behandlungsoption zu legitimieren.

---

20 Zu dem Vorhaben liegt ein ethisches Clearing der Ethikkommission der Deutschen Gesellschaft für Pflegewissenschaft (DGP) vor (Februar 2016).
21 Im Rahmen der elektronischen Literaturrecherche wurde u. a. in folgenden Datenbanken recherchiert: MEDLINE, CINAHL, PubMed, PsycINFO, ETHMED, Cochrane Library. Letzter Aufruf: Juli 2019.

2. Theoriebasiert die Relevanz einer Ethik-Leitlinie »Palliative Sedierung im stationären Hospiz« abstützen und fundieren

Grundlegend und rahmend für die weiteren Ausführungen ist die konstituierende Klärung dessen, was unter Palliativer Sedierung verstanden wird, welche Forderungen und Implikationen mit der Behandlungsoption verbunden und welche ethischen Kontroversen mit der Intervention verknüpft sind. Diese Klarlegung erfolgt in Kapitel 2.1.[22] Das Leiden als ein komplexes, individuelles Phänomen, das im Kontext der Palliative Care-Versorgung als auch in Bezug auf die Indikationsstellung und die Einleitung einer Palliativen Sedierung in den Fokus rückt, bedarf der gesonderten Betrachtung. Der Schwerpunkt in Kapitel 2.2 liegt auf der Konturierung des Phänomens selbst sowie auf den ethischen Implikationen eine intendierte Leidenslinderung betreffend. Da sich die Arbeit sowie die angestrebte Ethik-Leitlinie an ein spezifisches Setting richtet, werden in Kapitel 2.3 der Auftrag und die ethisch-normativen Orientierungspunkte der stationären Hospizversorgung charakterisiert. Den Abschluss der in Kapitel 2 angestrebten theoretischen Grundlegungen bilden die übergreifenden Ausführungen zur Entwicklung von Ethik-Leitlinien (Kapitel 2.4). Auf der Basis der theoretischen Ausführungen und Rahmungen können erste Argumente und Orientierungspunkte für die angestrebte Ethik-Leitlinienentwicklung abgeleitet werden. Die theoretische Fundierung, der Rückbezug auf Studien und Reviews ist ferner evident, um die methodischen Konsequenzen für das partizipative Forschungsvorhaben zu konstituieren und die jeweils leitenden Forschungsfragen zu explizieren (Kapitel 3).

---

22 Bei den Ausführungen zur Palliativen Sedierung als Behandlungsoption werden z. T. identische Studien und Rahmenwerke zugrunde gelegt, wie dies in den Ausführungen zur Ethik-Policy erfolgte (Riedel, 2014). In den vergangen 3 Jahren wurde jedoch eine Vielzahl an neuen Studien, an aktuellen Rahmenwerken und kritischen Positionen publiziert, so dass ein alleiniger Bezug auf die bereits erfolgten Ausführungen weder angemessen noch wissenschaftlich legitim wäre.

2.1   Palliative Sedierung – Facetten einer palliativmedizinischen und ethisch-reflexionswürdigen Behandlungsoption

Die Zahlen zu Häufigkeiten der Palliativen Sedierung variieren gemäß der aktuellen Studienlage »zwischen 5 % und 52 % aller stationär behandelten Patienten auf Palliativstationen« (Stiel et al., 2008; vgl. Stiel et al., 2018a) beziehungsweise zwischen 0 % und 80 % im Jahr, gemäß einer Fragenbogenstudie, die sich an Hospize, Palliativstationen und SAPV-Dienste (spezialisierte ambulante Palliativversorgung) richtete (Klosa et al., 2014, S. 2624).[23] Die große Varianz der Häufigkeiten betreffend konstatieren Klosa et al. (2014) im Rahmen ihrer Studie, dass die Praxis der Palliativen Sedierung in Einrichtungen der Palliativversorgung in Deutschland heterogen ist (vgl. auch Klein et al., 2018), was sich durch unterschiedliche Rahmenbedingungen begründen lässt und/ oder sich ursächlich in den erfassten Unsicherheiten bezüglich der Definitionen und den ethischen Implikationen repräsentiert (Schildmann et al., 2018; Stiel et al., 2018a).[24] Die nationalen Zahlen zur Palliativen Sedierung beziehungsweise

---

23   Die vorhandenen Zahlen variieren in nationalen und internationalen Publikationen stark (Twycross, 2019; Prado et al., 2018; Eun et al., 2017; Hopprich et al., 2016; Schur et al., 2016; Robijn et al., 2016; Krakauer, 2015; Jasper et al., 2012; Miccinesi et al., 2006; Hardy, 2000). Aktuelle Zahlen zur Praxis der kontinuierlichen tiefen Palliativen Sedierung in der Schweiz bietet die Studie von Ziegler et al. (2018). Aktuelle Zahlen zu Österreich finden sich bei Schur et al. (2016). Zu berücksichtigen ist gemäß Anquinet et al. (2012a): »Differences in the prevalence of continuous deep sedation appear to reflect complex legal, cultural and organizational factors more than differences« in patients' characteristics or clinical profiles« (S. 34). Das zeigen auch ländervergleichende Studien wie zum Beispiel zwischen den USA und den Niederlanden (Rietjens et al., 2014), zwischen Belgien und GB (Sterckx & Raus, 2016b) oder zwischen den Niederlanden und Belgien (Anquinet et al., 2012a) sowie zwischen England, den Niederlanden und Belgien (Seymour et al., 2015). Auf die Bedeutung der Behandlungsoption verweist u. a. das Review von Beller et al. (2017).

24   Die Problematik, valide Aussagen zur Prävalenz zu erstellen, wird möglicherweise auch durch die Differenzen und Varianzen in Bezug auf die Terminologie beeinflusst. Auf die terminologischen Diskrepanzen und Inkonsistenzen bezüglich der Definitionen und Begrifflichkeiten verweisen bereits die Publikation von Quill et al. (2009), das Review von Morita et al. (2002) wie auch das Review von Claessens et al. (2008). Die Autorinnen und Autoren des zuletzt genannten Reviews fassen die Problematik wie folgt zusammen: »This systematic review shows that much work remains to be done within the domain of palliative sedation.« Und pointieren die Relevanz: »Only through such research will we be able to resolve some of the important ethical issues related to palliative sedation.« (Claessens et al., 2008, S. 331) Papavasiliou et al. (2013a) greifen die Thematik der uneinheitlichen Terminologie und Definitionen wiederum auf. Und auch hier kommen die Autorinnen zu dem Fazit: »There is a pressing need to resolve the conceptual confusion that currently exists in the literature.« (Papavasiliou et al., 2013a, S. 702, vgl. S. 691) In »an international expert elicitation study« weisen Papavasiliou et al. (2014b) variierende (Experten-)Verständnisse und Kontextualisierungen im Zusammenhang mit der Behandlungsoption nach. Vgl. hierzu auch die Ausführungen bei Raus & Sterckx (2016), die Studien von Schildmann et al. (2018),

die Sedierungsraten differieren ferner in Bezug auf die jeweiligen Settings (Palliativstation, Hospiz, ambulante Begleitung durch ein SAPV-Team) (Klein et al., 2018; Klosa et al., 2014; Jaspers et al., 2012; Jaspers, 2011).[25] Eine vergleichende Bezugnahme auf Erhebungsdaten aus internationalen Studien ist vor dem Hintergrund der unterschiedlichen Terminologien, der unterschiedlichen Versorgungsstrukturen wie auch der abweichenden Rechtsstrukturen für den nationalen Diskurs wenig aussagekräftig. Dass das Thema Palliative Sedierung in der Versorgung am Lebensende in allen Settings bedeutsam ist[26], zeigen sowohl aktuelle nationale als auch internationale Publikationen zur Thematik wie auch die publizierten Leitlinien/Empfehlungen (z. B. Leitlinienprogramm Onkologie, 2019; Weixler et al., 2017; Weixler, 2018a; Benze et al., 2017, S. 67; SAMW, 2019a; Hopprich et al., 2016; Alt-Epping et al., 2016; Alt-Epping et al., 2015; Taboada, 2015; Krakauer, 2015; Papavasiliou, 2014; American Academy of Hospice and Palliative Medicine, 2014; Sterckx et al., 2013; Zahn, 2012; Dean et al., 2012; EAPC/Alt-Epping et al., 2010; Neitzke et al., 2010a; Cherny et al., 2009), Stellungnahmen (de Lima et al., 2017; Orsi & Gristina, 2017; Radbruch et al., 2016; Radbruch et al., 2015; Kirk & Mahon, 2010) und Standard Operating Procedures (SOPs) (Oechsle et al., 2017).[27]

Der missverständliche Begriff der »terminalen Sedierung« führt zu vielfältigen Assoziationen das Lebensende betreffend (Weixler et al., 2017, S. 34; Sterckx & Raus, 2016a, S. 111–112; Alt-Epping et al., 2016; Alt-Epping et al., 2015, S. 221; Riedel, 2014; Laufenberg-Feldmann et al., 2012; Zahn, 2012; Virt & Hunstorfer, 2010; Müller-Busch, 2006; Wallner, 2008). In der aktuellen Literatur wird vor diesem Hintergrund der Begriff »Palliative Sedierung« bevorzugt.[28]

Stiel et al. (2018a), Foley et al. (2015), von Maiser et al. (2017), von Seale et al. (2015) und vgl. auch Henry (2016).

25 »Little is known about the practice of palliative sedation (PS) in Germany« (Jaspers et al., 2012, S. 672).

26 Hinweise zur Bedeutung Palliativer Sedierung im Setting Hospiz finden sich bei: Ziegler (2019), Vivat et al. (2019), Ingravallo et al. (2019), Klein et al. (2018), Stiel et al. (2018a), Caraceni et al. (2018), de Vries & Plaskota (2017), Bodnar (2017), de Lima et al. (2017), Lux et al. (2017), Lux et al. (2015), Maiser et al. (2017), van Deijck et al. (2016a), Walker & Breitsameter (2013a, 2013b), van Delden (2013) sowie bei Kirk & Mohan (2010).

27 Die Bedeutsamkeit der Thematik in der Literatur zeigt eindrücklich das Literatur-Mapping (»Bibliometric Analysis«) von Papavasiliou et al. (2013b), zur Bedeutsamkeit der Behandlungsoption als Gegenstand von Studien vgl. u. a. das Cochrane Review von Beller et al. (2017).

28 Die Sedierung wurde unter der Bezeichnung »terminale Sedierung« erstmals von Enck (1991) beschrieben. Zur Entwicklung der Terminologie von »Terminal sedation« zu »Palliative sedation« von 1998 bis 2008 zeigt eindrücklich die Studie von Maltoni et al. (2013, S. 361). So existiert zunächst nur der Begriff »Terminal sedation«, der bis 2003 die Terminologie dominierte und schließlich 2003–2005 gleichauf war mit der »Palliative sedation«. Ab 2006 bis 2008 tritt der Begriff »Palliative sedation« in den Vordergrund und ist seither die vorherrschende Begrifflichkeit (Maltoni et al., 2013, S. 361). Zur Diskussion einer ange-

Ethische Fragestellungen repräsentieren in der Medizin in der Regel drei Dimensionen: eine philosophisch-religiöse, eine rechtliche und eine medizinische Dimension (Müller-Busch & Aulbert, 2012; Virt & Hunstorfer, 2010; vgl. Jahn Kassim & Alias, 2016). Die medizinische Dimension betreffend subsumieren Müller-Busch und Aulbert (2012) die diagnostischen und therapeutischen Aspekte, zur rechtlichen Dimension gehören den Autoren folgend auch die gesellschaftlichen Diskurse und Konsequenzen.[29] Unter die philosophisch-religiöse Dimension können professionelle und individuelle Wertevorstellungen wie auch handlungsfeldbezogene Werteorientierungen subsumiert werden. Diesbezüglich erfolgen im Vorfeld keine ethisch-normativen Setzungen oder ethisch-normativen Festlegungen aus der Literatur, vielmehr sollen die Wertevorstellungen und die Werteorientierung der hospizlichen Praxis – aus der Praxis heraus und mit der Praxis gemeinsam – im Sinne der partizipativen Forschung (Mathis, 2017, S. 458; von Unger, 2014, S. 22–24; van der Donk et al., 2014, S. 44) exploriert werden.

Um eine Ethik-Leitlinie Palliative Sedierung zu entwickeln, ist die konstituierende Klärung dessen, was unter der komplexen Behandlungsoption verstanden wird und welche ethischen Implikationen damit verbunden sind, obligat.[30] Denn: Die Ethik-Leitlinie ist an den aktuellen wissenschaftlichen Er-

---

messenen Begrifflichkeit vgl. auch Virt & Hunstorfer (2010), Neitzke et al. (2009), Wallner (2008), Battin (2008), Neitzke & Frewer (2004), Rothärmel (2004), Müller-Busch (2004), Feikema (2004), Jackson (2002). Ein erster und in älteren Publikationen viel beachteter Vorschlag zur definitorischen Klärung von »terminal sedation« ist von Morita et al. (2001). Simon et al. (2007) beschreiben, dass im Rahmen der Google Recherche 700 Treffer für »terminale Sedierung« und nur 226 Treffer für »palliative Sedierung« zu erlangen waren. Aktuell (Stand Juli 2019) können für »terminale Sedierung« 18.800 Treffer und für »palliative Sedierung« 118.000 Treffer aufgerufen werden. Wobei an dieser Stelle einschränkend anzumerken ist, dass sich bei beiden Suchbegriffen die Begriffe zwischenzeitlich vermengen. Raus & Sterckx (2016) schlagen alternativ zur Bezeichnung »palliative sedation« die vielmehr beschreibende Terminologie »continuous sedation at the end of life« vor (S. 425).

29 Eine aktuelle gesundheits- und gesellschafts-politische Relevanz zeigt sich im benachbarten Frankreich: »The purpose of French legislation is to make palliative sedation available as a last resort to all patients in France, as part of standard care.« (Baumann et al., 2011) Das Gesetz zur Palliativen Sedierung wurde in der Nationalversammlung verabschiedet. Der Gesetzentwurf wurde allerdings im Juni 2015 vom Senat abgelehnt (Radbruch et al., 2015, Punkt 11). Im Jahr 2016 wurde die Palliative Sedierung schließlich in Frankreich gesetzlich legalisiert (Chambaere & Bernheim, 2019; Vitale et al., 2019; Horn, 2018; Birnbacher, 2017, S. 93; Boulanger, 2017; Aubry, 2016; Raus et al., 2016 Gulland, 2016).

30 Zur Relevanz der begrifflichen Klarheit vgl. die Ausführungen bei Raus & Sterckx (2016). Zur Bedeutsamkeit der begrifflichen Klarheit und der Wichtigkeit von Faktenkenntnissen im Kontext ethischer Reflexion vgl. Frankena (2017, S. 13–14). Diese Klarlegung ist ferner aufgrund der in Studien dargelegten Varianzen in Bezug auf Begriffe und Definitionen beziehungsweise in Bezug auf deren jeweilige Auslegung und deren Verständnis im Kontext Palliativer Sedierung evident. Vgl. hierzu u. a.: Benítez-Rosario & Morita (2019), Schildmann et al. (2018), Stiel et al. (2018a), Abarshi et al. (2017), Bakogiannis & Papavasiliou (2017), Sterckx & Raus (2016a), Gurschik et al. (2015), Seymour et al. (2015), Schildmann et

kenntnissen auszurichten (Neitzke et al., 2015, S. 243). Das Ziel der folgenden Ausführungen ist die Konturierung der relevanten theoretischen Grundlegungen wie auch der normativen Bewertungen zur Behandlungsoption Palliative Sedierung, um die Entwicklung der Ethik-Leitlinie auf dieser Basis zu rahmen und deren inhaltliche Ausgestaltung abzusichern.

2.1.1 Palliative Sedierung als Behandlungsoption – Theoretische Fundierung und konkretisierende Rahmung

Zwischenzeitlich gibt es eine Vielzahl an Leitlinien, Empfehlungen und Rahmenwerken (»frameworks«) wie auch aktuelle Standard Operating Procedures (SOPs)[31], die alle das Ziel verfolgen, die Qualität wie auch die fachlich korrekte Durchführung einer Palliativen Sedierung abzusichern. Die zentralen Leitlinien – Leitlinien, auf die in Studien wiederholt Bezug genommen wird – werden im Folgenden konsultiert, um die aktuellen Diskurse zu erfassen und wesentliche Aspekte für die Ethik-Leitlinienentwicklung herauszuarbeiten.

Bereits im Jahr 2005 hat eine Expertengruppe von »palliative ch« eine Empfehlung »Palliative Sedierung« konsentiert (BIGORIO, 2005). Ein Jahr später – im Jahr 2006 – hat eine internationale Expertengruppe »Empfehlungen zur palliativen Sedierung« publiziert (Müller-Busch et al., 2006). Im internationalen Kontext wird wiederholt die niederländische Leitlinie zitiert und diskutiert (Janssens et al., 2012; Verkerk et al., 2007; Legemaate et al., 2007). Weitere Positionierungen repräsentieren die Ausführungen der »National Hospice and Palliative Care Organization« (NHPCO) (Kirk & Mahon, 2010), das kanadische Rahmenwerk (»framework«) (Dean et al., 2012) sowie das vielfach zitierte Rahmenwerk (»framework«) der European Association for Palliative Care (EAPC) (Cherny et al., 2009; EAPC/Alt-Epping et al., 2010), mit seinem hohen Grad an Verbindlichkeit und Omnipräsenz in Publikationen, Studien und Rahmenwerken (Abarshi et al., 2017; Stiel et al., 2018a; Stiel et al., 2016; Abarshi & Payne, 2014; Riedel, 2014; Laufenberg-Feldmann, 2012). Im Jahr 2016 wurde

---

al. (2015), Schildmann & Schildmann (2014), Klosa (2017), Klosa et al. (2014), Rietjens et al. (2014), Riedel (2014), Papavasiliou et al. (2013a), Claessens et al. (2008).

31 Standard Operating Procedures (SOPs) sind gemäß Stachura et al. (2017) sowie Ostgathe et al. (2017) in der Medizin eine wichtige Voraussetzung für die Qualitätssicherung. Sie dienen als »Diagnostik- und Therapieanleitungen (...), um eine qualitativ hochwertige und am neuesten Stand der Wissenschaft ausgerichtete Behandlung anbieten zu können« (Ostgathe et al., 2017, S. 211). SOPs sind definiert als »strukturierte, komplexe, auf den bestmöglichen Evidenzen basierende Prozesse für die Patientenbehandlung« (Stachura et al., 2017, S. 47). Im Rahmen der Arbeit sind folgende SOPs bedeutsam: »Schmerztherapie bei Palliativpatienten« (Viehrig et al., 2017), »Behandlung und Betreuung in der Sterbephase« (Montag et al., 2017) und »Palliative Sedierung« (Oechsle et al., 2017).

erstmals die »Leitlinie zur Palliativen Sedierungstherapie« der Österreichischen Palliativgesellschaft (OPG) veröffentlicht (Weixler et al., 2017; Weixler, 2018a; Weixler, 2018c; Weixler, 2018d). Im Rahmen der Reihe »SOPs zur palliativen Versorgung von Patienten im Netzwerk der Deutschen Comprehensive Cancer Center«[32] wurde 2017 eine SOP zur Palliativen Sedierung publiziert (Oechsle et al., 2017).

Ein weiteres Papier, das sowohl Positionierungen beinhaltet als auch bestehenden Dissens zur Palliativen Sedierung ausführt, ist das Weißbuch der EAPC: »Euthanasie und ärztlich assistierter Suizid: Ein Weißbuch der European Association for Palliative Care« (Radbruch et al., 2015; Radbruch et al., 2016).[33] Das Ziel des Weißbuches ist es, »einen ethischen Rahmen bezüglich Euthanasie und ärztlich assistiertem Suizid für Palliativmediziner« beziehungsweise für »Mitarbeiter in der Palliativversorgung« aufzuzeigen. »Es bietet eine klare Empfehlung, wo Konsens besteht und weist auf Kontroversen hin, wo es keinen Konsens gibt« (Radbruch et al., 2015). Die Punkte 6, 11 und 12 des Papiers widmen sich dem Thema Palliative Sedierung als »wichtige und notwendige Therapie« (Punkt 6). Das Weißbuch greift die Diskussionen zur Palliativen Sedierung als »Alternative zur Sterbehilfe (Euthanasie)« auf (Punkt 11) und unterstreicht die notwendige Differenzierung von Euthanasie und »Palliativer Sedierung bei sterbenden Patienten« (Punkt 12) (Radbruch et al., 2015). Das Positionspapier der International Association for Hospice and Palliative Care (IAHPC) (de Lima et al., 2017) nimmt im Rahmen der Positionierungen zu »Euthanasia and Physician-Assited Suicide« ebenfalls Bezug auf die Palliative Sedierung und ist vor dem setting-spezifischen Hintergrund bedeutsam.

Ferner ist an dieser Stelle die medizin-ethische Richtlinie der SAMW (Schweizerische Akademie der Medizinischen Wissenschaften) »Umgang mit Sterben und Tod« (2017a) bedeutsam, die die Palliative Sedierung in die Kategorie »Allgemein akzeptierte Handlungen« einordnet und damit von der Suizidhilfe abgrenzt (SAMW, 2019a, S. 20; vgl. SAMW 2019b, S. 17). Die aktuelle Richtlinie formuliert konkrete Anforderungen an die Behandlungsoption. Auch die S3-Leitlinie Onkologie greift die Thematik auf und verweist auf die fachlichen und ethischen Implikationen (Leitlinienprogramm Onkologie, 2019, S. 435–436, S. 463, S. 462).

---

32 Zur Entwicklung der »Standard Operating Procedures (SOPs)« vgl. Stachura et al. (2017); zu den Vor- und Nachteilen vgl. u. a. Bauer et al. (2015).

33 Im Original: »Euthanasia and physician-assisted suicide: A white paper from the European Association for Palliative Care« (Radbruch et al., 2016) – übersetzt von Radbruch et al. (2015). Das Weißbuch der EAPC wurde in einem fünfstufigen Delphi-Verfahren entwickelt. Wenngleich ein »vollständiger Konsens« nicht erreichbar war (Radbruch et al., 2015), stellt das Papier einen wichtigen Bezugspunkt für die (ethisch) reflexions- und diskussionswürdigen Facetten der Thematik dar.

Gemeinsam ist den Leitlinien, Rahmenwerken und Empfehlungen die Intention, die Besonderheiten der palliativmedizinischen Behandlungsoption zu konkretisieren, ihre Ziele und Indikationen zu spezifizieren sowie den Prozess der multiprofessionellen Entscheidungsfindung, der vorausgehenden Beratung, der Einleitung und Überwachung standardisiert und systematisiert darzulegen und abzusichern (z. B. Oechsle et al., 2017; Weixler et al., 2017; Leitlinienprogramm Onkologie, 2019; SAMW, 2019a; Abarshi et al., 2017; EAPC/Alt-Epping et al., 2010; Bruce & Boston, 2011; Cherny et al., 2009; Verkerk et al., 2007; Legemaate et al., 2007; BIGORIO, 2005).[34] Einzelne Leitlinien, Empfehlungen und Positionierungen gehen explizit auf die Abgrenzung zwischen Palliativer Sedierung und »Aktiver Sterbehilfe« beziehungsweise »Euthanasie« ein (z. B. Leitlinienprogramm Onkologie, 2019, S. 435; de Lima et al., 2017; Weixler et al., 2017; Roider-Schur et al., 2018; SAMW, 2019a; SAMW, 2019b; Radbruch et al., 2015; Dean et al., 2012; Kirk & Mahon, 2010; Verkerk et al., 2007; Legemaate et al., 2007; Müller-Busch et al., 2006).

An dieser Stelle ist zu konstatieren, dass die Leitlinien, Richtlinien und Positionspapiere in ihren Aussagen nicht konform sind. Darauf verweisen insbesondere die Reviews von Abarshi et al. (2017), Schildmann & Schildmann (2014) und Schildmann et al. (2015) wie auch die Analyse von Gurschick et al. (2015).

Eine Arbeitsgruppe der Akademie für Ethik in der Medizin (Neitzke et al., 2010a; Neitzke et al., 2010b) setzte sich zum Ziel, den Diskurs zu der Thematik zu systematisieren und für bestehende Kontroversen zu sensibilisieren. Die Stellungnahme gibt Hinweise zu den Entscheidungsvoraussetzungen (Indikation) wie auch zur Durchführung und der Begleitung nach Einleitung der Palliativen Sedierung. Die Ausführungen verweisen auf den gesellschaftlichen Kontext der Thematik und die damit verbundenen Implikationen (Ängste, Missbrauchsgefahren und Anspruchshaltung). Die Darlegungen schließen mit konkreten Hinweisen zur Entscheidungsfindung (Neitzke et al., 2010a; Neitzke et al., 2010b). Was dem Papier fehlt, ist eine definitorische Grundlegung dessen, was die Autoren unter Palliativer Sedierung verstehen und/oder welche Definition von Palliativer Sedierung sie dem Diskurs zugrunde legen (Riedel, 2014). Vor dem Hintergrund der Varianzen in Bezug auf die Klarlegung dessen, was

---

34 Zur Bekanntheit der EAPC-Leitlinie in der Palliativversorgung (EAPC/Alt-Epping et al., 2010) in Deutschland und zur Orientierung der Einrichtungen an der Leitlinie vgl. die Studie von Klosa (2017), Klosa et al. (2014). Es wurde im Rahmen der Fragenbogenstudie erfasst, dass 36 % aller Antwortenden weder die Leitlinie der EAPC kennen (»EAPC-framework«) noch deren deutsche Übersetzung (S. 2623). Die Studie von Gielen et al. (2012) »Flemish palliative-care nurses' attitudes to palliative sedation: A quantitative study« zeigt indes: »in general, the attitudes of the nurses are in accordance with the practice and policy of palliative sedation in Flemish palliative-care units« (Gielen et al., 2012, S. 702), was wiederum die Bedeutsamkeit bestehender Leitlinien in Bezug auf die Umsetzung der Behandlungsoption herausstellt.

unter Palliativer Sedierung jeweils assoziiert wird (Maiser et al., 2017; Seymour et al., 2015; Klosa et al., 2014; Riedel, 2014; Papavasiliou et al., 2013a; Papavasiliou et al., 2013b; Claessens et al., 2008) und wann diese indiziert ist (Schildmann et al., 2018; Schildmann & Schildmann, 2014), erscheint eine definitorische Grundlegung indes als obligat.

In Anbetracht der angestrebten Entwicklung einer Ethik-Leitlinie »Palliative Sedierung im Hospiz« ist eine definitorische Grundlegung von Palliativer Sedierung ebenfalls konstitutiv, um transparent und nachvollziehbar klarzulegen, was der konkrete theoretische Bezugspunkt der Ethik-Leitlinie ist.[35] Diese Konkretion erfolgt auf der Basis der vorliegenden Rahmenwerke. Aufgrund der internationalen Bedeutsamkeit sind die Ausführungen in der Leitlinie der EAPC (Cherny et al., 2009; übersetzt von Alt-Epping et al., 2010) gewichtig. Die EAPC »legt ihren Empfehlungen die Evidenz der publizierten wissenschaftlichen Literatur zugrunde« (Neitzke, 2010, S. 355), sodass unter der Bezugnahme auch die Evidenz abgesichert ist.[36] Die Leitlinie der EAPC (2010) richtet sich nicht auf ein spezifisches Handlungsfeld aus. Es erfolgt indes der Hinweis, dass bezüglich des für die zu entwickelnde Ethik-Leitlinie gesetzten Settings »stationäres Hospiz« die Empfehlungen einer entsprechenden Anpassung bedürfen (EAPC/Alt-Epping et al., 2010, S. 114–115)[37]. Weitere wichtige Bezugspunkte sind die österreichische Leitlinie (Weixler et al., 2017), die S3-Leitlinie Palliativmedizin (Leitlinienprogramm Onkologie, 2019) sowie die SOP »Palliative Sedierung« (Oechsle et al., 2017). Das Weißbuch »Euthanasie und ärztlich assistierter Suizid« der EAPC (Radbruch et al., 2015) ist für die definitorische Konkretion deswegen als relevant einzustufen, da in diesem Papier (ergänzend) ein expliziter ethischer Diskurs zur Palliativen Sedierung ausgeführt wird. Somit stellen die Ausführungen einen wichtigen Bezugspunkt für die (ethisch) reflexions- und diskussionswürdigen Facetten der Thematik dar. Denn: Das Ziel des Weißbuches »Euthanasie und ärztlich assistierter Suizid« (2015) ist es u. a., den »Dis-

---

35 Auf die Relevanz der Klarlegung verweisen auch die Studienergebnisse von Maiser et al. (2017).

36 Die – insbesondere in Bezug auf die ethischen Implikationen – kritischen und als unkonkret charakterisierten Elemente der EAPC-Leitlinie werden in den nachfolgenden Kapiteln aufgegriffen. So konstatieren Juth et al. (2010): »The EAPC framework would have benefited from taking a clearer stand on some ethically controversial issues regarding intolerable suffering and refractory symptoms and regarding the relation between continuous deep palliative sedation at the end of life and euthanasia.«

37 Dies wird in den folgenden Ausführungen in der EAPC Leitlinie explizit: »Die Empfehlungen können in der vorliegenden Form übernommen oder vorzugsweise den lokalen, kulturellen und rechtlichen Gegebenheiten und spezifischen Bedürfnissen angepasst werden, sei es im häuslichen, im klinischen oder im hospizlichen Umfeld« (EAPC/Alt-Epping et al., 2010, S. 114–115). Die entwickelte Ethik-Policy (Riedel, 2014) bezieht sich insbesondere auf die EAPC-Leitlinie, da diese zum damaligen Zeitpunkt den zentralen konsentierten und evidenzbasierten Bezugspunkt eröffnete.

kurs über ethische Grundsätze« zu vermitteln, ohne hierbei ein spezifisches Setting zu fokussieren (Radbruch et al., 2015). Ergänzend wird die Stellungnahme der International Association for Hospice an Palliative Care (IAHPC) (de Lima et al., 2017) hinzugezogen wie auch die medizin-ethische Richtlinie »Umgang mit Sterben und Tod« der Schweizerische Akademie der Medizinischen Wissenschaften (SAMW) (SAMW, 2019a).

Im Folgenden werden zentrale definitorische Eckpunkte der Behandlungsoption konturiert. So definiert die Leitlinie der EAPC (»Leitlinie für den Einsatz sedierender Maßnahmen in der Palliativversorgung«) (EAPC/Alt-Epping et al., 2010) eine therapeutische (oder palliative) Sedierung im palliativmedizinischen Kontext als »überwachte(n) Einsatz von Medikamenten mit dem Ziel einer verminderten oder aufgehobenen Bewusstseinslage (Bewusstlosigkeit), um die Symptomlast in anderweitig therapierefraktären Situationen in einer für Patienten, Angehörige und Mitarbeiter ethisch akzeptablen Weise zu reduzieren« (S. 112).[38] Das heißt: Gemäß der EAPC-Leitlinie kann die Reduktion der Symptomlast nur dann in einer »ethisch akzeptablen Weise«[39] erfolgen, wenn es sich um »anderweitig therapierefraktäre Symptome« handelt (EAPC/Alt-Epping et al., 2010, S. 112). Die österreichische Leitlinie (»Leitlinie zur Palliativen Sedierungstherapie«) beschreibt die Palliative Sedierungstherapie als »eine wichtige und ethisch akzeptierte Therapie in der Versorgung von ausgewählten sterbenden Menschen, welche aufgrund therapierefraktärer Symptome für sie unerträgliches Leiden erleben« (S. 31). Hinsichtlich des Ziels der Palliativen Sedierung bezieht sich die Leitlinie auf die oben genannte Formulierung in der EAPC-Leitlinie, die der österreichischen Leitlinie »übergeordnet« ist (Weixler et al., 2017, S. 32, S. 33; Weixler, 2018a). Ethisch akzeptabel ist das Verfahren gemäß der österreichischen Leitlinie dann, »wenn es in einen normativen Rahmen gesetzt ist, der die betroffenen ethischen Prinzipien transparent macht und die strafrechtlich relevanten Normen und die Interessen aller Beteiligten respektiert« (S. 32). Die medizin-ethische Richtlinie der SAMW (2019a) definiert Palliative Sedierung als eine Behandlungsoption, die durch den kontrollierten Einsatz sedierender Medikamente »eine verminderte oder aufgehobene Bewusstseinslage« bewirkt, mit dem Ziel, »die Symptomwahrnehmung zu reduzieren«. Diese Option besteht in Situationen, »in denen ein Symptom dennoch refraktär und für den Patienten in unerträglicher Weise persistierend ist« (S. 22). Die dem Weißbuch der EAPC (Radbruch et al., 2015) grundgelegte

---

38 Der englische Originaltext lautet: »Therapeutic (or palliative) sedation in the context of palliative medicine is the monitored use of medications intended to induce a state of decreased or absent awareness (unconsciousness) in order to relieve the burden of otherwise intractable suffering in a manner that is ethically acceptable to the patient, family and healthcare providers.« (Cherny et al., 2009, S. 581).

39 Im englischen Originaltext: »ethically acceptable« (Cherny et al., 2009, S. 581).

Definition lautet: »Palliative Sedierung ist definiert als überwachter Einsatz von Medikamenten mit dem Ziel, einen Zustands (sic!) der verminderten oder fehlenden Wahrnehmung (Bewusstlosigkeit) herbei zu führen, zur Entlastung von ansonsten therapierefraktären Leiden in einer Weise, die für den Patienten, die Familie und Gesundheitsdienstleister ethisch vertretbar ist.« (dort Punkt 6)[40] Bemerkenswert ist, dass bei allen Ausführungen wird die ethische Vertretbarkeit herausgestellt wird, was auf die ethischen Implikationen der Palliativen Sedierung verweist. Diese sind Gegenstand der nachfolgenden Darlegungen.

In Bezug auf die Bedeutsamkeit eines ethisch begründeten und verantworteten Einsatzes wird in der Leitlinie der EAPC (EAPC/Alt-Epping et al., 2010) ausgeführt: »Eine Nichtbeachtung der potenziellen Risiken und hinterfragenswerten Praktiken kann schädigendes und unethisches Handeln nach sich ziehen, welches die Glaubwürdigkeit und Reputation der verantwortlichen Therapeuten und Institutionen, als auch der Palliativmedizin insgesamt beeinträchtigen kann« (EAPC/Alt-Epping et al., 2010, S. 113). Als »problemhafte Praktiken« bezeichnet die Leitlinie missbräuchliche, ungerechtfertigte Sedierung, ungerechtfertigtes Vorenthalten der Sedierung wie auch den unsachgemäßen Einsatz einer Palliativen Sedierung (S. 113). Die missbräuchliche Palliative Sedierung (z. B. die Sedierung mit dem primären Ziel, den Tod zu beschleunigen) stellt gemäß der Leitlinie »eine inakzeptable und oft auch juristisch illegale Abweichung von normativen ethischen Grundsätzen dar« (EAPC/Alt-Epping et al., 2010, S. 113). Die österreichische Leitlinie zielt aus ethischer Sicht auf eine klare Unterscheidung zwischen Palliativer Sedierung und Tötung auf Verlangen wie auch auf die Abgrenzung zum ärztlich assistierten Suizid. Sie verweist kategorisch auf die Proportionalität im Rahmen der Palliativen Sedierung (Weixler et al., 2017, S. 32, S. 33, S. 34; Weixler 2018). Im sogenannten »Weißbuch« der EAPC (Radbruch et al., 2015) wird formuliert, dass Palliative Sedierung »beim Einsatz in angemessenen Situationen« eine »anerkannte, ethische Vorgehensweise« ist (Punkt 6). Der Einsatz Palliativer Sedierung verlangt gemäß den Experten nach der »Beachtung der Verhältnismäßigkeit und guter klinischer Praxis und Aufmerksamkeit für mögliche Risiken und problematische Praktiken, die zu schädlichen und unethischen Handlungen führen können« (Punkt 6).

Deutlich wird in diesen Aussagen, dass Palliative Sedierung nur unter ganz bestimmten Bedingungen und Voraussetzungen – dann, wenn diese mit entsprechender Sorgfalt, Verhältnismäßigkeit, umsichtig und gemäß guter klinischer Praxis begonnen und durchführt wird – als »ethisch akzeptable«/»ethisch

---

40 Der englische Originaltext lautet: »Palliative sedation is defined as the monitored use of medications intended to induce a state of decreased or absent awareness (unconsciousness) in order to relieve the burden of otherwise intractable suffering in a manner that is ethically acceptable to the patient, family and health-care providers.« (Radbruch et al., 2016, S. 109).

akzeptierte« (EAPC/Alt-Epping et al., 2010, S. 112; Weixler et al., 2017, S. 31; Leitlinienprogramm Onkologie, 2019, S. 435–436, S. 463, S. 462; vgl. Kamprad & Helm, 2019, S. 574, S. 576) beziehungsweise als »anerkannte, ethische Vorgehensweise« (Radbruch et al., 2015, Punkt 6; vgl. SAMW, 2019a, S. 23) bezeichnet werden kann.

In den nachfolgenden Darlegungen werden die im Kontext der Indikation wiederkehrenden Diskussionen vertieft und die damit verbundenen ethisch-normativen Prämissen abgeleitet.

2.1.2 Palliative Sedierung als Behandlungsoption – Indikation und damit verbundene (ethische) Kontroversen

Der verantwortungsvollen Indikationsstellung wird im Kontext der Palliativen Sedierung ein besonderer Stellenwert beigemessen.[41] Die Indikation einer Palliativen Sedierung geht dem ethischen Diskurs und der praktischen Realisierung voraus. Ohne vorliegende Indikation – als explizite Voraussetzung – kann die Behandlungsoption nicht realisiert werden.[42]

Indikation

Die Indikation spielt eine zentrale Rolle für die »rechtliche und ethische Legitimation« einer medizinischen Maßnahme und ist grundlegend für die informierte Zustimmung zu einer bestimmten Maßnahme (Köberl, 2019; Prönneke, 2019; Leitlinienprogramm Onkologie, 2019, S. 126; Bobbert & Knapp, 2017, S. 310–311; Dörries & Lipp, 2015, S. 7; vgl. Wiesing, 2017; vgl. Eierdanz, 2016, S. 276–277; vgl. Neitzke, 2015, S. 83; vgl. Dietl & Böhm, 2012, S. 135). Das heißt: »Die medizinische Indikation zusammen mit dem Patientenwillen« ermöglicht erst die Durchführung einer bestimmten Behandlung. Beide Elemente definieren deren Eckpunkte und Voraussetzung (Dörries, 2015). Als Indikation definiert Neitzke eine »fachlich begründete Einschätzung, dass eine (...) Maßnahme sinnvoll und hilfreich ist, um ein Behandlungsziel mit einer bestimmten

---

41 Vgl. hierzu u. a.: Weixler et al. (2017, S. 35), Oechsle et al. (2017, S. 469), SAMW (2019a), Leitlinienprogramm Onkologie (2019), Radbruch et al. (2015, Punkt 6), Alt-Epping et al. (2015, S. 225), Riedel (2014); Billings & Churchill (2012), Laufenberg-Feldmann et al. (2012), Blanker et al. (2012), Zahn (2012), Juth et al. (2010), Virt & Hunstorfer (2010), Neitzke et al. (2010a), Neitzke et al. (2010b), EAPC/Alt-Epping et al. (2010), Pakaki et al. (2010), Kirk & Mahon (2010), Neitzke et al. (2009), Nauck et al. (2007).

42 So ist in den Empfehlungen der AG »Ethik am Lebensende« in der Akademie für Ethik in der Medizin (AEM) formuliert, dass »jede medizinische Maßnahme, auch die Sedierung am Lebensende«, neben einer zugrunde liegenden Diagnose »einer medizinischen Indikation bedarf« (Neitzke et al., 2010a, S. 141).

Wahrscheinlichkeit zu erreichen« (Neitzke, 2014, S. 8; Neitzke, 2015, S. 84). Es geht darum, eine Situation zu verbessern, indem ein bestimmtes Behandlungsziel erlangt wird. Unter Maßnahmen versteht Neitzke nicht ausschließlich medizinische, therapeutische und diagnostische Maßnahmen, sondern gleichermaßen auch Pflegemaßnahmen. In der Konsequenz sind, Neitzke folgend, Indikationsstellungen fachspezifisch – basierend auf den jeweils professionsspezifischen Bewertungen und Einschätzungen – und möglicherweise interdisziplinär begründet (Neitzke, 2015, S. 84; vgl. Wiesing, 2017, S. 43–44; vgl. Eierdanz, 2016, S. 276).[43] Die Behandlungsoption Palliative Sedierung betreffend ist eine interdisziplinäre Indikationsstellung entscheidend, um die Akzeptanz der Durchführung abzusichern. So formuliert die Leitlinie der EAPC: »Wann immer möglich, sollte die medizinische Indikationsstellung und der Entscheidungsfindungsprozess auf der Mitwirkung eines multiprofessionellen Palliative Care Teams basieren, anstatt durch den behandelnden Arzt alleine getroffen zu werden.« (EAPC/Alt-Epping, 2010, S. 116) Auch die österreichische Leitlinie stellt die Bedeutung »multiprofessioneller Gespräche« heraus, auch um Belastungen anzusprechen und das Ziel der Palliativen Sedierung zu vermitteln (Weixler et al, 2017, S. 41; Weixler, 2018a). Die SOP »Palliative Sedierung« subsumiert unter der Indikationsstellung die multiprofessionelle Prüfung der Refraktärität, die multiprofessionelle Objektivierung des Leidensdrucks, die multiprofessionelle Abschätzung der Dynamik und die multiprofessionelle Reevaluation der Therapiealternativen (Oechsle et al., 2017, S. 469).[44] Das Weißbuch der EAPC fordert indes, dass Entscheidungen zur Palliativen Sedierung im Team getroffen werden (Radbruch et al., 2015, Punkt 12). In Bezug auf die Indikation, Planung und Verabreichung der Palliativen Sedierung wird ein »Konsens im Team«, ein Konsens »zwischen den Teams«, ein »Konsens mit den Patienten und zumindest in den meisten Fällen auch mit den Angehörigen« empfohlen (Radbruch et al., 2015, Punkt 6; Weixler, 2018b).[45] Hier wird deutlich, dass die Konsentierung in Bezug auf die Indikation, Planung und Durchführung

---

43 Ausführungen dazu, ob und auf welche Weise Wertungen in die Indikationsstellung einfließen finden sich bei Wiesing (2017, S. 31–38) wie auch bei Köberl (2019, S. 203–204).

44 Vgl. hierzu auch die Ausführungen in der SOP »Schmerztherapie bei Palliativpatienten« (Viehrig et al., 2017, S. 560).

45 Die explizite Bedeutsamkeit des Einbezugs von Pflegenden in den Prozess der Entscheidungsfindung fordern Arevalo et al. (2013): »This study highlights that nurses are key participants in palliative sedation. (…) We recommend that they become more active participants in the decision-making to improve the care of patients receiving palliative sedation.« (Arevalo et al., 2013, S. 620) Vgl. auch: Maltoni et al. (2013, S. 365) und de Vries & Plaskota (2017, S. 151). Auf die bedeutsame Rolle der professionellen Pflege verweisen ferner die Ausführungen von Knight et al. (2016), Bobb (2016, S. 454–455) wie auch von Caperelli-White (2012).

einer Palliativen Sedierung Positionierungen aus mehreren Perspektiven und nach Möglichkeit seitens aller Beteiligten fordert.

Borasio (2012) folgend handelt es sich bei der Indikationsstellung »mithin nicht um eine ethische Abwägung, sondern um eine fachlich-medizinische Entscheidung, die nach dem aktuellen Stand der Wissenschaft zu fällen ist« (S. 29). Aufgrund der Komplexität der Entscheidung im Palliative Care-Setting und im Kontext einer Palliativen Sedierung ist indes diesbezüglich eine ergänzende normative Orientierung unerlässlich. Das heißt, eine rein fachlich-pflegerisch-medizinische Ausrichtung greift bei dieser Behandlungsoption zu kurz. Gemäß Alt-Epping & Nauck (2012) ist die Indikationsstellung ein »dialogischer Prozess mit normativem Gehalt (...), in dem eine auf das Wohl des Patienten gerichtete Fürsorge als auch dessen individuelle Therapieziele eine wichtige Rolle spielen« (Alt-Epping & Nauck, 2012, S. 20). Bobbert (2012) spannt den Bogen zu den ethischen Implikationen im Rahmen der Indikationsstellung, wenn sie schreibt: »Die ›medizinische Indikation‹ für eine diagnostische oder therapeutische Maßnahme und das damit verfolgte Interventionsziel stellen immer ein so genanntes ›gemischtes‹ Urteil dar, welches sowohl in fachlich-medizinischer als auch in ethischer Hinsicht geklärt werden muss« (S. 193). Für Neitzke (2015) stellt die Indikation ein »Werturteil« dar und auch für Jox (2018) enthält die Indikationsstellung »Werteaspekte«. So werden innerhalb »der zur Verfügung stehenden diagnostischen, therapeutischen oder pflegerischen Maßnahmen (...) diejenigen als indiziert qualifiziert, denen ein ärztlicher, pflegerischer oder therapeutischer Sinn oder Nutzen beigemessen wird« (Neitzke, 2015, S. 83; vgl. hierzu auch Köberl, 2019, S. 203–204). Das heißt, die Maßnahme wird entsprechend bewertet, als sinnvoll, nützlich oder hilfreich kategorisiert und vertreten. Diese Werturteile wiederum basieren auf moralischen Konzepten wie dem der Lebensqualität, der Linderung des Leidens oder dem Schutz des Lebens beziehungsweise auf den Bedürfnissen »des Helfens und der Fürsorge« (Neitzke, 2015, S. 83). Diese normativen Elemente, die eine Indikation als »Werturteil« charakterisieren, weisen die ethischen Implikationen der Indikationsstellung aus, über die Abwägung zwischen Schaden und Nutzen hinausgehend. Die Indikationsstellung zur Behandlungsoption Palliative Sedierung verlangt – aufgrund der »Komplexität der Indikationsstellung zu einer Sedierung« (Alt-Eppping et al., 2015, S. 228) und der inhärenten Spannungsfeldern (Benze et al., 2017, S. 67; Alt-Epping, 2017; SAMW, 2019a) – eine fachlich fundierte und ethisch verantwortete Indikation. Diese soll »guter klinischer Praxis« entsprechen und »ethisch vertretbar« sein (Radbruch et al., 2015, Punkt 6).[46]

---

46 Zur übergreifenden Diskussion ethischer Facetten im Rahmen der Indikation vgl. auch Bleyer & Pawlik (2015). Die Bedeutung des breiten Spektrums und der moralischen Kom-

Im Folgenden werden die Voraussetzungen und zentralen Forderungen zur Indikation(sstellung) ausgeführt. In Bezug auf die zu erstellende Ethik-Leitlinie und die damit verbundene ethische Abwägung und Reflexion ist die nachvollziehbare, begründete Indikation indes als gegebene Voraussetzung evident. Denn: Ohne Indikation ist die Behandlungsoption nicht realisierbar, selbst wenn der Gast/die Patientin/der Patient oder Angehörige die Einleitung einer Palliativen Sedierung (vehement) einfordern.

Gemäß der Leitlinie der EAPC kann eine Palliative Sedierung indiziert sein »in Situationen unerträglicher Belastung durch physische Symptome, wenn keine andere Methode der Palliation innerhalb eines akzeptablen Zeitrahmens und ohne unzumutbare Nebenwirkungen zur Verfügung steht (Therapierefraktärität).« (…) »In Krankheitssituationen in der Finalphase kann eine palliative Sedierung auch für nichtphysische Symptome wie refraktäre depressive Zustände, Angst, Demoralisation oder existenzielle Not erwogen werden. Für den Einsatz von palliativer Sedierung für diese Indikation gibt es jedoch keinen übergreifenden fachlichen Konsens.« (EAPC/Alt-Epping et al., 2010, S. 115)[47] Die österreichische Leitlinie hebt die besonderen Anforderungen an die »von Beginn an kontinuierliche Sedierung« – ergänzend zur Indikation – heraus. Diese darf gemäß der Leitlinie nur durchgeführt werden, wenn alle vier Voraussetzungen parallel erfüllt sind: »das Leiden ist intensiv, die Symptome sind refraktär, der Tod ist in Stunden oder wenigen Tagen zu erwarten, sie entspricht dem ausdrücklichen (dokumentierten) Willen des Patienten/der Patientin und es besteht eine Indikation« (Weixler et al., 2017, S. 35). Auch die SOP »Palliative Sedierung« verweist auf die Refraktärität, den Leidensruck und die fehlenden Therapiealternativen im Kontext der Indikationsstellung (Oechsle et al., 2017, S. 469). Die medizin-ethische Richtlinie der Schweizerischen Akademie der Medizinischen Wissenschaften (SAMW, 2019a) legitimiert die Bahndlungsoption in »Situationen, in denen ein Symptom dennoch refraktär und für den Patienten in unerträglicher Weise persistierend ist« (SAMW, 2019a, S. 22). Gemäß dem Weißbuch der EAPC (Radbruch et al., 2015) ist Palliative Sedierung »potenziell zur Behandlung von Patienten mit unerträglichen Beschwerden aufgrund von körperlichen Symptome (sic!) indiziert, wenn keine anderen Methoden zur Linderung innerhalb eines akzeptablen zeitlichen Rahmens und

---

plexität »of non-clinical factors such as the social context and the personal characteristics and views of individual patients and relatives« beschreiben ferner Robijn et al. (2017).

47 Die Uneinigkeit zeigt sich u. a. darin, dass das »NHPCO Ethics Committee« sich nicht in der Lage sieht, bezogen auf diese Form des Leidens (»suffering that is primarily nonphysical in origin«) einen Konsens zu erlangen (Kirk & Mahon, 2010, S. 921). Auch das Weißbuch der EAPC verweist diesbezüglich auf den fehlenden Konsens (Radbruch et al., 2015, Punkt 11). Juth et al. (2010) reklamieren die fehlende Konkretion in Bezug auf »intolerable suffering and refractory symptoms« in der EAPC-Leitlinie. Vgl. zu den Diskrepanzen u. a. auch Streckx & Raus (2016).

ohne inakzeptable Nebenwirkungen zur Verfügung stehen (therapierefraktär)«
(Radbruch et al., 2015, Punkt 11).

Deutlich ist: Die Behandlungsoption Palliative Sedierung ist einer spezifischen (Gesundheits- und Lebens-)Situation und einer klar eingegrenzten Indikation mit einem klar definierten Ziel vorbehalten, wenngleich – insbesondere
auf die nichtphysischen Symptome – kein vollumfänglicher Konsens herzu-
stellen ist (Leitlinienprogramm Onkologie, 2019; Trachsel & Hodel, 2018;
Weixler et al., 2017, S. 42; Radbruch et al., 2015, Punkt 19; Alt-Epping et al.,
2015, S. 222–224; Gurschick et al., 2015; Seymour et al., 2015; Schildmann &
Schildmann, 2014). Demzufolge ist es essenziell, die Indikation(sstellung) jeweils mit einem eindeutigen Ziel zu kombinieren: die Symptomlast zu reduzieren (EAPC/Alt-Epping et al., 2010, S. 112) beziehungsweise die Entlastung
von Leiden (Radbruch et al., 2015, Punkt 6; vgl. Leitlinienprogramm Onkologie,
2019, S. 435) bei refraktärem, subjektiv als unerträglich erlebtem Leid(en) (Alt-
Epping et al., 2015, S. 227; SAMW, 2019a, S. 22). Das Behandlungsziel ist demgemäß die Linderung der belastenden physischen und nichtphysischen therapierefraktären Symptome sowie die Leidenslinderung bis zum Tod. Leitend ist
das der Palliative Care-Versorgung inhärente Ziel der Verbesserung beziehungsweise des Erhalts der Lebensqualität (Radbruch et al., 2015, Punkt 7;
Weixler et al., 2017, S. 45; SAMW, 2019a, S. 10–11; vgl. Leitlinienprogramm
Onkologie, 2019, S. 36, S. 37, S. 40).[48]

Aufgrund der situativen Komplexität und Mehrperspektivität wird der Ausgestaltung einer am Individuum und an der jeweils individuellen Situation
orientierten Information (Rehmann-Sutter et al., 2018), Beratung und Aufklärung – im Rahmen der Entscheidung und Zustimmung für oder gegen die
Palliative Sedierung (im Sinne eines Informed Consent) – in den vorliegenden
Leitlinien und Fachpublikationen eine besondere Relevanz beigemessen.[49]
Müller-Busch (2016, S. 175) formuliert übergreifend in Bezug auf Entscheidungen am Ende des Lebens: »Wir müssen uns mehr darüber bewusst werden,
dass Entscheidungen am Ende des Lebens notwendig, aber eine gemeinsame
Angelegenheit aller Betroffenen sind, dass sie Beziehung und Dialog erforderlich

---

48 Das Review von Beller et al. (2017) zeigt indes, dass Lebensqualität in den analysierten
   Studien kein Messfaktor im Kontext der Palliativen Sedierung ist: »No studies measured
   quality of life or participant well-being« (S. 2, S. 15).
49 Vgl. hierzu: Robijn et al. (2018), Oechsle et al. (2017, S. 469), Weixler et al. (2017, S. 35, S. 36),
   SAMW (2019a, S. 23), Knight et al. (2016, S. 71–72), Alt-Epping et al. (2016), Alt-Epping et al.
   (2015), Billings (2016), Radbruch et al. (2015), Krakauer (2015), Gurschick et al. (2015),
   Brinkkemper et al. (2015), Dean et al. (2014), Riedel (2014), van Delden (2013), Bruinsma et
   al. (2013), Bruinsma et al. (2012), Laufenberg-Feldmann et al. (2012), Zenz & Rissing-van
   Saan (2011), Arnstein & Robinson (2011), Rys et al. (2011), Neitzke (2010), Neitzke et al.
   (2010b), EAPC/Alt-Epping et al. (2010), Pakaki et al. (2010), Nauck et al. (2007), Wallner
   (2008), Neitzke & Frewer (2004), Rothärmel (2004).

machen und dass es dabei nicht um Macht und Positionen geht, sondern um ein gemeinsames Ringen um Ungewisses.« Medizinische Indikationen und Entscheidungen in sterbensnahen Situationen fordern eine verantwortungsvolle Entscheidung(sfindung) und verantwortungsvolle Beratung aller Betroffenen, was für die Behandlungsoption der Palliativen Sedierung nachdrücklich zu akzentuieren ist. Der Beratungsprozess sollte so ausgestaltet sein, dass es möglich ist, eine Entscheidung in »Freiheit und Verantwortung« zu treffen (Anselm, 2004, S. 346), und die »Patientenautonomie« situativ einen zentralen Stellenwert erfährt (Radbruch & Nauck, 2012, S. 1003; Weixler et al., 2017, S. 35, S. 36).[50] So fordern sowohl die österreichische Leitlinie, die SOP »Palliative Sedierung« wie auch die EAPC-Leitlinie, dass der/dem entscheidungs- und einwilligungsfähigen Patienten/in das Ziel, der Nutzen und die Risiken erklärt werden und die zu treffenden Entscheidungen mit ihr/ihm gemeinsam abgewogen werden. Die S3-Leitlinie Palliativmedizin formuliert: »Sie ist erlaubt, wenn sie indiziert ist, der Patient nach sorgfältiger Aufklärung einwilligt und sie sachgerecht durchgeführt wird.« (Leitlinienprogramm Onkologie, 2019, S. 436) Es wird ferner empfohlen – nach Zustimmung der Patientin/des Patienten – die Angehörigen/Zugehörigen in den Beratungsprozess mit einzubeziehen (Radbruch, 2019, S. 26; Kamprad & Helm, 2019, S. 578; Weixler et al., 2017, S. 36, S. 38; Oechsle et al., 2017, S. 469; SAMW, 2019a, S. 18–19; SAMW 2019b, S. 16; EAPC/Alt-Epping et al., 2010). Deutlich ist: Bezüglich der Entscheidung zur Einleitung einer Palliativen Sedierung rücken neben der Patientin/dem Patienten auch die Angehörigen und Familien[51] wie auch die Mitarbeiter/innen und

---

50 Ein grundlegender, ethisch reflexionswürdiger Aspekt in Bezug auf die Autonomie im Kontext der Palliativen Sedierung ist der, dass »diese Maßnahme gerade das hohe Gut der Autonomie abschafft« (Bozzaro, 2013, S. 306; vgl. SAMW, 2019a, S. 23) dadurch, dass die noch bewusst zu erlebende Lebensphase eingeschränkt oder im Rahmen einer tiefen Palliativen Sedierung verkürzt wird – selbst dann, wenn die Sedierung an sich zu keiner Lebensverkürzung führt.

51 Zur Bedeutsamkeit des Einbezugs der Angehörigen im Rahmen anstehender Entscheidungen am Lebensende – sowohl im Interesse des Patienten wie auch aufgrund der vielfach prominenten Rolle der Angehörigen im Versorgungs- und Begleitungskontext, und »um ihrer selbst willen« – vgl. Bobbert (2015, S. 291–294) sowie SAMW (2019a, S. 23). Die Bedeutsamkeit des Einbezugs der Angehörigen zeigen u. a. die Studien von Bruinsma et al. (2014) wie auch von Bush et al. (2014). Die Familie, die An- und Zugehörigen betreffend ist insbesondere auch daran zu denken, sie über die Konsequenzen zu informieren, insbesondere den möglichen Verlust des Bewusstseins der sedierten Person wie auch den damit einhergehenden Verlust der Kommunikation und Interaktion. Denn: »Mit dem Verlust der Interaktionsfähigkeit der Patientin können für die Angehörigen auch Konflikte entstehen, insbesondere die Angst oder der Wunsch, dass die Sedierung direkt oder indirekt den Eintritt des Todes beschleunigen könnte.« (SAMW, 2019a, S. 23) Die Perspektive der Familien/der Angehörigen auf die Palliative Sedierung untersuchten Vayne-Bossert & Zulian (2013). Zu den ethisch reflexionswürdigen Grenzen des Einbezugs der Angehörigen vgl. Berger (2017).

das Team (Ruppert, 2019, S. 107; Radbruch, 2019, S. 26; Rehmann-Sutter et al., 2018; Robijn et al., 2018; Oechsle et al., 2017, S. 469; Weixler et al., 2017, S. 37–38; Radbruch et al., 2015; EAPC/Alt-Epping et al., 2010, S. 112; Bruinsma et al., 2014b; Bush et al., 2014; Raus et al., 2014b; van Delden, 2013; Arevalo et al., 2013; Inghelbrecht et al., 2011) ins Blickfeld.[52] Diese erweiterte Perspektive stellt eine Besonderheit dar und verdeutlicht zugleich, wer einerseits bei der Erörterung des Entscheidungsprozesses mit einbezogen werden sollte und andererseits wer im Entscheidungsprozess möglicherweise eine suggerierende Wirkung einnimmt und einbringt.[53]

Ein weiterer Aspekt, der im Rahmen der Indikation bedeutsam ist, bezieht sich auf das Ausmaß der Bewusstseinsdämpfung und demzufolge auf die Dauer und Tiefe der Sedierung (Leitlinienprogramm Onkologie, 2019, S. 435; Dieudonné-Rahm & Morawska, 2018, S. 53–54; Knight et al., 2016, S. 62–70; ten Have & Welie, 2014, S. 130–131; Riedel, 2014; Holahan et al., 2013; Neitzke et al., 2010a, S. 141–142; Alt-Epping et al., 2010, S. 117). Die damit verbundene Herausforderung formulieren Brinkkemper et al. (2015): »Currently, it is challenging to find the precarious balance between depth of sedation and symptom control. On the one hand, it is crucial to relieve the suffering sufficiently with the sedation but at the same time it is not preferable that the chosen depth of sedation is so deep that the process of death is accelerated.« (Brinkkemper et al., 2015, S. 129) In der österreichischen Leitlinie wird empfohlen, die Sedierung mit der niedrigsten Sedierungstiefe zu beginnen, die eine angemessene Leidenslinderung ermöglicht. Wesentlich hierbei ist, »dass Bewusstseinsminderung nicht das Ziel ist, sondern ein Mittel, um Leiden zu begrenzen« (Weixler et al., 2017, S. 39; vgl. Leitlinienprogramm Onkologie, 2019, S. 435).[54] Die medizin-

---

52 Auf die Bedeutsamkeit der Perspektive und Expertise der Pflegenden verweisen z. B. die S3-Leitlinie Palliativmedizin (Leitlinienprogramm Onkologie, 2019, S. 460, S. 463), Ruppert (2019, S. 107) sowie die Studien von Arevalo et al. (2013), Patel et al. (2012), Bruce & Boston (2012) und von Inghelbrecht et al. (2011). Patel et al. (2012) bezeichnen die Pflegenden im Entscheidungsfindungsprozess zur Einleitung einer Palliativen Sedierung als »key stakeholders« (S. 432). Die Bedeutsamkeit der Pflegenden im Kontext der Einleitung und Durchführung einer Palliativen Sedierung repräsentieren ferner die Ausführungen von Ruppert (2019, S. 107), Cancio (2019), Knight et al. (2016), Knight et al. (2015), Caperelli-White (2012) sowie in Krakauer (2015, S. 1139), Bobb (2016, S. 454–455) und in de Vries & Plaskota (2017).

53 Eine beispielhafte Darlegung all derer, die eine Palliative Sedierung für den Patienten einfordern, findet sich u. a. bei Jaspers et al. (2012, S. 676).

54 So formulieren Lux et al. (2017) diesbezüglich: »The level of sedation should be proportional to the level of distress. (…) The intent of the clinician is to relieve suffering, not to cause excessive sedation. The level of sedation obtained will be directly proportional to the degree of suffering, and only enough medication to relieve suffering will be used.« Auf die Proportionalität verweisen u. a. auch Weixler et al. (2017), Alt-Epping et al. (2016), ten Have & Welie (2014), Rys et al. (2013a), Raus et al., (2013), Claessens et al. (2012), Swart et al. (2012b) sowie das Weißbuch der EAPC »Beachtung der Verhältnismäßigkeit« (Radbruch et al., 2015,

ethische Richtlinie der SAMW fomuliert hierzu: »Dosierung und Wahl der Medikamente orientieren sich am Behandlungsziel (z. B. Schmerzfreiheit, Entlastung des Patienten). Die Dauer der Sedierung hängt von der auslösenden Situation ab.« (SAMW, 2019a, S. 22)

Da insbesondere die tiefe, kontinuierliche Sedierung ein hohes Maß an Verantwortlichkeit, eine differenzierte fachliche und ethische Entscheidungsgrundlage und Begründung fordert, wird diese Form der Sedierung im Rahmen der Entwicklung der Ethik-Leitlinie zugrunde gelegt. An die tiefe, kontinuierliche Sedierung sind besondere Voraussetzungen bzw. Auflagen gebunden, wie die Intensität des Leidens, die Therapierefraktärität und die voraussichtliche Lebensdauer. In der österreichischen Leitlinie konnte innerhalb der »Expert/innengruppe kein Konsens zu konkreten Zeitangaben« hergestellt werden, sodass dort formuliert wird: »wenn der Tod in Stunden oder wenigen Tagen zu erwarten ist« (Weixler et al., 2017, S. 35, S. 36). In der EAPC-Leitlinie heißt es einschränkend zu dieser Form der Palliativen Sedierung: »Kontinuierliche tiefe Sedierung sollte lediglich dann in Betracht gezogen werden, wenn sich der Patient in der allerletzten Lebensphase befindet mit einer erwarteten Prognose von Stunden, höchstens wenigen Tagen« (EAPC/Alt-Epping et al., 2010, S. 115). Als Gründe dafür, eine kontinuierliche tiefe Sedierung »von vorneherein« anzustreben, nennt die Leitlinie folgende Aspekte: »1. wenn das Leiden des Patienten sehr ausgeprägt ist, 2. wenn die Beschwerden eindeutig refraktär auf andere Vorgehensweisen sind, 3. wenn das Versterben des Patienten binnen Stunden oder wenigen Tagen angenommen werden muss, 4. wenn der Patient dieses Vorgehen explizit wünscht, 5. in einer Extremsituation am Lebensende, wie z. Bsp. bei massiver Blutung oder Asphyxie« (EAPC/Alt-Epping et al., 2010, S. 117; vgl. Weixler et al., 2017, S. 35–36; vgl. Leitlinienprogramm Onkologie, 2019, S. 348). Im Weißbuch der EAPC wird gefordert, dass eine kontinuierliche, tiefe Palliative Sedierung nur dann zum Einsatz kommt, wenn sich die betroffene Person im »Endstadium« befindet (Radbruch et al., 2015, Punkt 10).[55] Die medizin-ethische Richtlinie der SAMW (Schweizerische Akademie der Medizinischen Wissenschaften) formuliert einschränkend: »Eine kontinuierliche Sedierung bis zum Eintritt des Todes darf nur bei Sterbenden durchgeführt werden und erfordert spezifische Vorabklärungen. Nicht selten bestehen im Behand-

---

Punkt 6). Ebenso verweist die »Sedation Guideline Task Force« in ihrer »Guideline for Palliative Sedation Therapy« unter dem Punkt »ethical basis of sedation« auf das Prinzip der Proportionalität (»principle of proportionality«), das indes über die Aspekte Dauer und Tiefe hinausgeht (Morita et al., 2005, S. 719).

55 Die Untersuchung von Gurschick et al. (2015) zeigt ebenfalls, dass in den analysierten Leitlinien bezüglich der Tiefe und Dauer der Sedierung und der Akzeptanz der tiefen Palliativen Sedierung als Behandlungsoption in den jeweiligen Ausführungen keine Konformität besteht (S. 665–666): »The level and pattern of sedation is somewhat variable among guidelines, mostly in regard to the allowance of continuous deep sedation« (S. 665).

lungsteam unterschiedliche Ansichten darüber, ob der Sterbeprozess bereits begonnen hat.« (SAMW, 2019a, S. 22) Anzumerken ist aufgrund der vorausgehenden Ausführungen, dass eine »Sedierung am Lebensende« in der Folge eine klare Definition der »letzten Lebensphase« einfordert, die – aufgrund der nachfolgend dargelegten Varianzen – in der Praxis nicht immer eindeutig erfassbar ist (Alt-Epping et al., 2015, S. 223–224; vgl. Becker & Xander, 2012).[56]

Die in den Leitlinien/Empfehlungen exemplarisch formulierten Prämissen im Kontext einer tiefen, kontinuierlichen Palliativen Sedierung weisen eine erhebliche Breite in Bezug auf die Einleitung dieser therapeutischen Behandlungsoption auf (Alt-Epping et al., 2016, S. 855). Exemplarisch zeigt sich das Spektrum wie folgt:

- »sollte lediglich dann in Betracht gezogen werden, wenn sich der Patient in der allerletzten Lebensphase befindet mit einer erwarteten Prognose von Stunden, höchstens wenigen Tagen« (EAPC/Alt-Epping et al., 2010, S. 115)
- »in der Finalphase« (EAPC/Alt-Epping et al., 2010, S. 115)
- »in der letzten Phase des Lebens« (Leitlinienprogramm Onkologie, 2019, S. 435)
- im »Endstadium«; am »Lebensende« (Neitzke et al., 2010b, S. 790)
- »at the end of life«; »imminently dying«; »death within 14 days/ death within days to weeks« (Kirk & Mahon, 2010 (NHPCO/National Hospice and Palliative Care Organization), S. 915, S. 916)
- »in the last phase of his or her (patient) life«; »death must be expected within one to two weeks« (Verkerk et al., 2007, S. 666, S. 667)
- »wenn sich der Patient im Endstadium befindet«; »der Tod triff (sic!) wahrscheinlich innerhalb der nächsten Tage ein« (Radbruch et al., 2015, Punkt 11)
- »darf nur bei Sterbenden durchgeführt werden« (SAMW, 2019a, S. 22)
- »der Tod ist in Stunden oder wenigen Tagen zu erwarten« (Weixler et al., 2017, S. 35)
- Patient befindet sich in der »Finalphase« (Oechsle et al., 2017, S. 472)

Diese breite Varianz bezüglich der Frage, wann es zur Einleitung einer tiefen, kontinuierlichen Palliativen Sedierung kommen darf, erhöht möglicherweise die Unsicherheit in der Praxis dahingehend, wann eine Palliative Sedierung per se eingeleitet werden darf und kann beziehungsweise wann die betroffene Person sich in der terminalen/letzten Lebensphase/im Sterbeprozess befindet.[57] Diese

---

56 Abgrenzungen, Implikationen und ethische Bewertungen zur »early terminal sedation« finden sich bei Cellarius (2008 sowie 2011).

57 Vgl. hierauf Bezug nehmend auch die Ausführungen in der S3-Leitlinie Palliativmedizin (Leitlinienprogramm Onkologie, 2019), die Ausführungen von Cholbi (2015) und die Fall-

Unsicherheit zeigt sich Studien zufolge insbesondere bei »Noncancer Patients«. So zogen Swart et al. (2012a) nach einer Befragung folgendes Fazit: »The practice of palliative sedation to alleviate suffering in the last stage of life in patients dying of cancer differs from patients dying of other diseases. These differences seem to be related to the less predictable course of noncancer diseases, which may diminish physicians' awareness of the imminence of death.« (Swart et al., 2012a, S. 180) Auch Alt-Epping et al. (2015) konstatieren: »Eine der schwierigsten Fragen in der klinischen Praxis ist, in welcher Erkrankungsphase eines Patienten eine Palliative Sedierung infrage kommen soll« (S. 223). Dies betrifft nicht nur die medizinisch-fachliche Frage der medikamentösen Einleitung der Palliativen Sedierung sondern auch die situative ethische Bewertung (Alt-Epping et al., 2015, S. 223–224).

Unterstützend – im Sinne einer gemeinsamen Einschätzung, ob sich der Gast/ die Patientin/der Patient in der Sterbephase befindet – könnte an dieser Stelle möglicherweise die SOP »Behandlung und Betreuung in der Sterbephase« sein, darin insbesondere der Algorithmus in Abb. 1 (Montag et al., 2017, S. 386).

Im Kontext einer tiefen, kontinuierlichen Sedierung stellt sich parallel die Frage nach der Fortführung von Hydration und Ernährung (Kamprad & Helm, 2019; Anneser, 2018; Morita et al., 2017; Daly, 2015). Eine weitere Flüssigkeitszufuhr kann als eine supportive Maßnahme zur Leidenslinderung begründet sein wie auch aus kulturellen Gründen weiter durchgeführt werden. Mercadante et al. (2009) konnten in ihrer Studie nachweisen, dass die meisten Patienten bereits vor der Einleitung der Palliativen Sedierung nicht mehr gegessen haben. Quill et al. (2000; vgl. 2008) argumentieren dahingehend, dass während einer Palliativen Sedierung Maßnahmen, die die Lebenszeit verlängern und nicht zur Verbesserung der Lebensqualität beitragen, abgebrochen werden sollen. Die Studie von Claessens et al. (2011) verweist darauf, dass nur 3 von 20 Patienten während der Palliativen Sedierung Flüssigkeit erhielten. Die Ergebnisse/the findings von Brinkkemper et al. (2015) (diese beziehen sich auf die Praxis der tiefen, kontinuierlichen Sedierung) »suggest that more frequently a favorable course is characterized by refraining of food and fluids during sedation. Therewith, supporting the idea that administering food and fluids during the sedation is not strictly medically necessary« (S. 134). Demgegenüber stehen die Ergebnisse der Studie von Papavasiliou et al. (2014). Die Studie (»an international expert elicitation study«) erfasst drei Hauptaspekte, die im Kontext der tiefen, kontinuierlichen Sedierung problematisiert werden.[58] Darunter fällt u. a.

---

beschreibung von Strand et al. (2016). Zur Lücke einer expliziten und umfassenden Definition zum »Sterbeprozess« vgl. Becker & Xander (2012). Zur ethischen Bedeutsamkeit einer Definition vgl. u. a. Izumi et al. (2012).

58 »Three main aspects were identified and discussed as potentially problematic: (a) continuous deep sedation as an extreme facet of end-of-life sedation, (b) psycho-existential

die Einschätzung: »withdrawal or withholding of ANH (artificial nutrition and hydration at the end of life) as potentially life shortening« (S. 2146). In der österreichischen »Leitlinie zur Palliativen Sedierungstherapie« gehen die Autor/innen davon aus, dass eine Indikation zur Flüssigkeits- oder Ernährungstherapie selten erfolgt, aufgrund der Bedingung, dass die Palliative Sedierung in der »Sterbephase im engeren Sinne« zur Anwendung kommt (Weixler et al., 2017, S. 40). Die Empfehlungen der »AG Ethik am Lebensende der AEM« (Neitzke et al., 2010a) bewerten eine »lebenserhaltende – oder verlängernde Begleittherapie« bei einer tiefen, kontinuierlichen Sedierung als nicht indiziert: »Das Therapieziel dieser Sedierung ist das Lindern von Leid am Lebensende. Deshalb soll in diesen Fällen auf weitere Therapien (auch Ernährung/Hydrierung) verzichtet werden, da sie lediglich den Sterbeprozess verlängern.« (Neitzke et al., 2010a, S. 142) Das heißt, gemäß den Empfehlungen hängt die »Entscheidung über die Fortführung oder das Absetzen der begleitenden Therapiemaßnahmen unter Sedierung« davon ab, »ob der Patient sterben wird, oder die Bemühungen zur Lebenserhaltung fortbestehen« (S. 142). Für van Delden (2013) sind die Entscheidungen – tiefe Palliative Sedierung und Einstellung der Flüssigkeitsgabe und der Ernährung – stets als zusammenhängende Entscheidung zu treffen und zu bewerten. Eine Trennung bezeichnet er als »a salami-slicing technique« (van Delden, 2013, S. 219). Die österreichische Leitlinie formuliert indes, dass die Entscheidung für eine Ernährungs- und/oder Flüssigkeitstherapie unabhängig von der Entscheidung zur Sedierung zu treffen ist (Weixler et al., 2017, S. 39).[59]

Krakauer (2015) formuliert in Bezug auf diese komplexe Thematik: »The decision whether or not to use any medical intervention, including artificial nutrition and hydration, should be based on the patient's values and medical condition and on agreed-upon goals of care« (S. 1136). Diese Abwägung sollte unter besonderer Beachtung der potenziell belastenden Effekte der Flüssigkeitsgabe in der letzten Lebensphase, unter Berücksichtigung individueller religiöser und kultureller Besonderheiten wie auch biografischer Aspekte erfolgen. »The patients' personal beliefs should be explored as carefully as possible and every effort made to assure that palliative sedation or any proposed treatment is

---

suffering as an ambivalent indication for end-of-life sedation and (c) withdrawal or withholding of ANH as potentially life shortening. There was concern that these areas might compromise end-of-life sedation as part of normal medical practice and result in a grey area concerning what constitutes sedation or euthanasia.« (Papavasiliou et al., 2014a, S. 2146).
59 An dieser Stelle sei ferner auf die kritische Reflexion von den Hartogh (2016) verwiesen, der von einer »dual procedure of starting continuous deep sedation and withholding hydration« spricht. Demgegenüber formulieren Maltoni et al. (2013): »The decision-making process to start palliative sedation and to stop nutrition and hydration are actually two different processes.« Und sie formulieren weiter: »(...) survival data show that, even when artificial nutrition and hydration are discontinued during palliative sedation, life is not shortened« (S. 365).

compatible with cherished beliefs and values.« (Krakauer, 2015, S. 1136) Und: Die Entscheidung bedarf zweifelsfrei eines hohen Maßes an Sorgsamkeit, insbesondere aufgrund der ethischen Diskussion angesichts der möglichen Verkürzung der verbleibenden Lebenszeit (Leitlinienprogramm Onkologie, 2019, S. 435; Alt-Epping et al., 2016, S. 856–857; Lux et al., 2017, S. 21).

Aufgrund der Komplexität der Entscheidungskriterien sowie der Gewichtigkeit einer begründeten, transparenten und nachvollziehbaren Indikationsstellung ist die systematische, für Nichtbeteiligte wie auch für die juristische Bewertung umfassend nachvollziehbare Dokumentation (Leitlinienprogramm Onkologie, 2019, S. 348; Klein et al., 2018; Oechsle et al., 2017, S. 469; Weixler et al., 2017, S. 41; SAMW, 2019a, S. 24; Alt-Epping et al., 2015, S. 228; Gurschick et al., 2015, S. 668; Walker, 2015, S. 30; ten Have & Welie, 2014) und Information (Rehmann-Sutter et al., 2018; Krakauer, 2015, S. 1136, S. 1140) geboten.[60] Im Rahmen einer (möglicherweise auch retrospektiven) ethischen Fallbesprechung stellt diese – für Dritte nachvollziehbare – Dokumentation ein bedeutsames Dokument dar. Denn: Je komplexer und je schwieriger eine Indikationsstellung und je folgenschwerer eine Behandlungsoption ist, desto relevanter ist eine fundierte und nachvollziehbare Dokumentation, die einen transparenten Nachvollzug der Entscheide absichert.

Nachfolgend werden – in Bezug auf die Palliative Sedierung – wiederkehrende Diskurse und Kontroversen vertieft und zentrale ethische Parameter konturiert.

Anderweitig therapierefraktäre Symptome

Radbruch & Nauck (2012) wie auch Krakauer (2015) konstatieren, dass in publizierten Studien vermehrt psychosoziale Belastungen, Stress und »pain« als Indikation einer Palliativen Sedierung ausgeführt werden.[61] Die nichtphysischen

---

60 Konkrete Vorschläge für eine deutschsprachige Dokumentationsvorlage unterbreiten Klein et al. (2018).

61 Exemplarisch sei hier auf die Studie von Klosa et al. (2014) verwiesen. So rangierte bei der Befragung in Deutschland als Indikation für die Palliative Sedierung die Unruhe (»agitation«) an 2. Stelle, die Angst (»anxiety«) an 5. Stelle, existenzielles Leid (»existential distress«) an 6. Stelle, das Delir (»delirium«) an 7. Stelle und die Depression an der letzten, der 12. Stelle. Das systematische Review von Maltoni et al. (2012) weist folgende Symptome (»most common refractory symptoms requiring sedation«) aus: Delirium (30 %), Psychological Distress (19 %), Dyspnea (14 %), Pain (7 %), Vomiting (3 %), Other (Itching, Bleeding …) (1 %) (S. 1381). Deutlich wird in beiden Studien, dass sowohl physische als auch nichtphysische Symptome eine Rolle spielen. Aus der Perspektive der Patienten konnten Claessens et al. (2011) in ihrer Studie erfassen: »Patients reported in average, two refractory symptoms, the most important ones being pain, fatigue, depression, drowsiness, and loss of feeling of well-being. In all cases, the patient gave consent to start palliative sedation because of increased suffering.« (S. 14) Schippinger et al. (2010) konstatieren auf der Basis einer retrospektiven Untersuchung, dass bei 21 % Angst und Stress die Indikation für eine Pal-

Symptome betreffend besteht indes keine Einigkeit hinsichtlich einer klaren Indikation beziehungsweise unter welchen Voraussetzungen eine Palliative Sedierung indiziert ist (Kamprad & Helm, 2019; Alt-Epping et al., 2016, S. 855; Maiser et al., 2017). Grund hierfür ist möglicherweise auch die fehlende Konkretion zu den potenziellen Symptomen in den vorliegenden Leitlinien. So kommt das Review von Schildmann & Schildmann (2014) z. B. zu dem Ergebnis: »Key terms such as ›refractory symptom‹ or ›intolerable suffering‹ are used differently. These criteria are also weighed differently in their relevance for indication« (S. 601). In den Rahmenwerken selbst spezifizieren »Sedierung zur Behandlung anderweitig refraktärer Symptome« (EAPC/Alt-Epping et al., 2010, S. 113) oder »ansonsten refraktäres Leiden« (Radbruch et al. 2015, Punkt 6) wie auch »existenzielles Leid/existenzieller Distress« und »intraktables Leid« (Weixler et al., 2017, S. 42, S. 34) beziehungsweise »ein andauernder psychischer Stresszustand und/oder existentielles Leiden« (SAMW, 2019a, S. 23) zunächst nicht das Spektrum an inhärenten Symptomen bzw. die Facetten des empfundenen Leid(en)s. Die aufgeführten Symptome und Facetten verlangen eine weitere Konkretion, um die Voraussetzungen einer Palliativen Sedierung für psychisches und existenzielles Leiden zu legitimieren. Die EAPC-Leitlinie formuliert dazu: »Palliative Sedierung kann indiziert sein in Situationen unerträglicher Belastung durch physische Symptome, wenn keine andere Methode der Palliation innerhalb eines akzeptablen Zeitrahmens und ohne zumutbare Nebenwirkungen zur Verfügung steht (Therapierefraktärität). (…) In Krankheitssituationen in der Finalphase kann eine Palliative Sedierung auch für nichtphysische Symptome wie refraktäre depressive Zustände, Angst, Demoralisation oder existenzielle Not erwogen werden.« (EAPC/Alt-Epping et al., 2010, S. 115) Die EAPC-Leitlinie verweist diesbezüglich auf den der Leitlinie inhärenten Anhang (1): »Weiterführende Betrachtungen zur Anwendung von Sedativa bei refraktärem existenziellem oder psychischem Leiden« (EAPC/Alt-Epping et al., 2010, S. 118–119). Die Ausführungen im Weißbuch der EAPC (Radbruch et al., 2015) führen unter Punkt 11 aus: »Palliative Sedierung kann in diesem Stadium (Endstadium) auch für schwere nicht-körperliche Probleme in Betracht gezogen werden, wie refraktäre Depressionen, Angstzustände, Hoffnungslosigkeit oder existenzielle Krisen (…).« Die österreichische Leitlinie (Weixler et al., 2017) definiert unter intraktablem Leid das Leid, das auf bisherige therapeutische Interventionen nicht anspricht. Leiden ist gemäß der Leitlinie ein subjektives Empfinden, das sowohl »physische, psychosoziale, spirituelle und existenzielle Dimensionen« umfasst (S. 34). Die »Empfehlungen

---

liative Sedierung begründen. Vgl. auch die Studie von Ciancio et al. (2019) und von Voeuk et al. (2017). Wenngleich diese Erkenntnisse nicht unreflektiert auf die Situation in Deutschland übertragen werden sollten, zeigen diese Studienerkenntnisse, dass refraktäre Symptome sich aus unterschiedlichen Perspektiven in unterschiedlicher Qualität repräsentieren.

der AG Ethik am Lebensende« (Neitzke et al., 2010b) differenzieren indes zwischen psychiatrischen und psychischen Symptomen. Unter psychiatrischen Symptomen subsumieren sie »v. a. Unruhezustände und Delir«. Unter den psychischen Symptomen stehen für sie »Angst und existenzielles Leid im Vordergrund« (S. 790).

Bezüglich der vielfach offenen, in den Leitlinien unpräzisen Formulierung ist an dieser Stelle zu konkretisieren: Refraktäre Symptome können in der Finalphase physischer wie auch nichtphysischer Natur sein. Das heißt: Palliative Sedierung als Behandlungsoption in der letzten Lebensphase bezieht sich demnach nicht ausschließlich auf physische Symptome, sondern auch auf psychosoziale, spirituelle und existenzielle Symptome bzw. Ausdrucksformen des Leid(en)s. Denn: »Psychische Symptome (werden) durchaus als rechtfertigender Grund für eine Palliative Sedierung gesehen« (Alt-Epping et al., 2015, S. 223; vgl. SAMW, 2019a, S. 22).

Den Diskrepanzen bzw. der fehlenden Konkretion zu der nichtphysischen Indikation von Palliativer Sedierung in den Rahmenwerken stehen die Bewertungen aus der Praxis gegenüber. So konnten Simon et al. (2007) im Rahmen einer Expertenbefragung (»experts in the field of medical ethics«) Folgendes erfassen: »The survey shows that acceptance of terminal sedation decreases (…) when sedation is used because of uncontrollable mental suffering (…)«, und weiter: »that the medical ethics experts consider terminal sedation in mental suffering as a morally difficult decision« (Simon et al., 2007). Papavasiliou et al. (2014) erfassen drei Hauptaspekte, die wiederholt als diskussionswürdig identifiziert werden konnten. Hierunter benennen sie »psycho-existential suffering as an ambivalent indication for end-of-life sedation« (S. 2146). Ferner konstatiert die Forschungsgruppe: »Certain inconsistencies were observed in the way our participants perceived and described end-of-life suffering« (S. 2144). Beauverd et al. (2014) zeigen indes in ihrer Studie eindrücklich die unterschiedlichen Motive und Haltungen, die Palliative Sedierung bei physischen und existenziellem Leiden aufweist.[62] Rodrigues et al. (2018) kommen im Rahmen ihres systematischen Reviews zu der pointierenden Aussage: »While unanimity exists on using palliative sedation (PS) for controlling refractory physical suffering in end-of-life situations, using it for controlling refractory existential suffering (PS-ES) is controversial. Complicating the debate is that definitions and terminology for existential suffering are unclear, ambiguous, and imprecise, leading to a lack of consensus for clinical practice.« Angesichts der Ergebnisse kann sich die Frage aufdrängen, ob der fehlende Konsens in den Rahmenwer-

---

62 Vgl. hierzu auch die Studie von Cripe et al. (2016).

ken[63] die Unsicherheit und Verunsicherung in der Praxis bedingt beziehungsweise diese begründet.

Deutlich ist: Insbesondere dann, wenn die Indikation für eine Palliative Sedierung »auch für nichtphysische Symptome wie refraktäre depressive Zustände, Angst, Demoralisierung oder existenzielle Not« (EAPC/Alt-Epping et al., 2010, S. 115; vgl. Radbruch & Nauck, 2012; vgl. Alt-Epping et al., 2016, S. 854–855) erfolgen soll, ist die Entscheidungsfindung schwieriger, die Akzeptanz geringer (Trachsel und Hodel, 2018; Sulmasy, 2018b; Rodrigues et al., 2018; Alt-Epping et al., 2017; Alt-Epping et al., 2015, S. 223; vgl. Lam et al., 2017; vgl. Gamblin et al., 2017; vgl. Weichselbaumer & Weixler, 2014) und es ist mit komplexen (ethischen) Fragen zu rechnen.[64]

Abgrenzung zur Sterbehilfe und Doppeleffekt

Kritiker/innen, so Radbruch et al. (2010), haben – Bezug nehmend auf Studienerkenntnisse und aufgrund der Situation einer zunehmenden Forderung nach Palliativer Sedierung am Lebensende seitens der Patientinnen/en und Angehörigen – die Palliative Sedierung »in die Nähe der aktiven Sterbehilfe« gerückt (S. 313).[65] Das EAPC-Weißbuch »Euthanasie und ärztlich assistierter Suizid« (Radbruch et al., 2015; Radbruch et al., 2016) assoziiert in drei Punkten die

---

63 Ebenso Juth et al. (2010) reklamieren die fehlende Konkretion in Bezug auf »intolerable suffering and refractory symptoms« in der EAPC-Leitlinie. Diese Uneinigkeiten repräsentieren sich z. B. darin, dass sich das »NHPCO Ethics Committee« nicht in der Lage sieht, bezogen auf diese Form des Leidens (»suffering that is primarily nonphysical in origin«) einen Konsens zu erlangen (Kirk & Mahon, 2010, S. 921; NHPCO/National Hospice and Palliative Care Organization). Auch das Weißbuch der EAPC verweist diesbezüglich auf den fehlenden Konsens (Radbruch et al., 2015, Punkt 11). In der österreichischen Leitlinie werden ebenfalls die kontroversen Diskussionen innerhalb der österreichischen Leitliniengruppe – zum »existenziellen Distress« als Indikation zur Palliativen Sedierung – dargelegt (Weixler et al., 2017, S. 42). Vgl. zu den erfassten Diskrepanzen und fehlender Konkretion auch Schildmann & Schildmann (2014) sowie Schildmann et al. (2015). Zur Identifikation und Erfassung eines (zukünftigen) Bedarfs an Palliativer Sedierung vgl. van Deijck et al. (2016), van Deijck et al. (2013).

64 Zu den Belastungssituationen von Pflegenden im Kontext von »existential and spiritual distress in palliative care« vgl. Boston & Mount (2000) sowie die Studien von Morita et al. (2004): »Emotional burden of nurses in palliative sedation therapy«, und Rietjens et al. (2007): »Having a difficult time leaving: experiences and attitudes of nurses with palliative sedation«. Übergreifend vgl. Boston et al. (2011); zu den Kontroversen im Kontext »existential suffering« und palliativer Sedierung als »uneasy practice« vgl. Bruce & Boston (2012), vgl. Lam et al. (2017); vgl. Hasselaar (2018), vgl. Ciancio et al. (2019); zu den ethischen Implikationen vgl. de Vries & Plaskota (2017), vgl. Rich (2012), vgl. Kirk & Mahon (2010), vgl. Rady & Verheijde (2010), vgl. Morita (2004). Zum »moral distress« vgl. die Studie von Lokker et al. (2018).

65 Bereits 1997 diskutierten Quill et al. die ethischen Implikationen in diesem Kontext (Quill et al., 1997a).

Palliative Sedierung mit dem »Überthema« des Papiers (Punkt 6, 11 und 12). Auch die Stellungnahme »Euthanasia and Physician-Assisted Suicide« der »International Association for Hospice an Palliative Care« (de Lima et al., 2017) nimmt Bezug zur Palliativen Sedierung und bringt somit die Themen in eine Verbindung zueinander. Beide Papiere weisen dadurch zumindest eine bestehende Affinität zwischen den beiden Themen aus. Die medizin-ethische Richtlinie »Umgang mit Sterben und Tod« der SAMW (Schweizerische Akademie der Medizinischen Wissenschaften) weist die Palliative Sedierung der Kategorie »Allgemein akzeptierte Handlungen« zu und grenzt die Behandlungsoption damit von der Suizidhilfe ab (»Kontrovers diskutierte Handlungen«) (SAMW, 2019a, S. 20; vgl. SAMW, 2019b, S. 17).[66] Die seitens der Kritiker/innen dieser Behandlungsoption, wie auch die in Studien erfassten Verunsicherungen und Befürchtungen einer möglichen Verbindung von Palliativer Sedierung und Sterbehilfe, von Palliativer Sedierung und Beschleunigung des Todes/Verkürzung der Lebenszeit, werden in der Literatur mehrfach thematisiert, beschrieben und diskutiert[67] und länderspezifisch – aufgrund der variierenden gesetzlichen Regelungen, aber auch aufgrund der unterschiedlichen Praktiken der (medizinischen) Versorgung am Lebensende – unterschiedlich bewertet.[68] Und auch hier erschweren terminologische Unschärfen, länderspezifische Vorgaben und variierende Begrifflichkeiten die gebotene Abgrenzung (ten Have & Welie, 2014). Auslöser für die – vielfach tabuisierte – Verknüpfung von Palliativer Sedierung mit Euthanasie (slow euthanasia) stellen u. a. die in der Literatur wiederkehrenden Bezüge zur Praxis, zu den gesetzlichen Rahmenbedingungen und zu den Leitlinien in den Niederlanden dar (Bobbert & Knapp, 2017; Cherny, 2016; Kimsma, 2016; Widdershoven et al., 2015; Rietjens et al., 2014; Zimmermann-Acklin, 2014; Janssens et al., 2012; Zenz & Rissing-van Saan, 2011; Wallner, 2008; Simon et al., 2007; Bosshard et al., 2006; den Hartogh, 2004;

---

66 Zur Abgrenzung der tiefen kontinuierlichen Palliativen Sedierung und einer »verdeckten Euthanasie« vgl. die Aufführungen bei Bobbert & Knapp (2017). Die Abgrenzung zur früheren Kategorisierung »indirekte Sterbehilfe« findet sich in der S3-Leitlinie Palliativmedizin (Leitlinienprogramm Onkologie, 2019, S. 435).

67 So zum Beispiel bei: Materstvedt (2019), Twycross (2019), Hamano et al. (2018), Granek et al. (2017), Alt-Epping et al. (2016), Knight et al. (2016), Anneser et al. (2016), Knight et al. (2015), Rys et al. (2015), den Hartogh (2016), Krakauer (2015), Daly (2015), Raho & Miccinesi (2015), Bruinsma et al. (2014a), Rys et al. (2014), Maltoni et al. (2014), Riedel (2014), ten Have & Welie (2013), Beauverd et al. (2014), Barathi & Chandra (2013), Varelius (2013), Hahn (2013), Thulesius et al. (2013), Zahn (2012), Raus et al. (2012), Rys et al. (2012), Schreiber (2012), Billings & Churchill (2012), Claessens et al. (2012), Rady & Verheijde (2012b), Maltoni et al. (2012), Claessens et al. (2011), Rady & Verheijde (2010), Kreß (2010), Maltoni et al. (2009), Geißendörfer (2009), Wallner (2008), Battin (2008), Carr & Mohr (2008), Nauck et al. (2007), Weber et al. (2007), Bosshard et al. (2006), Neitzke & Frewer (2004), Beck (2004), Rothärmel (2004), Müller-Busch (2004), Battin (2003), Sprung et al. (2003).

68 Vgl. hierzu z. B. Sprung et al. (2003); vgl. ferner Anquinet et al. (2012b).

Feikema, 2004; Müller-Busch, 2004a) oder auch die Bezüge zur Praxis in Belgien (Cohen-Almagor & Ely, 2018; Sterckx & Raus, 2016b).[69]

Die Empfehlungen der AG »Ethik am Lebensende« in der Akademie für Ethik in der Medizin (AEM) verweist auf die Besorgnis dahingehend, dass die Behandlungsoption Palliative Sedierung den gesellschaftlichen und interprofessionellen Diskurs zu ärztlich assistiertem Suizid, zur Tötung auf Verlangen und zur Sterbehilfe am Lebensende in destruktiver Weise beeinflusst (Neitzke et al., 2010a). In den wiederkehrenden Kontroversen wird die Instrumentalisierung Palliativer Sedierung und demzufolge deren Missbrauch zur Beschleunigung des Todes befürchtet und auch teilweise relativiert (Alt-Epping et al., 2015, S. 223–224). Untersuchungen zeigen indes, dass die Behandlungsoption nicht zu einer Verkürzung des Lebens führt (Gerhard, 2015, S. 101; Bruinsma et al., 2014; Maeda et al., 2016; Maltoni et al., 2013; Maltoni et al., 2012; Claessens et al., 2011).[70]

Einer Gleichsetzung von Palliativer Sedierung und Euthanasie versucht bereits eine Stellungnahme der EAPC aus dem Jahr 2004 entgegenzuwirken (EAPC/Materstvedt, 2004). Allerdings ist auch mit der aktuellen EAPC-Leitlinie zur Palliativen Sedierung gemäß Juth et al. (2010, S. 20) zu diesem ethisch relevanten Thema: »the relation between continuous deep sedation at the end of life and euthanasia« keine befriedigende Abgrenzung erfolgt. Indes ist zu konstatieren, dass in der EAPC-Leitlinie das Primärziel der Beschleunigung des Todeseintrittes als Form der »missbräuchliche(n) Sedierung« kategorisiert, als »langsame aktive Sterbehilfe« bezeichnet und als illegale Abweichung von normativen ethischen Grundsätzen bewertet wird (EAPC/Alt-Epping et al., 2010, S. 113). So erfolgt zwar keine eindeutige Abgrenzung, jedoch eine ethische Bewertung dieses Vorgehens. In der Ethik-Charta der Deutschen Gesellschaft zum Studium

---

69 In Studien ist erfassbar, dass Pflegende Euthanasie (euthanasia/euthanasia in palliative care) nicht per se ablehnen (Lavoie et al., 2016; Terkamo-Moisio et al., 2017), beziehungsweise Palliative Sedierung im Kontext der Sterbehilfe unterschiedlich bewerten (vgl. Gielen et al., 2012). Terkamo-Moisio et al. (2017) konnten in ihrer Studie eine Diskrepanz zwischen der Einstellung von finnischen Pflegenden zur Sterbehilfe und den professionellen ethischen Kodizes erfassen: »This article reveals a marked conflict between nurses' attitudes towards euthanasia and the ethical guidelines that underpin the nursing profession. Contrary to the profession's ethical codes, many nurses seem to consider euthanasia as an acceptable alternative in accordance with the ethical principle of beneficience.« (Terkamo-Moisio et al., 2017, S. 84) Die Autoren beziehen sich hierbei auf die Ethik-Kodizes der ANA (American Nurses Association) und des ICN (International Council of Nurses).

70 So kommen Maltoni et al. (2012) im Rahmen eines systematischen Reviews: »Palliative Sedation in End-of-Life Care and Survival« zu der Aussage: »Even if there is no direct evidence from randomized clinical trials, palliative sedation, when appropriately indicated and correctly used to relieve unbearable suffering, does not seem to have any detrimental effect on survival of patients with terminal cancer.« (S. 1378) Auf den sensiblen Umgang mit den Ergebnissen verweist die Studie von Bruinsma et al. (2014).

des Schmerzes (DGSS) wird bezogen auf die unglückliche Verknüpfung von Sterbehilfe und Palliativer Sedierung formuliert: »Die modernen Möglichkeiten der Palliativbetreuung (inklusive palliativer Sedierung) stellen eine echte Alternative zu den Forderungen nach einer Legalisierung der Tötung auf Verlangen dar« (Reiter-Theil et al., 2008, S. 199). Radbruch & Nauck (2012) formulieren in diesem Kontext: »Die Option der palliativen Sedierung wird benötigt als **letzte Barriere** der Palliativmedizin gegen die aktive Sterbehilfe« (S. 999–1000; Herv. im Orig.). Im Weißbuch der EAPC (Radbruch et al., 2015) ist zu lesen: »Palliative Sedierung kann eine Option für viele Situationen bedeuten, in denen Patienten Euthanasie oder ärztlich assistierten Suizid wünschen.« (Punkt 11) Diese Formulierung soll als Abgrenzung verstanden werden, als »Alternative zur Sterbehilfe (Euthanasie)« (Radbruch et al., 2015, Punkt 11, Punkt 12).[71] Die österreichische Leitlinie hat ebenfalls das Bestreben, diese Abgrenzung möglichst klar herauszustellen und für das Missbrauchspotenzial zu sensibilisieren (Weixler et al., 2017, S. 33).

Die medizin-ethische Richtlinie der SAMW (Schweizerische Akademie der Medizinischen Wissenschaften) »Umgang mit Sterben und Tod« (2019a) postuliert: »Für alle Beteiligten muss (…) klar sein, dass die kontinuierliche, tiefe Sedierung bis zum Tod nicht zum Zweck der Lebensbeendigung eingesetzt werden darf, sondern dass ihr Ziel die Erleichterung eines Sterbeprozesses ist, der bereits eingesetzt hat.« (SAMW, 2019a, S. 23; vgl. SAMW 2019b, S. 17) Die medizin-ethischen Richtlinien und Empfehlungen »Palliative Care« der SAMW (2019b) nehmen unter der Überschrift »Sedation« bzw. »Sedierung« ebenfalls Bezug auf die Sterbehilfe. Diesbezüglich ist in der Richtlinie (2019b, S. 17) formuliert: »Eine Sedierung am Lebensende darf nicht zur Lebensverkürzung eingesetzt werden, nimmt eine solche aber unter Umständen in Kauf. Sie setzt sich dadurch von der direkten Sterbehilfe ab.«[72] Dieses Zitat nimmt Bezug auf

---

71 Im englischen Originaltext: »Palliative sedation may offer an option for many conditions in which patients may request euthanasia or PAS.« (Radbruch et al., 2016, S. 110) Und: »Palliative sedation in those imminently dying must be distinguished from euthanasia.« (Radbruch et al., 2016, S. 111) An dieser Stelle sei auf eine Studie von Sitte et al. (2016) verwiesen. Aufgrund der erhobenen Daten sehen die Autoren die These unterstützt, »dass Palliativversorgung gelebte Suizidprävention ist« (S. 32). Die Autoren formulieren im Rahmen der Zusammenfassung: »Wenn ein Patient sein Leiden nicht mehr ertragen will, kann auch bei schwerstem Leiden die Palliative Sedierung zur Symptomlastlinderung wirkungsvoll eingesetzt werden« (Sitte et al., 2016, S. 25). Palliative Sedierung kann auch hier als eine Alternative zur Beihilfe zum Suizid/zur Tötung auf Verlangen interpretiert werden; vgl. DGP (2014), vgl. Galushko et al. (2015), vgl. Raus et al. (2011).

72 Dass eine Lebensverkürzung indes nicht per se die Folge einer Palliativen Sedierung sein muss, zeigen Bruinsma et al. (2014, S. 461), wenngleich die subjektive Bewertung vielfach auf eine andere Einschätzung verweist. Dies zeigt die durchgeführte Studie »A discrepancy between different approaches to estimate the potential life-shortening effect of continuous sedation until death« (Bruinsma et al., 2014a, S. 458).

den sogenannten »Doppeleffekt«.[73] Das Prinzip des Doppeleffekts/das »Prinzip der Doppelwirkung« ist ein Instrument zur ethischen Urteilsbildung, das für Handlungen mit doppelter – normgerechter und normwidriger – Wirkung ethisch vertretbare Entscheidungen generieren soll. Gemäß dem Prinzip der Doppelwirkung besteht ein moralisch relevanter Unterschied zwischen Handlungen, mit denen das Verursachen eines Schadens intendiert wird, und solchen, bei denen die Hervorbringung eines Schadens zwar vorhersehbar ist und gebilligt, nicht jedoch beabsichtigt wird.« (Pinsdorf, 2015, S. 136)[74] Vielfach wird das Thema Palliative Sedierung als »klassischer Anwendungsfall« exemplarisch ausgeführt (vgl. z. B. Knight et al., 2016, S. 63; Pinsdorf, 2015, S. 139; Smith, 2013) beziehungsweise wird in einschlägiger Literatur zur Palliativen Sedierung auf den Doppeleffekt verwiesen (vgl. z. B. Riisfeldt, 2019; Sulmasy 2018a, 2018b; Billings, 2016, S. 218–220; Le Blanc et al., 2014, S. 112–113; Gurschick et al., 2015, S. 668; Raus et al., 2013, S. 177–201; Maltoni et al., 2012; Billings & Churchill, 2012). Das Prinzip kann indes nicht als alleinige Orientierungshilfe oder Rechtfertigung im Rahmen der ethischen Entscheidungsfindung und ethischen Reflexion zugrunde gelegt werden (Billings, 2016; Spielthenner, 2008).[75] Ergänzend wird vielfach die Rolle von Intention und Motivation einer Handlung in die Diskussion eingebracht (Imai et al., 2018, S. 1767, S. 1768; Alt-Epping, 2017, S. 544–545; Bobbert & Knapp, 2017, S. 316–318; Pinsdorf, 2015, S. 137; Douglas et al., 2015; Imai et al., 2018) beziehungsweise die Unterscheidung zwischen »der guten Intention der Handlung und ihren vorhersehbaren, nicht beabsichtigten schlechten Nebenwirkungen« (Pinsdorf, 2015, S. 139). In

---

73 Zum Prinzip/zur Doktrin der Doppelwirkung/des Doppeleffekts (»double effect«)/zur Theorie des Doppeleffekts finden sich vertiefende Ausführungen z. B. bei Riisfeldt (2019), Chambaere & Bernheim (2018), Sulmasy (2018a; 2018b), Schildmann (2018), Symons (2018), Eychmüller (2017), Gamblin et al. (2017), Gavaghan & King (2016), Prince-Paul & Daly (2019), Bobb (2016), Pinsdorf (2015), Lindblad et al. (2014), Saenz (2014), Riedel (2014), Berger (2013), Javon (2013), ten Have (2013), Billings (2011; 2016), Riedel (2014), Raus et al. (2013), Laufenberg-Feldmann et al. (2012), Radbruch & Nauck (2012), Müller-Busch & Aulbert (2012), Billings & Churchill (2012), Zahn (2012), Hahn (2012), Sadler (2012), Matersvedt & Bosshard (2011), Krakauer & Quinn (2011), Rady & Verheijde (2010), Schuman-Olivier (2008), Carr & Mohr (2008), Bosshard et al. (2006), Levy & Cohen (2005), Boyle (2004), Neitzke & Frewer (2004), Beck (2004), Rothärmel (2004), Müller-Busch (2004), den Hartogh (2004), Morita (2004), Jonsen et al. (2002).

74 Auf die Gefahr der Manipulation verweisen Trankle (2014) wie auch Quill et al. (1997b), die ferner die Grenzen des Prinzips im Prozess des »End-of-Life Decision Making« aufzeigen.

75 So konstatieren einzelne Studien, dass die kontinuierliche, tiefe Sedierung gegen den Doppeleffekt verstößt beziehungsweise in diesem Kontexte nicht anwendbar ist (vgl. Rady & Verheijde, 2010; vgl. Lipuma, 2013). So formulieren Rady & Verheijde (2010): »Continuous deep sedation contravenes the double-effect principle, because (1) it induces permanent coma (intend of action) for the contingency relief suffering and for social isolation (desired outcomes) and (2) because of its predictable and proportional life-shortening effect« (S. 205, S. 211).

Bezug auf die ethische und juristische Einordnung der Behandlungsoption Palliative Sedierung empfehlen Neitzke & Frewer (2004), – auch vor dem Hintergrund der unterschiedlichen gesellschaftlichen Assoziationen und patientenbezogenen Hoffnungen – konsequent die Frage nach der »Intention« der Behandlung in den Fokus zu rücken. Rothärmel (2004) spricht von der »Motivation«. Hierunter fällt übergreifend die Frage nach der »guten Absicht« (Alt-Epping et al., 2015, S. 225), nach dem Ziel, dem Erfolg und den jeweils mit der Palliativen Sedierung verbundenen Bewertungen (Imai et al., 2018; Alt-Epping et al., 2015; Radbruch et al., 2015; Neitzke et al., 2010a; Virt & Hunstorfer, 2010; Müller-Busch, 2004; Sprung et al., 2003). Je nach Ziel und Intention ist die Maßnahme entsprechend ethisch und juristisch einzuordnen und infolgedessen als legitim zu rechtfertigen oder abzulehnen (Alt-Epping, 2017; Alt-Epping et al., 2016; Alt-Epping et al., 2015; Zahn, 2012).

Müller-Busch folgend (2016) »darf die Doktrin des Doppeleffekts kein Freibrief sein, den Eintritt des Todes als Leidensminderung zu beschleunigen. (...) Lebensschutz bedeutet nicht, Sterben und den Tod um jeden Preis zu verhindern. Sterben zuzulassen und begleiten bedeutet jedoch, in engem Dialog und Konsens mit allen Beteiligten Fragen des individuellen Lebenswerts, Lebenssinns und der Lebensqualität für Entscheidungen am Lebensende aufzunehmen und zu berücksichtigen.« (S. 174, S. 175) Als ergänzendes Prinzip ist an dieser Stelle die Proportionalität zu akzentuieren. Hierzu führt die österreichische Leitlinie aus: »Proportionalität im Rahmen der Palliativen Sedierung bedeutet, dass nur jener Grad der Sedierung, welcher das Leid für den Patienten/die Patienten erträglich macht, gerechtfertigt ist. Die Missachtung der Regel der Proportionalität kann dazu führen, dass die Möglichkeit zur Abgrenzung zu Tötungshandlungen verwischt wird.« (Weixler et al., 2017, S. 34; vgl. Sterckx & Raus, 2016, S. 117–118; vgl. Alt-Epping et al., 2016, S. 858; vgl. Chambaere & Bernheim, 2018, S. 7) Alt-Epping et al. (2016) sprechen in diesem Zusammenhang von der »besonderen *Schutzwirkung* des Proportionalitätsbegriffs«, um die Palliative Sedierung von Praktiken abzugrenzen, die ein vorzeitiges Herbeiführen des Todes intendieren (S. 858; Herv. i. Orig.).

Deutlich werden immanente Befürchtungen im Zusammenhang mit der Behandlungsoption Palliative Sedierung: zum einen die Verbindung Palliativer Sedierung (als Alternative) zur Euthanasie, zur aktiven Sterbehilfe und/oder dem ärztlich assistierten Suizid, und zum anderen die Gefahr einer »sozial verträgliche(n) Sterbehilfe durch die Hintertür« (Peintinger, 2011, S. 255). Dies zum Beispiel aufgrund der Befürchtung, anderen zur Last zu werden (Oduncu, 2005; Ohnsorge et al., 2014), aufgrund der veränderten Vorstellung vom eigenen Sterben und der damit möglicherweise verbundenen Forderung nach einem Sterben im Schlaf (Hutter et al., 2015; Körtner, 2015; Müller-Busch, 2004; Rothärmel, 2004) oder der erhofften »Herrschaft über den Tod« (Peintinger,

2011, S. 256; vgl. Riedel, 2014). Evident ist ferner: Behandlungsoptionen in Bezug auf das Lebensende provozieren neben der individualethischen Perspektive stets auch eine sozialethische Betrachtung und Bewertung (Bobbert & Knapp, 2017; Dabrock, 2015; Neitzke et al., 2013). Die vorausgehenden Darlegungen implizieren mehrere Ebenen und Perspektiven, sie antizipieren damit verbundene Einstellungen und Bewertungen und assoziieren potenzielle Gefahren und Anspruchlichkeiten in Bezug auf die Palliativversorgung. So ist es z. B. im Kontext der persönlichen Bewertung der aktuellen Lebens-/Sterbenssituationen möglich, dass bei Menschen ein Sterbewunsch aufkommt, die betroffenen Personen sich eine vorzeitige Herbeiführung des Todes wünschen, freiwillig aus dem Leben scheiden möchten und möglicherweise nach einem zum Tode führenden Medikament verlangen. Und: Es ist per se auch durch die beste Palliative Care und Palliativversorgung nicht auszuschließen, dass es Menschen gibt, deren subjektiv empfundenes Leid ein Maß an individueller Unerträglichkeit erreicht, dass die aktuelle Lebens- oder Sterbenssituation dem eigenen Selbstbild nicht mehr entspricht, die Lebensumstände nicht mehr kongruent sind zur individuellen Vorstellung eines würdevollen Lebens oder die letzte Lebensphase mit der eigenen Vorstellung von Lebensqualität nicht mehr korrespondiert (Quante, 2016, S. 30; Rehmann-Sutter & Kehnert, 2016, S. 950; Bobbert, 2017; Rehmann-Sutter, 2015; Kreß, 2015, S. 114–115; Melching, 2015; Deutsche Gesellschaft für Palliativmedizin, 2014; Neitzke et al., 2013; Galushko & Voltz, 2012). Geäußerte Sterbewünsche beziehungsweise Todeswünsche sollten stets als Zeichen des Vertrauens gewertet werden (Deutsche Gesellschaft für Palliativmedizin, 2014, S. 11; vgl. SAMW, 2019a, S. 16–17; vgl. Leitlinienprogramm Onkologie, 2019, S. 411 ff.) und verdienen Respekt.[76] »Der Auslöser für Sterbewünsche ist in sehr vielen Fällen (…) nicht ein akutes Leiden, sondern die Angst vor dem, was noch bevorsteht« (Melching, 2015, S. 265; vgl. Deutsche Gesellschaft für Palliativmedizin, 2014, S. 9; vgl. Galushko & Voltz, 2012, S. 204).[77] Vielfach geht es nicht um das Leben an sich, sondern um die aktuelle

---

76 So konstatiert Quante (2016): »Die Alternative kann in einer Gesellschaft, welche die Selbstbestimmung der Menschen auch in Bezug auf ihren Tod respektiert, nur darin bestehen, die verschiedenen Handlungsoptionen in einem offenen Dialog darzustellen und mit den Patienten gemeinsam zu ermitteln, mit welcher der Handlungsweisen den Vorstellungen der Menschen und ihren selbstbestimmten Entscheidungen am besten Rechnung getragen werden kann. Nur in einem solchen Dialog ist ein vertrauensvoller und respektvoller Umgang aller Beteiligten miteinander zu realisieren.« (Quante, 2016, S. 31).

77 Die Perspektive des Patienten, sein individuelles Erleben und seine persönlichen Bedürfnisse sind in dieser Situation ausschlaggebend. Zur Bedeutsamkeit der Perspektive und Vorstellungen des Patienten in der Palliative Care vgl. Rehmann-Sutter (2015): »Patient's perceptions on the end of life are also moral perspectives, because wishes in general and wishes to die in particular are existentially relevant expressions of their moral self. For somebody who wishes such important things as life or death, the phenomenology of wishing is multilayered

Lebenssituation, die als unerträglich empfunden und erlebt wird.[78] Gemäß der
Deutschen Gesellschaft für Palliativmedizin (2014) kann »Palliative Sedierung
(…) im Einzelfall, wenn therapierefraktäre Symptome Ursache des Sterbewunsches sind, indiziert sein. Ziel ist nicht die Beschleunigung des Todeseintrittes« (S. 12; vgl. Leitlinienprogramm Onkologie, 2019, S. 433, S. 434). Diese
Formulierung entspricht sinngemäß den Ausführungen: Hilfe beim Sterben
anbieten, jedoch keine Hilfe zum Sterben (Deutsche Gesellschaft für Palliativmedizin, 2014, S. 13). Die kritischen Stimmen beziehen sich indes darauf, dass
durch eine tiefe, kontinuierliche Palliative Sedierung – und die damit einhergehende stark eingeschränkte oder fehlende verbale Kommunikationsfähigkeit
– die dialogische Auseinandersetzung mit Sinnfragen angesichts des eigenen
Sterbens, das bewusste Erleben des eigenen Sterbens, Formen des Abschieds
vom eigenen Leben sowie interaktive Abschiede von Angehörigen/Zugehörigen
beeinflusst beziehungsweise verhindert werden (SAMW, 2019a, S. 23; Hopprich
et al., 2016; Bruinsma et al., 2016; Campell & Black, 2014; Bozzaro, 2013; Raftery
& Willard, 2009; Anselm, 2004; Müller-Busch, 2004). Als Behandlungsoption
kann Palliative Sedierung ferner den eigenen und gesellschaftlichen Umgang mit
und die Bewertung von Leid wie auch den Umgang mit Alter, Sterben und Tod
beeinflussen.[79] Ein weiterer Aspekt ist: Die Behandlungsoption selbst kann zu
einer »angebotsinduzierten Nachfrage« (Neitzke et al., 2009, S. 190) beziehungsweise zu einer Anspruchshaltung führen (Alt-Epping & Nauck, 2012;
Peintinger, 2011; Neitzke, 2010; Neitzke et al., 2010a), die möglicherweise wiederum neue Bedürfnisse und Forderungen in Bezug auf die Ausgestaltung des
Sterbens wecken. Auch im Kontext der zunehmenden Forderung nach Selbstbestimmung in der letzten Lebensphase, den aktuellen Diskussionen um das
Thema Sterbehilfe (SAMW, 2019a; SAMW, 2019b; Müller-Busch, 2016; Rad-

and complex.« (Rehmann-Sutter, 2015, S. 161; vgl. Rehmann-Sutter et al., 2018; vgl. hierzu
auch Branigan, 2015). An dieser Stelle ist ferner auf die vielfach bestehenden Ambivalenzen
und Mehrdeutigkeiten derartiger Wünsche sowie auf die ethischen Implikationen hinzuweisen (Rodríguez-Prat et al., 2017; SAMW, 2019a, S. 16, S. 17; Rehmann-Sutter, 2016a,
S. 108–111; Melching, 2015, S. 265; Deutsche Gesellschaft für Palliativmedizin, 2014). Bezogen auf den Wunsch einer lebensverkürzenden Maßnahme formuliert Müller-Busch
(2015) ergänzend und die Perspektive wechselnd: »The confrontation with a patient asking
for hastened death in palliative care is a moral as well as a medical challenge (…) and a
chance to reflect personal values« (Müller-Busch, 2015, S. 186). Zur Mehrdimensionalität
und Komplexität des Todeswunsches vgl. Galushko & Voltz (2012).
78 Schmerzen – als ein exemplarisches Symptom – sind nicht immer beherrschbar: »absolute
und dauerhafte Schmerzfreiheit bleibt eine Utopie«. Zugleich beziehen sich Schmerzerfah-
rungen »immer auch auf den Sinn oder die Sinnlosigkeit des Lebens«, sie sind ein existenzielles Erleben, vielfach kombiniert mit »existenzielle(n) Leiderlebnisse(n), wie Hoffnungslosigkeit und Verzweiflung« (Bozzaro, 2016a, S. 319, S. 320, S. 321).
79 So formulieren Neitzke et al. (2009, S. 200): »Die Vorstellungen von Sterben und Tod werden
sich verändern. In geplanter Weise fallen das Abschiednehmen und der biologische Tod
auseinander.«

bruch et al., 2015; Körtner, 2015; Dabrock, 2015; Kreß, 2015; Deutsche Ge-
sellschaft für Palliativmedizin, 2014; Borasio et al., 2014; Neitzke et al., 2013;
Kreß, 2012; Zahn, 2012), dem Wunsch nach einem würdevollen Sterben wie auch
angesichts der Debatte zur »Medikalisierung des Sterbens« (Müller-Busch &
Aulbert, 2012; Peintinger, 2008; Müller-Busch, 2004) wird das Thema Palliative
Sedierung unter ethischen Gesichtspunkten diskutiert.[80] Eine weitere Facette der
Diskussion betrifft die Ängste vor Missbrauch im Rahmen Palliativer Sedierung,
zumal bei einer äußerst vulnerablen Zielgruppe (Alt-Epping et al., 2015; Rad-
bruch et al., 2015, Punkt 11, 12; Laufenberg-Feldmann et al., 2012; Zahn, 2012;
Neitzke et al., 2010a; Radbruch et al., 2010; Müller-Busch, 2006).

Offensichtlich ist: Trotz der zunehmenden Publikationen, Leitlinien und
Rahmenwerke zur Palliativen Sedierung ist diese Behandlungsoption mit einem
hohen Maß an Verunsicherung, an moralischer Unsicherheit und an moralischem Unbehagen verbunden und mit vielfältigen ethisch-moralischen Fragestellungen und Kontroversen verknüpft (Twycross, 2019; Zimmermann & Jox,
2018; Lokker et al., 2018; Alt-Epping, 2017; Maiser et al., 2017; SAMW, 2019a;
Gamblin et al., 2017; Hopprich et al., 2016; Alt-Epping et al., 2016; Alt-Epping et
al., 2015; Abarshi et al., 2014). Insbesondere die Fragen im Kontext der tiefen,
kontinuierlichen Palliativen Sedierung verweisen auf den Stellenwert normativer Bewertungen und ethischer Begründungsstrukturen, um eine ethisch gut
begründete Entscheidung im Einzelfall zu treffen und um eine »ethisch akzeptierte« (Weixler et al., 2017, S. 31) bzw. eine »ethisch akzeptable« (Alt-Epping et
al., 2016, S. 858; vgl. Leitlinienprogramm Onkologie, 2019, S. 335) Behandlungsoption zu legitimieren.

Als konstitutive, definitorische und normative Eckpunkte für die Entwick-
lung der Ethik-Leitlinie »Palliative Sedierung im stationären Hospiz« lassen sich
auf der Basis der vorausgehenden Darlegungen sechs zentrale Grundlegungen
konturieren:
- Palliative Sedierung fordert eine klare, konsentierte Indikation und einen
  informed consent (Prinzip der Autonomie).
- Die Durchführung der Palliativen Sedierung erfolgt in ethisch vertretbarer
  Weise
- Das Proportionalitätsprinzip ist zu beachten – im Sinne der inhärenten
  Schutzwirkung.
- Das Ziel der Palliativen Sedierung ist die Entlastung und Linderung des –
  subjektiv empfundenen und individuell erlebten – ansonsten therapiere-

---

80 Eine kritische Reflexion zur Gefahr der Medikalisierung, zur »Gefahr einer sedierenden
Gesellschaft« vgl. Wirt (2015). Zur Gefahr der »Pathologisierung oder Medikalisierung der
Leiderlebnisse« vgl. Bozzaro (2013, S. 297), zum Thema Leiden und Medikalisierung vgl.
Green (2015) und Karsoho et al. (2016). Auch Neitzke (2010) verweist auf die Gefahr einer
»unkritische(n) Ausweitung der Indikationen zur Sedierung« (Neitzke, 2010, S. 357).

fraktären, unerträglichen Leid(en)s (physisch, psychisch, spirituell und sozial) und nicht die Verkürzung des Lebens oder die Beschleunigung des Todeseintrittes (!) (Lebensqualität, Prinzip »Gutes tun«, Prinzip »Nicht schaden«, Proportionalität).

– Die Prämisse der Verhältnismäßigkeit, aber auch potenziell problematische Praktiken wie auch potenzielle Risiken des Missbrauchs erfordern eine ethisch verantwortungsvolle Aufmerksamkeit in Bezug auf die Entscheidungen im Vorfeld der Einleitung wie auch im Rahmen der Umsetzung ein (Prinzip »Gutes tun«, Prinzip »Nicht schaden«, Proportionalität).

– Palliative Sedierung als Behandlungsoption ist klar und eindeutig von Sterbehilfe abzugrenzen; zugleich sind explizit formulierte Sterbewünsche stets offen anzusprechen und auf ihre Bedeutung hin zu explorieren (Lebensqualität, Leiden lindern, Hilfe beim Sterben, jedoch keine Hilfe zum Sterben).

2.1.3 Definitorische Festlegung

Für die angestrebte Entwicklung der »Ethik-Leitlinie Palliative Sedierung im stationären Hospiz« ist es konstitutiv, eine fundierte Definition zugrunde zu legen, die der entwickelten Ethik-Leitlinie vorangestellt wird (vgl. Schildmann et al., 2018). Diese definitorische Klarheit ist ferner für die angestrebten Schritte der Exploration (Fokusgruppen) sowie für die geplanten Prozesse der Konsentierung (Delphi-Befragungen) relevant, diesbezüglich leitend und rahmend. Die nachfolgende definitorische Festlegung basiert auf den vorausgehenden theoretischen, literatur- und studienbasierten Reflexionen und Diskussionen:

Palliative Sedierung am Lebensende ist eine Behandlungsoption zur Leidenslinderung, die im stationär-hospizlichen Setting dann realisiert wird, wenn andere therapeutische Maßnahmen für den Gast/die Patientin/den Patienten keine Linderung der belastenden Symptome und auch keine Linderung des subjektiv empfundenen Leid(en)s (physisch, psychisch, spirituell, existenziell und sozial) bewirken (Therapierefraktärität).

Das heißt für die Praxis: Palliative Sedierung kommt als Behandlungsoption im stationären Hospiz erst dann zum Einsatz, wenn keine anderen Angebote zur Linderung der individuell unerträglichen Symptome und Beschwerden des Gastes/der Patientin/des Patienten wirksam sind. Die der Palliativen Sedierung vorausgehende Prüfung aller alternativen Optionen in Bezug auf die Leid- und Symptomlinderung bezieht sich sowohl auf Schmerzen (im Sinne des Total Pain-Ansatzes), auf körperliche Beschwerden und belastende Symptome wie auch auf psycho-existenzielle Not. Angesichts der letztgenannten Belastungen ist das Augenmerk auf die Möglichkeiten der psychosozialen Unterstützung und spirituellen Palliative Care-Begleitung zu lenken sowie berufsgruppenübergreifend zu reflektieren. Hierbei ist es wichtig, insbesondere bei psycho-existenziellem und spirituellem Leid(en) einen unkritischen Einsatz der Palliativen Sedierung zu vermeiden (vgl. Leitlinienprogramm Onkologie, 2019; vgl. Zimmermann & Jox, 2018; vgl. Bozzaro & Schildmann, 2018; vgl. Weixler et al., 2017; vgl. Oechsle et al., 2017; vgl. SAMW, 2019a; vgl. Weixler & Mattekat, 2017; vgl. Gamblin et al., 2017; vgl. Radbruch et al., 2015, Punkt 11; vgl. Radbruch & Nauck, 2012, S. 999; vgl. Alt-Epping et al., 2015; vgl. EAPC/Alt-Epping et al., 2010; vgl. Neitzke et al., 2010a).

Eine zentrale Voraussetzung für die Einleitung einer Palliativen Sedierung ist die ärztliche Indikation und die Zustimmung des informierten, einwilligungsfähigen Gastes/der informierten, einwilligungsfähigen Patientin/des informierten, einwilligungsfähigen Patienten. Das Ziel der Palliativen Sedierung ist ausschließlich die Linderung des jeweils subjektiv erlebten, unerträglichen refraktären Leid(en)s in der letzten Lebensphase.

Die fachlich verantwortete und ethisch reflektierte Einleitung der tiefen, kontinuierlichen Palliativen Sedierung, die sorgsame Durchführung wie auch die umsichtige psychosoziale Begleitung aller Beteiligten und Betroffenen erfolgt hierbei in einer – möglichst für alle – ethisch vertretbaren Weise.

2.2 Leid(en) als zentrales und sensibles Phänomen im Kontext der Palliativen Sedierung

Dieses Unterkapitel legt den Schwerpunkt auf das »Leiden«, ein Phänomen, das im Kontext der Palliative Care-Versorgung und insbesondere auch im Kontext der Palliativen Sedierung mehrfach beschrieben wird. In der Praxis wird Leiden stets mit einem konkreten Auftrag der Linderung assoziiert. In der Palliative Care sind zwei Grundintuitionen leitend: »Leiden lindern« als handelnde Intuition und »Warten können« als zuwartende Intuition (Monteverde, 2017b, S. 834–835). Nachfolgende Ausführungen konturieren das Phänomen, kontextualisieren dessen konstitutive Merkmale in Bezug auf die Palliative Sedierung und sensibilisieren für die ethischen Implikationen in diesem Zusammenhang.[81]

2.2.1 Linderung von Leid(en) als genuiner Gegenstand von Palliative Care

Schaut man in die aktuelle Definition der Weltgesundheutsorganisation (WHO) zu Palliative Care (WHO 2002), so wird dort u. a. das Ziel: »the prevention and

---

81 Übergreifende Ausführungen zum Thema Leiden im Kontext der Pflege(-Ethik) finden sich auch bei Riedel (2018).

relief of suffering« und der folgende Auftrag formuliert: Palliative Care »provides relief from pain and other distressing symptoms«. In der Definition wird das Leid(en) (suffering) einmal explizit benannt, im Auftrag kann es unter dem Schmerz wie auch unter den belastenden Symptomen subsumiert werden. Diesen Auftrag an Palliative Care und die Palliativversorgung[82] greift die »Charta zur Betreuung schwerstkranker und sterbender Menschen« (2010) zwar nicht explizit auf, allerdings postuliert der Leitsatz 1: »Der schwerstkranke und sterbende Mensch hat ein Recht auf adäquate Symptom- und Schmerzbehandlung.« Der formulierte Auftrag an die Palliativversorgung verdichtet sich in der ethischen Pflicht der Pflegenden und zeigt sich im genuinen Auftrag an die professionell Pflegenden (Monteverde, 2017a, S. 3, vgl. S. 5, S. 7; Hofmann, 2017, S. 137; Riedel, 2018). Dieser Auftrag wird nachfolgend u. a. aus dem ICN-Ethikkodex (2014) (ICN, International Council of Nurses) und dem Code of Ethics for Nurses der ANA (American Nurses Association, 2015b) abgeleitet. So beschreibt der ICN-Ethikkodex »Leiden zu lindern« als eine grundlegende Aufgabe von Pflegenden (DBfK et al., 2014, S. 1). Die ANA formuliert als professionellen Auftrag von Pflegenden: »alleviation of pain and suffering« und in Bezug auf die Pflege in der letzten Lebensphase und die dann geforderte Begleitung: »Supportive care is particularly important at the end of life in order to prevent and alleviate the cascade of symptoms and suffering that are commonly associated with dying« (American Nurses Association, 2015b, S. 2). Bezüglich der professionellen Pflege konstatieren Ferrell & Coyle (2008): »Witnessing suffering is the everyday work of nurses« (S. 23), »Nurses play a fundamental role in caring for those who suffer« (S. 102). Hieraus ergibt sich für die Autorinnen ein pflegeprofessioneller Auftrag: suffering »is an essential aspect of nurse's responsibility« (S. 49), »the relief of suffering is at the core of nurses' work« (S. 102). Dieser Auftrag fordert indes eine dezidierte ethische und professionelle Perspektive und Kompetenz ein (Ferrell & Coyle, 2008; Milton, 2013; vgl. Karlsson et al., 2017; vgl. Riedel, 2018).[83] Bezug nehmend auf den pflege-

---

82 Den genuinen Auftrag beschreiben auch: den Hartogh (2017), de Lima et al. (2017), Monteverde (2017b), Staudacher (2017), Karlsson et al. (2017), Rattner & Berzoff (2016), Müller-Busch (2016), Kirk (2014), Kon & Ablin (2010) wie auch das Review von van Beek et al. (2016). Bezug nehmend auf die Ethik in der letzten Lebensphase reklamieren Loewy & Loewy (2002, S. 83): »Orchestrating the end of life (…) has two interrelated functions: to maximize the positive content of life so as to make it enjoyable and worthwhile and to minimize the suffering so commonly experienced during that phase.« Auch in dieser Formulierung ist ein klarer Auftrag herauslesbar.

83 Georges & Grypdonck (2002) konturieren im Rahmen eines Literaturreviews das Potenzial moralischer Probleme (»moral problems«)/emotional stress/moral distress für professionell Pflegende im Kontext von »patients' suffering« insbesondere dann, wenn das Leiden nicht angemessen gelindert werden kann. Vgl. hierzu auch die Ergebnisse der Fokusgruppenstudie von Karlsson et al. (2017), insbesondere S. 164, S. 166. Die Studie – die auch Pflegende

professionellen Auftrag formulieren van der Arend und Gastmans (1996): »Das Leiden des Patienten nimmt die Pflegenden in die ethische Pflicht einer adäquaten Pflege und menschlichen Begleitung« (1996, S. 77).

Diese (pflegeberuflichen) Prämissen und Forderungen an eine qualitätsvolle Palliativversorgung und an eine am Gegenüber ausgerichtete Begleitung in der letzten Lebensphase sind essenziell (Riedel, 2018; Riedel, 2017a). Eine umfassende und gute Versorgung am Lebensende ist wünschenswert – im Sinne einer »Letztverlässlichkeit« (Deutsche Gesellschaft für Palliativmedizin et al., 2016, S. 15; Müller-Busch, 2015, S. 10). Treffend formulieren es Rehmann-Sutter und Lehnert (2016), wenn sie – vergleichbar zu den Ausführungen von van der Arend und Gastmans (1996) – schreiben: »Gute Versorgung ist eine ethische Pflicht« (S. 948). Diese Pflicht konkretisieren die Autoren wie folgt: »Wenn das Leiden eines Menschen behandelbar ist, entsteht für diejenigen, die über die Mittel zur Leidenslinderung verfügen, eine Pflicht, diese Mittel nicht vorzuenthalten« (Rehmann-Sutter & Lehnert, 2016, S. 948).[84]

Die dargelegten Perspektiven betrachtend ist es konstitutiv, die sich aus den Leitvorstellungen an eine gute Palliativversorgung ergebenden Ansprüche, Anspruchs- und Erwartungshaltungen zu assoziieren, insbesondere auch im Hinblick darauf, dass der individuelle Anspruch auf Leidenslinderung möglicherweise ethische Konfliktpotenziale birgt (Lokker et al., 2018; Riedel, 2018; Bozzaro & Schildmann, 2018). So lässt sich aus der beschriebenen Verpflichtung zur Leidenslinderung – verstanden als genuiner Gegenstand von Palliative Care – wie auch aus dem Auftrag an die professionelle Palliativversorgung und Begleitung Leiden zu lindern, ein möglicherweise daraus erwachsender Anspruch ableiten – Renz (2015) spricht in diesem Kontext von »Ansprüchlichkeit«

---

in Hospizen einbezogen hatte – kommt u. a. zu dem Ergebnis: »Failure to alleviate suffering can cause feelings of fear and guilt in nurses, who feel responsible for patients and are dedicated to alleviating suffering.« (Karlsson et al., 2017, S. 164) Lokker et al. (2018, S. 157) erfassen in ihrer qualitativen Studie »Palliative sedation and moral distress« folgende Situationen, in denen die Pflegenden zu dem Schluss kamen »This was not in the patient's best interest: (1) starting palliative sedation, when the nurse felt not all options to relieve suffering had been explored yet; (2) family requesting an increase of the sedation level where the nurse felt that this may involve unjustified hastening of death; (3) a decision by the physician to start palliative sedation where the patient has previously expressed an explicit wish for euthanasia.«

84 In »The Hastings Center Guidelines« (2013) wird »Relieve suffering« als das Erste der 10 ethischen Ziele guter Versorgung (»ethics goals for good care«) formuliert. Sie explizieren hierzu u. a.: »Because the relief of suffering should be central to good health care, pain and symptom management and other modalities for the relief of suffering should be fully integrated into the health care delivery, including care near the end of life.« (S. 12–13) Leiden wird hier insbesondere in Bezug auf die Schmerz- und Symptomkontrolle assoziiert, was sich angesichts der weiteren 10 Ziele – die parallel im Blick sind und orchestriert werden sollten – als eine Fokussierung repräsentiert, weniger als eine Einseitigkeit in der Konkretion.

(S. 100).[85] Die Forderung aus der Perspektive der Betroffenen könnte wie folgt lauten: eine (individuelle, möglichst vollumfängliche) Symptom- und Schmerzbehandlung, eine (möglichst vollständige) Leidenslinderung mit dem Ziel der Wiederherstellung des körperlichen Wohlbefindens/zur Sicherung der individuellen Lebensqualität in der letzten Lebensphase/bis zum Tod.[86]

Dieser Anspruch/dieser Wunsch nach Leidenslinderung deckt sich mit den Erkenntnissen einer aktuellen schwedischen Studie, in der – aus der Perspektive der Betroffenen – die Vorstellungen von einem »guten Tod« (»good death«) erfasst wurden: »A good death was associated with living with the prospect of imminent death, preparing for death and dying comfortably, e. g. dying quickly, with independence, with minimized suffering[87] and with social relations intact« (Kastbom et al., 2017, S. 933).[88] Demgegenüber repräsentieren folgende 6 Fak-

---

85 Schramme (2010) spricht von einer »Anspruchshaltung« (S. 220).

86 Die Handlungsempfehlungen im Rahmen einer Nationalen Strategie zur Charta zur Betreuung schwerstkranker und sterbender Menschen in Deutschland (2016) unterstreichen diesen Auftrag an die Professionellen (der möglicherweise einen Anspruch ableiten lässt), wenn unter der Kernkompetenz 2 »Das körperliche Wohlbefinden während des Krankheitsverlaufs fördern« als Palliative Care Prinzip formuliert wird: Die »Verbesserung des körperlichen Wohlbefindens ist ein wesentlicher Bestandteil der Lebensqualität«, und unter den Fertigkeiten postuliert wird: »Vermitteln, wie das Wohlbefinden und die Lebensqualität der Patienten durch regelmäßig stattfindende Symptombeobachtung unterstützt werden können.« (Deutsche Gesellschaft für Palliativmedizin et al., 2016, S. 137).

87 Diesbezüglich (»minimized suffering«) spezifiziert die Studie: »Several participants associated a good death and dying comfortably with freedom from pain and other types of discomfort, such as anxiety. Many participants expressed confidence in the healthcare system and trusted that they would receive treatment to avoid suffering during the process of dying« (Kastbom et al., 2017).

88 Streeck (2014) folgend ist man sich in der »Palliative Care bemerkenswert einig, wie ein guter Tod aussieht: Gut stirbt demnach, wer 1. sich des nahestehenden Todes bewusst ist, 2. selbstbestimmt Entscheidungen trifft, 3. gemäß seinen individuellen Vorlieben stirbt und 4. in offenem und ehrlichen Austausch mit seinem Umfeld steht« (Streeck, 2014, S. 137). Aus vorliegenden Studien extrahiert Streeck Merkmale und Elemente »des guten Todes«, die sie wie folgt subsumieren: a) Schmerz- und Symptomkontrolle, b) Autonomie und Authentizität, c) Abschied und Versöhnung, d) Kommunikation und e) Bewusstsein« (Streeck, 2016, S. 139). Die normative Kraft dieser ideellen Vorstellungen und Kriterien (»nach dem guten Sterben zu fragen impliziert, dass es ebenso ein schlechtes Sterben gibt«, Streeck, 2017, S. 31; vgl. Rehmann-Sutter & Lehnert, 2016, S. 949), dieser impliziten Prämissen und möglicherweise auch Orientierung sollte bei jeglichen Entscheidungen im Bewusstsein und bestenfalls Gegenstand von systematischen ethischen Abwägungen sein. So konstatiert Streeck, dass bei der skizzierten Vorstellung des guten Todes, bei diesem »Sterbeideal« (Streeck, 2016, S. 139; Streeck, 2017, S. 39), bei diesen Leitbildern »was ein gutes Lebensende ausmacht« (Streeck, 2017, S. 30), etwas (Zentrales) unsichtbar bleibt: »Die Unterscheidung zwischen einem beschleunigten und einem nicht beschleunigten Tod« (Streeck, 2014, S. 138; vgl. Streeck, 2018; vgl. Coors, 2018; vgl. Montaguti et al., 2018). Das heißt, eine Leitvorstellung von einem »guten Sterben« sollte stets ethisch reflektiert und situativ in seinen Wirkmechanismen hinterfragt werden. Zur Begriffsklärung und zum Stand der Forschung vgl. auch Hutter et al. (2015), zu den ethischen Implikationen im Kontext von Palliative Care vgl.

toren einen »schlechten Tod« (»bad death«): »(1) physical pain, (2) suffering, (3) sudden and unexpected deaths, (4) prolonged dying processes or terminal illnesses, (5) disrespect of the dying person, and (6) dying while experiencing a lack of dignity« – so das Literaturreview von Wilson & Hewitt (2018).[89] Die Bestrebungen, im Rahmen der Palliativversorgung einen »guten Tod« zu realisieren beziehungsweise einem »schlechten Tod« etwas entgegen zu setzen, können die Wahl der Interventionen zur Leidenslinderung im hospizlichen Setting beeinflussen (vgl. Lokker et al., 2018; vgl. de Vries & Plaskota, 2017; vgl. Monteverde, 2017b, S. 833–834; vgl. Sterckx & Raus, 2016, S. 113). Dieser Impuls ist nicht nur angesichts dessen problematisch, dass die jeweiligen Konzepte von einem »guten Tod« normativ besetzt, höchst individuell und somit heterogen sind, sondern auch angesichts dessen, dass derartige Bestrebungen – nach einem möglichst »guten Tod« – im Kontext der Leidenslinderung eine Palliative Sedierung möglicherweise gar lancieren können, aber auch ethische Dilemmata provozieren und moral distress bewirken (Lokker et al., 2018; Zuleta-Benjumea et al., 2018; de Vries & Palskota, 2017; SAMW, 2019a, S. 16–17; Sterckx & Raus, 2016, S. 113).[90] Renz (2015) folgend induziert diese »Anspruchlichkeit« einen »atmosphärischen Druck« (S. 98, S. 100), der in Kombination mit der beschriebenen ethischen Verpflichtung ein ethisch reflektiertes und ethisch begründetes Handeln postuliert.[91]

Weitere ethische Implikationen und Forderungen sind in diesen Spannungsfeldern – Handlungsauftrag oder Handlungsverpflichtung beziehungsweise Anrecht oder Anspruchlichkeit – beachtlich. So wird seitens der in der Palliativversorgung Tätigen der Respekt der individuellen Wünsche der Be-

---

Monteverde (2017b, S. 833–834); zu den Erwartungen an ein »bewusstes Sterben« vgl. Saake et al. (2019).

89 Vgl. hierzu auch die Analyse von Granda-Cameron & Houldin (2012, S. 635), in Bezug auf die Pflegenden hier insbesondere S. 635, S. 636.

90 So beschreiben Lokker et al. (2018) in ihrer qualitativen Interviewstudie »Palliative sedation and moral distress« folgende belastende Situationen, die mit einem familiären beziehungsweise persönlichen Wunsch nach einem »guten Tod« assoziierbar sind: »family requesting an increase of the sedation level, where the nurse felt that this may involve unjustified hastening of death«, wie auch: »a decision by the physician to start palliative sedation where the patient has previously expressed an explicit wish for euthanasia.«

91 So führen George & Banat (2015) im Rahmen ihrer Studie in deutschen Hospizen als eines der Ergebnisse auf: »Von den Befragten berichten 92 % gelungene Schmerztherapien und es sind sogar 96 % die angeben, dass die Symptomlinderung insgesamt gut oder sehr gut gelingt« (S. 111). Die Autoren bewerten dieses Ergebnis (wie auch die anderen aufgeführten Ergebnisse) als Indikator für »gute bis sehr gute Versorgungsqualität in den Hospizen« (S. 111). Offen bleibt indes an dieser Stelle wie das Ergebnis erreicht wurde, welches zudem seitens der Hospize eingeschätzt wurde (Fremdperspektive!). Jedoch nicht immer kann eine umfassende Leidenslinderung realisiert werden und auch das sollte benannt werden (dürfen) und Gegenstand (ethischer) Reflexion sein (den Hartogh, 2017; Rattner & Berzoff, 2017; vgl. Karlsson et al., 2017).

troffenen durch die Charta eingefordert, wenn im Leitsatz 1 formuliert wird: »Jeder Mensch hat ein Recht auf Sterben unter würdigen Bedingungen. Er muss darauf vertrauen können, dass er in seiner letzten Lebensphase mit seinen Vorstellungen, Werten und Wünschen respektiert wird, und dass Entscheidungen unter Achtung seines Willens getroffen werden.« (Deutsche Gesellschaft für Palliativmedizin, 2015, S. 10) Randall & Downie (2014) prägen in diesem Kontext den Begriff der »Patientenzentriertheit« (S. 69). Die mit dieser Forderung verbundenen fachlichen wie auch moralischen Implikationen und normativen Konnotationen werden durch die Gegenüberstellung der individuellen Wünsche der Betroffenen einerseits und des hospizlichen Auftrags an eine gute Palliativversorgung andererseits – fokussierend auf das Phänomen Leid(en) und konkretisierend auf die Behandlungsoption Palliative Sedierung – nachfolgend weiter präzisiert.

Aus den exemplarischen Darlegungen in Bezug auf die Direktiven der Leid(ens)linderung im Kontext der Palliativversorgung wie auch aus dem Auftrag an das (pflege)professionelle hospizliche Handeln lassen sich folgende zwei Hypothesen deduzieren (vgl. Riedel, 2018, S. 93):

1. Die genannten Attribute der Palliativversorgung führen bei den Betroffenen (Gäste/Patientinnen/Patienten im Hospiz) zu Erwartungen und möglicherweise auch zu massiven Forderungen an die Linderung des subjektiv empfundenen Leidens.

2. Der genannte Auftrag führt im Hospizteam möglicherweise zu der Erwartung oder gar zu dem Anspruch, das Leiden konsequent und vollumfänglich lindern zu können beziehungsweise lindern zu müssen.

Diese Interdependenz – zwischen postuliertem Auftrag an Palliative Care und den hieraus resultierenden Erwartungen an die Palliativversorgung – erscheint aus ethischer Perspektive insbesondere in Bezug auf das Phänomen Leiden und den Anspruch an die Leidenslinderung beachtlich. Im Folgenden wird das komplexe Phänomen »Leiden« konturiert, um unter konsequent theoretisch fundiertem Rückbezug sodann die ethischen Implikationen im Zusammenhang mit der Behandlungsoption Palliative Sedierung konstituieren zu können. Die Ausführungen basieren auf der folgenden Denkhaltung: Nur auf einem gemeinsamen, dezidierten Verständnis von Leid(en) ist eine fachliche Aussage und eine ethisch gut begründete Entscheidung zu der Frage möglich, wann und ob eine Palliative Sedierung – auch bei existenziellem Leiden/nicht-physischem Leiden – gerechtfertigt ist.

Mit den folgenden Ausführungen ist eine Annäherung wie auch eine Sensibilisierung für die Komplexität des Phänomens intendiert (Riedel, 2018). Leiden wird nachstehend von Schmerzen abgegrenzt, also als ein eigenständiges Phänomen betrachtet (dessen Ursache möglicherweise im Schmerz begründet ist –

im vorliegenden Kontext stets verstanden als »Total Pain«[92]) (Roser, 2019, S. 56–58; Hynes & Higgins, 2019, S. 278–284; Kaasa et al., 2018; Cassell, 2016, S. 216–217; Cassell, 2014, S. 15, S. 34; Cassell, 2004, S. 31; Cassell, 1982; Cassell & Rich, 2010, S. 436; Hofmann, 2017, S. 131; Bueno-Gómez, 2017; Caplan, 2016, S. 21; Carnevale, 2009, S. 174–175).[93] So formuliert Cassell (2015, S. 15) akzentuierend: »Suffering is suffering is suffering and not another thing.« Cassell & Rich (2010) plädieren dafür, in Bezug auf die Indikation Palliative Sedierung nicht zwischen unterschiedlichen Formen des Leidens zu differenzieren.[94] Deutlich werden erste Diskrepanzen somit bereits in der Konkretion wie auch in der Abgrenzung des Phänomens. Obgleich beide Phänomene (Schmerz und Leid(en)) seitens der Betroffenen ausschließlich subjektiv bewertet werden können, stellen sich die ethischen Fragen im Kontext der Palliativen Sedierung vornehmlich bezogen auf das subjektive Leid(en) – und hier wiederum insbesondere auf das psychosoziale, existenzielle Leid(en) (Rodrigues et al., 2018; Bozzaro & Schildmann, 2018; Gamblin et al., 2017) – und weniger auf das in der Praxis vielfach objektivierte Schmerzerleben. Diese Inkonsistenzen werden nachfolgend nochmals

---

92 »Das Total Pain-Konzept geht davon aus, dass Schmerz nicht nur Ausdruck einer körperlichen Funktionsstörung ist, sondern dass sich das Phänomen Schmerz ähnlich wie im bio-psycho-sozialen Modell auf verschiedenen Ebenen manifestiert, wobei körperliche, seelische, soziale und spirituelle Bedürfnisse zum Ausdruck gebracht werden.« (…) »Im Total Pain-Konzept begegnen sich Schmerz und Leid, die sicherlich nicht identisch sind. Auch wenn Schmerzen in der Palliativsituation ein häufiger Grund für das Leiden am Lebensende darstellen, ist Leiden mehr als Schmerz durch die damit verbundene Bedrohung oder Verletzung individueller Integrität charakterisiert (…)« (Müller-Busch, 2015, S. 197). Vgl. auch die frühen Ausführungen in Saunders & Baines (1993, S. 15ff.; S. 52ff.) und Baines (1993) wie auch in Saunders (2006) sowie bei Miccinesi et al. (2019), Kaasa et al. (2018) und Renz et al. (2018).

93 Wandruszka (2009) grenzt den physischen Schmerz als »leidensnahe(s) Phänomen« vom Leiden ab (S. 174). »When a source of distress, like pain, produces suffering, it is the suffering that becomes the central distress not the pain.« (Cassell & Rich, 2010, S. 436) »Pain and suffering are not synonymous« (Cassell, 2004, S. 151). Auch Carnevale (2009) konstatiert: »Suffering is not pain. (…) One may suffer without pain« (S. 174, S. 175). Dies auch, obgleich in der pflegebezogenen Literatur vielfach eine Verknüpfung des Phänomens zum Konzept des Schmerzes erfolgt (Milton, 2013, S. 226). Auch Ferrell & Coyle (2008) plädieren im Kontext der professionellen Pflege für eine Differenzierung zwischen »pain and suffering« (S. 7).

94 »It is not valid to make a distinction between suffering whose source may be physical, such as pain, and suffering coming from the threat to the integrity of the person from the very nature of the person's existence.« (Cassell & Rich, 2010, S. 436) Pointiert formulieren die Autoren: »Suffering in patients in the terminal stage of illness deserves consideration for palliative sedation depending on the patient's needs and wishes without regard to what is believed to be the originating source of suffering.« (Cassell & Rich, 2010, S. 437) Vgl. hierzu auch Cassell (2004) – die dort beschriebene holistische Leidenskonzeption, die nicht zwischen physischen Schmerzen und seelischem Leiden differenziert. An dieser Stelle kann erneut eine Analogie zum »Total Pain«-Ansatz von Cicely Saunders hergestellt werden (vgl. hierzu auch Kirk, 2014, S. 46).

problematisiert und die Folgen entsprechend expliziert. Weil in den Rahmenwerken zur Palliativen Sedierung – in Bezug auf die Indikation einer Palliativen
Sedierung – die Unterscheidung zwischen physischem, existenziellem oder
psychischem Leiden konsequent vorgenommen wird, kann die Differenzierung
an dieser Stelle nicht gänzlich ignoriert werden.[95] Vor diesem Hintergrund erscheint eine (theoretische) Abgrenzung an dieser Stelle angemessen. Was die
Qualität, den Umfang, die explizite professionelle Begleitung und Begegnung der
leidenden Gäste/Patientinnen und Patienten in den Hospizen anbelangt, ist eine
Differenzierung zwischen den Formen und dem Auslöser des Leide(n)s indes
nicht gerechtfertigt.

2.2.2 Leid(en) fordert die Perspektive auf die leidende Person

Adorno konstatiert 1973: »suffering is one of the most fundamental human
experiences« (S. 17–18). Wandruszka (2009) bezeichnet Leiden »als ein eigenständiges Phänomen im All des Lebens« (S. 176).[96] Individuelles Leid eines
Menschen ist komplex und vielschichtig (Sulmasy, 2018b; Hofmann, 2017;
Cassell, 2016; Cassell, 2015; Best et al., 2015b; Cassell, 2014, S. 15–16; Reed,
2013; Krikorian et al., 2012; Dees et al., 2011; Cassell & Rich, 2010; Cassell, 2004;
Milton, 2013), es präsentiert sich durch unterschiedliche Elemente, Symptome,
Überzeugungen und »bedrohte Werte« (Reed, 2013, S. 199), deren Tragweite
und Empfinden durch religiöse, kulturelle und weltanschauliche Ansichten und
die jeweils individuelle Lebenssituation suggeriert werden (Hofmann, 2017,
S. 133, S. 139; SAMW, 2019a, S. 11–12; Körtner, 2013a; Ferrell & Coyle, 2008,
S. 14; The Hastings Center Guidelines, 2013, S. 149).[97] Bezug nehmend auf das
Modell von Reed repräsentieren folgende Symptome das individuelle Leid(en):

---

95 Maltoni et al. (2014) unterstreichen indes die Bedeutsamkeit einer klaren Differenzierung im
    Kontext der Palliativen Sedierung, auch um die Notwendigkeit der Achtsamkeit in Bezug auf
    anstehende Entscheidungen und relevante Konsequenzen herauszustellen: »Psychological
    distress/existential suffering is a highly delicate, complex issue whose characteristics differ
    from those of physical symptoms. (…) The decision to introduce palliative sedation (…)
    should be carefully assessed and regularly reviewed« (Maltoni et al., 2014, S. 390).
96 Zu den Abgrenzungen zu »leidensnahen Phänomenen« wie zum Beispiel physischem
    Schmerz vgl. Wandruszka (2009, S. 169–176).
97 So generieren Dees et al. (2011) in einer qualitativen Studie: »Unbearable suffering: a
    qualitative study on the perspectives of patients who request assistance in dying« folgende
    Klassifikationen aus den Aussagen der 31 Patientinnen/en: »Medical«, »Psycho-emotional«,
    »Socio-environmental« und »Existential«, denen sie wiederum 21 Kategorien zuordneten
    (S. 731). Die Autoren kommen zu der Schlussfolgerung: »Unbearable suffering can only be
    understood in the continuum of the patient's perspectives on the past, the present and
    expectations of the future.« (S. 733) In der Konsequenz gilt es, diese Aspekte bei der Indi-
    kationsstellung in Bezug auf die Palliative Sedierung zu berücksichtigen.

»Quälende Schmerzen, Sorgen, Belastungen« (zum Beispiel auch: »Angst empfinden«), »mangelnde Kohärenz« (zum Beispiel auch: »zerstörte Hoffnungen und Lebensziele, Sinn- und Bedeutungslosigkeit«), »veränderte Beziehung zu anderen Menschen« (zum Beispiel auch: »ohne Unterstützung«), veränderte Erwartungen (»kraftlos und mutlos, verzweifelt«) (Reed, 2013, S. 199–200). Reed (2013) definiert Leiden als ein »über längere Zeit anhaltendes, für einen Menschen charakteristisches Syndrom. Es geht einher mit einer qualvollen Bedrohung wichtiger Werte und löst unheilvolle Überzeugungen und entsprechende Gefühle aus. Leiden ist ein System, in dem sich Befürchtungen, veränderte Überzeugungen und damit verbundene Gefühle entwickeln.« (Reed, 2013, S. 69) Diese Charakterisierung bietet eine erste Annäherung und pointiert die Komplexität des individuell erlebten Phänomens. Als mit dem Leiden einhergehende Gefühle und Themen charakterisiert Reed (2013) die Isolation, die Hoffnungslosigkeit, die Verletzlichkeit und den Verlust (S. 71–74; vgl. SAMW, 2019a, S. 11–12). Cassell (2004, S. 276) ergänzt: »Suffering is personal and individual, and is marked by self-conflict and loneliness. (…) suffering itself may be the central distress. (…) With the onset of suffering, the focus of injury has become internal to the person.« (S. 274; vgl. S. 32; vgl. Cassell, 2014, S. 15; vgl. Cassell, 2016, S. 221, S. 223) Wandruszka (2009) formuliert in Bezug auf die tangierten Gefühle: »Grundsätzlich gilt, dass das leidende Subjekt den Aktionsradius seines Wollens als gehemmt oder gar partiell zerstört, seine Vernunft als getrübt und sein Gefühl als verwirrt erlebt. Die leidvollen Grundbefindlichkeiten der Ohnmacht, Desorientierung und des inneren Aufruhrs gründen in dieser Leidensdynamik.« (S. 166) Bedeutsam an diesen ergänzenden Komponenten erscheint der Begriff der »Leidensdynamik«, die darauf verweist, dass Leiden kein statisches Phänomen ist, sich vielmehr in der Wechselwirkung des jeweils situativen Erleidens repräsentiert (Hofmann, 2017; vgl. Riedel, 2018).

Auch die nachfolgende Umschreibung von Cassell (2004; vgl. Cassell, 2015, S. 15; vgl. Cassell, 2016, S. 221–224) verdeutlicht die Komplexität, Vielschichtigkeit und Genese von »suffering«: »While it may arise from physical illness and symptoms, once it starts, suffering itself may be a central distress. Suffering, however, can come from any physical, social or emotional process or event that leads to a loss of integrity of the person. (…) The involvement of persons in their own illness and manifestations of disease can be traced from the earliest symptoms to the ultimate personal injury: suffering.« (Cassell, 2004, S. 276, S. 277) Deutlich ist, Leiden ist ein personenbezogenes Phänomen, das individuell empfunden und erlebt wird, das einhergeht mit spezifischen Erfahrungen (Isolation, Verletzlichkeit, Verlusten) und auch mit Verzweiflung. So definieren »The Hasting Center Guidelines« (2013) »existential suffering« als: »a term used by some health care professionals to describe a patient's subjective sense of suffering in their current circumstances. (…) For a dying person, sources of existential suffering may include the prospect of death, fear of pain or health crisis near death, alienation, profound loneliness, and loss of meaning.« (S. 149) In dieser Konturierung von »existential suffering« ist die Vielschichtigkeit des Phänomens hervorzuheben, das mit einer einzelnen Intervention nicht zu lindern, geschweige denn zu beherrschen ist, vielmehr muss sich die Komplexität auch in der Anamnese des jeweils individuellen Empfindens, Erlebens beziehungsweise Erleidens wie auch in den Angeboten der Leidenslinderung repräsentieren. Indes konstatiert Cassell (2004), dass das Phänomen von außen nie vollständig erfasst werden kann – er spricht in diesem Kontext von der »privacy of suffering« (S. 278).[98] Dies ist möglicherweise der Grund dafür, dass leidende Personen – in unterschiedlichem Ausmaß – isoliert sind oder sich zurückziehen. »Suffering is a profoundly lonely state« (Cassell, 2004, S. 287; vgl. Cassell, 2016, S. 223; vgl. Hofmann, 2017, S. 133; vgl. Kahn & Steeves, 1996 in Ferrell & Coyle, 2008, S. 18; vgl. Ferrell & Coyle, 2008, S. 108–110), eine Konstellation, die das jeweils empfundene Leiden wiederum erhöhen kann. Den Charakter des Leidens konkretisiert Cassell (2015, S. 34) wie folgt: »Suffering is mental, emotional, and spiritual, and it manifests grief, despair, and sorrow.« Somit sind nicht nur die Ursachen und die Konsequenzen des Phänomens vielschichtig, sondern auch dessen genuiner – jeweils situativ und individuell variierender – Charakter.[99]

Bezugnehmend auf die vielfältigen Attribute von »suffering« kommen Best et al. (2015b) im Rahmen eines systematic reviews – in der Zusammenführung der erfassten Indikatoren und Charakteristika – zu folgender definitorischer Konturierung: »(…) suffering is defined as an all encompassing, dynamic, individual phenomenon characterized by the experience of alienation, helplessness, hopelessness and meaninglessness in the suffer which is difficult for them to articulate. It is multidimensional and usually incorporates an undesirable, negative quality.« (S. 981) Diese Reihung der Merkmale verdeutlicht ein weiteres Mal das bereite Spektrum an Ausdrucksformen sowie die Vielgestaltigkeit des negativ konnotierten Phänomens. Die Mannigfaltigkeit wie auch der Charakter

---

98 So formuliert Cassell (2004) u. a.: »Suffering is ultimately a personal matter – something whose presence and extent can only be known to the sufferer.« (S. 33) Und: »Suffering is always lonely because it is misunderstood owing to the sufferer's withdrawal from others and from the social world.« (Cassell, 2014, S. 15).

99 Zur Relevanz der grundlegenden Aussagen von Cassell zum Thema Leiden (»suffering«) für die professionelle Pflege, vgl. Ferrell & Coyle (2008, S. 5–6) wie auch in Riedel (2018). Die Bedeutung dieser umfassenden Expertise Professioneller zu dem Phänomen repräsentiert auch die »Kernkompetenz 2: Das körperliche Wohlbefinden während des Krankheitsverlaufs sichern« der Handlungsempfehlungen im Rahmen der Nationalen Strategie (2016), die unter der Kategorie »Fachkompetenz/Wissen« der Professionellen in der Palliativversorgung ausführt: »Wissen, dass körperliches Leiden unterschiedlich erfahren wird. (…) Wissen um die Quellen von Komplikationen und Leid, die sich gegenseitig beeinflussen, d.h. lindern oder verstärken können.« (Deutsche Gesellschaft für Palliativmedizin et al., 2016, S. 137).

des komplexen Phänomens zeigt sich ferner in der Definition von Hofmann (2017, S. 141): »Accordingly, suffering is a basic human experience. It can be defined in many ways, but suffering is typically defined in terms of I) threats to human agency, II) loss or threat of value system, and/or III) experienced negative feelings. Hence, suffering is a negative experience of some kind.«

Siegwart (1998) beschreibt Leiden als »eine seelische Spannung, meist von größerer Dauer und Tiefe (…) ein psychischer Zustand von Schmerz und Trauer« (S. 15), und: »Der Leidende ist immer allein« (S. 27). Siegwart akzentuiert die Charakteristika des Erlebens und verweist – wie auch Cassell (2004 und 2016) – auf die Einsamkeit im Leid und des Leidenden in seiner jeweils individuellen Situation. Carnevale (2009) plädiert dafür, Leiden als eine Emotion zu charakterisieren, und begründet dies unter Bezugnahme auf die sechs spezifischen Merkmale einer Emotion nach Hacker (S. 177). Von »spirituellem Leid« spricht man dann, wenn eine existenzielle Betroffenheit verspürt wird, wenn das »spirituelle Grundempfinden« tangiert ist (Weiher, 2011, S. 219).[100]

Ein weiterer Indikator, den Cassell & Rich wie auch andere herausstellen, ist die verletzte Integrität/Unversehrtheit der Persönlichkeit: »(…) suffering (…) destroys the coherence, cohesiveness, and consistency of the whole. It is in this sense that the integrity of the person is threatened or destroyed« (Cassell & Rich, 2010, S. 436; vgl. Cassell, 2004; vgl. Cassell, 1982, S. 644; vgl. Müller-Busch, 2015, S. 297; vgl. Ferrell & Coyle, 2008, S. 108–109).[101] Die Ausrichtung auf die bedrohte, verletzte oder zerbrochene Integrität, auf das verletzte »Ganze« der Person verweist darauf, dass unerträgliches Leiden nur unter Betrachtung der Person, in ihrer Gesamtheit als »Erlebensgestalt« (Staudacher, 2013, S. 41; vgl. Hofmann, 2017, S. 132–133; vgl. Schnell, T., 2018) zu lindern ist, unabhängig davon, was das Leid(en) situativ auslöst, was die jeweils individuelle Ursache ist und/oder welche Bedeutung das Leid repräsentiert.

Deutlich wird in diesen definitorischen Rückbezügen, dass das Phänomen Leid vielfältige Ursachen hat, mit vielfältigen Themen und Emotionen einhergeht, sich in unterschiedlichen Symptomen repräsentiert, sich individuell ausdrückt[102] und: »suffering itself may be a central distress« (Cassell, 2004, S. 277)/ »a specific distress« (Cassell & Rich 2010, S. 436; vgl. Ferrell & Coyle, 2008, S. 108, S. 110). Das heißt, Leiden ist stets eine sehr individuelle, belastende Erfahrung. Sie bezieht sich auf eine jeweils spezifische Lebenssituation in einem

---

100 Vgl. zu »spiritual suffering« auch Hofmann (2017, S. 133), Grech & Marks (2017, S. 93–94), Smith & Jackson (2013, S. 221–222) sowie Handzo & Meyerson (2013, S. 480–481). Zu »existential suffering« vgl. Renz et al. (2018) wie auch Ciancio et al. (2019).

101 »The integrity of a person is a phenomenon that involves all the dimensions of the whole person in his or her individuality« (Cassell, 2004, S. 274).

102 »Suffering is personal, individual, lonely, and marked by self-conflict« (Cassell & Rich, 2010. S. 436).

jeweils individuellen Kontext und im jeweils individuellen Moment des Erlebens (Hofmann, S. 138; vgl. Riedel, 2018). »Leiden bezieht sich auf das, was ein Mensch innerlich empfindet« vor dem Hintergrund seiner Wertvorstellungen und persönlichen Lebensgeschichte (Reed, 2013, S. 51, S. 61, S. 65) – oder wie Cassell (1991) formuliert: »suffering must inevitably involve the person – bodies do not suffer, persons suffer«. Und in den Worten von Käppeli (1998) in seiner Komplexität auf den Punkt gebracht: »Die Leidenserfahrung (…) ist ein existenzielles Geschehen, das den ganzen Menschen betrifft« (S. 225), das heißt physisch, psychisch, sozial wie auch spirituell, mental und emotional bis hin zu einer existenziellen Erschütterung.[103]

2.2.3   Linderung von Leid(en) im Kontext der Palliativen Sedierung

»Unerträgliches Leiden« wird in den Rahmenwerken als Grundlage für die Indikation einer Palliativen Sedierung benannt, allerdings in diesen vielfach nicht dezidiert konkretisiert (Bozzaro & Schildmann, 2018; Bozzaro, 2015a; Bozzaro, 2015d; Schildmann & Schildmann, 2014; Schildmann & Schildmann, 2012; Juth et al., 2010; Cassell & Rich, 2010).[104] Eine Ausnahme bildet die »Leitlinie zur Palliativen Sedierungstherapie« der Österreichischen Palliativgesellschaft (Weixler et al., 2017), darin werden »Leiden«, »intolerables/unerträgliches Leiden« und »intraktables Leid« im Vorfeld der Ausführungen des Expertenkonsenses definiert (S. 34). Nachfolgend werden aus den zentralen Rahmenwerken exemplarische Bezugspunkte zwischen Leiden und der Durchführung einer Palliativen Sedierung dargelegt. So wird z. B. im Weißbuch der EAPC (Radbruch et al., 2015) unter Punkt 11 ausgeführt: »Palliative Sedierung kann in diesem Stadium (Endstadium; A. R.) auch für schwere nicht-körperliche Probleme in Betracht gezogen werden, wie refraktäre Depressionen, Angstzustände, Hoffnungslosigkeit oder existenzielle Krisen (…)«.[105] In der Leitlinie der EAPC (EAPC/Alt-Epping et al., 2010) wird das »Leid(en)« indes weder unter den aufgeführten »Situationen« (S. 113) noch unter den »erwägenswerte(n) Indikationen« explizit ausgeführt (S. 115). An einer späteren Stelle der Leitlinie wird

---

103   Vgl. hierzu anschaulich die Tabelle in Hofmann (2017, S. 133).

104   So konstatieren Bozzaro & Schildmann (2018): »The lack of clarity is related to a series of controversies about the question when suffering fulfills the criteria of being an indication for palliative sedation. The related discussion seems to be filled by theoretical and practical considerations, and can be clustered around three sources of debate: a) the prerogative of interpretation of suffering; b) types of suffering eligible for palliative sedation; and c) the normative function of suffering in clinical practice.«

105   Im Original: »non-physical problems« – zur Indikation: »Sedation is indicated for patients with intolerable distress« (Radbruch et al., 2016, S. 111). Die Begriffe »suffering« wie auch »existential suffering« kommen in dem Weißbuch/White Paper nicht vor.

indes das »existenzielle Leid« als eine Voraussetzung für Palliative Sedierung benannt (EAPC/Alt-Epping et al., 2010, S. 118). Die Empfehlungen der »AG Ethik am Lebensende« (Neitzke et al., 2010b) differenzieren zwischen psychiatrischen und psychischen Symptomen. Unter psychiatrischen Symptomen subsumieren sie »v. a. Unruhezustände und Delir«. Unter den psychischen Symptomen stehen für sie »Angst und existenzielles Leid im Vordergrund« (S. 790).[106] In der »Leitlinie zur Palliativen Sedierungstherapie« der Österreichischen Palliativgesellschaft (Weixler et al., 2017) wird der Begriff »Leiden« mehrfach verwendet. So wird Bezug nehmend auf die Bedingungen für eine kontinuierliche tiefe Sedierung als Voraussetzung formuliert: »das Leiden ist intensiv, die Symptome sind refraktär«, sowie das Kriterium formuliert: »wenn das Leiden unzweifelhaft refraktär ist« (Weixler et al., 2017, S. 35, S. 37).[107] Die medizin-ethische Richtlinie »Umgang mit Sterben und Tod« (SAMW, 2019a) fordert, dass die tiefe Sedierung bis zum Tod als Reaktion auf existenzielles Leiden differenziert beurteilt werden« muss (S. 23).

Die Indikation für eine Palliative Sedierung zur Linderung psychischer Symptomlast beziehungsweise nichtphysischer therapierefraktärer Symptome, existenzieller Krisen und von existenziellem Leid, das heißt die Ausweitung der Palliativen Sedierung als Behandlungsoption auf »nichtphysische Symptome wie refraktäre depressive Zustände, Angst, Demoralisierung oder existenzielle Not« (EAPC/Alt-Epping et al., 2010, S. 115), ist immer wieder Gegenstand ethischer Diskurse und Kontroversen[108] und Ursache für moral distress (Lokker et al., 2018). Es wird wiederholt auf die Gefahr eines »unkritischen Einsatz(es) der Palliativen Sedierung bei Angst, Stress und Belastung« (Radbruch & Nauck, 2012, S. 999; vgl. SAMW, 2019a, S. 12, S. 23; vgl. Neitzke et al., 2009) hinge-

---

106 Problematisch erscheint indes, dass Nübling et al. (2012) folgend »keine Studie über die terminale Sedierung zur Therapie der Angst« identifiziert werden konnte (Nübling et al., 2012, S. 547).

107 Als »intraktables Leid« definiert die Österreichische Leitlinie Leid, »welches nicht adäquat auf alle versuchten therapeutischen Interventionen angesprochen hat und für welches weitere zusätzliche Interventionen entweder nicht verfügbar oder unmöglich sind (z. B. es ist anzunehmen, dass der Patient/die Patientin vor Wirksamwerden der Intervention verstirbt).« (Weixler et al., 2017, S. 34).

108 Vgl. z. B.: Ciancio et al. (2019), Trachsel & Hodel (2018), Schildmann et al. (2018), Rodrigues et al. (2018), Sulmasy (2018b), Alt-Epping (2017), den Hartogh (2017), de Vries & Plaskota (2017), de Lima et al. (2017), Lam et al. (2017), Voeuk et al. (2017), Gamblin et al. (2017), Alt-Epping et al. (2016), Knight et al. (2016), Wirth & Hurwitz (2016), Schur et al. (2015), Alt-Epping et al. (2015), Bozzaro (2015a), Weichselbaumer & Weixler (2014), Swart et al. (2014), Beauverd et al. (2014), Anquinet et al. (2014), Radbruch & Nauck (2012), British Medical Association/Medical Ethics Department (2012), Bruce & Boston (2012), Rady & Verheijde (2010), Cassell & Rich (2010), Kirby (2010), Crenshaw (2009), Taylor & McCann (2005), Morita (2004), Battin (2003), Morita (2000).

wiesen.[109] Die EAPC-Leitlinie konstatiert zu diesem Gegenstand einer möglichen Indikation, dass gegenwärtig auf »keinen übergreifenden fachlichen Konsens« (EAPC/Alt-Epping et al., 2010, S. 115) zurückgegriffen werden kann.[110] Die EAPC-Leitlinie weist demzufolge im Anhang auf die »Besonderheiten« von Palliativer Sedierung bei »refraktärem existenziellem oder psychischem Leiden« hin und formuliert »weitere Verfahrenshinweise« (EAPC/Alt-Epping et al., 2010, S. 118–119). Für das Weißbuch der EAPC konnte im Rahmen der erfolgten Delphi-Befragung keine eindeutige Übereinstimmung zur Palliativen Sedierung bei nichtkörperlichen Problemen erlangt werden (Radbruch et al., 2015, Punkt 11). In der österreichischen »Leitlinie zur Palliativen Sedierungstherapie« ist zu lesen: »Auch innerhalb der Leitliniengruppe wurden zum ›existenziellen Distress‹ (als Indikation zur Palliativen Sedierung; A. R.) kontroversielle Diskussionen geführt.« (Weixler et al., 2017, S. 42) An diesen begrenzten Ausführungen aus vorliegenden Rahmenwerken/Leitlinien werden die (nach wie vor) bestehenden Kontroversen deutlich und in der Konsequenz die fehlende Klarheit für

---

109 Da »unbearable suffering« ein Kriterium in der niederländischen »euthanasia practice« ist, erfolgt die Diskussion vielfach auch vor dem Hintergrund der niederländischen Praxis. »A pivotal due care criterion for lawful euthanasia in the Netherlands is that doctors must be convinced that a patient requesting for euthanasia suffers unbearably« (van Tol et al., 2012, S. 296). Vgl. zu diesem Kontext auch van Tol et al. (2010), Dees et al. (2010), Dees et al. (2011), Onwuteaka-Philipsen (2012), Ruijs et al. (2014), Spaemann (2015), Widdershoven et al. (2015, S. 151), Moonen et al. (2016), Bozzaro (2016b), Kimsma (2016); zur Verbindung von Leiden, Medikalisierung und Sterbehilfe vgl. Karsoho et al. (2016), vgl. Rodríguez-Prat & Leeuwen (2018). Zur Medikalisierung im Kontext eines »good death« vgl. Latham (2015).

110 Juth et al. (2010) konstatieren hinsichtlich der ethischen Diskussion eine definitorische und inhaltliche Unklarheit/fehlende Konkretion in der EAPC-Leitlinie in Bezug auf »intolerable suffering and refractory symptoms« (S. 2–3), was in der Folge klare Kriterien und/oder Positionierungen für oder wider diese Behandlungsoption vermissen lässt. Auch Schildmann & Schildmann (2012) verweisen in ihrer Studie darauf, dass der Begriff des unerträglichen Leidens nur sehr vereinzelt in den vorliegenden Leitlinien zur Palliativen Sedierung definiert wird. Boston et al. (2011) kommen in ihrem Review »Existential suffering in the palliative care setting« zu dem Ergebnis: »The most prevalent finding in this review has been a lack of consistency in the way existential suffering is defined and understood« (S. 615). Vgl. hierzu auch Voeuk et al. (2017, S. 26–27) wie auch Anquinet et al. (2014, S. 539–540). Studienergebnisse, die wiederholt auf das Defizit einer eindeutigen Positionierung beziehungsweise auf die fehlende definitorische Eindeutigkeit hinweisen (auch in den meisten Rahmenwerken zur Palliativen Sedierung), repräsentieren vielfach auch die inhärenten ethischen Konfliktpotenziale (vgl. hierzu insbesondere die Studie von Schildmann & Schildmann, 2012). Als Ausnahme sei hier auf die »Leitlinie zur Palliativen Sedierungstherapie« der Österreichischen Palliativgesellschaft (Weixler et al., 2017; Weixler, 2018a) verwiesen. Und: Das »National Ethics Committee, Veterans Health Administration« (2007) formuliert seinerseits – als eine der wenigen konkreten und publizierten Positionierungen zu dieser Thematik – Folgendes: »The Committee concludes that palliative sedation should not be used to treat existential suffering in the absence of severe, refractory clinical symptoms.« (S. 488).

die Praxis evident.[111] Die fehlende Schärfe und Kongruenz in Bezug auf die Begrifflichkeiten, die begrenzte Konsentierung zu der Thematik – existenzielles Leid als Indikation für eine Palliative Sedierung – verdeutlichen die ethische Brisanz (Rodrigues et al., 2018; Bozzaro & Schildmann, 2018).[112] Zudem fehlt es in den Rahmenwerken zumeist an einer differenzierten, definitorischen Operationalisierung dessen, was unter den normativen Begriffen »unerträglich« und »existenziell« jeweils zu subsumieren ist (Schildmann & Schildmann, 2012, S. 140; Bozzaro, 2013, S. 296–297; vgl. Sterckx & Raus, 2016, S. 120).[113] Die Ausnahme bildet – wie bereits ausgeführt – die Leitlinie der Österreichischen Palliativgesellschaft (Weixler et al., 2017), die »Leiden«, »intolerables/unerträgliches Leiden« und »intraktables Leid« im Vorfeld der Ausführungen des Expertenkonsenses zur Palliativen Sedierungstherapie definiert (S. 34).

Eine fundierte definitorische Verständigung zum genuinen Gegenstand von Leid/Leiden sowie ein möglichst vergleichbares/gemeinsames Verständnis des Phänomens und seiner Spezifika[114] ist konstitutiv (Bozzaro & Schildmann, 2018), insbesondere auch für die diskursiven Prozesse im Hospizteam, auch um

---

111 Die Diskrepanzen repräsentieren sich des Weiteren darin, dass sich das »NHPCO Ethics Committee« nicht in der Lage sieht, bezogen auf diese Form des Leidens (»suffering that is primarily nonphysical in origin«) einen Konsens zu erlangen (Kirk & Mahon, 2010, S. 921).

112 So formulieren Weichselbaumer & Weixler (2014): »Die Sedierung von Patienten mit vorwiegend existenziellen und psychischen Symptomen ist nach wie vor umstritten und wird in der Indikationsstellung viel strenger gesehen.« (S. 172).

113 Hinzu kommen weitere Differenzierungen zwischen »existential suffering« und »existential distress« (Schuman-Olivier et al., 2008).

114 Die qualitative Studie von Breaden et al. (2012) subsumiert abschließend: »(...) the terrain of refractory suffering is an uncertain and largely unexplored landscape« (Breaden et al., 2012, S. 899), und verweist in der Folge auf die Herausforderungen an das klinische Personal und die negativen Konsequenzen für die Linderung von Leid. Die Untersuchungsergebnisse repräsentieren einen Klärungsbedarf, denn ein am jeweils subjektiv erlebten Leid orientiertes kompetentes Handeln und der Anspruch an eine mögliche Leidenslinderung im Rahmen der Palliative Care fordern eine begriffliche Schärfung des komplexen und vielschichtigen Phänomens selbst, m. E. insbesondere dann, wenn vorschnellen Kategorisierungen und Medikalisierung – alternativ zu einer am individuellen Leid orientierten Intervention – entgegengewirkt werden sollen. Das Review von Boston et al. (2011) kommt ebenfalls zu dem Ergebnis, dass keine einheitliche, konsistente Definition beziehungsweise kein kongruentes Verständnis von »existential suffering« existiert. In der Konsequenz fordert dies ihrer Ansicht nach eine achtsame und kritische Haltung: »The current lack of consensus on assessing, defining, and treating existential suffering suggests that palliative care clinicians need to be mindful of their own choices and consider treatment options from a critical perspective.« (Boston et al., 2011, S. 615) Das Review von Best et al. (2015a) verweist – Bezug nehmend auf die fehlende definitorische Klarheit von »holistic suffering« – auf die damit einhergehenden Grenzen in der Entwicklung effektiver therapeutischer Angebote und Interventionen. Eine definitorische Konkretion streben auch Grech & Marks (2017) an. Sie grenzen hierbei »existential suffering« und »spiritual suffering« voneinander ab (Grech & Marks, 2017, S. 93). Auch das Review von Best et al. (2015b) verweist auf die begrifflichen Unschärfen und Synonyme von »suffering« (S. 980).

mögliche professionelle perspektivische Differenzen in den anstehenden Entscheidungssituationen überwinden und möglichst moral distress verhindern zu
können. Nur auf diesem gemeinsamen Verständnis ist eine fachliche Aussage
und eine ethisch gut begründete Entscheidung zu der Frage möglich, wann und
ob eine tiefe, kontinuierliche Palliative Sedierung – auch bei existenziellem
Leiden/nicht-physischem Leiden – gerechtfertigt ist.

Im Folgenden werden die mit dem Phänomen Leiden und der Perspektive auf
das Leiden verbundenen ethischen Implikationen in Bezug auf die Durchführung einer Palliativen Sedierung kontextualisiert.

2.2.4 Ethische Implikationen im Kontext der Palliativen Sedierung

Bozzaro (2015b) folgend weist der Begriff des Leidens »starke normative und
appellative Komponenten« (S. 94) auf. Appellativ dahingehend: Das Leiden
muss nach Möglichkeit eliminiert werden, da Leid(en) per se als negativ charakterisiert wird (Bozzaro & Schildmann, 2018; Hofmann, 2017, S. 130, S. 137;
Bobbert, 2017, S. 30; Speamann, 2015, S. 183; Palpant, 2015, S. 431; Green, 2015,
S. 451; Wandruszka, 2015, S. 67; Best et al., 2015b, S. 981; Carnevale, 2009,
S. 174; vgl. Alt-Epping, 2018).[115] So schreiben van der Arend & Gastmans (1996)
von einem »ethischen Appell, hervorgerufen vom persönlichen Leiden des Patienten« (S. 77). Der normative Charakter des Leid(en)s repräsentiert sich ferner
in den vielfach vorangestellten Adjektiven (Bozzaro & Schildmann, 2018; Boz-
zaro, 2015b, S. 94; Bozzaro, 2015c, S. 390). Exemplarische Pointierungen hierzu
sind: »unerträgliches Leiden« (Deutsche Gesellschaft für Palliativmedizin
(DGP), 2014, S. 8), »existenzielles« Leid(en) (Neitzke et al., 2010a, S. 141; EAPC/
Alt-Epping et al., 2010, S. 118), »intolerables/unerträgliches«, »intraktables«
Leid (Weixler et al., 2017, S. 34) oder »existential distress« (Cherny et al., 2009,
S. 584), jeweils im Zusammenhang mit der Indikationsstellung zur Palliativen
Sedierung. Somit wird das Phänomen weithin nicht neutral beschrieben, »it is
value laden« (Carnevale, 2009, S. 174; vgl. Hofmann, 2017, S. 130).

Die subjektive Erfahrung, die Ausdrucksformen des Leid(en)s, die Äußerungen der von Leidzuständen belasteten Person fordern ein Handeln, eine
Intervention heraus, das Leid(en) zu lindern (vgl. Riedel, 2018; vgl. Bobbert,
2017, S. 30; vgl. Hofmann, 2017, S. 130). Dies auch, da es für die Personen im

---

115 Vgl. hierzu auch die Ergebnisse bei Karlsson et al. (2017), die im Rahmen einer Fokusgruppe mit Pflegenden in der »end-of-life care« u. a. zu dem Ergebnis kommen: »With their
responsibility came feelings of guilt for not doing enough for the patients to alleviate
suffering« (S. 164). Ein hohes Maß an Verantwortlichkeit kann bei Pflegenden dann
Schuldgefühle provozieren und tiefe Zweifel schüren, wenn die Leidenslinderung nicht
möglich ist oder nicht gelingt (vgl. Karlsson et al., 2017, S. 164, S. 165).

Umfeld nur schwer erträglich ist, das Leiden des Gegenübers auszuhalten – Leiden ist eine »Provokation« (Bozzaro, 2015a, S. 14; vgl. Hofmann, 2017, S. 137). Diese »Provokation« darf indes nicht zu einer voreiligen Intervention führen, einer Intervention, die möglicherweise der Komplexität und dem jeweils individuellen Charakter, der jeweils individuellen Genese des Leide(n)s nicht gerecht wird beziehungsweise sich nicht explizit auf die situativ-individuellen Spezifika bezieht. Diese von außen erlebte »Provokation« darf ferner nicht zu einer unreflektierten Ausweitung der Behandlungsoption Palliative Sedierung führen (Riedel, 2018; vgl. Bozzaro & Schildmann, 2018).

Leiden kann den »Lebenssinn zerstören« (Reed, 2013, S. 125); erschütterte Wertvorstellungen, fehlende Sinnerfüllung, Hoffnungslosigkeit, Verletzlichkeit und Verlusterfahrungen, die verletzte Integrität und ein hohes Maß an subjektivem Belastungserleben können dazu führen, dass das Leiden, das leidvolle Erleben für den betroffenen Menschen unerträglich – bis hin zu einer existenziellen Erfahrung, einer Existenzkrise – wird. Das Leiden steht infolgedessen vielfach in einer engen persönlich-reflexiven Verbindung zu den Fragen nach dem Sinn und der Sinnhaftigkeit der aktuellen Lebenssituation (Reed, 2013, S. 111–128; Marquard, 2011, S. 19–20; Cassell, 2004)[116] wie auch nach der im Leid verspürten Lebensqualität. Ein vollständiger Verlust an Lebensqualität, eine tief empfundene Sinnlosigkeit[117] kann dazu führen, dass der verzweifelte Wunsch zu sterben formuliert wird. Leid(en) als subjektives Erleben und Empfinden kann dazu führen, dass Menschen Todeswünsche äußern (Birnbacher, 2017a, S. 63; Rodríguez-Prat et al., 2017; Bobbert, 2017; Müller-Busch, 2016, S. 27; Rehmann-Sutter, 2016b; Rehmann-Sutter, 2015, S. 161; Borasio et al., 2014, S. 46–48; Galushko & Voltz, 2012, S. 200; Rich, 2010; Cassell, 2004, S. 289). Leidende Menschen formulieren (implizit) den Wunsch nach einer möglichst raschen und dauerhaften Leidenslinderung dann, wenn »die individuelle und subjektiv empfundene Intensität von Symptomen oder Situationen, deren andauerndes Empfinden beziehungsweise Erleben so belastend ist, dass sie (…) nicht akzeptiert werden kann« (Müller-Busch et al., 2006, S. 2734). Diesbezüglich formuliert Wandruszka (2009): »Wer leidet, will nicht bleiben wie er ist. Aber auch: Wer leidet, will eine andere Welt. Und wer leidet, hegt ein Selbstwertgefühl, er pocht auf ein Würdebewusstsein, das er gewahrt wissen will« (S. 167). Diese Wünsche und Bedürfnisse werden von Menschen unterschiedlich expliziert, sie sind in der Begleitung leidender Menschen (unterschiedlich stark) präsent und fordern situativ heraus (Riedel, 2018).

---

116 Körtner (2013b) folgend hängt die Frage danach, welches Leiden als sinnlos oder als sinnvoll empfunden wird, von den »religiösen oder weltanschaulichen Einstellungen« und den »persönlichen Lebensumständen« ab (S. 672).

117 Ausführungen zu Sinn, Sinnsuche und Sinnlosigkeit im spezifischen Kontext von Schmerzen finden sich bei Bozzaro (2016a).

Die individuelle Not und Verzweiflung des Menschen gilt es empathisch wahrzunehmen ohne vorschnelle, unreflektierte Reaktionen beziehungsweise Interventionen. »Menschen, die den Wunsch zu sterben äußern, wünschen nicht zwingend den sofortigen eigenen Tod, sondern oftmals das Ende einer unerträglichen Situation« (Deutsche Gesellschaft für Palliativmedizin, 2014, S. 9; vgl. de Lima et al., 2017; vgl. Granek et al., 2017; vgl. Bobbert, 2017; vgl. Rehmann-Sutter et al., 2017; vgl. Rehmann-Sutter, 2016a; vgl. Rehmann-Sutter, 2016b; vgl. Rehmann-Sutter, 2015; vgl. Rehmann-Sutter, 2013; vgl. Müller-Busch, 2015, S. 185–188; vgl. Radbruch et al., 2015, Punkt 8 und 9; vgl. Galushko & Voltz, 2012, S. 204).[118] Vielfach bestimmt das fluktuierende Leiden einen Wechsel zwischen verschiedenen Wünschen und Bedürfnissen. Die Emotionen schwanken zwischen Angst und Vertrauen, zwischen Zuversicht und Hoffnungslosigkeit, zwischen Leben wollen und sterben müssen, zwischen sterben müssen und nicht sterben können aber auch zwischen Bangen und Hoffen.[119]

---

118 Cassell (2004) formuliert in Bezug auf diese Anfrage/hinsichtlich dieses Wunsches (»help in dying«) : »It is important to understand that such requests do not arise because someone wants to die. Rather, the patients would rather die than live as they are« (S. 289) – es ist ein Ausdruck der Verzweiflung und nicht immer der Ausdruck einer Depression oder der Wunsch um ein sofortiges Lebensende. Oder wie es Rehmann-Sutter formuliert: »Tot sein zu wünschen muss nicht heißen, Sterben zu wünschen.« (Rehmann-Sutter, 2016a, S. 98); Wünschen ist seiner Ansicht nach »immer ein Hoffen; es antizipiert etwas« (S. 99; vgl. Rehmann-Sutter, 2013, S. 271). So wird das Ende vom Leiden erhofft und nicht das Sterben gewünscht. Cicely Saunders (1993) verweist in ihrem Beitrag »Wenn Patienten sagen, dass sie sterben wollen« darauf, dass es wichtig ist herauszufinden, »was das Weiterleben eigentlich so schmerzlich macht« (…), es gilt, die »Gründe für diesen Wunsch zu entwirren.« (…) »Es gibt da wahrscheinlich viel emotionalen Schmerz aus der Vergangenheit (…)« (S. 118, S. 119). An dieser Stelle sei auch auf die »Empfehlungen zum Umgang mit dem Wunsch nach Suizidhilfe« der Arbeitsgruppe »Ethik am Lebensende« in der Akademie für Ethik in der Medizin e. V. (AEM) verwiesen (Neitzke et al., 2013).

119 Zur Bedeutung von Hoffnung suizidaler Patienten vgl. die Studie von Vatne & Naden (2018). Auch die Studie von Ostgathe et al. (2010) verweist auf die Verbindung zur Hoffnung und formuliert: »Zum einen ist der Wunsch des Patienten, dass das Leben bald zu Ende gehe, in den wenigsten Fällen mit der Aufforderung verbunden, aktive Maßnahmen in diese Richtung zu ergreifen. Zum anderen kann ein solcher Wunsch letztendlich auch als Ausdruck einer Hoffnung verstanden werden. Gegenstand der Hoffnung kann hier die Aussicht auf ein Ende des Leidens, oder auch auf einen Übergang in eine andere – möglicherweise bessere – Welt, auf ein Ende der Unveränderlichkeit des Krankheitsverlaufes sein.« (Ostgathe et al., 2010, S. 253) Deutlich wird neben der Verbindung von Leiden und den Äußerungen zum Lebensende die Verbindung zwischen Leiden und Hoffen. Die Parallelität von Sterbenswunsch und Lebenswunsch, von Leiden und Hoffen fordert alle Betroffenen und Beteiligten heraus, genau hinzuhören, hinzuspüren und sensibel und empathisch auf die/den Betroffenen einzugehen. Das Phänomen Hoffnung hat sowohl positive wie auch negative Implikationen, deutlich ist die existenzielle Dimension der Hoffnung sowie die Varianz des Hoffens und der Hoffnungen, deren situativer Gegenstand nur von der/dem Betroffenen selbst definiert werden kann. Hoffnung verfügt in dem o. g. Kontext über ethische Implikationen, Müller-Busch (2010) spricht von »Hoffnung als ethisches Prinzip«, das seiner Meinung nach in seinen vielfältigen und vielschichtigen Dimensionen der be-

Mit der Hoffnung ist die Ambivalenz zwischen »Daseinsangst und Daseinszuversicht« eröffnet, denn das Leiden birgt Verzweiflung wie auch Hoffnungsmomente (Maio, 2016, S. 219; vgl. Küchenhoff, 2016, S. 255; SAMW, 2019a, S. 14–17). Der leidende Gast/ die leidende Patientin/ der leidende Patient im Hospiz bewegt sich zwischen diesen Polen, begleitet von einem hohen Maß an Ambivalenzen, schwankend angesichts des situativ empfundenen Leid(en)s. Der Wunsch in einer Situation sterben zu wollen, in der nächsten wieder das Leben zu wünschen, hat vielfältige (tiefere) Gründe (Frick, 2017, S. 39; Vogel, 2017, S. 100).

Im Einzelfall kann in Situationen therapierefraktären Leid(en)s eine Palliative Sedierung indiziert sein.[120] Angesichts der Ambivalenzen offenbart sich die Problematik, den »richtigen« Zeitpunkt zur Einleitung der Palliativen Sedierung festzulegen. Ziel der Palliativen Sedierung ist ausschließlich das Leiden zu lindern (nicht das Leiden zu vernichten) und nicht den Todeseintritt zu beschleunigen! (Zimmermann & Jox, 2018; Rehmann-Sutter et al., 2018; Trachsel & Hodel, 2018; de Lima et al., 2017; Birnbacher, 2017a, S. 93–103; Oechsle et al., 2017; Alt-Epping et al., 2016, S. 856–859; Radbruch et al., 2015, Punkt 11 und 12; Deutsche Gesellschaft für Palliativmedizin, 2014, S. 10; vgl. Reichhardt, 2015, S. 222–224; vgl. Müller-Busch, 2015, S. 187; vgl. Weichselbaumer & Weixler, 2014).[121] Gemäß der Prämisse, die Müller-Busch (2016) wie folgt pointiert: Eine »leidenslindernde Behandlung kann sich erkenntnisgemäß immer nur an einem Ziel orientieren, das die Qualität, den Sinn und den Wert des bestimmbaren Lebens im Auge hat und nicht die Qualität, den Sinn und den Wert des unbestimmbaren Todes« (S. 28).

Derart komplexe Entscheidungen – bei einer zumeist höchst vulnerablen Zielgruppe – fordern neben der differenzierten Indikationsstellung auch die verantwortungsvolle Prüfung aller Optionen in Bezug auf die Linderung des individuell empfundenen Leide(n)s (z. B. psychosoziale Unterstützungsangebote und spirituelle Begleitung[122]), und sie fordern zugleich eine systematisierte ethische Reflexion hinsichtlich der verantwortungsvoll abgewogenen, begrün-

---

sonderen Beachtung – insbesondere im Palliative Care-Setting/an »Grenzen des Lebens« – bedarf (S. 35). Zur Bedeutsamkeit des Phänomens Hoffnung in Pflege und Medizin – insbesondere die situative Lebensqualität betreffend – vgl. z. B. Krafft (2018) und Zegelin (2018); zur Bedeutung der Hoffnung in der letzten Lebensphase – vgl. z. B. Gadebusch Bondio (2019).

120 So formuliert das Weißbuch der EAPC (Radbruch et al., 2015, Punkt 11): »Palliative Sedierung kann eine Option für viele Situationen bedeuten, in denen Patienten Euthanasie oder ärztlich assistierten Suizid wünschen.« Vgl. hierzu auch de Lima et al. (2017).

121 Reflexionswürdig sind in diesem Kontext auch das jeweils leitende Verständnis/Konzept von Leiden (suffering), vgl. hierzu die Ausführungen von Bozzaro & Schildmann (2018).

122 Zu den Behandlungsformen/-optionen vgl. das Review von Best et al. (2015a) wie auch Grech & Marks (2017, S. 95–96), den Hartogh (2017), Wirth & Hurwitz (2016, S. 315–320).

deten werteorientierten Entscheidung und somit der ethischen Legitimation (Rehmann-Sutter et al., 2018; Rodrigues et al., 2018; Lokker et al., 2018; Bozzaro & Schildmann, 2018; Sulmasy, 2018b; Riedel, 2018; Gamblin et al., 2017; Maltoni et al., 2014; Bruce & Boston, 2012; EAPC/Alt-Epping et al., 2010; Schuman-Olivier et al., 2008; Morita, 2004) der tiefen, kontinuierlichen Palliativen Sedierung ein. Die aktuelle Standard Operating Procedure (SOP) »Palliative Sedierung« verweist bei der Bewertung von »refraktären psychischen und/oder existenziellen Belastungen« auf die Durchführung eines ethischen Fallgesprächs (Oechsle et al., 2017, S. 469).[123]

Die psychosoziale Symptomlast betreffend reicht die medizinische Perspektive in Bezug auf die Indikationsstellung nicht aus, zumal diesbezüglich weder definitorische Klarheit noch entsprechende Messinstrumente/klinische Einschätzungsverfahren vorliegen (Bozzaro, 2015a, S. 31; Bozzaro, 2015b, S. 99, S. 100), die diese Form rein subjektiven Leidempfindens, den primär subjektiven Charakter des psycho-existenziellen Leidens konkretisieren beziehungsweise objektivieren (Weixler et al., 2017, S. 43; Staudacher, 2017, S. 399; Krikorian & Román, 2015; Bozzaro, 2015b, S. 100; Bozzaro, 2015d, S. 132; Cassell, 2014, S. 15; Rady & Verheijde, 2012a, S. 510; Carnevale, 2009, S. 177–179; Cassell, 2004, S. 276; Gessert et al., 2004, S. 522; Morita et al., 2000; vgl. Weiher, 2011, S. 219) oder gar klassifizieren können (Reed, 2013, S. 69).[124] So formuliert Cassell (2004): »Why, (…) is it (suffering; A. R.) not more frequently diagnosed or treated? The fact that suffering, like pain, is subjective and cannot be measured may be an important reason.« (S. 276)[125] Wichtig ist, diese Grenzen wahrnehmend, nicht in die Tendenz zu verfallen, die Komplexität des Phänomens, die vielschichtigen und vielfältigen Dimensionen von Leiden zu dezimieren oder einzelne Elemente zu extrahieren. Die Komplexität und Verschie-

---

123 Vgl. hierzu auch de Vries & Plaskota (2017, S. 151), Virt & Hunstorfer (2010) wie auch Bruce & Boston (2012, S. 2737).

124 So formuliert Schuchter (2016): »Das Kategoriensystem des Leidens und der notwendigen Bedürfnisse ist keines, das in Tafeln festgehalten, in Stein gemeißelt werden kann, sondern eines, das *relational* und *prozessual* immer wieder erst entsteht und geprüft wird.« (Schuchter, 2016, S. 321; Herv. im Orig.) In seiner Kurzformel der Ethik formuliert er: »*Sich einen Begriff vom Leiden Anderer machen (Die Sorge vertiefen) und das Beziehungsgewebe der Sorge gestalten (Die Sorge erweitern)*« (Schuchter, 2016, S. 324; Herv. im Orig.). Wils & Baumann-Hölzle (2013) differenzieren in Bezug auf den Schmerz zwischen der »analytischen Ontologie« (Schmerzbeobachtung und Schmerzerklärung) und der »synthetischen Ontologie« (Schmerzerfahrung und Schmerzverstehen, Erleben aller Schmerzkomponenten) (S. 102). Diese Differenzierung lässt sich auch auf das Leiden übertragen.

125 Insbesondere dann, wenn Leiden als Emotion kategorisiert wird, wie Carnevale (2009) postuliert, kann Leiden nicht objektiv gemessen werden: »Suffering is an emotion that is subjectively particular, it is most properly understood by the person who is suffering. Given its subjective properties, suffering cannot be objectified and validly assessed by another.« (Carnevale, 2009, S. 177).

denartigkeit von Leiderfahrungen ist indes nicht zu reduzieren und fordert heraus. Es geht darum, das jeweils subjektive Erleben und Erleiden situativ zu ergründen, die jeweils individuelle Dimension zu ermessen, um die damit verbundenen Bedürfnisse und Bedarfe präzisieren zu können, zumindest jedoch sich diesen anzunähern. Komplexe Entscheidungen und Interventionen zur Leidlinderung fordern eine angemessene Proportionalität (zum Wohl der Betroffenen, mehr Nutzen als Schaden!) (vgl. Riedel, 2018; vgl. SAMW, 2019a, S. 11–12; vgl. Kirby, 2010, S. 136).

Die Vielschichtigkeit akzentuierend sei an dieser Stelle nochmals auf den von Bozzaro herausgestellten normativen Charakter des Phänomens verwiesen (Bozzaro, 2015a, S. 14; vgl. Bozzaro & Schildmann, 2018; vgl. auch van der Arend & Gastmans, 1996, S. 77) und die vielfach ausschließlich negative Konnotation (Carnevale, 2009, S. 180; vgl. Hofmann, 2017, S. 130, S. 137). Diese Gegebenheiten fordern die Bestimmung der jeweils spezifischen Normativität der Leidphänomene, um sich nicht vorschnell von dem appellativen Charakter des Phänomens (Bozzaro & Schildmann, 2018; Bozzaro 2015b, S. 94–95; Carnevale, 2009, S. 180; van der Arend & Gastmans, 1996, S. 77), von der entgegengebrachten »Ansprüchlichkeit« (Renz, 2015, S. 100; vgl. van der Arend & Gastmans, 1996, S. 77) in ein unreflektiertes Handeln drängen oder sich gar instrumentalisieren zu lassen, was wiederum Anlaß für moral distress sein könnte (vgl. Lokker et al., 2018). Reed (2013) extrahiert vier Kategorien, die kennzeichnend sind für Leidenssymptome: »Belastungserleben (distress), Not (misery), Angst (anguish) und Verzweiflung (agony)« (S. 69). Diese können als Indikatoren leitend sein und das refraktäre existenzielle oder psychische Leiden konkretisieren, das in einer bestimmten Situation, von einem Gast/einer Patientin/einem Patienten im Hospiz als individuelles Leid-Erleben, als subjektiv leidvolle Erfahrung ausgedrückt wird. Ergänzend sei an dieser Selle auf den »gesellschaftlichen Dissens« verwiesen, dem »eine Vielfalt von Vorstellungen darüber (zu Grunde liegt), was gutes Leben und Sterben ausmacht, worin menschliche Würde besteht und wie sich die individuelle Selbstbestimmung zum Tod als ultimative Grenze jeder Selbstbestimmung verhalten darf« (Jox, 2018a).

2.2.5 Der Stellenwert der Letztverlässlichkeit

Übergreifend ist zu konstatieren: In Bezug auf die Entscheidungen am Lebensende sind die eigenen und (professionell) leitenden Kriterien, subjektiven Deutungen, normativen Vorstellungen und Erwartungen an ein »gutes Lebensende«, an ein »gutes Sterben« (Streeck, 2017; Feldmann, 2012)[126], an implizit oder explizit leitende »Sterbeideale« (Saake et al., 2019; Streeck, 2016; Streeck, 2017; Streeck, 2018; Steffen-Bürgi, 2009; Dreßke, 2007; vgl. den Hartogh, 2017; vgl. Kersting, 2017[127]) sowie die Vorstellungen, Konkretionen und Definitionen von einem »guten Tod« (Streeck, 2016; vgl. Powell & Hulkower, 2017; vgl. Sturman Gordon, 2016; vgl. Steinhauser & Tulsky, 2015; vgl. Dekkers et al., 2002) von »Comfort Care« (Blinderman & Billings, 2015) beziehungsweise »ideal care« (Gamblin et al., 2017) stets verantwortungsvoll zu reflektieren und zu hinterfragen (Riedel, 2018) – insbesondere auch in Bezug auf die Prämisse der Leidenslinderung.[128] Ergänzend hierzu sind die subjektiven Vorstellungen und Konzepte der Betroffenen von einem »guten Tod«, einem »guten Sterben« zu thematisieren, da diese möglicherweise spezifische Erwartungen an die Palliativversorgung implizieren und normativ wirksam werden (Jox, 2018a; Riedel, 2018; Kastbom et al., 2017; Karlsson et al., 2017; Birnbacher, 2017a, S. 47–52; den Hartogh, 2017; Rehmann-Sutter & Lehnert, 2016; Rehmann-Sutter, 2016a; Sturman Gordon, 2016; Granda-Cameron & Houldin, 2012).

Unter »Lebensende« sollen hier nicht die letzten Wochen und Stunden verstanden werden, sondern die Summe des jeweils spezifischen Augenblicks, der für sich Lebensqualität, Würde, Respekt und eine relationale Autonomie einfordert – das heißt eine Autonomie, die Menschen durch getroffene Entscheidungen nicht isoliert, sondern miteinander verbindet – oder wie Beckmann (2017) treffend formuliert: »Dank des relationalen Charakters verbindet ›Autonomie‹ das jeweilige Subjektsein der Menschen miteinander zum ›wir‹« (S. 32; Herv. im Orig.).

Aufgrund der Heterogenität der Begrifflichkeiten, aufgrund der fehlenden Einigkeit, der fehlenden klaren fachlichen Standards in Bezug auf das komplexe Phänomen des Leid(en)s – wenngleich einzelne übergreifende Kategorien (Reed, 2013) oder Charakteristika (Bozzaro & Schildmann, 2018; Bozzaro, 2015a; Bozzaro, 2015b; Cassell, 2014) zum Phänomen des Leidens formuliert werden – ist angesichts des Einsatzes Palliativer Sedierung bei nichtphysischer Symptomlast an dieser Stelle von einer wiederkehrenden, ethisch reflexions-

---

126 »Nach dem guten Sterben zu fragen impliziert, dass es ebenso ein schlechtes Sterben gibt. Sterben wird damit zu einer bewertbaren Angelegenheit.« (Streeck, 2017, S. 31; vgl. Rehmann-Sutter & Lehnert, 2016, S. 949) Zu den ethischen Konfliktpotenzialen und ethischen Herausforderungen angesichts des Anspruchs Pflegender im Hospiz, einen »good death« für Sterbende zu ermöglichen, vgl. auch Hold (2017) und Sturman Gordon (2016).

127 Kersting (2017) bezieht die Deutungssysteme und Leitbilder des »guten Sterbens« explizit auf das hospizliche Setting und leitet die damit einhergehenden Disparitäten für die hospizliche Praxis ab (S. 290–294).

128 So erfassten de Vries und Plaskota (2017) in ihrer Studie: »Facilitating a ›peaceful death‹ was interpreted as the primary purpose of administering palliative sedation to a dying person in the hospice.« (S. 151).

würdigen Situation auszugehen (wie es auch die Rahmenwerke repräsentieren) (Rodrigues et al., 2018; Gamblin et al., 2017). Diese vielschichtigen ethischen Implikationen fordern eine verantwortungsvolle Reflexion in Bezug auf das Phänomen Leiden, »of the nature of human suffering« (Cassell & Rich, 2010, S. 435) am Lebensende ein, um eine fachlich fundierte, ethisch reflektierte und ethisch gut begründete Entscheidung treffen zu können. Aufgrund dessen ist die Einleitung einer Palliativen Sedierung nur unter Einbezug aller Beteiligten und auf der Basis einer systematisierten ethischen Abwägung »as an option of last resort« (Cassell & Rich, 2010; vgl. de Lima et al., 2017; vgl. Claessens et al., 2012) legitimiert.[129] Die im Rahmen der Palliativen Sedierung vorausgesetzte Therapierefraktärität fordert zunächst eine umfassende Identifikation und Prüfung aller potenziell entlastenden therapeutischen Angebote. Diese Analyse darf sich indes nicht ausschließlich auf die Linderung physischer Symptome beschränken, sondern muss – im Sinne einer umfassenden Analyse (physisch, psycho-existenziell, moralisch und spirituell) – »ganzheitlich« die jeweils potenziell leidfördernden Interventionen abwägen. Bozzaro (2015b) weist an dieser Stelle auf die Gefahr hin, dass »die Normativität des Leidensbegriffs einen Automatismus in Gang (...) (setzt), durch den die Linderung von Leiderlebnissen undifferenziert eingefordert oder in Aussicht gestellt wird« (S. 103) und sich in der Folge in moral distress offenbart (Lokker et al., 2018).[130] Die in der qualitativen Studie »Palliative sedation and moral distress« von Lokker et al. (2018) erfassten Ergebnisse lassen ihrerseits Situationen assoziieren, die möglicherweise insbesondere auf die (von außen oder auch vom Patienten) herangetragenen Forderungen nach einer situativen (schnellen) Leidenslinderung reagieren, ohne – aus der Perspektive der Pflegenden – die gesamte/die jeweils individuelle und komplexe Lebens- beziehungsweise Sterbenssituation zu erwägen, die ein derartiges Handeln als nachvollziehbar und insbesondere ethisch gut begründet

---

129 Bezug nehmend auf das psychische Leid als Indikation für eine Palliative Sedierung stellt Neitzke (2010, S. 356–357) folgende Fragen: »Wie weit können und wie weit dürfen Palliativmediziner den Selbsteinschätzungen ihrer Patienten folgen? Und welche Therapien müssen über welchen Zeitraum angeboten werden, bevor ein Symptom als therapierefraktär gilt? Wie lange ist Leid also zumutbar?« Fragen, die sowohl fachliche, aber insbesondere auch ethische Implikationen aufweisen. So geht es z. B. um die Balance zwischen der Zumutbarkeit von Leid und der unreflektierten, unkritischen Ausweitung eine Behandlungsoption. Alt-Epping et al. (2015; 2016) verweisen im Kontext des unerträglichen Leids ergänzend auf die Perspektive und Rolle der Angehörigen (Alt-Epping et al., 2015, S. 222; vgl. Alt-Epping et al., 2016, S. 853).

130 Eine kritische Reflexion zur Gefahr der Medikalisierung, zur »Gefahr einer sedierenden Gesellschaft« vgl. Wirt (2015). Auch Neitzke (2010) verweist auf die Gefahr einer »unkritische(n) Ausweitung der Indikationen zur Sedierung« (Neitzke, 2010, S. 357). Zur Gefahr der »Pathologisierung oder Medikalisierung der Leiderlebnisse« vgl. Bozzaro (2013, S. 297), vgl. auch Green (2015); zum Thema Leiden und Medikalisierung vgl. Streeck (2016; 2017), vgl. Karsoho et al. (2016), vgl. den Hartogh (2017).

erfassen lässt: »Nurses also reported on situations where they experienced pressure to be actively involved in the provision of palliative sedation, while they felt this was not in the patient's best interest: (1) starting palliative sedation, when the nurse felt not all options to relieve suffering had been explored yet; (2) family requesting an increase of the sedation level where the nurse felt that this may involve unjustified hastening of death; (3) a decision by the physician to start palliative sedation where the patient has previously expressed an explicit wish for euthanasia.«

Die eingangs beschriebenen professionellen Anforderungen, die damit verbundene professionelle Verantwortung das Leiden zu lindern (als genuin pflegeberuflicher Auftrag), können den Impuls fördern, vorschnell nach den Wegen zu suchen, die eine – für Außenstehende – Linderung des Leid(en)s assoziieren lassen (Riedel, 2018; Bobbert, 2017). Dieses Bestreben kann durch die explizit und/oder implizit geäußerten Erwartungen beziehungsweise »Ansprüchlichkeiten« (Renz, 2015, S. 100; vgl. van der Arend & Gastmans, 1996, S. 77) der Betroffenen – im Sinne eines institutionellen Vertrauens (Steinfath, 2016, S. 45; vgl. Dinc & Gastmans, 2012, S. 231) an die Palliative Care-Begleitung – forciert werden (»ich begebe mich in meiner schwierigen Situation vertrauensvoll in ein Hospiz«) und die Handelnden möglicherweise unter einen moralischen Druck setzen.[131] Hinzu kommt vielfach das persönliche Vertrauen der Betroffenen in das Gegenüber, alles zu tun, um das subjektiv empfundene Leid(en) zu lindern.[132] Vielfach ist es für die Betroffenen nicht möglich, selbst aktiv etwas zu unternehmen, um das situative Leiden zu lindern. In der unfreiwilligen Passivität, in der Situation der Abhängigkeit, der Asymmetrie (Dinc & Gastmans, 2012, S. 223, S. 234; Remmers, 2000, S. 381; Remmers, 2017, S. 85–87; Glahn, 2010, S. 97) und Diversität (Schnell, 2018; Schnell, 2017, S. 19–20), sind sie darauf zurückgeworfen, dem (hoffentlich vertrauenswürdigen) Gegenüber, den unterbreiteten Angeboten, auf die erhoffte Hilfe und Unterstützung zu vertrauen. Vertrauen zeigt sich so verstanden in einer (möglicherweise nicht freiwillig gewählten) »Abhängigkeitsbeziehung« (Fischer, 2016, S. 33, S. 58). In dieser Vertrauenssituation formuliert die/der Leidende – aufgrund seiner eigenen situativen Hilflosigkeit, aufgrund seiner situativen Bedürftigkeit – eine

---

131 Vgl. hierzu auch Sacks & Nelson (2007), die in ihrer Studie »A Theory of Nonphysical Suffering and Trust in Hospice Patients« unter anderem erfassen: »Participants identified nurse trustworthiness as important for decreasing energy expenditures associated with suffering.« (S. 675).

132 Vertrauen hier verstanden als »soziale Praxis (…), auf die sich die Beteiligten implizit beziehen und nach der sie ihren Erwartungshorizont beziehungsweise ihr Verhalten bestimmen« (Wiesemann, 2016, S. 73). So konnte in einer aktuellen schwedischen Studie erfasst werden: »Many participants expressed confidence in the healthcare system and trusted that they would receive treatment to avoid suffering during the process of dying.« (Kastbom et al., 2017).

»Vertrauenserwartung« (Fischer, 2016, S. 27–30, S. 57–59; vgl. Reiske, 2016). Man ist situativ gezwungen einen Vertrauensvorschuss zu leisten – vielfach blind und ohne jegliche Garantie (Schwegler & Alon, 2015, S. 154), es gilt, ein »Wagnis« einzugehen (Rother, 2015, S. 23; vgl. Petermann, 2013, S. 10, S. 18), was wiederum die Verletzbarkeit und Abhängigkeit (Dinc & Gastmans, 2012, S. 223, S. 234, S. 235) – der bereits aufgrund ihrer Situation vulnerablen Betroffenen – erhöht.[133]

Deutlich ist: Vertrauen und der damit einhergehende Vertrauensprozess in der Interaktion zwischen Vertrauensgeber und Vertrauensnehmer hat stets normative Implikationen und kann – auch aufgrund der situativen Komplexität – zu ethischen Konflikten führen (vgl. Riedel, 2018).[134] So fühlt sich die Vertrauensperson in der Pflicht, das in sie gesetzte Vertrauen, die damit verbundenen (Vertrauens-)Erwartungen sowie die vermittelte Vertrauenswürdigkeit (Reiske, 2016, S. 200) nicht zu enttäuschen und den nachvollziehbaren Wunsch der Leid(ens)linderung nach Möglichkeit zu erfüllen beziehungsweise diesem nachzukommen. Vertrauen zu verletzen wird moralisch als »nicht gut« bewertet. Allerdings darf der »Vertrauensdruck« und die professionelle moralische Dimension der Vertrauenswürdigkeit – als ein normatives Konzept (»trustworthiness as a normative concept«; Dinc & Gastmans, 2012, S. 223, S. 230; vgl. Gastmans, 2013, S. 147) – bei den Pflegenden/dem interdisziplinären Team im Hospiz nicht dazu führen, ethisch verwerfliche, ethisch nicht legitimierte Entscheidungen zu treffen (Dinc & Gastmans, 2012, S. 230, S. 235). In der Konsequenz ist die Leidenslinderung nicht immer als das höchste moralische Gebot zu befolgen, ist nicht per se als »prima facie obligation« zu verstehen (den Hartogh, 2017; vgl. Hofmann, 2017, S. 137; vgl. Green, 2015, S. 453; vgl. Nash, 2013, S. 748–749), denn nicht immer ist die Leidenslinderung per se moralisch zu verantworten (Schweidler, 2018, S. 117; Green, 2015, S. 453). Das heißt, situativ ist es moralisch gerechtfertigt oder gar moralisch gefordert, das entgegengebrachte Vertrauen zu enttäuschen. Das heißt auch, die eigenen moralischen Werte in der Entscheidung höher zu stellen als den Erhalt eines Vertrauens-

---

133 Vertrauen repräsentiert so verstanden eine Erwartungshaltung und fordert eine bestimmte Einstellung gegenüber der Person, der man in der Situation vertraut: Vertrauen beruht auf (unterstellter) Vertrauenswürdigkeit (Reiske, 2016, S. 163, S. 164, S. 200). In der Beziehung zwischen Vertrauensgeber und Vertrauensnehmer besteht indes eine (Ressourcen-)Asymmetrie. »Der Vertrauensnehmer verfügt nach Ansicht des Vertrauensgebers über die Ressourcen, die für die Lösung seines Problems hilfreich sind« (Fischer, 2016, S. 32). So vertraut die/der leidende Vertrauensgeber/in auf die lindernden Maßnahmen seitens des Vertrauensnehmers – hier die Pflegefachkraft und/oder die Ärztin/der Arzt. Zum Verhältnis zwischen Abhängigkeit und Vulnerabilität vgl. Dodds (2014).

134 Dinc & Gastmans (2012) formulieren hierzu: »Trust is a value-laden concept because it refers to the accepted vulnerability of patients and their positive expectations rather than their fears of harm.« (S. 235).

verhältnisses, einer Vertrauensbeziehung. An dieser Stelle zeigt das Phänomen Vertrauen »seine Implikationen der Verletzlichkeit des Menschen« (Wiesemann, 2016, S. 71, S. 74; vgl. Fischer, 2016; vgl. Dinc & Gastmans, 2012, S. 234), die damit einhergehende Abhängigkeit (Dinc & Gastmans, 2012, S. 231, S. 232, S. 234) (die wiederum verletzlich macht) und in der Konsequenz seine moralischen Implikationen als genuin moralische Praxis beziehungsweise als »moralisches Konzept« (Wiesemann, 2016, S. 95; vgl. Dinc & Gastmans, 2012). Vulnerabilität, Diversität und Abhängigkeit auf der Seite der Betroffenen wie auch Verantwortung, Empathie und Achtsamkeit auf der Seite der Professionellen figurieren – unter Bezugnahme auf den Wert des Vertrauens – zentrale ethische Spannungsfelder im Kontext des komplexen Phänomens des Leid(en)s.[135]

Zusammenfassend ist zu konstatieren, dass Leiden stets eine komplexe und subjektive Erfahrung ist (im Sinne eines als Leib und Identität konstituierendes Erlebens) und die »ganze« Person betrifft (physisch, psycho-existenziell, sozial und spirituell) (Hofmann, 2017; vgl. Riedel, 2018).[136] Insbesondere die existenziellen Leiddimensionen dürfen aufgrund ihres normativen Charakters und ihrer appellativen Wirkung keine schnellen therapeutischen Antworten provo-

---

135 Der Vulnerabilität als »Indikator für besondere Schutzbedürftigkeit« (Mitra et al., 2015, S. 428; vgl. Lehmeyer, 2018; vgl. Schnell, 2017, S. 20–21) sind per se weitere ethische Konfliktpotenziale inhärent. Nach Wiesemann entsteht Vulnerabilität, »wenn eine Person das Recht auf Verfolgung eines persönlichen Guts hat (…) (z. B. Leidenslinderung, A. R.), dies aber nur in substantieller Abhängigkeit von anderen Personen tun kann. Vulnerabilität kann dabei bestimmt werden als das Ausmaß des Vertrauens, das eine Person in eine andere Person oder in eine Institution setzen muss, weil sie nur so ein persönliches moralisches Gut realisieren kann.« (Wiesemann, 2016, S. 94) So definiert der Schweizer Berufsverband für Pflegefachfrauen und Pflegefachmänner (SBK/ASI, 2013) die »Vertrauenswürdigkeit« als eine der »drei exemplarischen Tugenden im pflegeethischen Kontext« und zeigt ebenfalls eine Verbindung zur Vulnerabilität beziehungsweise Verletzlichkeit der Betroffenen auf: »Bedingt durch ihre gesundheitliche Situation können Patienten abhängig und besonders verletzlich sein. Vertrauenswürdigkeit heißt, dass Pflegefachpersonen dieser Verletzlichkeit unter allen Umständen Rechnung tragen (…)« (S. 22). Das moralische Gut der Betroffenen stellt hier die Linderung des Leidens dar, die seitens der vulnerablen Betroffenen nicht unabhängig von den Professionellen realisiert werden kann. Die Betroffenen müssen darauf vertrauen können, dass ihnen Leidenslinderung gewährt wird. Dies gemäß der eingangs formulierten Prämisse von Rehmann-Sutter & Lehnert (2016), die konstatieren: »Gute Versorgung ist eine ethische Pflicht« (S. 948) und diese Pflicht wiederum wie folgt konkretisieren: »Wenn das Leiden eines Menschen behandelbar ist, entsteht für diejenigen, die über die Mittel zur Leidenslinderung verfügen, eine Pflicht, diese Mittel nicht vorzuenthalten.« (Rehmann-Sutter & Lehnert, 2016, S. 948) Zur Bedeutsamkeit der Empathie im Kontext der Thematik vgl. Mahoney & Harder (2015).
136 Vergleichbar dem Schmerz als »unmittelbare Leibempfindung« (Friedrich & Tambornino, 2016, S. 324; vgl. Wils & Baumann-Hölzle, 2013, S. 102ff.). Die Differenzierung zwischen Körper und Leib markieren Wils & Baumann-Hölzle (2013) wie folgt: »Der Körper ist der Gegenstand der Analyse« (hier: Was ist der erfassbare Hintergrund des Leide(n)s?), der »Leib ist das Medium der Synthese« (hier ist indes keine Zerlegung möglich, alle Facetten des Leide(n)s sind erleb- und erfahrbar, sind gegenwärtig) (S. 84).

zieren, sondern postulieren eine jeweils individuelle, verantwortungsvolle, ethisch reflektierte Entscheidung in Bezug auf die Behandlungsoption Palliative Sedierung! Leiden mit seinen jeweils individuellen Konturierungen fordert die Beteiligten heraus, sich einen Begriff vom Leiden des Anderen zu machen (Schuchter, 2016, S. 324) und eine individuelle, relationale Begleitung (vgl. Schotsmans, 2002) der/des Betroffenen zu realisieren. Pflegende im Hospiz sind angehalten, die jeweils augenblicklichen Ausdrucksformen des Leidens sensibel wahrzunehmen, sich – unabhängig von der jeweils gewählten Intervention und Behandlungsoption der Leidenslinderung – auf die existenzielle Situation des Leidens des vulnerablen (körperlich wie auch emotional vulnerabel; vgl. Boldt, 2015; vgl. Springhart, 2016, S. 213) Gastes/der vulnerablen Patientin/des vulnerablen Patienten (und ihrer/seiner Familie) – im Sinne einer »verdichteten Vulnerabilität« (Springhart, 2016, S. 216) – vollumfänglich, empathisch einzulassen (Riedel, 2018).[137] Hierbei ist eine Annäherung an die individuell-situative, die synthetische Ontologie anzustreben.[138] Hierbei geht es auch um die Aufrechterhaltung der leiblich-personalen Integrität der Patientinnen/Patienten/ Gäste im Hospiz.

Im Bewusstsein nichtsymmetrischer Hilfebeziehungen (Remmers, 2016b, S. 105, S. 113; Remmers, 2000, S. 381; vgl. Remmers, 2017, S. 85–87; vgl. Glahn, 2010, S. 97)[139] und vorhandener Diversitäten am Lebensende (Schnell & Schulz, 2014, S. 28; Schulz, 2017, S. 19–20; Schnell, 2018) wie auch eingedenk der Grenzen, die einer Leidenslinderung inhärent sind, ist dem jeweils individuellen »Leiden Aufmerksamkeit zu widmen« (Reed, 2013, S. 147).[140] Leiden verlangt eine Letztverlässlichkeit in allen seinen Dimensionen, aber auch in Bezug auf verantwortungsvolle Entscheidungen und eine würdevolle Begleitung in der letzten Lebensphase. Leiden postuliert eine Letztverlässlichkeit, die ihrerseits auf Vertrauen basiert, aber auch Vertrauen eröffnet (Müller-Busch, 2015, S. 10; Fleßa, 2014, S. 81; Deutsche Gesellschaft für Palliativmedizin et al., 2016, S. 11,

---

137 Wandruszka (2015) stellt hierbei das Spüren in den Fokus. Seiner Ansicht nach geht es darum, das Leiden »analytisch zu durchdringen (…), aber nicht initiiert durch die analytisch-argumentierende Ratio, sondern durch den intuitiven leibseelischen Akt des Spürens« (S. 69–70).
138 Angelehnt an Wils & Baumann-Hölzle (2013, S. 102).
139 Asymmetrien begründen ein Abhängigkeitsverhältnis, das per se mit einer weiteren Vulnerabilität einhergeht beziehungsweise die bestehende Vulnerabilität potenzieren kann (vgl. Schnell, 2017, S. 20–21).
140 Für Ferrell & Coyle (2008) sind hierbei seitens der Pflegenden folgende Grundhaltungen zentral: »nursing presence and attentive listening« (…) »*Presence* is far more than being physically available or offering expert listening skills. True presence is a sacred act. It is transformative for the nurse as well as for the patient or family member.« (S. 84; Herv. im Orig.; vgl. S. 109) Zu den Haltungen professionell Pflegender in der Begegnung mit Personen und ihrem Leiden vgl. auch Moonen et al. (2016, insbesondere S. 224–225) und Karlsson et al. (2017).

S. 15), Vertrauen in die Linderung des subjektiv unerträglichen Leidens wie auch Vertrauen in eine verantwortungsvolle, ethisch reflektierte und ethisch gut begründete Leidenslinderung und Sorge am Lebensende (Riedel, 2018).

2.3   Das Setting stationäres Hospiz und der Auftrag an die Palliativversorgung

Im Folgenden werden zunächst die Anforderungen und Orientierungspunkte an die Palliativversorgung im Setting stationäres Hospiz ausgeführt. Angelehnt an die Nationale Strategie (Deutsche Gesellschaft für Palliativmedizin et al., 2016) wird nachfolgend, in Bezug auf die Konturierung der Pflege und Begleitung im hospizlichen Setting, von Palliativversorgung gesprochen. Die Spezifika des Palliative Care Konzeptes beziehungsweise Ansatzes sind dieser Zuordnung inhärent (Radbruch et al., 2012, S. 3; vgl. Leitlinienprogramm Onkologie, 2019, S. 37, S. 38, S. 91 ff.). Für die ganzheitliche Versorgung und Begleitung der Menschen ist in Bezug auf das Versorgungskonzept zu akzentuieren: Hospizarbeit und Palliativmedizin sind nur integrativ zu denken und zu praktizieren und immer wieder in ihrer jeweils spezifischen Funktion und Bedeutung auszubalancieren (Leitlinienprogramm Onkologie, 2019; Kränzle & Weihrauch, 2018; National Consensus Project for Quality Palliative Care, 2018, iii; Müller-Busch, 2012; vgl. Riedel, 2017a; vgl. Riedel, 2017b).

In einem zweiten Teil der Darlegungen verdichtet sich die Ausrichtung auf die zentrale Thematik: Palliative Sedierung im Hospiz. Die Analyse der ethisch-normativen Orientierungspunkte ist dahingehend bedeutsam, um die sich bereits in den vorausgehenden Ausführungen herauskristallisierten ethischen Fragestellungen mit den Dispositionen im hospizlichen Setting und den Anforderungen an das hospizliche Setting abzugleichen.

Bezogen auf die Ausführungen ist das Ziel leitend, das Setting Hospiz zu charakterisieren, um erste (aus der Literatur erfassbare) Besonderheiten des Handlungsfeldes zu generieren und diese nachfolgend in Bezug auf die empirisch-methodischen Entscheidungen ermessen und kontextualisieren zu können.

2.3.1   Stationäres Hospiz – Auftrag und normative Orientierungspunkte

Die Hospizbewegung hat ihren Ursprung in den 1960er Jahren und ist eng verknüpft mit der Person Dame Dr. Cicely Saunders, die im Jahr 1967 das St. Christopher's Hospice in London gründete (Pleschberger, 2017, S. 35–37; Clark, 2016, S. 412–416; Radbruch et al., 2009, S. 278). Als weitere wichtige Wegbereiterin wird in der Literatur die schweizerisch-US-amerikanische Psychiaterin Elisabeth Kübler-Ross benannt.[141]

Entsprechend dem im deutschen Gesundheitswesen zentralen Grundsatz »ambulant vor stationär« verstehen sich stationäre Hospize als ergänzende Angebote zur ambulanten Hospizarbeit. Stationäre Hospize verfügen aufgrund dessen vielfach über einen eigenen ambulanten Hospizdienst oder sind mit diesem organisatorisch eng verbunden. »Die hospizliche Haltung, die Wünsche und Bedürfnisse der Betroffenen, ihrer Angehörigen und der ihnen Nahestehenden stehen im Mittelpunkt der Arbeit stationärer Hospize und bestimmen deren Organisation und Tagesabläufe« (Weihrauch, 2016, S. 305; vgl. Graven & Timm, 2019; vgl. Napiwotzky, 2012, S. 870–871; vgl. Radbruch et al., 2009, S. 281; vgl. Leitlinienprogramm Onkologie, 2019, S. 91 ff.). Ein weiteres Merkmal stationärer Hospize ist die Unterstützung und Begleitung durch Ehrenamtliche (Leitlinienprogramm Onkologie, 2019, S. 95–96; Napiwotzky, 2012, S. 872–873; Höver, 2012; Radbruch et al., 2009, S. 281). Hospize – als stationäre Einrichtungen – verfügen in der Regel über 8–16 Betten für Gäste/Patientinnen/Patienten.[142] Als Aufnahmekriterien gelten: »Schwerstkranke und sterbende Menschen mit einer inkurablen, fortschreitenden Erkrankung mit begrenzter Lebenserwartung, bei denen eine stationäre Krankenhausbehandlung nicht erforderlich und eine ambulante Betreuung nicht möglich ist« (Sabatowski et al., 2012, S. 110; vgl. Leilinienprogramm Onkologie, 2019, S. 93; vgl. Husebo & Mathis, 2017, S. 6–8; vgl. Student, 2017, S. 85–86; vgl. Sitte, 2016, S. 90; vgl. Aldridge Carlson & Twaddle, 2013; vgl. Nationaler Ethikrat, 2006, S. 45–46). Die Verweildauer der Gäste/Patientinnen/Patienten wird mit durchschnittlich 19 Tagen beschrieben (Weihrauch, 2016, S. 305).[143]

---

141 Ausführliche Beschreibungen zur Entstehung und zur Entwicklung der Hospizidee/der Hospizbewegung finden sich bei Gómez-Batiste et al. (2019), Miccinesi et al. (2019), Graven & Timm, (2019), Schäfer (2018), Fleckinger (2018), Pleschberger (2017, S. 34–37), Weihrauch (2016), Clark (2016, S. 412–413), Kränzle & Weihrauch (2018, S. 3–16), Heller & Pleschberger (2015), Steinebach & Schulte (2014), bei Baldwin (2014) wie auch bei Sabatowski et al. (2012), Höver (2012), Radbruch et al. (2012), Napiwotzky (2012) und bei Pfeffer (2005). Ausführliche Darlegungen zum Werdegang von Cicely Saunders finden sich bei Clark (2016, S. 83–115).

142 In einzelnen Hospizen werden die dort begleiteten Menschen als »Gäste« bezeichnet, andere Hospize wiederum sprechen von »Patientinnen und Patienten«. Um – insbesondere auch im Rahmen der geplanten empirischen Erhebungen – alle Hospize anzusprechen, werden in dieser Arbeit jeweils beide Zuweisungen (Gäste/Patientinnen/Patienten) ausgeführt.

143 Zu den Sterbeorten in Deutschland vgl. Sauer et al. (2015) wie auch Dasch et al. (2015). Das Hospiz ist in unserer Gesellschaft ein »bevorzugterer« Sterbeort (als andere Institutionen). So gaben zwei Drittel der Befragten einer repräsentativen Umfrage in Deutschland an, dass das eigene Zuhause der bevorzugte Sterbeort ist, gefolgt von einem Hospiz (Fegg et al., 2015, S. 1120–1121). Bainbridge et al. (2017) untersuchten die Qualität und Qualitätsindikatoren in Hospizen, auch in Abgrenzung zu anderen Settings und kamen zu dem Er-

Ausgangspunkt der Darlegung zentraler ethisch-normativer Orientierungspunkte sind an dieser Stelle die Grundsätze von Cicely Saunders (Saunders, 1993; Saunders, 1999; Saunders, 2006).[144] Um die Prinzipien der Palliativversorgung weiter zu verdichten, werden – parallel die aktuellen Bezugspunkte aufgreifend wie auch den genuinen Auftrag an die Versorgung im stationären Hospiz konkretisierend – zu den zentralen Grundsätzen Bezüge zur Definition der WHO (2002) hergestellt sowie insbesondere die Bezugs- und Anknüpfungspunkte in den Handlungsempfehlungen der Nationalen Strategie (Deutsche Gesellschaft für Palliativmedizin et al., 2016) analysiert. Die nationale Perspektive verlassend, um die Sicht zu erweitern und zu verdichten, wird das »White Paper on standards and norms for hospice and palliative care in Europe« (part 1 & part 2) der EAPC hinzugezogen (Radbruch et al., 2009; Radbruch et al., 2010)[145] wie auch die aktuelle Stellungnahme (»Position Statement«) der International Association for Hospice and Palliative Care (IAHPC) (de Lima et al., 2017). Das Ziel der nachfolgenden Betrachtungen ist die Konturierung der *ethisch-normativen Prämissen und Direktiven* stationär-hospizlicher Palliativversorgung sowie die damit einhergehende Klarlegung der ethisch-normativen Orientierungspunkte.[146] Die Ausrichtung begrenzt sich bewusst auf die ethisch-normativen Aussagen, so dass in der Konsequenz die in den Dokumenten ausgeführten primär fachlich konnotierten Themen der Palliativversorgung (z. B. Trauerbegleitung, Interdisziplinarität etc.) nicht Gegenstand der Analyse sind.

Als Definition für »hospice care« formuliert das »White Paper« der EAPC (Radbruch et al., 2009, S. 281): »Hospice care is for the whole person, aiming to meet all needs – physical, emotional, social and spiritual. At home, in day care

---

gebnis: »the elements of care that dying patients and their family caregivers most value« (…); »the hospices where the patients died were largely effective at addressing these priorities«.

144 Hierbei geht es um die ethische Grundhaltung in wie auch um die ethisch-normative Grundhaltung der hospizlichen Palliativversorgung.

145 Das »White Paper« ist im Rahmen eines Delphi-Prozesses unter der Beteiligung von 35 unterschiedlichen, nationalen Hospizverbänden aus 22 europäischen Ländern entstanden (Radbruch et al., 2009, S. 279). Das Papier umfasst folgende fünf Schlüsselthemen von Palliative Care (»key elements of palliative care«): »Definition and terminology of palliative care and hospice care, common values and philosophy, levels of care, patient group, services and settings« (S. 279).

146 Bewusst wird hier nicht von einer (institutionellen) Hospiz-Kultur oder Hospiz-Philosophie gesprochen (vgl. z. B. Campbell & Black, 2014, S. 14; vgl. ten Have & Welie, 2014, S. 132; vgl. Aldridge Carlson & Twaddle, 2013; und ausführlich bei Lindner, 2016), da dies eine sehr viel differenziertere Analyse voraussetzt. Vielmehr stehen nachfolgend die zentralen, wiederkehrenden ethisch-normativen Eck- und Orientierungspunkte des Handelns und Entscheidens im Rahmen der hospizlichen Palliativversorgung im Fokus, die in einem nächsten Schritt – der Praxisexploration – komplementiert werden. Eine sehr viel umfassendere Analyse (»an analysis of statements on practice and ethics«) – als die hier vorliegende – erstellten Barazzetti et al. (2010).

and in the hospice, they care for the person who is facing the end of life and for those who love them. Staff and volunteers work in multiprofessional teams to provide care based on individual need and personal choice, striving to offer freedom from pain, dignity, peace and calm.«[147]

Saunders formulierte ihrerseits zentrale Kernpunkte der Palliativversorgung wie den Grundsatz »high person, low technology«, das heißt, das Menschliche tritt in den Vordergrund, das medizinisch – mit viel technischem Aufwand – Machbare tritt indes in den Hintergrund. Als anzustrebende Zieldimension der Palliative Care deklariert Saunders die Lebensqualität des Patienten (vgl. Saunders, 2006; vgl. Saunders, 2009; vgl. Saunders, 1999; vgl. Saunders, 1993) und misst damit der Lebensqualität einen signifikanten Stellenwert zu. Die Ausrichtung und Orientierung der Palliativversorgung an der Lebensqualität wird in den Folgejahren sowohl in der Definition der WHO (2002) als auch in den Rahmenwerken (z. B. Charta zur Betreuung schwerstkranker und sterbender Menschen in Deutschland; Deutsche Gesellschaft für Palliativmedizin, et al., 2015) aufgegriffen. So lautet der erste Satz der WHO-Definition (2002): »Palliative Care is an approach that improves quality of life of patients and their families« (Palliative Care ist ein Ansatz zur Verbesserung der Lebensqualität von Patienten und ihren Familien), und: »Palliative Care will enhance quality of life, and may also positively influence the course of illness« (Palliative Care fördert Lebensqualität und kann möglicherweise auch den Verlauf der Erkrankung positiv beeinflussen).[148] Hervorhebenswert ist einerseits der hohe Stellenwert der Lebensqualität im Kontext der Palliativversorgung und andererseits die perspektivische Ausrichtung der Definition: So geht es nicht nur um die Lebensqualität der Gäste/Patientinnen/Patienten, sondern auch um die Lebensqualität der Familien – das heißt auch um die Lebensqualität der An- und Zugehörigen. Im Rückbezug auf Saunders und die Definition der WHO (2002) ist somit zu konstatieren: Die Verbesserung der Lebensqualität wie auch das Empfinden der Lebensqualität bezieht das soziale Umfeld, die Familie, die An- und Zugehörigen mit ein. Das Augenmerk richtet sich somit auch auf ihre (Familie, An- und Zugehörige) Lebensqualität, zugleich beeinflussen sie (Familie, An- und Zugehörige) die Lebensqualität der Gäste/Patientinnen/Patienten.

In diesem Kontext ausschließlich die gesundheitsbezogene Lebensqualität zu assoziieren, greift zu kurz, vielmehr ist Lebensqualität im Kontext der Palliativversorgung als ein umfassendes – und insbesondere hochgradig subjektives – Konzept zu verstehen und zu vertreten (Riedel, 2016a, S. 347–349; Aulbert, 2012;

---

147 Definitorische Abgrenzungen finden sich sowohl bei Radbruch et al. (2009), Izumi et al. (2012), Doberman & Cobbs (2017, S. 52) wie auch bei Hui et al. (2013).
148 Vgl. hierzu auch die Ausführungen bei de Lima et al. (2017).

Radbruch et al., 2009, S. 283–284; Linde, 2018; Leitlinienprogramm Onkologie, 2019, S. 45; Nikolic et al. 2019, S. 63). Die WHO (2002) definiert »Quality of Life as an individual's perception of their position in life in the context of the culture and value systems in which they live and in relation to their goals, expectations, standards and concerns. It is a broad ranging concept affected in a complex way by the person's physical health, psychological state, personal beliefs, social relationships and their relationship to salient features of their environment.« Deutlich wird in dieser Definition, dass Lebensqualität kein statischer Zustand ist, sondern beeinflusst ist von einer Vielfalt an Einfluss- und Kontextfaktoren. Evident ist in dieser Definition ferner: Lebensqualität kann nur individuell konturiert, empfunden und definiert werden. Dies trifft Eychmüller (2014) folgend insbesondere auf die letzte Lebensphase zu, »wo in Anbetracht der verrinnenden Zeit, aufgrund der individuellen Lebensgeschichte enorm verschiedene Faktoren über ein kleines Glück, ein wenig Zufriedenheit oder sogar eine enorm hohe Lebensqualität durch das Erleben einer ›letzten Reifung‹ entscheiden« (S. 72).[149]

Auch in weiteren Rahmenwerken für die Palliativversorgung ist offenkundig, dass die Lebensqualität einen wiederkehrenden Bezugs- und Orientierungspunkt bildet (vgl. z. B. auch Radbruch et al., 2009, S. 283; vgl. de Lima et al., 2017; vgl. Leitlinienprogramm Onkologie, 2019, S. 36, S. 37, S. 40). Die »Handlungsempfehlungen im Rahmen einer Nationalen Strategie« (Deutsche Gesellschaft für Palliativmedizin et al., 2016) reklamieren ihrerseits den Anspruch »auf bestmögliche Lebensqualität« (S. 7), allerdings wird in den nachfolgenden Ausführungen nicht operationalisiert, was explizit unter einer bestmöglichen Lebensqualität subsumiert und verstanden wird. Ergänzend und abschließend sei an dieser Stelle die S3-Leitlinie »Palliativmedizin für Patienten mit einer nicht heilbaren Krebserkrankung« (Leitlinienprogramm Onkologie, 2019) zitiert, die als »konsensbasiertes Statement« unter den Grundsätzen der Palliativversorgung formuliert: »Palliativversorgung stellt die Lebensqualität der Patienten (…) und ihrer Angehörigen in das Zentrum aller Bemühungen« (S. 40; vgl. S. 37). Die Dokumente explizieren in der Redundanz die Bedeutsamkeit des komplexen Phänomens beziehungsweise des Konzepts der Lebensqualität für die Palliativversorgung und den vielfach damit verbundenen Auftrag der (Symptom- und) Leidenslinderung. Bereits diese begrenzten Ausführungen verdeutlichen die enorme Verantwortung im Umgang mit dem – häufig inflationär verwendeten – Begriff der Lebensqualität insbesondere dann, wenn sich

---

149 Eychmüller (2014) fasst die Charakteristika des Konzeptes in Bezug auf die Palliativversorgung wie folgt zusammen: »Lebensqualität am Lebensende ist wahrscheinlich etwas Zartes und Zerbrechliches, sicher ziemlich bescheiden« (S. 78). Zu den ethischen Implikationen des Konzeptes vgl. Milton (2013).

die Lebensqualität in der letzten Lebensphase zu einem zunehmend fragiler werdenden Konstrukt entwickelt und sich auf eine – lebenssituationsbedingt – höchst vulnerable Zielgruppe bezieht.

Als einen weiteren Grundsatz formuliert Saunders: »Offenheit und Wahrhaftigkeit sind die Grundlage des Vertrauensverhältnisses zwischen allen Beteiligten« (vgl. Saunders, 2006; vgl. Saunders, 2009; vgl. Saunders, 1993). In den Handlungsempfehlungen (im Rahmen einer Nationalen Strategie) zu Leitsatz 1 (der Charta zur Betreuung schwerstkranker und sterbender Menschen; Deutsche Gesellschaft für Palliativmedizin, et al., 2015; 2016) wird dieser Aspekt unter dem Leitgedanken der »Letztverlässlichkeit« subsumiert: »Vertrauen – als zentrales Element des menschlichen Zusammenlebens – beruht auf Verlässlichkeit. (…) Letztverlässlichkeit stellt eine wesentliche Grundlage dar, durch eine Perspektive der Fürsorge und humanen Miteinanders ein Sterben unter würdigen Bedingungen zu ermöglichen.« (S. 11, S. 14)[150] Der Wert der Letztverlässlichkeit greift somit den Grundsatz von Saunders auf, da sich aus der Verlässlichkeit das Vertrauen – als ein zentrales Element der Palliativversorgung – ableitet beziehungsweise die Letztverlässlichkeit die Basis für das Vertrauen in die Palliativversorgung abstützt (Fleßa, 2014, S. 81; Müller-Busch, 2015, S. 10).[151] Letztverlässlichkeit ist somit – neben der Lebensqualität – als eine weitere Orientierungsdirektive der Palliativversorgung bedeutsam.

Ein weiterer Grundsatz von Saunders sei an dieser Stelle ausgeführt, der sich in den weiteren Ausführungen – vergleichbar zur Ausrichtung an der Lebensqualität – als signifikant erweist: Die Bejahung des Lebens, (die) Akzeptanz von Sterben und Tod als Teil des Lebens. Der Tod wird weder beschleunigt noch hinausgezögert. Aktive Sterbehilfe wird strikt abgelehnt (Saunders, 2006; Saunders, 1993). Diese Maxime hat nach wie vor eine hohe Aktualität und zeigt sich demzufolge in relevanten Positionierungen zu den zentralen Direktiven der Palliativversorgung in Hospizen. So formuliert z. B. die WHO (2002) in ihrer Definition von Palliative Care: »Palliative Care affirms life and regards dying as a normal process, intends neither to hasten or postpone death« (Palliative Care bejaht das Leben und erkennt Sterben als normalen Prozess an, beabsichtigt weder die Beschleunigung noch die Verzögerung des Todes). Diese für die Pal-

---

150 Fleßa (2014) beschreibt die Wechselwirkung zwischen den Werten der Letztverlässlichkeit und dem Vertrauen: »eine gewisse Letztverlässlichkeit muss gegeben sein, um Vertrauen (…) zu wagen«, aber auch: »Letztverlässlichkeiten ermöglichen erst Vertrauen« (S. 81). In Bezug auf die Palliativversorgung konstatiert er: »Palliativmedizin impliziert eine Letztverlässlichkeit in allen Dimensionen der menschlichen Existenz« (Fleßa, 2014, S. 81).

151 So formuliert Müller-Busch (2015, S. 10): »Der Begriff der Letztverlässlichkeit soll aus der Perspektive der Betroffenen das Vertrauen in eine bedingungslose Verlässlichkeit in der letzten Lebensphase fördern (…).« Dazu gehören für Müller-Busch Aspekte wie: »Zuverlässigkeit«, »Prävention von Leiden und Verfügbarkeit von Leidenslinderung am Lebensende« wie auch »Respekt vor Autonomie und Achtung der Würde«.

liativversorgung wichtige Prämisse greifen sowohl die Handlungsempfehlungen im Rahmen der Nationalen Strategie (Deutsche Gesellschaft für Palliativmedizin et al., 2016, S. 10–17), das »White Paper on standards and norms for hospice and palliative care in Europe« (Radbruch et al., 2009, S. 284[152]), das aktuelle »Weißbuch der European Association for Palliative Care« zum Thema »Euthanasie und ärztlich assistierter Suizid« (Radbruch et al., 2015)[153], die S3-Leitlinie (Leitlinienprogramm Onkologie, 2019, S. 37) wie auch das aktuelle Positionspapier der International Association for Hospice and Palliative Care (IAHPC) (de Lima et al., 2017) auf. Exemplarisch sei hier auf die Ausführungen in dem Weißbuch verwiesen, die abschließend statuieren: »Euthanasie (ist) kein Teil der Palliativversorgung. (…)[154] Palliativversorgung beruht auf der Ansicht, dass selbst in den verzweifeltsten Momenten eines Patienten durch einfühlsame Kommunikation basierend auf Vertrauen und Partnerschaft die Situation verbessert und eine Änderung seiner Sichtweise, dass das Leben lebenswert ist, erreicht werden kann«[155] (Radbruch et al., 2015; vgl. auch de Lima et al., 2017). Das im Rahmen eines Delphi-Verfahrens entwickelte Positionspapier rekurriert in Punkt 11 auf die Palliative Sedierung als Behandlungsoption: »Palliative Sedierung kann eine Option für viele Situationen bedeuten, in denen Patienten Euthanasie oder ärztlich assistierten Suizid wünschen«[156], und akzentuiert in Punkt 12: »Palliative Sedierung bei sterbenden Patienten ist von Euthanasie zu unterscheiden«[157] (Radbruch et al., 2015; vgl. hierzu auch Deutsche Gesellschaft für Palliativmedizin, 2014; vgl. hierzu auch de Lima et al., 2017; Miccinesi et al., 2019[158]). Hier zeigt sich offenkundig eine erste Kausalität zwischen den Orientierungsdirektiven der Palliativversorgung und der Palliativen Sedierung als Behandlungsoption. Inwiefern die Prämissen der Palliativversorgung zur Ent-

---

152 »Palliative care seeks neither to hasten death nor to postpone death« (Radbruch et al., 2009, S. 284).

153 Im Original: »Euthanasia and physician-assisted suicide: A white paper from the European Association for Palliative Care« (Radbruch et al., 2016).

154 Im Original: »The EAPC position paper states, that euthanasia is not a part of palliative care« (Radbruch et al., 2016, S. 114).

155 Im Original: »Palliative care is based on the view that even in a patient's most miserable moments, sensitive communication, based on trust and partnership, can improve the situation and change views that his or her life is worth living.« (Radbruch et al., 2016, S. 114).

156 Im Original: »Palliative sedation may offer an option for many conditions in which patients may request euthanasia or PAS« (Radbruch et al., 2016, S. 110) (PAS = physician-assisted suicide).

157 Im Original: »Palliative sedation in those imminently dying must be distinguished from euthanasia« (Radbruch et al., 2016, S. 111).

158 Das aktuelle Positionspapier der International Association for Hospice and Palliative Care (IAHPC) zu »Euthanasia and Physician-Assisted Suicide« (de Lima et al., 2017) formuliert dazu: »Distinguishing palliative sedation from euthanasia and PAS is based on the ethical principles of beneficence (duty to alleviate suffering) and nonmaleficence (duty to prevent or avoid harm). It should never be used with the intention to shorten life.«

scheidungs- und Handlungssicherheit im Praxisalltag des stationären Hospizes beitragen, ist im Folgenden zu analysieren und muss demzufolge ein zentraler Gegenstand der Praxisexploration sein. Aus den wiederkehrenden Grundsätzen in den analysierten Dokumenten lassen sich indes folgende ethisch-normative Prämissen und Direktiven für die Palliativversorgung im Setting stationäres Hospiz konturieren:

- Lebensqualität als Ziel (vgl. auch: Leitlinienprogramm Onkologie, 2019, S. 36, S. 37, S. 40)
- Letztverlässlichkeit als Basis für Vertrauen
- Linderung von Leiden als Auftrag
- Ablehnung des ärztlich assistierten Suizids als Haltung (verstärkend: Miccinesi et al., 2019; de Lima et al., 2017)[159]
- Und: »Im Sterben mehr Leben zu geben und gleichzeitig das Sterben nicht aufhalten« (Deutsche Gesellschaft für Palliativmedizin, 2014, S. 10; vgl. Radbruch et al., 2009, S. 284)
- Zentrale Werte sind hierbei die Autonomie der Gäste/Patientinnen/Patienten und die Würde der Gäste/Patientinnen/Patienten (vgl. hierzu insbesondere Radbruch et al., 2009, S. 283; Müller-Busch, 2015, S. 10; Deutsche Gesellschaft für Palliativmedizin et al., 2016; Riedel, C., 2017, S. 24–25; de Lima et al., 2017)

Diese Prämissen an die Palliativversorgung dürfen nicht darüber hinwegtäuschen, dass es nach wie vor Situationen gibt, in denen bei einzelnen Gästen/Patientinnen/Patienten nicht alle Symptome gelindert werden können. Auch sichert dieser Ansatz nicht immer das erwünschte »friedliche«, »gute« Sterben (SAMW, 2019b, S. 15–16) – auch nicht im hospizlichen Setting. So formulierte bereits Saunders: »Man kann natürlich nicht sagen, dass jeder Patient im Hospiz völlig von Schmerzen befreit sei, den Tod vollkommen akzeptiert und herrlich sterben wird.« (1999, S. 106) Ideale des guten Sterbens zu vertreten und der Versuch diese normativ umzusetzen (Steffen-Bürgi, 2009; Graven & Timm, 2019; Sturman Gordon, 2016), dürfen nicht als verklärende Versprechen oder gar in Idealisierungen formuliert werden, die im hospizlichen Alltag nicht

---

159 Dieses – in internationalen Rahmenwerken –wiederholt formulierte Postulat gerät – so das Survey von Dierickx et al. (2018) – in der internationalen Palliative Care-Praxis ins Wanken beziehungsweise in der Studie wird deutlich, dass die Integration von Palliative Care-Unterstützung Euthanasie nicht (mehr) ausschließt. So kommen die Autoren für Belgien/Flandern (wo Euthanasie im Jahr 2002 legalisiert wurde) zu folgendem Ergebnis: »In Flanders, in the context of legalized euthanasia, euthanasia and palliative care do not seem to be contradictory practices. A substantial proportion of people with a euthanasia request are seen by palliative care services, and for a majority of these, the request is then granted, often with the involvement of palliative care services in the decision-making or the actual performance of euthanasia.« (S. 120).

haltbar sind. Ein Hospiz kann indes die Versorgungssicherheit und Versorgungsverlässlichkeit vermitteln. Sterben ist komplex und »gutes Sterben« voraussetzungsvoll – wobei hier die »Definitionsmacht und Deutungshoheit« beim Sterbenden belassen werden sollte (Stadelbacher, 2017, S. 65). Es geht darum, Sterben als Teil des Lebens bis zum Ende leben zu können (Saunders, 1999; Lindner, 2016, S. 88; Miccinesi et al., 2019), und es geht um Würde. »Damit ist nicht vorrangig die abstrakte, absolute Würde, sondern die individuelle Würde des einzigartigen und einmaligen Menschen angezeigt.« (Riedel, C., 2017, S. 24)

Höver (2012) charakterisiert »Hospiz« zusammenfassend als »eine Grundhaltung zum Leben – zum Leben bis zuletzt, eine Grundhaltung im Umgang mit Sterben und Tod, die unser Denken und Erkennen, unser Kommunizieren und Handeln überall dort bestimmt, wo Beherbergung und Begleitung auf dem letzten Stück des Lebensweges gefordert sind.« (S. 431)

2.3.2 Palliative Sedierung im stationären Hospiz als Behandlungsoption

Die Konturierung der spezifischen ethisch-normativen Orientierungspunkte ermöglicht eine Annäherung an die – im Rahmen der hospizlichen Palliativversorgung – beachtlichen Direktiven. Diese können als Entscheidungsgrundlage und als ethisch-normative Rahmung für Handlungs- und Behandlungsoptionen bedeutsam sein, sie können zugleich auch Auslöser für ethische Konflikte oder moralisches Unbehagen sein, sodass sie im Folgenden als relevante und reflexionswürdige Bezugspunkte signifikant sind. Die nachfolgenden Ausführungen haben zum Ziel – basierend auf der Literatur – Palliative Sedierung als Behandlungsoption mit dem spezifischen Setting stationäres Hospiz in Verbindung zu bringen. Den Nachweis, inwieweit die aus Studien und der Literatur erfassbaren Hinweise den Praxisalltag repräsentieren, liefert die empirische Praxisexploration im Rahmen der Fokusgruppen.

Palliative Sedierung ist eine potenzielle Behandlungsoption in Hospizen, das zeigen die Ausführungen im aktuellen Positionspapier der International Association for Hospice and Palliative Care (IAHPC): »In rare cases when physical, psychosocial, or spiritual distress is refractory to all other palliative efforts, palliative sedation is an effective option of last resort« (de Lima et al., 2017).[160] Die damit verbundenen ethischen Konflikte sind Gegenstand empirischer Studien. Die nachfolgenden Ausführungen belegen dies exemplarisch anhand

---

160 Hinweise darauf, dass Palliative Sedierung eine realisierte Behandlungsoption in stationären Hospizen ist, finden sich u. a. auch bei Ziegler (2019), Vivat et al. (2019), Miccinesi et al. (2019), Ingravallo et al. (2019), Klein et al. (2018), Stiel et al. (2018a), Caraceni et al. (2018), Bodnar (2017), de Vries & Plaskota (2017), Lux et al. (2017), Lux et al. (2015), Maiser et al. (2017), van Deijck et al. (2016a), bei Azoulay et al. (2016) sowie bei van Delden (2013).

einzelner Studien, ohne den hiesigen Anspruch an eine repräsentative Wiedergabe der aktuellen Studienlage. Die qualitative Studie von Hunt et al. (2012) (»A qualitative analysis of hospice clinical ethics committee (CEC) discussions«) analysiert die Zusammenfassungen aus Klinischen Ethikkomitees in Hospizen in Großbritannien aus den Jahren 2007–2011 mit der folgenden Fragestellung (S. 176): »What themes arise in the CEC discussions as presented in meeting summaries?« Hierbei konnten fünf übergreifende Themen analysiert werden: (1) timeliness of decision-making, (2) holistic care, (3) contextual openness, (4) values diversity and (5) consensual understanding (S. 176) – dem letzten Punkt wurde im Rahmen der qualitativen Analyse folgender Code zugewiesen: »Debate and critique relating to sedation« (S. 179). Deutlich werden in der Studie die ethischen Implikationen hospizlicher Praxis und die Präsenz der Palliativen Sedierung als Gegenstand ethischer Reflexion. Ethische Konfliktfelder im hospizlichen Setting im Kontext der Thematik legen ferner die Studien von Ballentine & Dalinis (2014) sowie von de Vries & Plaskota (2017) dar.[161] Die qualitative Studie von Walker & Breitsameter (2016; 2015) in Hospizen hat die dort beobachtbaren ethischen Konfliktfelder und Konfliktkonstellationen zum zentralen Gegenstand. Die erfassten Konfliktfelder beziehen sich hierbei auf Sachthemen (die Pflege und die Medikation) und auf Konfliktkonstellationen. Letztere betreffen das Verhältnis der Pflegenden zu den Gästen, das Verhältnis der Gäste zu den Angehörigen und das Verhältnis der Pflegenden zu den Angehörigen (Walker & Breitsameter, 2016, S. 241). In Bezug auf die hier bedeutsame Analyse ist von Interesse, ob die Palliative Sedierung als ein wiederkehrendes Konfliktfeld in stationären Hospizen im Rahmen der Studie erfasst wurde. Sowohl die Ergebnisse aus dem Konfliktfeld »Pflege« als auch aus dem Konfliktfeld »Medikation« lassen die Thematik Palliative Sedierung assoziieren, wenngleich die Behandlungsoption darunter nicht explizit ausgeführt wird (Walker & Breitsameter, 2016, S. 241–243; Walker & Breitsameter, 2015, S. 326). Erst in der Zusammenfassung wird die Palliative Sedierung als Konfliktfeld explizit benannt (Walker & Breitsameter, 2016, S. 252). In der Perspektive auf die Entscheidungsspielräume in den stationären Hospizen (Walker & Breitsameter, 2013a; 2013b) wurde die »terminale Sedierung« als eines der »besonders problematische(n) Entscheidungsfelder« aufgeführt (Walker & Breitsameter, 2013a, S. 309; vgl. Walker & Breitsameter, 2015, S. 326). Deutlich wird auch in

---

161 Auf ethische Konfliktfelder im Rahmen der Pflege am Lebensende aus der Perspektive der Pflegenden verweist u. a. die Studie von Hold (2015), Ciancio et al. (2019) wie auch Gastmans (2012); zu ethischen Konfliktfeldern im Kontext von Palliative Care verweisen ferner die »Clinical Practice Guidelines for Quality Palliative Care« (2018, S. 52), Prince-Paul & Daly (2019), Quill & Miller (2014), Webb (2005), ten Have & Clark (2002) und Loewy & Loewy (2000) sowie per se im Rahmen der hospizlichen Versorgung: Kirk & Jennings (2014).

dieser Studie: Palliative Sedierung in Hospizen ist ein Thema bezeihungsweise stellt eine Behandlungsoption dar, die ethisches Konfliktpotenzial birgt. In einer qualitativen Interviewstudie mit Haupt- und Ehrenamtlichen im stationären Hospiz zur »Ermöglichung von Selbstbestimmung im Hospiz« (Salloch & Breitsameter, 2011; Salloch & Breitsameter, 2010) wird auf den Lebensbereich »medizinische und pflegerische Maßnahmen« (Salloch & Breitsameter, 2011, S. 223) rekurriert, allerdings jedoch ohne deren Gegenstände zu explizieren. In einer Interview-Studie, die ethische Konflikte seitens Sozialarbeiter/innen in amerikanischen Hospizen erfasst (Dennis et al., 2014), werden ethische Konflikte und Implikationen benannt, die sich gemäß der Studie insbesondere auf die definitorischen Grenzen von Leben und Tod und auf Entscheidungen im Kontext der Lebensqualität beziehen, aber auch Behandlungsoptionen (discussing treatment options) betreffen (S. 951). Wennngleich die beiden letztgenannten Studien die Palliative Sedierung nicht explizit benennen beziehungsweise als ein wiederkehrendes ethisches Konfliktfeld erfassen, so machen die analysierten Studien und aktuelle Publikationen dennoch deutlich, dass ethische Fragestellungen und ethische Konflikte genuiner Gegenstand hospizlicher Begleitung und der Palliativversorgung im Hospiz sind (vgl. de Vries & Plaskota, 2017; vgl. Rehmann-Sutter, 2016b; vgl. Ballentine & Dalinis, 2014; vgl. Tobin, 2014; vgl. Hunt et al., 2012; vgl. Riedel, 2017a; 2017b; vgl. Riedel, 2012; vgl. Daiker & Riedel, 2010).

Wichtig ist es im Rahmen dieser Arbeit, die schwierigen und ethisch komplexen Entscheidungen in Bezug auf die Palliative Sedierung sowie die damit einhergehenden Kontroversen und Wertekonflikte nicht ausschließlich auf der Basis der Literatur zu fundieren, sondern gleichsam aus der Perspektive der Praxis zu explorieren und zu konturieren. Die ergänzende Praxisexploration ist auch vor dem Hintergrund konstitutiv, da Palliative Sedierung insbesondere in Bezug auf die Hospizkultur, die Hospizphilosophie, im hospizlichen Setting durchaus auch kritisch gesehen und konnotiert wird (ten Have & Welie, 2014, S. 132–133; Kerkovius, 2014[162]).

---

162 So trug eine Ausgabe der Zeitschrift »PraxisPalliativeCare – Für ein gutes Leben bis zuletzt« im Jahr 2014 den Titel: »In Ruhe sterben oder: Palliativ sedieren?«. Im Jahr 2018 veröffentlichte die identische Zeitschrift ein Heft mit dem Titel: »Palliative Sedierung: Regel oder Ausnahme?«.

2.4. Ethik-Leitlinien und Eckpunkte der Ethik-Leitlinienentwicklung

Inzwischen existieren sowohl eine Standard Operating Procedure (SOP) (Oechsle et al., 2017) wie auch mehrere Rahmenwerke, die dezidierte Darlegungen und Informationen zur fachlich korrekten Einleitung und Durchführung einer Palliativen Sedierung formulieren (z. B. Weixler et al., 2017; Roider-Schur et al., 2018; Orsi & Gristina, 2017; vgl. SAMW, 2019a; Radbruch et al., 2015; Dean et al., 2012; EAPC/Alt-Epping et al., 2010; Neitzke et al., 2010a; Cherny et al., 2009; Verkerk, 2007; Legemaate et al., 2007; Morita et al., 2005).[163] In den vorliegenden Rahmenwerken wird vielfach auf die ethische Brisanz der Behandlungsoption Palliative Sedierung verwiesen, indes enthalten sie keine explizit unterstützenden Elemente für die ethische Reflexion und die ethisch begründete Entscheidungsfindung – komplementär zu der fachlich fundierten Entscheidung.[164] Laut Schildmann & Schildmann (2012) fehlen in den ihrerseits analysierten Leitlinien zur Palliativen Sedierung vor allem Empfehlungen zu ethischen und kommunikativen Aspekten sowie ethisch-normativ begründete Positionen.[165] Die Bedeutsamkeit der ethischen Reflexion, einer ethisch begründeten Entscheidung und der Bedarf ethischer Kompetenzen im Kontext der Behandlungsoption selbst, im Rahmen der Indikationsstellung sowie im Prozess der Beratung und Realisierung von Palliativer Sedierung ist in der Literatur unstrittig.[166] Der dezidierte Anspruch an eine ethische Abwägung und an eine

---

163 Vgl. hierzu auch Abarshi et al. (2014); Abarshi & Payne (2014). Eine Darlegung der relevanten Unterschiede in den Rahmenwerken zeigt z. Bsp. das Review von Schildmann & Schildmann (2014) sowie die Analyse von Gurschick et al. (2015) und das Papier von Berger (2010). Länderübergreifende Unterschiede (England, Niederlande und Belgien) in Bezug auf die ethische Argumentation/»the ethical reasoning« zeigt die Studie von Seale et al. (2014), ausgehend von der Hypothese »The application of ethically controversial medical procedures may differ from one place to another« (S. 339).»International variations in clinical practice guidelines for palliative sedation« zeigen auch das Review von Abarshi et al. (2017).

164 Vgl. hierzu ausführlich die Studie von Schildmann & Schildmann (2012) sowie Berger (2010). Papavasiliou et al. (2013) verweisen in ihrem Review darauf, dass in den Definitionen von »terminal sedation« vielfach »ethical considerations« enthalten sind (in 18 von 52 analysierten Definitionen im Zeitraum von 1994–2011), was wiederum die ethischen Implikationen im Kontext der Behandlungsoption verdeutlicht und den Bedarf unterstützender Verfahren zur ethischen Reflexion akzentuiert. Vgl. hierzu u. a. auch die Studie von de Vries & Plaskota (2017).

165 Vgl. auch Schildmann et al. (2018), Klein et al. (2018), Radbruch & Nauck (2010), Battin (2008), Morita et al. (2005), Rousseau (2003).

166 Vgl. Banerjee & Freeman (2019), Clinical Practice Gudelines for Quality Palliative Care (2018, S. 52), de Lima et al. (2017), Alt-Epping (2017), Henry (2017), Alt-Epping et al. (2016), Alt-Epping et al. (2015), Reiter-Theil & Schürmann (2016), Radbruch et al. (2015), ten Have & Welie (2013), Cellarius (2013), Rys et al. (2013a), Laufenberg-Feldmann et al.

ethisch begründete Entscheidung im Zusammenhang mit der Therapieentscheidung zur Behandlungsoption Palliative Sedierung wird unterschiedlich
stark erhoben beziehungsweise herausgestellt (Schildmann & Schildmann,
2013), deren Relevanz ist aufgrund der aufgezeigten Komplexität der Entscheidungsgrundlagen und aufgrund der mit der Behandlungsoption verbundenen
Konsequenzen indes unstrittig. Die »Medizin-ethischen Richtlinien und Empfehlungen Palliative Care« der Schweizerischen Akademie der Medizinischen
Wissenschaften (SAMW) verweisen unter der Überschrift »Sedation« auf die
Besonderheiten und kritischen Punkte der Palliativen Sedierung sowie auf die
Bedeutsamkeit der ethischen Reflexion in Bezug auf die »einschneidende Entscheidung« einer kontinuierlichen Palliativen Sedierung (SAMW, 2019b, S. 16;
vgl. SAMW, 2019a, S. 22–23). Übergreifend formulieren Nauck et al. (2007, S. 72;
vgl. Radbruch & Nauck, 2012): »Palliative Sedierung beruht immer auch auf
einer ethischen und nicht nur auf einer rein medizinischen Entscheidung.«[167]

(2012), Billings & Churchill (2012), Schildmann et al. (2012), Schildmann & Schildmann
(2014), Schildmann & Schildmann (2012), Radbruch & Nauck, (2012), Juth et al. (2012),
Hahn (2012), Peintinger (2011), Pakaki et al. (2010), Nauck (2011), Nauck et al. (2010), Virt
& Hunstorfer (2010), EAPC/Alt-Epping et al. (2010), Neitzke et al. (2010a), Schäfer (2010),
Matersvedt & Bosshard (2009), Cellarius (2008), Nauck et al. (2007), Nationaler Ethikrat
(2006), Müller-Busch et al. (2006), Weber et al. (2005), Neitzke & Frewer (2004), Rothärmel
(2004), Müller-Busch (2004a), Morita et al. (2003), Hallenbeck (2000). Ergänzend lässt sich
die Bedeutsamkeit ethischen Reflexionsbedarfs im Kontext der Behandlungsoption Palliative Sedierung daran ablesen, dass vielfach in Publikationen – zur Ethik in der Palliativmedizin, zu ethischen Fragestellungen im Rahmen von Palliative Care oder am Lebensende – Palliative Sedierung explizit oder gar exemplarisch im Kontext von Ethik und
ethischer Reflexion thematisiert wird, wie zum Beispiel bei Prince-Paul & Daly (2019),
Henry et al. (2017), Yennurajalingam & Bruera (2016), Billing (2014), Nash (2013), British
Medical Association/Ethics Department (2012), Shimizu (2012), Nauck (2011), Remenyi
(2008), Müller-Busch et al. (2007), Thorns (2005), Broeckaert & Nunez Olarte (2002),
Jannsens et al. (2002), Janssens (2001). Zu den Belastungen aufgrund ethischer Konflikte im
Kontext der Behandlungsoption Palliative Sedierung aus der Perspektive der Pflegenden
vgl. u. a. Lokker et al. (2018), Zuleta-Benjumea et al. (2018), de Vries & Plaskota (2017),
Seymour et al. (2015), Rys et al. (2013), Patel et al. (2012), Gielen et al. (2012), Rietjens et al.
(2007), Morita et al. (2004). Im Rahmen einer Fokusgruppenstudie wurde bereits eine
»Policy for Nursing Professionals« zur Palliativen Sedierung entwickelt. Diese bezieht sich
auf fünf Schlüsselkonzepte, die sich wiederum vornehmlich auf die fachlich korrekte
Durchführung konzentrieren und diese konturieren (Patel et al., 2012). Die übergreifende
Relevanz (Entlastung, Reduktion von moral distress, »to empower nursing staff«, S. 25) der
Entwicklung von Ethik-Leitlinien für Pflegende wurde indes schon 1997 exemplarisch
(wenngleich auch nicht bezogen auf die Behandlungsoption der Palliativen Sedierung)
formuliert (Igoe & Goncalves, 1997). Aktuell lässt sich diese Forderung u. a. an der Studie
von Abarshi et al. (2014) ableiten; vgl. hierzu auch Mehlis et al. (2018).

167 Neitzke et al. (2009) beschreiben drei »ethische Kernpunkte«: »Die Notwendigkeit zur
subjektiven und objektiven Einschätzung (…) des Leidens, (…), das Problem der Zumutung und Zumutbarkeit (…), die Sorge vor Instrumentalisierung« (S. 203). Alt-Epping et al.
(2016) beschreiben fünf Prinzipien: »Terminalität (Imminenzkriterium)«, »Refraktärität

Die EAPC-Leitlinie fordert, dass Palliative Sedierung einer »ethisch gerechtfertigte(n) Vorgehensweise« entspricht, um die Behandlungsoption als eine »ethisch legitime« Maßnahme gemäß dem Behandlungsstandard klassifizieren zu können (EAPC/Alt-Epping et al., 2010, S. 112, S. 114). Das Weißbuch der EAPC (Radbruch et al., 2015) konstatiert: »Palliative Sedierung ist eine anerkannte, ethische Vorgehensweise beim Einsatz in angemessenen Situationen. (…) Allerdings erfordert (Palliative Sedierung) (…) Aufmerksamkeit für mögliche Risiken und problematische Praktiken, die zu schädlichen und unethischen Handlungen führen können« (Radbruch et al., 2015, Punkt 6). Alt-Epping et al. (2015) postulieren in Bezug auf die Palliative Sedierung, »ein gezieltes Augenmerk auf klare ethische Begründungsstrukturen unter Berücksichtigung von Konfliktfeldern zu legen, so dass die grundsätzlich wertvolle Therapieoption nicht durch Beliebigkeit von Begründung und Durchführung in Misskredit gebracht wird« (S. 228).[168] Das heißt, um eine »ethisch akzeptable« (Alt-Epping et al., 2016, S. 858) Behandlungsoption zu realisieren, bedarf es entsprechender Voraussetzungen und der ethischen Abwägung. Denn »ethisch akzeptabel« kann gemäß Weixler et al. (2017) ein Verfahren für die Betroffenen und Beteiligten nur dann sein, wenn es »in einem normativen Rahmen gesetzt ist, der die betroffenen ethischen Prinzipien transparent macht und die strafrechtlich relevanten Normen und die Interessen aller Beteiligten respektiert« (S. 32). Im Weißbuch der EAPC (Radbruch et al., 2015, Punkt 12) wird empfohlen: die »Entscheidung zur Palliativen Sedierung im Team« zu treffen. Auch Radbruch & Nauck (2012) plädieren für ausführliche Diskussionen mit allen Beteiligten, um »unethische Gründe«, die zu einem Missbrauch der Palliativen Sedierung führen, zu antizipieren und zu reflektieren, um dem Anspruch einer ethisch reflektierten Entscheidung zu entsprechen (vgl. SAMW, 2019a, S. 22, S. 23).[169] Zugleich konstatieren sie, dass bei Berücksichtigung aller relevanten Grundsätze und Perspektiven dennoch möglicherweise »bei einigen Patienten

---

der Symptome«, »Proportionalität«, »Unabhängig von anderen Entscheidungen am Lebensende« und die »Wahrung der Patientenautonomie« (S. 858).

168 Alt-Epping et al. (2015; 2016) bilden ein »Kontinuum palliativer Sedierungsmaßnahmen« ab, das ein »Indikations- und Durchführungskontinuum« darstellt, indes aber keine ethische Reflexion oder ethische Abwägung systematisiert (Alt-Epping et al., 2015, S. 227; Alt-Epping et al., 2016, S. 857). Konkrete Entscheidungs- und Handlungsorientierung bieten auch die Standard Operating Procedure (SOP) (Oechsle et al., 2017). Zur Relevanz der erhöhten fachlichen und ethischen Sensibilität in Bezug auf den Einsatz einer Palliativen Sedierung vgl. Banerjee & Freeman (2019) – insbesondere im hospizlichen Setting – vgl. auch de Lima et al. (2017).

169 Reflektierte Entscheidungen sind dadurch charakterisiert, dass »keine automatisierten, habituellen oder stereotyp abrufbaren Präferenzen für die Optionen vorhanden sind«, das heißt, die Präferenzen müssen situativ auf der Basis von Analysen, Bewertungen und Abwägungen konstruiert werden (Pfister et al., 2017, S. 28).

ein ethischer Konflikt« bestehen bleibt (Radbruch & Nauck, 2012, S. 1002, S. 1003).

In den vorausgehenden Ausführungen wird deutlich: Trotz der weitestgehend für Deutschland konsentierten Kriterien für die Indikation und die Durchführung einer Palliativen Sedierung müssen konsequent und parallel ethische Implikationen assoziiert und vielmals situativ ethische Fragestellungen reflektiert werden. Vor diesem Hintergrund erscheint die Entwicklung einer Ethik-Leitlinie als essenziell. Vielfach ist für den hier antizipierten Bezugspunkt – die Einleitung einer Palliativen Sedierung – keine kurzfristige Eilentscheidung gefordert. Das heißt, bei ethischen Unsicherheiten und moralischen Intuitionen ist ein gewisses Zeitfenster vorhanden, um die geforderte ethische Analyse, Werteabwägung und ethische Reflexion zu realisieren sowie eine ethisch gut begründete Entscheidung mithilfe einer systematisierenden Ethik-Leitlinie zu erlangen.

Im weiteren Verlauf wird das Instrument der Ethik-Leitlinie konkretisiert, um in einem nächsten Schritt die in der Literatur beschriebenen Eckpunkte für die Entwicklung einer Ethik-Leitlinie zu explizieren.[170] Gegenstand der nachfolgenden Ausführungen ist die Deduktion der methodischen Konsequenzen, die für die partizipative – empirisch abgestützte und theoretisch fundierte – Entwicklung der »Ethik-Leitlinie Palliative Sedierung im stationären Hospiz« konstitutiv sind.

2.4.1 Ethik-Leitlinien – Ziele

Nachfolgend werden zentrale Definitionen zum Instrument der Ethik-Leitlinie analysiert, um die Ziele und den Gegenstand von Ethik-Leitlinien zu präzisieren.[171]

Die Definitionen und Ausführungen zweier anerkannter Fachgesellschaften im Bereich der deutschsprachigen Medizinethik – zu Ethik-Leitlinien als Gegenstand der Ethikberatung – sind grundlegend für die weiteren Ausführungen. So definiert die Akademie für Ethik in der Medizin (AEM) in ihren »Standards für Ethikberatung im Gesundheitswesen« (2010), Ethik-Leitlinien als »Handlungsempfehlungen, die sich aus immer wiederkehrenden Situationen (…) ableiten und die als Orientierungshilfe für Einzelfallentscheidungen dienen« (Vorstand der Akademie für Ethik in der Medizin, 2010, S. 152; vgl. Neitzke et

---

170 Zur Bedeutung der Ethik-Leitlinienentwicklung im Kontext der Ethikkompetenzentwicklung vgl. Riedel (2019); Riedel & Linde (2018), Riedel (2016b), Riedel (2015b).
171 Vgl. hierzu auch Riedel (2019), Riedel & Linde (2018), Riedel (2016b) und Riedel (2014).

al., 2015, S. 244[172]). Das heißt, handelt es sich um eine Situation, die aufgrund ihrer Komplexität wiederkehrend/e ethische Dilemmasituationen, wiederkehrend/e ethische Fragestellungen/Probleme[173] im Praxisalltag der Gesundheitsversorgung provoziert, ist die Entwicklung einer Ethik-Leitlinie folgerichtig und angemessen. In Bezug auf wiederkehrende ethisch irritierende und ethisch verunsichernde Situationen kann eine Ethik-Leitlinie die Beteiligten und Entscheidungsträger situativ darin unterstützen, einen systematisierten Weg der ethischen Reflexion zu vollziehen: Ethik-Leitlinien können »das Problem (…) verdeutlichen, den Weg der Entscheidungsfindung in seinen wesentlichen Aspekten (…) strukturieren und eine Argumentationshilfe für verschiedene Handlungsoptionen bieten« (Neitzke et al., 2015, S. 244; vgl. Albisser Schleger et al., 2012, S. 102; vgl. Jox, 2014, S. 279; vgl. Winkler et al., 2012a, S. 229–230).

---

172 Hinter dem Kurzbeleg »Neitzke et al., 2015« verbergen sich die »Empfehlungen zur Erstellung von Ethik-Leitlinien in Einrichtungen des Gesundheitswesens« der AG »Ethikberatung im Gesundheitswesen« in der Akademie für Ethik in der Medizin (AEM). Diese Empfehlungen der Fachgesellschaft fungieren im Rahmen der Arbeit als ein wichtiger Bezugspunkt bei der Erstellung und Konzeptualisierung der Ethik-Leitlinie.

173 Dass es sich um ein ethisches Problem handelt, zeigt sich – angelehnt an Salloch et al. (2016, S. 269) – darin, dass es von den Betroffenen »als solche(s) aufgefasst, benannt und diskutiert« wird und das Problem die Beteiligten vor »tatsächliche, lebenspraktische Herausforderungen« stellt (im Sinne einer angewandten Ethik). Das heißt auch, dass die rein fachliche Expertise in dieser Situation zu keiner eindeutigen »Lösung« beitragen kann. Ein ethisches Problem beschreibt nach Salloch et al. (2016): »Eine Situation, die durch (ethische) Unsicherheit bezüglich der ethisch angemessenen Handlungsweise gekennzeichnet ist.« Hierbei ist für die Beteiligten unklar, welche Handlung(sweise) aus ethischer Perspektive angemessen ist, »da wichtige Argumente *für* als auch *gegen* die entsprechende Handlung« sprechen (Salloch et al., 2016, S. 272, Herv. im Orig.; vgl. Salloch, 2016, S. 61–62). Dies deckt sich mit den Ausführungen in den Pflegediagnosen (2016), die zum einen die Pflegediagnose »Entscheidungskonflikt (Decisional Conflict)« (S. 398) und zum anderen die Pflegediagnose »Moralischer Konflikt (moral distress)« (S. 401) ausweisen. Der Entscheidungskonflikt wird definiert als »Unsicherheit über die Vorgehensweise, wenn die Wahl zwischen konkurrierenden Handlungen Risiko, Verlust und Infragestellung von Werten (…) beinhaltet«. Als bestimmende Merkmale weist die Pflegediagnose u. a. aus: »Distress bei der Entscheidungsfindung«, »Infragestellung von moralischen Regeln während der Entscheidungsfindung« und »Infragestellung von moralischen Werten während der Entscheidungsfindung« (NANDA International, 2016, S. 398). In diesen Ausführungen wird deutlich, dass es um Unsicherheiten und Verunsicherungen geht, und es geht um einen ethischen Entscheidungskonflikt, da Werte und Wertvorstellungen tangiert sind, und es geht auch hier um konkurrierende Handlungen, die sich wechselseitig ausschließen. Dass derartige ethische Probleme zum Gegenstand einer Ethik-Leitlinie werden, müssen diese wiederkehrend in der Praxis auftreten. Bei fehlender Reflexion beziehungsweise Klärung des Konfliktes kann sich dann der sogenannte moralische Disstress (moral distress) ergeben, als »Reaktion darauf, nicht in der Lage zu sein, die gewählte ethisch-moralische Entscheidung/Handlung durchzuführen« (S. 401). Als bestimmendes Merkmal beschreibt die NANDA International (2016) »Leid aufgrund des (nicht möglichen; A. R.) Handelns nach den eigenen Vorstellungen« (z. B. Machtlosigkeit, Angst, Furcht) (NANDA International, 2016, S. 401).

Ethik-Leitlinien können in der Folge die Entscheidungssicherheit, die Transparenz und Nachvollziehbarkeit der Entscheidungen erhöhen (Neitzke et al., 2015, S. 244, S. 245) sowie zur größeren Handlungssicherheit führen (Jox et al., 2012, S. 829, S. 833). Die Schweizerische Akademie der Medizinischen Wissenschaften (SAMW) formuliert: »In Ethikleitlinien werden wiederkehrende Probleme oder Wertekonflikte aufgenommen (…). Ethikleitlinien enthalten inhaltliche Aspekte, eine ausgearbeitete ethische Begründung sowie eine explizite Wertereflexion. Dabei berücksichtigen sie die spezifischen Herausforderungen der Institution« (SAMW, 2017, S. 11). In dieser Definition wird ebenfalls deutlich: Die Entwicklung einer einrichtungsspezifischen und situationsbezogenen Ethik-Leitlinie ist dann geboten, wenn Wertekonflikte wiederholt auftreten. Die Identifikation und Analyse der beteiligten Werte ist grundlegend dafür, die ethische Fragestellung und das ethische Dilemma – dessen Spezifikum die »fehlende Eindeutigkeit« ist (Sellmaier, 2011, S. 38) – zu erfassen. Die ethische Signifikanz wird durch die seitens der Ethik-Leitlinie geforderte ethische Reflexion nachvollziehbar und somit »intersubjektiven Überlegungen zugänglich« (Albisser Schleger et al., 2012, S. 65). Das Instrument bietet eine systematisierende Unterstützung dahingehend, im multidisziplinären Team/im Kreise der Betroffenen und Beteiligten abzuwägen, welches die ethisch gute und angemessene Entscheidung ist: »it combines the relevant ethical arguments in a structured way, thereby guiding the persons involved through the decision process« (Winkler et al., 2012b). Das Ziel einer Ethik-Leitlinie ist es demnach, die in der ethisch reflexionswürdigen Situation beteiligten Werte zu erfassen und reflexiv die Werte zu generieren, die den ethischen Dissens[174] – in Abgrenzung zu einer rein fachlichen Differenz – im Team begründen beziehungsweise die den Auslöser für das moralische Unbehagen/für moralische Irritationen/für ethische Unsicherheiten einzelner oder mehrerer Personen im Team darstellen (Riedel,

---

174 Unter einem moralischen Dilemma versteht Sellmaier (2011) indes eine Situation mit zwei sich einander ausschließenden moralisch gebotenen Handlungsoptionen. Ein moralisches Dilemma unterscheidet sich somit von einem schwierigen oder komplexen ethischen Entscheidungsproblem: Es gibt keine eindeutige Handlungsweise, es gibt mindestens zwei gleichwertige Handlungsoptionen. Zusammenfassend formuliert Sellmaier fünf Bedingungen für ein moralisches Dilemma: (1) »Es bestehen moralische Forderungen für verschiedene einander ausschließende und erschöpfende positive beziehungsweise negative Handlungsalternativen (…).« (2) »Mindestens zwei moralische Forderungen sind für verschiedene Alternativen ausschlaggebend, werden also nicht durch eine übergeordnete moralische Forderung übertroffen.« (3) »Die Dilemmasituation ist weder fahrlässig noch wissentlich durch den Akteur bzw. die Akteure herbeigeführt.« (4) »Der Akteur beziehungsweise die Akteure können jede ausschlaggebende moralische Forderung an und für sich ausführen.« (5) »Der Akteur beziehungsweise die Akteure können aber nicht allen bestehenden ausschlaggebenden moralischen Forderungen zugleich gerecht werden.« (Sellmaier, 2011, S. 51) Diese Konkretion und Abgrenzung erscheint evident dahingehend, den für eine Ethik-Leitlinie angemessenen Ausgangspunkt zu identifizieren.

2019; Riedel & Linde, 2018; Riedel, 2014). Ethik-Leitlinien dienen demnach – in den ihnen genuin zugewiesenen spezifischen Situationen und bezogen auf den jeweiligen Einzelfall – der Orientierungshilfe im Rahmen der geforderten strukturierten und differenziert zu begründenden ethischen Entscheidungs-findung (Neitzke et al., 2015; SAMW, 2017; Vollmann, 2017; Winkler et al., 2012a; Winkler et al., 2012b; May, 2012; Jox & Borasio, 2011; Steinkamp & Gordijn, 2010; Vorstand der Akademie für Ethik in der Medizin e. V., 2010).[175] Oder wie die Empfehlungen der Akademie für Ethik in der Medizin (AEM) formulieren (Neitzke et al., 2015): »Ethik-Leitlinien sind Instrumente, um wie-derkehrende ethische Fragestellungen in Einrichtungen des Gesundheitswesens in einer systematischen und lösungsorientierten Weise zu bearbeiten« (S. 241–242).[176] Das heißt auch, dass Ethik-Leitlinien im Rahmen einer ethischen Ent-scheidungsfindung eine systematisierende ethische Orientierungshilfe darstel-len (Neitzke et al., 2015, S. 242, S. 243; Riedel, 2019; Riedel & Linde, 2018). Sie tragen dazu bei, dass »keine relevanten Aspekte und Kriterien übersehen werden und die Entscheidung bestmöglich begründet ist« (Neitzke, 2015, S. 244). Hierdurch kann die ethische Unsicherheit – im Prozess selbst wie auch nach Erlangen der ethisch reflektierten Entscheidung – reduziert werden. Ziel ist, die »ethische Angemessenheit« (Albisser Schleger et al., 2012, S. 102) der Ent-scheidung abzusichern, die die jeweilige Ethik-Leitlinie markiert. Es geht darum die »Entscheidungsqualität« (Neitzke et al., 2015, S. 242) und die »Handlungs-sicherheit« (Jox et al., 2012, S. 829, S. 833) zu erhöhen sowie die »Gleichbe-

---

175 »The Hastings Center Guidelines« (2013) grenzen die in der Praxis existierenden Leitlinien (»guidelines«) voneinander ab und definieren folgende Spezifika: »Ethics guidelines for end-of-life care are grounded in the moral traditions of medicine and nursing (…). They aim to guide reflection (…). They can help ensure that the decisions are made with the appropriate deliberation, transparency, and fair process, as well as safeguards for vulne-rable patients.« (S. 2). Deutlich wird in dieser Definition die genuine ethisch-moralische Orientierung und Ausrichtung einer Ethik-Leitlinie wie auch deren Anspruch zur Reflexion anzuregen anstatt sich an einem Standard/Leitfaden orientiert abzuarbeiten. »They are not ›cookbook‹ ethics« (S. 2; vgl. hierzu auch Randall & Downie, 2001, S. 125). Ferner werden Indikatoren formuliert, die Funktion der Ethik-Leitlinie betreffend. Zu den Abgrenzungen von Praxis-Leitlinien und Ethik-Leitlinien (ethical guidelines and practice guidelines) vgl. auch Thomson (2013, S. 29); vgl. Ghafoor & Silus (2011, S. 525); vgl. Neitzke et al. (2015, S. 242–243), Ausführungen zu »ethical framework« und »framework for ethical decision-making« finden sich bei Kotalik et al. (2014, S. 126) und bei Lemiengre et al. (2014).
176 Haene et al. (2009, S. 2) definieren den Gegenstand von Leitlinien wie folgt: »A policy can consist of two distinct elements: a written position paper (opposing or allowing a specific end-of-life-decision) and/or a guideline (a written protocol to guide the caregivers in approaching a problem that includes a decision-making process in a phased plan).« Das nachfolgende Verständnis von Leitlinie impliziert vornehmlich Komponenten und Ele-mente der systematisierten und strukturierten Entscheidungsfindung, wie es der zweite Teil der Definition ausweist.

handlung gleicher Fälle« (Winkler, 2008, S. 166) zu gewährleisten.[177] Die Ethik-Leitlinie zeichnet indes keinen spezifischen, eindeutigen Weg der Entscheidungsfindung vor, der zentrale Prozess der ethischen Reflexion wird folglich nicht kompensiert (Neitzke, 2015, S. 244; Jox, 2011; Bleisch & Huppenbauer, 2011; Randall & Downie, 2001). Im Gegenteil: Gute Ethik-Leitlinien »sind so formuliert, dass sie zur Reflexion anregen, die Diskussion versachlichen, leicht zu übersehende Aspekte (und Werte; A. R.) in Erinnerung rufen und damit eine ethisch fundierte, aber persönlich verantwortete Entscheidung fördern« (Jox, 2011, S. 242; vgl. Bleyer, 2019, S. 131–133).[178] Das heißt: Eine Ethik-Leitlinie stellt eine Orientierungshilfe und Diskussionsgrundlage dar, sie definiert einen »Entscheidungs- und Handlungskorridor« (Neitzke et al., 2015, S. 243), sie ist keine »Blaupause« (Winkler et al., 2012a, S. 230) und, so verstanden, auch kein Instrument, das eine »fast ethic« (Gallagher, 2013) lanciert.

Basierend auf den theoretischen Grundlegungen wird nachfolgend unter einer Ethik-Leitlinie ein Instrument assoziiert, das als systematisierende ethische Orientierungshilfe – bei wiederkehrenden ethischen Problemen im Rahmen von Einzelfallentscheidungen – die geforderte Werteabwägung strukturiert und den Entscheidungsprozess systematisiert. Ziel der angestrebten Ethik-Leitlinie ist die ethische Unterstützung bei wiederkehrenden ethischen Entscheidungssituationen in Bezug auf die Einleitung einer tiefen, kontinuierlichen Palliativen Sedierung im stationären Hospiz.[179] Es geht um die Absicherung der situativ ethisch angemessenen Entscheidung für den Gast/die Patientin/den Patienten wie auch um die Reduktion der ethischen (Entscheidungs-)Unsicherheit bei den Beteiligten (Mitarbeitende aber auch An- und Zugehörige) und Betroffenen. Weitere intendierte Paralleleffekte sind die Transparenz, die Nachvollziehbarkeit und die Effizienz der Entscheidungsfindung durch die inhärente Systematik – den Entscheidungs- und Handlungskorridor – sowie die Einheitlichkeit im Umgang mit dem wiederkehrenden ethischen Problem.

---

177 Somit repräsentiert der Gegenstand einer Ethik-Leitlinie einen genuinen pflegeberuflichen/pflegeprofessionellen Auftrag, der im ICN-Ethikkodex (2014) folgendermaßen formuliert wird: »Die Pflegende trägt zu einem ethisch verantwortlichen Arbeitsumfeld bei und *engagiert sich gegen unethisches Handeln* und unethische Rahmenbedingungen.« (S. 3; Hervorhebungen A. R.) Das heißt in der Konsequenz auch, Ethik-Leitlinien sind wichtige, unterstützende Instrumente im professionellen Pflegehandeln und sollten in der Folge bei wiederkehrenden ethischen Problemen seitens der professionell Pflegenden eingefordert werden – auch hinsichtlich der Prävention von moralischem Stress (Riedel, 2019).

178 Der ethische Reflexions- und Abwägungsprozess sowie der Aspekt der ethischen Deliberation geht somit nicht verloren – wie möglicherweise befürchtet und assoziiert werden könnte (vgl. Schuchter, 2016), sondern erlangt durch die Ethik-Leitlinie eine Rahmung und Systematisierung.

179 Vgl. hierzu übergreifend auch die Ausführungen in Riedel (2014) in Bezug auf die ethische Abwägung und Entscheidung auf einer Palliativstation.

Als übergreifende Ziele werden im Rahmen dieser Arbeit die Qualitätssicherung des situativ einmaligen Entscheidungsprozesses, die Erhöhung der Entscheidungsqualität und die ethische Entscheidungssicherheit in Bezug auf die Einleitung einer tiefen, kontinuierlichen Palliativen Sedierung verfolgt. Hierdurch kann die Versorgungsqualität verbessert, die situative moralische Belastung und bestenfalls auch entwickelter moral distress[180] reduziert und in der Folge die Professionalität und Zufriedenheit möglichst aller Beteiligten und Betroffenen erhöht werden (Mehlis et al., 2018).

In die Ausgestaltung der Ethik-Leitlinie sind die situationsbezogenen, fachlichen Aspekte, die wissenschaftlichen Erkenntnisse und normativen Grundlegungen seitens der involvierten Professionen sowie die personen- und lebensweltbezogene Perspektive der Angehörigen, Bezugspersonen und der Betroffenen einzubinden (Was ist das Spezifische, das Besondere, das Einzigartige (in) der Situation?). Ergänzend muss die theoretische Fundierung den genuinen Bezugspunkt klarlegen beziehungsweise bei Bedarf ein Korrektiv bilden. Denn: Eine »ethische Entscheidung für den Einzelfall darf (…) weder faktenblind noch werteblind erfolgen, sondern muss beide Informationsquellen – die empirische und die normativethische – einbeziehen« (Albisser Schleger et al., 2012, S. 67). Oder wie Virt und Hunstorfer (2010, S. 332) formulieren: »Ethische Urteile sind (…) gemischte Urteile, die von Sachprämissen ihren Ausgang nehmen und sie mit Sinnprämissen vermitteln.« Das heißt, diese am Ende eines Reflexions- und Konsultationsprozesses erfassten Urteile verbinden bestenfalls die »Tatsachen- und Werteurteile« miteinander (Ostheimer et al., 2012, S. 16). So wird in der EAPC-Leitlinie formuliert, dass Palliative Sedierung eine »ethisch gerechtfer-

---

180 Als übergreifende Definition von »moral distress« sei an dieser Stelle auf Campbell et al. (2018 verwiesen, die moral distress wie folgt definieren: »Moral distress = one or more negative self-directed emotions or attitudes that arise in response to one's perceived morally undesirable involvement in a situation that one perceives to be morally undesirable.« (S. 75) Die American Nurses Association (ANA) (2015a) weist die folgenden Elemente von »moral distress« aus: »Moral distress is defined as the pain or anguish in response to a situation in which a nurse (1) recognizes an ethical problem, (2) realizes the professional obligation to take action to address the problem, and (3) considers the ethically correct action to take.« (S. 4). Definitorische Grundlegungen zum moralischen Stress finden sich u. a. bei Oh & Gastmans (2015), McCarthy & Gastmans (2015), Lamiani et al. (2015), Pauly et al. (2012). Zur Bedeutung von Ethik-Leitlinien (»ethics guidelines«) als Instrument im Rahmen präventiver Strategien, um »moral distress« zu verhindern beziehungsweise zu reduzieren, vgl. z. B. Pavlish et al. (2013); vgl. Leboul et al. (2017). Lokker et al. (2018) erfassen in ihrer qualitativen Studie »Palliative sedation and moral distress« folgende Situationen, in denen die Pflegenden zu dem Schluss kamen »This was not in the patient's best interest«: »(1) starting palliative sedation, when the nurse felt not all options to relieve suffering had been explored yet; (2) family requesting an increase of the sedation level where the nurse felt that this may involve unjustified hastening of death; (3) a decision by the physician to start palliative sedation where the patient has previously expressed an explicit wish for euthanasia.« Vgl. hierzu auch die Studie von Zuleta-Benjumea et al. (2018).

tigte Vorgehensweise« verlangt und eine »ethisch legitime« Maßnahme ist, wenn diese gemäß dem Behandlungsstandard realisiert wird (EAPC/Alt-Epping et al., 2010, S. 112, S. 114; vgl. Alt-Epping et al., 2016; vgl. Alt-Epping, 2017; vgl. SAMW, 2019a). Seitens der EAPC werden somit beide relevanten Informationsquellen und Prämissen beschrieben: die Sachprämisse/das Tatsachenurteil (Behandlungsstandard) und die Sinnprämisse/ das Werteurteil (»ethisch gerechtfertigte Vorgehensweise«). Im Weißbuch der EAPC (2015) wird diese Synthese in einer Forderung wie folgt beschrieben: die Beachtung »guter klinischer Praxis und (die) Aufmerksamkeit für mögliche Risiken und problematische Praktiken, die zu schädlichen und unethischen Handlungen führen« (Radbruch et al., 2015, Punkt 6). Radbruch & Nauck (2012) verweisen ebenfalls auf die Bedeutsamkeit ethisch reflektierter Entscheide, um »unethische Gründe«, die zu einem Missbrauch der Palliativen Sedierung führen, zu antizipieren und zu reflektieren.[181]

Deutlich ist: Das Instrument der Ethik-Leitlinie kann in Bezug auf die Behandlungsoption eine Unterstützung dahingehend sein, den angezeigten ethischen Entscheidungsprozess zu rahmen und zu systematisieren sowie die intendierte Entscheidungssicherheit zu erhöhen (Riedel & Linde, 2018). Als Grenze von Ethik-Leitlinien ist an dieser Stelle zu konstatieren, dass diese »moralische Differenzen nicht eliminieren« können (Winkler, 2008, S. 172), sie nicht als »bloße Rezepte«/»Kochrezepte« (Reiter-Theil et al., 2014, S. 264; Reiter-Theil et al., 2011, S. 97; Albisser Schleger et al., 2012, S. 69), als »Blaupausen« (Winkler et al., 2012a, S. 230) zu nutzen sind und nicht per se die ethische Fallbesprechung ersetzen (können) (vgl. Randall & Downie, 2002, S. 125–126). Allerdings kann die Ethik-Leitlinie »ergänzend zu akuten Fallkonsultationen Grundlagen zur Problemlösung schaffen« (Reiter-Theil et al., 2014, S. 264; vgl. Reiter-Theil et al., 2011, S. 96).

Neben der (bereits erfolgten) literaturgestützten Reflexion der ethischen Implikationen einer Palliativen Sedierung gilt es, im nächsten Schritt die konkreten Veranlassungen zu generieren, die aus der Perspektive der hospizlichen Praxis die Entwicklung einer Ethik-Leitlinie legitimieren. Diese Gründe müssen den Beteiligten transparent und zugänglich sein, auch im Sinne der angestrebten Akzeptanz der Ethik-Leitlinie (Winkler, 2008, S. 169). Für die inhaltliche Ausgestaltung und für die Konkretion des Gegenstands der angestrebten Ethik-Leitlinie sind die wiederkehrenden ethischen Fragestellungen/ethischen Probleme sowie die damit einhergehenden Wertekonflikte zu erfassen. »Bei der Identifikation ethischer Probleme im Rahmen empirisch-ethischer Forschung erscheint es sinnvoll, der Perspektive von Akteuren zwar ein hohes Gewicht zu

---

181 Vgl. hierzu auch Alt-Epping et al. (2015), Alt-Epping et al. (2016), de Lima et al. (2017), SAMW (2019a) sowie Radbruch et al. (2015).

schenken, dieselbe aber nicht zur alleinigen Grundlage der Identifizierung ethischer Probleme zu machen« (Salloch et al., 2016, S. 276; vgl. Salloch, 2016, S. 65–67). In der Forschungspraxis bedarf es Salloch et al. (2016) folgend somit der Integration beider Perspektiven: die Praxisperspektive oder die Perspektive der Expertinnen und Experten in der Praxis und im Handlungsfeld (hier: stationäres Hospiz) wie auch die Theorie- und Analyseperspektive oder die Perspektive der Expertin für die Forschung. Dies wiederum induziert spezifische methodische Konsequenzen, die abschließend zu den hiesigen Grundlegungen expliziert werden.

Zusammenfassend ergeben sich aus den vorausgehenden Ausführungen und aus der definitorischen Konkretion folgende Prozessschritte und implizite, handlungsleitende Ziele für die Entwicklung der Ethik-Leitlinie »Palliative Sedierung im stationären Hospiz«:

I. **Fundierung** (Kapitel 2) **und Exploration** (Kapitel 3)
- Theoretische Fundierung und empirische Absicherung in Bezug auf die Thematik.
- Erfassen der in der hospizlichen Praxis genuin *wiederkehrenden* ethischen Fragestellung, des in der hospizlichen Praxis *wiederkehrenden* ethischen Problems, das in Bezug auf die Einleitung einer tiefen, kontinuierlichen Palliativen Sedierung wiederholt zu Entscheidungsunsicherheiten bezüglich der ethisch angemessenen Handlungsweise führt.
- Erfassen der situativ auslösenden moralischen Intuitionen[182] und der leitenden moralischen Überzeugungen in der Situation.
- Erfassen der in der Situation aktuell und potenziell wirksam werdenden Wertevorstellungen und Werteorientierungen.
II. **Konkretion und Konsentierung** (Kapitel 3)
- Klarlegung und Konsentierung der wiederkehrenden ethischen Fragestellung in den stationären Hospizen in Bezug auf die Einleitung einer tiefen, kontinuierlichen Palliativen Sedierung.
- Klarlegung und Konsentierung des wiederkehrenden Wertekonfliktes.
- Klarlegung und Konsentierung des genuinen Ziels der »Ethik-Leitlinie Palliative Sedierung im stationären Hospiz«.
III. **Entwicklung und Dokumentation** (Kapitel 4)
- Auf der Basis der theoretischen Fundierung, der Exploration mit der Praxis und der Konsentierung der Elemente der Ethik-Leitlinie durch die Praxis:

---

182 Davon ausgehend, dass moralisch relevante Emotionen »gehaltvolle *Wahrnehmungen*« sind (Fischer, 2012, S. 41; Herv. im Orig.) sowie als Indikatoren für ethisch reflexionswürdige Situationen wirksam sind (Riedel & Lehmeyer, 2016). Zu moralischen Gefühlen im Kontext von Entscheidungen vgl. auch Pfister et al. (2017, S. 315–326).

Erstellung des Entscheidungs- und Handlungskorridors als systematisierende Orientierungshilfe für den ethischen Abwägungs- und Entscheidungsprozess.
- Leitende Ziele (vgl. Neitzke et al., 2015):
  - Verbesserung der Versorgungsqualität
  - Verbesserung der Entscheidungsqualität
  - »Ethische Angemessenheit« (Albisser Schleger et al., 2012, S. 102) der Entscheidung
  - Ermöglichung einer ethisch fundierten, verantworteten konsensuellen Entscheidung
  - Vermeidung inkonsistenter und intransparenter Entscheidungen
  - Transparenz der ethisch begründeten Entscheidung nach innen und nach außen
  - Effizienz der Entscheidungsfindung
  - Einheitlichkeit der ethischen Entscheidung in Bezug auf die wiederkehrende Fragestellung
  - Verwirklichung der leitenden Bestrebung, dass »Palliative Sedierung (…) eine akzeptierte und ethisch gerechtfertigte Vorgehensweise darstellt«, ethisch akzeptabel und gerechtfertigt für Gäste/Patientinnen/Patienten, für deren Zu- und Angehörige und insbesondere auch für die Mitarbeiterinnen/Mitarbeiter im stationären Hospiz (EAPC/Alt-Epping et al., 2010, S. 112; vgl. Radbruch et al., 2015; vgl. Alt-Epping et al., 2015; vgl. Alt-Epping, 2017; vgl. Weixler et al., 2017; vgl. SAMW, 2019a)

Nach der hinführenden Klarlegung dessen, was das Instrument der Ethik-Leitlinie kennzeichnet, und der verknüpfenden Erläuterung dahingehend, was die Entwicklung einer Ethik-Leitlinie im Kontext der Behandlungsoption Palliative Sedierung begründet, werden nachfolgend die formalen und inhaltlichen Anforderungen an deren Entwicklung expliziert. Diese Ausführungen sind grundlegend dafür, die angemessenen und zielführenden methodischen Konsequenzen zu ziehen, die neben der theoretischen Fundierung die obligate Praxisperspektive eröffnen.

2.4.2 Ethik-Leitlinien – Gegenstand und Entwicklungsschritte

Die Entwicklung einer Ethik-Leitlinie stellt spezifische Voraussetzungen und Qualitätskriterien an den Prozess selbst sowie deren inhaltliche Ausgestaltung, um die oben genannten Ziele abzusichern (Neitzke et al., 2015, S. 241–248; vgl. auch: Riedel, 2019; Riedel, 2016b; Riedel, 2015b; Riedel, 2014; Riedel & Linde, 2018). Bei dem methodischen Vorgehen (Reiter-Theil et al., 2014, S. 265; Reiter-

Theil et al., 2011, S. 99) wie auch der Evaluation beziehungsweise Analyse bereits entwickelter Ethik-Leitlinien wird vielfach auf die Kriterien zur Entwicklung medizinischer Leitlinien der evidenzbasierten Medizin zurückgegriffen, die jeweils entsprechend modifiziert werden (Winkler & Schildmann, 2015, S. 636; Schildmann & Schildmann, 2012; Strech & Schildmann, 2011).[183]

Da sich die Ethik-Leitlinie auf konkrete wiederkehrende ethische Konfliktsituationen, auf ethische Verunsicherungen, wiederkehrende Wertekonflikte bezüglich einer komplexen Entscheidungssituationen bezieht[184]und »als Entscheidungs- und Handlungsorientierung für moralisch herausfordernde Situationen« (Haverkate & van der Wal in Jox & Borasio, 2011, S. 199; vgl. Neitzke et al., 2015, S. 246) dient, sind im ersten Entwicklungsschritt der Geltungsbereich, der situative Kontext und die Zielgruppe der Ethik-Leitlinie zu bestimmen. Um diese Aspekte zu erfassen, sind die situationsbezogenen fachlichen Spezifika, die praxis- und handlungsfeldbezogenen Informationen seitens der involvierten Professionen und Personen einzubringen: Was ist das Spezifische, das Besondere, das Einzigartige (in) der wiederkehrenden Situation? In welchen Kontexten stellt sich die ethische Frage? Was sind potenziell auslösende Faktoren? Welches moralische Unbehagen irritiert?[185] Wie kann die ethische Unsicherheit präzisiert und beschrieben werden? Wer ist situationsbezogen tangiert und involviert? Was ist von der Ethik-Leitlinie zu erwarten? Und andere. Grundlegend ist ferner die theoretische Fundierung (Neitzke et al., 2015, S. 243; Jox, 2014, S. 268, S. 280; Lemiengre et al., 2014, S. 225–226; Winkler et al., 2010, S. 223, S. 225; Winkler, 2008). Formal müssen Ethik-Leitlinien den »gesetzlichen Vorschriften sowie dem wissenschaftlichen Standard entsprechen« (Neitzke et al., 2015, S. 243; Vorstand der Akademie für Ethik in der Medizin, 2010, S. 152; Zentrale Ethikkommission bei der Bundesärztekammer (ZEKO), 2006, S. 1704). Aufgrund dessen sind zunächst medizinische und pflegerische Leitlinien be-

---

183 Diese anerkannten Kriterien (vgl. Frolic & Drolet, 2013; vgl. Strech & Schildmann, 2011; vgl. Bartels, 2005) werden im Rahmen der hiesigen Arbeit für die Strukturierung wie auch als Korrektiv im Rahmen der Entwicklung des Fragebogens für die erste Welle der Delphi-Befragungen konsultiert.

184 In Abgrenzung zu »anderen praktischen Herausforderungen« (Salloch, 2016, S. 61) stellt die Ethik-Leitlinie genuin ethische Probleme (vgl. Salloch, 2016; vgl. Salloch et al., 2016) beziehungsweise ethische Fragestellungen (Neitzke et al., 2015) in den Mittelpunkt.

185 Zur Genese, Funktion und Relevanz moralischer Gefühle vgl. z. B. Riedel & Lehmeyer (2016, S. 39, S. 116–117), Sellmaier (2011, S. 52–56) oder Pfister et al. (2017, S. 315–326). In diesem Zusammenhag ist ferner die ethische Sensibilität der situativ Beteiligten entscheidend. Ethische Sensibilität/»ethical sensitivity« (Milliken & Grace, 2017; Milliken, 2018; Hemberg & Bergdahl, 2019) – vielfach synonym verwendet zur »moral sensitivity« (Amiri et al., 2019; Lützén et al., 2003) bezeichnet die Sensibilität für die situative Vulnerabilität der Betroffenen sowie das Bewusstsein ethischer Implikationen in (komplexen) Versorgungssituationen und stellt somit ein zentrales Konzept im Kontext der (Pflege-)Ethik dar (Amiri et al., 2019; Lützén et al., 2003).

ziehungsweise Standards, empirisch abgestützte Erkenntnisse und Studienergebnisse sowie gesetzliche Rahmenbedingungen bezogen auf das spezifische Thema/die grundgelegte Situation zu recherchieren, zu beleuchten, zu bewerten und zu explizieren.

Da die Ethik-Leitlinie – bezogen auf den jeweiligen Einzelfall im Rahmen der geforderten, differenziert zu begründenden und strukturierten ethischen Entscheidungsfindung – eine Orientierungshilfe eröffnen und eine entscheidungsbezogene Handlungsempfehlung darstellen soll[186], geht es, neben der Konkretion des situativen Gegenstandbereichs, um die Charakterisierung der situativ bedeutsamen, an der moralischen Irritation, der ethischen Abwägung und Entscheidung beteiligten und handlungsleitenden Werte[187]. Hierbei gilt es, im Prozess der Entwicklung der Ethik-Leitlinie sodann bewusst und konsequent die Perspektiven der beteiligten Personen/Professionen und der Betroffenen einzunehmen und die beteiligten Werte abzuwägen: Welche Werte leiten die Mitarbeiterinnen/die Mitarbeiter/das Team in der Situation? Welche Werte leiten den Gast/die Patientin/den Patienten in ihrer/seiner Entscheidung und Argumentation? Von welchen Werten lassen sich die An- und Zugehörigen/lässt sich das soziale Umfeld leiten? Welche Werte sind tangiert? Und andere. Je nach Situation und religiös, kulturell, weltanschaulich geprägtem Kontext handelt es sich hierbei um christlich-theologische, gesellschaftliche oder professionelle (medizin-/pflegeethische) Werte. Es geht um die jeweils tragenden Grundüberzeugungen oder auch die Gesinnung (Riedel, 2016b). Der Entwicklung liegt hier die Herausforderung wie auch die Verantwortung zugrunde, die situativ adäquaten ethischen Werte zu generieren und vor dem Hintergrund des jeweils leitenden Menschenbildes wie auch vor dem Hintergrund des jeweils leitenden professionellen Palliative Care-Verständnisses angemessen zu gewichten. Des Weiteren ist im Prozess der Entwicklung begründet zu entscheiden und schlüssig zu argumentieren, welche Rangfolge den einzelnen Werten im Rahmen der zu treffenden Einzelfallentscheidung zugeordnet wird (Albisser Schleger et

---

186 Die Ethik-Leitlinie soll dazu dienen, »das Problem zu verdeutlichen, den Weg der Entscheidungsfindung in seinen wesentlichen Aspekten zu strukturieren und eine Argumentationshilfe für verschiedene Handlungsoptionen zu bieten« (Neitzke et al., 2015, S. 244).

187 Werte, hier verstanden als »Orientierungsdirektiven« (Krijnen, 2011, S. 549) für das Handeln und Entscheiden in einer Situation. Ethik ist die Reflexion der Moral, der moralischen Entscheidungen, des moralischen Handelns und der moralischen Orientierung, »ethische Fragen sind Begründungsfragen« (Nassehi, 2015, S. 13, S. 14). Ethik ist daran interessiert, wie sich eine »Entscheidung im Hinblick auf Gründe darstellt« (Nassehi, 2015, S. 22): »Wie kommen ethische Entscheidungen zustande?« (S. 23). Ethik – so van der Arend & Gastmans (1996) – ist eine rationale Tätigkeit. Rational deutet »auf die Weise hin, in der Daten und Fakten, aber auch Werte, Überzeugungen und Gefühle miteinander innerhalb einer Begründung verbunden werden« (S. 36). Diese Definition des Gegenstandes von Ethik repräsentiert zugleich den inhärenten rationalen ethischen Abwägungsprozess einer Ethik-Leitlinie.

al., 2012). Die Identifikation und Analyse sowie das Explizieren der Werte, die klare Differenzierung ihres jeweiligen Sachgehalts und deren Konkretisierungen (z. B.: Was sind die grundlegenden ethischen Dimensionen von Lebensqualität in der Palliative Care[188]?) sind konstitutiv für die spätere anwendungsbezogene systematisierte Werteanalyse, Werteabwägung und ethische Reflexion in der jeweils vorliegenden Kontroverse. Diese Grundlegung eröffnet den Weg zu einer »Güterabwägung« (Virt & Hunstorfer, 2010, S. 332). Denn: »Mittels definierter ethischer Kriterien und einem Entscheidungsverfahren sollen ethische Fragen in zuverlässiger Weise geklärt« (Reiter-Theil et al., 2014, S. 265; Reiter-Theil, 2011, S. 97) und moral distress bestenfalls verhindert werden (Leboul et al., 2017; Pavlish et al., 2013).[189] Die ausgewählten Werte bilden sodann den »ethischen Korridor« (Reiter-Theil, 2011, S. 99) für die Ethik-Leitlinie. Um eine strukturierte und systematisierte Entscheidung realisieren zu können, um eine praxisnahe Orientierungshilfe für Einzelfallentscheidungen anzubieten, enthalten Ethik-Leitlinien – wie bereits ausgeführt – zumeist Handlungsalgorithmen beziehungsweise Flussdiagramme, die die relevanten Entscheidungsschritte operationalisieren und strukturieren (Neitzke et al., 2015, S. 244–246; Jox, 2014, S. 280; Winkler et al., 2012a, S. 225; Jox & Borasio, 2011, S. 208). Diese den Ethik-Leitlinien inhärenten Algorithmen sichern im anwendenden Team situationsbezogen ein abgestuftes, transparentes und kongruentes Vorgehen ab.[190] Hierbei ist die Prämisse zu befolgen, dass eine Ethik-Leitlinie einen »eher supportive(n) als direktive(n) Charakter« aufweist (Jox, 2014, S. 268, S. 281; vgl. Jox & Borasio, 2011, S. 210). Dieser zu entwickelnde Algorithmus verbindet die Werteanalyse, -abwägung und -reflexion sowie die situativ beachtenswerten Kontextfaktoren.

Die Verbindlichkeit der Anwendung (nicht der Entscheidung!) bezieht sich bei der Ethik-Leitlinie auf den Bereich, auf das Team, das die Orientierungshilfe für wiederkehrende Situationen beziehungsweise Wertekonflikte für sich entwickelt hat. Ethik-Leitlinien sind demzufolge nicht übergreifend obligatorisch für eine ganze *Berufsgruppe* in den jeweils unterschiedlichen Settings, wie es bei medizinischen Leitlinien (Profession Medizin) oder bei nationalen Expertenstandards (Profession Pflege) der Fall ist, sondern obligatorisch für den definierten Gegenstandsbereich, die ethisch konflikthafte, wiederkehrende Situati-

---

188 Vgl. hierzu auch Riedel (2016a).
189 So fragen Frolic & Drolet (2013, 98–103): »What is the potential ›good‹ or the potential ›harm‹ inherent in this policy for various stakeholders (including the potential for moral distress)?«
190 Beispiele für Algorithmen/Flussdiagramme finden sich bei Winkler et al. (2012a, S. 226), bei Winkler et al. (2012b) wie auch bei Riedel et al. (2013, S. 267), bei Riedel (2014) und bei Winkler & Marckmann (2012, S. 141).

on (im konkret definierten Setting/Handlungsfeld/Team) und die benannte Zielgruppe.[191]

Da die Ethik-Leitlinie auf aktuellen wissenschaftlichen Erkenntnissen sowie auf aktuell gültigen gesetzlichen Rahmenbedingungen basiert, enthält diese entsprechende Literaturhinweise zur Nachvollziehbarkeit der Bezugspunkte und der wissenschaftlichen Fundierung (Neitzke et al., 2015, S. 246). Neben den Angaben zur Gültigkeit und Verbindlichkeit der Ethik-Leitlinie bedarf es der Angaben zur Gültigkeitsdauer und Hinweisen dazu, wann die Überarbeitung der Ethik-Leitlinie gefordert ist (z. B. anstehende Gesetzesänderungen, relevante Forschungserkenntnisse, veränderte Leitlinien/Expertenstandards) (Neitzke et al., 2015, S. 246, S. 248). Auch ist es obligat, die Grenzen der Ethik-Leitlinie offen zu legen, um falschen Erwartungen entgegen zu wirken. Als zentrale Grenze einer Ethik-Leitlinie ist zu konstatieren, dass diese per se »moralische Differenzen nicht eliminieren« kann (Winkler, 2008, S. 172). Der Grad der Praxisorientierung, die Anwendbarkeit, Praxistauglichkeit und Akzeptanz (als praxisbezogene Gütekriterien), lassen sich erst im Praxisvollzug bewerten und sollten kategorisch und gewissenhaft reflektiert und evaluiert werden (Neitzke et al., 2015; Winkler et al., 2012a, S. 231; Flamm, 2013, S. 132).[192] Die Implementierung sollte systematisiert und praxisorientiert erfolgen (Neitzke et al., 2015, S. 247).

Die Zusammenführung der eingangs dargelegten Forderungen an eine verantwortungsvolle, ethisch reflektierte wie auch an eine bestmöglich ethisch begründete Entscheidung in Bezug auf die Einleitung einer tiefen, kontinuierlichen Palliativen Sedierung einerseits und die Prämissen an die Entwicklung

---

191 Wenngleich es auch Überschneidungen in der Zielformulierung von Leitlinien (in der Medizin) sowie von Ethik-Leitlinien gibt. So formulieren Muche-Borowski et al. (2015): Leitlinien geben »klare Handlungsempfehlungen für den definierten Adressatenkreis« und »vorrangiges Ziel von Leitlinien ist die Verbesserung der medizinischen Versorgung durch die Vermittlung von Wissen. Leitlinien sollen damit den Transfer der Evidenz in den Versorgungsalltag beschleunigen« und auch, wenn sie schreiben: Leitlinien spielen »als externe Entscheidungshilfe in der individuellen Entscheidungssituation zwischen Arzt und Patient eine wichtige Rolle« (S. 32). Weitere Überschneidungen gibt es in der Definition von Leitlinien als systematisch entwickelte Aussagen/ Festlegungen, die den gegenwärtigen Erkenntnisstand wiedergeben, um Ärzte/Angehörige von Gesundheitsberufen und Patienten bei der Entscheidungsfindung für eine angemessene Versorgung/Gesundheitsversorgung/Krankenversorgung in spezifischen Krankheitssituationen/klinischen Situationen zu unterstützen (Muche-Borowski et al., 2015, S. 32; Farin et al., 2011, S. 429; Kopp et al., 2002, S. 224). Zu den Abgrenzungen von Leitlinien und Richtlinien in der Medizin vgl. Staudt (2012); vgl. Neitzke et al. (2015).

192 Hinweise zur Planung und Durchführung einer Evaluation bieten die »Empfehlungen zur Evaluation von Ethikberatung in Einrichtungen des Gesundheitswesens« (AG Ethikberatung im Gesundheitswesen et al., 2013) wie auch Neitzke et al. (2015, S. 248). Zielgrößen der Ergebnisqualität formulieren Jox et al. (2012, S. 830). Zur Relevanz der Evaluation vgl. Neitzke & Strech (2017).

einer Ethik-Leitlinie andererseits bilden den Ansatzpunkt für die Zielformulierung der angestrebten Ethik-Leitlinie.

2.4.3 Identifikation der Zielformulierung für die Ethik-Leitlinie

»Die Palliative Sedierung ist eine wertvolle Therapieoption für den Patienten (…), aber sie ist auch eine ethische Herausforderung in jedem einzelnen Fall, der wir uns stellen müssen« (Radbruch & Nauck, 2010, S. 314). »Das Betreuungsteam soll eine ehrliche Antwort auf die Frage geben, für wen die Sedierung eine Entlastung darstellt: Für den Patienten selbst, die Behandelnden oder für die Angehörigen« (SAMW, 2019a, S. 23). Angesichts der ethischen Implikationen, der subtilen Herausforderungen wie auch angesichts der komplexen Abwägungs- und Reflexionsprozesse ist es signifikant und angemessen, für die Mitarbeiter/innen, für das Team in stationären Hospizen eine Orientierungshilfe für die geforderte ethische Abwägung und Reflexion in Bezug auf die Einleitung einer tiefen, kontinuierlichen Palliativen Sedierung zur Verfügung zu stellen. Denn: Ethik-Leitlinien strukturieren den geforderten Entscheidungsprozess und sichern die systematisierte ethisch begründete Entscheidungsfindung ab. Ethik-Leitlinien können somit hinsichtlich der im Vorfeld antizipierten »ethischen Herausforderungen« unterstützend wirksam werden.

Bezug nehmend auf die vorausgehenden Ausführungen zum Instrument der Ethik-Leitlinie wie auch zur Bedeutsamkeit der Ethik-Leitlinie im Kontext der Behandlungsoption Palliative Sedierung ist an dieser Stelle die Identifikation und Konstruktion des Ziels für die angestrebte Ethik-Leitlinie »Palliative Sedierung im stationären Hospiz« möglich. Im Rahmen der anstehenden empirischen Phasen der Ethik-Leitlinienentwicklung ist es ergänzend – im Sinne von komplettierend – geboten, die an dieser Stelle ausschließlich auf theoretischen Fundierungen basierenden Festlegungen des Ziels mit den Expertinnen und Experten aus der hospizlichen Praxis zu validieren und zu konsentieren.[193]

---

193 Dies auch vor dem Hintergrund des von Mertz et al. (2014) postulierten Qualitätskriteriums: »Ein medizinisches Entscheidungsfindungsmodell muss nicht nur praktisch nützlich sein, sondern auch zeigen können, warum die so getroffenen Entscheidungen aus ethischer Perspektive *richtig* oder zumindest »robust« (belastbar) sind.« (S. 92) Hilfreich als Indikatoren für die Entwicklung(sschritte) sind ferner die von Marckmann (2013) formulierten Qualitätsstandards in Bezug auf ein »transparentes, klar definiertes methodisches Vorgehen, welches eine Entscheidung (erst) nachvollziehbar macht beziehungsweise bei Bedarf auch Kritik eröffnet« (S. 87). Vgl. hierzu auch ausführlich Marckmann et al. (2015). Weiter formuliert Marckmann (2013): »Die Medizinethik versucht durch eine systematische Analyse einen Beitrag zu ethisch besser begründeten Entscheidungen in der Medizin und im Gesundheitswesen zu leisten. (…) Im Ergebnis will sie (die Medizinethik; A. R.) den handelnden Personen eine Orientierung bieten, welches Vorgehen aus ethischer Sicht zu

Dieser ergänzende, systematisiert bewertende und konsentierende Prozess durch die zukünftigen Anwender/innen ist ein unerlässlicher Schritt dahingehend, eine akzeptierte und handlungsorientierte Ethik-Leitlinie nachhaltig zu implementieren (Winkler et al., 2012a; Winkler et al., 2012b) und entspricht zugleich den Prämissen an die empirische (Medizin-)Ethik (Salloch et al., 2016, S. 269–270).

Das Ziel der Ethik-Leitlinie »Palliative Sedierung im stationären Hospiz« wird an dieser Stelle wie folgt konturiert:

> Entscheidungen im Rahmen der Palliativen Sedierung im stationären Hospiz führen über fachliche Fragen hinausgehend wiederkehrend zu ethischen Fragestellungen und (Werte-)Konflikten. Die Ethik-Leitlinie »Palliative Sedierung im stationären Hospiz« bildet einen wiederkehrenden ethischen Konflikt mit den jeweiligen Konsequenzen ab.
>
> Das Instrument der Ethik-Leitlinie bietet für Pflegende und das interdisziplinäre Hospizteam eine ethische Orientierungs- und Entscheidungshilfe. Die Ethik-Leitlinie systematisiert und unterstützt – in der jeweils einmaligen Situation – die ethische Entscheidungsfindung in Bezug auf die Einleitung einer tiefen, kontinuierlichen Palliativen Sedierung im stationären Hospiz.
>
> Zentrales Ziel der Ethik-Leitlinie »Palliative Sedierung im stationären Hospiz« ist es, die verantwortungsvolle Abwägung der beteiligten Werte zu strukturieren und so eine ethisch begründete Entscheidung in Bezug auf die Einleitung einer tiefen, kontinuierlichen Palliativen Sedierung abzusichern, die möglichst von allen situativ Beteiligten und Betroffenen mitgetragen werden kann.

Auf der Basis der klargelegten Begründungen für die Entwicklung einer Ethik-Leitlinie für stationäre Hospize, auf Grundlage der vorausgehenden theoretischen und empirischen Fundierungen, Konkretisierungen und Rahmungen können im nächsten Schritt die methodischen Konsequenzen schlüssig induziert werden.

---

bevorzugen ist.« (S. 88) Diese für die Medizinethik formulierte Zielorientierung soll hier auch für die Pflegeethik gelten: Die systematische Analyse – in Bezug auf eine klar beschriebene Entscheidungssituation – soll durch die Ethik-Leitlinie konturiert werden und so ein transparentes und klar definiertes Vorgehen absichern.

3. Empirisch und partizipativ die Eckpunkte der Ethik-Leitlinie »Palliative Sedierung im stationären Hospiz« explorieren, konsentieren und konturieren

Kapitel 3 repräsentiert nach der vorausgehenden literaturgestützten Fundierung der Thematik – als theoriebasierte Grundlegung für die Entwicklung der Ethik-Leitlinie »Palliative Sedierung im stationären Hospiz« – Ausführungen zu den Methoden der empirischen Sozialforschung sowie die transparente Darlegung der Analyse und Auswertung der erzielten Erkenntnisse und Ergebnisse. Sowohl die qualitativ angelegten Fokusgruppen (Stewart & Shamdasani, 2015; Renner, 2014; Przyborski & Wohlrab-Sahr, 2014; Schulz et al., 2012; Flick, 2012; Bürki, 2000) wie auch die vornehmlich quantitativ angelegten Delphi-Befragungen (Häder, 2014; Niederberger & Renn, 2018) sind in der empirischen Sozialforschung anerkannte, diskursive, partizipatorische Methoden zur Ergründung von Expertenmeinungen. Die Verknüpfung der theoretischen Fundierung und der empirischen Erkenntnisse bildet den Ausgangspunkt für die Erstellung der Ethik-Leitlinie. Nachfolgend werden zunächst die methodischen Entscheidungen begründet und das Vorgehen zusammenfassend konturiert (3.1). Das Kapitel 3.2 widmet sich dem vollständigen Forschungsprozess im Rahmen der Fokusgruppen, das Kapitel 3.3 dem vollständigen Prozess der Delphi-Befragungen. Die spezifische methodische Reflexion bildet jeweils den Abschluss der beiden Unterkapitel (3.2.14 und 3.3.10).

3.1 Begründung der Prinzipien der partizipativen Forschung und methodische Konsequenzen

Um die Akzeptanz der Ethik-Leitlinie im hospizlichen Handlungsfeld abzusichern, bedarf es der Ausrichtung an den wiederkehrenden ethischen Fragestellungen der Praxis (Neitzke et al., 2015, S. 241). Der Gegenstand der Ethik-Leitlinie, wie auch der durch die Ethik-Leitlinie definierte Entscheidungs- und Handlungskorridor, muss nicht nur den medizinisch-pflegerischen Forschungsstand repräsentieren, sondern insbesondere die ethischen Konflikte/

moralische Probleme der jeweiligen Praxis/des jeweiligen Handlungsfeldes aufgreifen. Nur so kann gewährleistet werden, dass die immanenten Eckpunkte der Entscheidungsfindung auch an den ethisch reflexionswürdigen Fragestellungen der Praxis, das heißt an den Bedarfen der ethischen Abwägung und Reflexion der dortigen Entscheiderinnen und Entscheider, ansetzen (Salloch et al., 2016). Die Präzisierung der zu prüfenden ethischen Sachverhalte, die Konkretion des ethischen Entscheidungskorridors wie auch die Klarlegung der Handlungskorridore im Rahmen der Ethik-Leitlinie können demzufolge nur auf der Basis einer Praxisexploration erfolgen. Bei dieser empirisch-ethischen Exploration geht es darum, die Erfahrungen und Wahrnehmungen, die Deutungen und Bewertungsmuster wie auch die Werteorientierungen, konkreten Wertekonflikte und Werturteile der Mitarbeiter/innen der Hospize zu erheben und zu analysieren. Unter empirischer Ethik wird nachfolgend die Ausrichtung empirischer Forschung auf ethische Analyse, Reflexion und Entscheidungsfindungsprozesse verstanden. »Empirische Informationen haben für die Ethik (…) vielfältige Funktionen in unterschiedlichen Begründungs- und Anwendungszusammenhängen. Diese komplexen Interaktionen zwischen Normativität und Empirie« (Salloch, 2012, S. 14; vgl. Salloch et al., 2016) werden im Forschungsprozess konsequent reflektiert. Dies erscheint insbesondere vor dem Hintergrund obligat, dass im hiesigen Vorhaben die empirischen Informationen (aus der Praxis) grundlegend dafür sind, die Eckpunkte ethischer Reflexion (in der Ethik-Leitlinie) zu charakterisieren. Die erfassten Eckpunkte wiederum müssen empirisch überprüft werden, um für die Praxis im Rahmen einer Ethik-Leitlinie als handlungsleitend – wenngleich auch nicht als handlungslegitimierend – wirksam zu werden.

Zimmermann (2014) folgend ist für ethische Diskurse eine angemessene Verknüpfung von individuellen wie auch von gesellschaftlichen Wertvorstellungen obligat (Zimmermann, 2014, S. 119–120). Die individuellen Wertvorstellungen repräsentieren sich in Bezug auf die ethische Entscheidung zur Behandlungsoption Palliative Sedierung im hospizlichen Setting in den jeweils individuell wie auch professionell vertretenen Werteorientierungen. Als Annäherung an die gesellschaftlichen Vorstellungen werden im vorliegenden Forschungsvorhaben die vertretenen Vorstellungen in Bezug auf ein »gutes Sterben« im hospizlichen Setting und die Vorstellungen und Einstellungen in Bezug auf das Leiden in der letzten Lebensphase profiliert. Um die Komplexität von Entscheidungssituationen in Bezug auf die Behandlungsoption Palliative Sedierung angemessen zu beachten, sollten demnach folgende Perspektiven in den Blick genommen werden: die Perspektive auf die konkrete ethische Entscheidung (hier: in Bezug auf die Behandlungsoption Palliative Sedierung), in Bezug auf die in der Praxis leitenden normativen Konzepte, Werteorientierungen und Wertvorstellungen, auf die in der hospizlichen Praxis wiederkehrenden ethischen Fragestellungen/ethischen Probleme sowie auf die übergreifenden kontextuellen Aspekte wie z. B. das Verständnis von Leiden oder die Vorstellungen einer guten Begleitung/eines »guten Sterbens« in der letzten Lebensphase im Hospiz. Den Gegenstand des Vorhabens profilierend ist die Untersuchung im Bereich der angewandten Ethik anzusiedeln. Die im hiesigen Kontext verfolgte genuine Praxisforschung orientiert sich am Prinzip der partizipativen Forschung[194] (van der Donk et al., 2014, S. 44; von Unger, 2014, S. 22–24; Mathis, 2017, S. 458). Partizipative Forschung verfolgt mit den jeweils bewusst ausgewählten Methoden und Forschungsansätzen die Intention, »die soziale Wirklichkeit partnerschaftlich (zu) erforschen und zu beeinflussen«. »Ziel ist es, soziale Wirklichkeit zu verstehen und zu verändern. (…) In der partizipativen Forschung stehen die Menschen, die an ihr teilhaben, im Mittelpunkt – ihre Perspektiven, ihre Lernprozesse (…)« (von Unger, 2014, S. 1, S. 2, vgl. S. 13). Es geht um die »Partizipation der Beteiligten an den Prozessen und an der Wissensgenerierung«, um kontinuierliche Schleifen der Reflexion und um eine möglichst gleichberechtigte Kooperation zwischen Wissenschaft und hospizlicher Praxis (Mathis, 2017, S. 458; vgl. Mayring, 2016, S. 146; Riedel, 2016c). Diesem hier verfolgten Forschungsverständnis liegt die Überzeugung zugrunde, dass ein nachhaltig praxistaugliches und akzeptiertes Instrument *für* die hospizliche Praxis (Ethik-Leitlinie) nur *mit* den in der Praxis wirkenden Expertinnen und Experten entwickelt werden kann. Übergeordnet sind hierbei folgende Prämissen: Der Erkenntnisgewinn aus den jeweiligen Forschungsprozessen (qualitativ und quantitativ) dient der Entwicklung eines Instrumentes/Verfahrens (Ethik-Leitlinie), das explizit dazu beiträgt, die professionelle Praxis (Palliative Care-Praxis im stationären Hospiz) zu verbessern. Hierbei ist die Haltung leitend, dass Forschende und Beteiligte (Mitarbeiter/innen der stationären Hospize) – deren Praxis und Handeln im Mittelpunkt der Forschung stehen – sich auf Augenhöhe begegnen und auf Augenhöhe kooperieren. Bestenfalls ist der Forschungsprozess ein Gewinn für beide Seiten: Wissenschaft und Praxis (Riedel, 2016c). In der Folge sind Methoden und empirische Verfahren zu wählen, die die Einbindung der Expertinnen und Experten (Stakeholdereinbindung) ermöglichen (Niederberger, 2015; von Unger, 2014) und zugleich adäquat sind, um die formulierten Forschungsfragen und den zu un-

---

194 Hinter dem Begriff »partizipative Forschung« verbirgt sich keine eigenständige Methode, es handelt sich hierbei um einen spezifischen Forschungsstil oder eine Forschungsstrategie (Bergold & Thomas, 2010, S. 333), um einen »Oberbegriff für Forschungsansätze« (von Unger, 2014, S. 1). Im Folgenden wird partizipative Forschung als eine »Forschungshaltung« verstanden, im Sinne einer Forschung mit Menschen aus der Praxis und dem Ziel eines gemeinsamen Erkenntnisprozesses zur Verbesserung aktueller Praxis. Vgl. hierzu auch Riedel (2016c). Mathis (2017) folgend handelt es sich hierbei um einen »besonders« geeigneten Ansatz für Palliativforschung (S. 458).

tersuchenden Gegenstand empirisch aufzugreifen und zu bearbeiten. Im Mittelpunkt der empirisch-methodologischen Entscheidungen stehen somit die Stakeholdereinbindung, eine angemessene Methodologie sowie die Wechselwirkung zwischen der theoretischen Perspektive und der praktischen/hospizlichen Perspektive, im Sinne einer angewandten und empirischen Ethik.

Das empirische Vorgehen betreffend ist in einem ersten Schritt ein qualitativ-empirischer Zugang geboten. Qualitative empirische Sozialforschung ermöglicht es, komplexe Zusammenhänge (diese liegen bei Entscheidungen in der letzten Lebensphase wie auch in ethischen Entscheidungssituationen vor) aus der Perspektive der Akteure (hier die Mitarbeiter/innen in den Hospizen) dialogisch – das heißt, unter Einbezug möglichst unterschiedlicher Perspektiven und Argumente – zu erforschen. Profunde Einsichten über Vorstellungen, Einstellungen, Meinungen und Werturteile lassen sich mit Fokusgruppen – als anerkannte sozialwissenschaftliche Methode – erlangen (Zwick & Schröter, 2012, S. 24–25; Stewart & Shamdasani, 2015; Kruse, 2015, S. 196; Misoch, 2015; Schildmann et al., 2016).[195] Eine qualitative Exploration mithilfe von Fokusgruppen kann den Einblick in und den Eindruck für die praxisrelevanten ethisch-reflexionswürdigen Fragestellungen sowie die immanenten Wertekonflikte eröffnen.[196] Ziel ist es, die ethischen Fragestellungen/ethischen Probleme, die im hospizlichen Setting zur Behandlungsoption Palliative Sedierung wiederkehrend auftreten, zu identifizieren und deren Gegenstand (die beteiligten Werte, leitenden Wertvorstellungen, Werteorientierungen und Werturteile) zu charakterisieren. Die zentrale Leitfrage dieser ethischen Untersuchung kann als die Frage nach dem »Was sollen wir tun?« in Bezug auf die ethischen Fragestellungen im Kontext der Palliativen Sedierung im Setting Hospiz charakterisiert werden. Hieraus ergibt sich zugleich der konkrete und gewünschte Handlungsbezug. Ethik wird nachfolgend konsequent als ein handlungsorientierter Gegenstand der (Pflege-)Praxis und der Reflexion verstanden (vgl. auch Schildmann et al., 2016, S. 359). Fokusgruppen werden vermehrt in der Gesundheitsforschung (Tausch & Menold, 2015; Misoch, 2015, S. 141) wie auch in der medizinethischen Forschung (Schildmann et al., 2016) eingesetzt. Die Fokusgruppen sichern die obligate und angestrebte Integration der Praxisper-

---

195 Abgrenzungen und signifikante Unterschiede zu anderen Gruppendiskussionsverfahren finden sich bei Kruse (2015), bei Przyborski & Wohlrab-Sahr (2014), bei Flick (2012), bei Bohnsack (2014) sowie bei Bürki (2000). Eine kurze Methodengeschichte legen Bürki (2000) dar wie auch Stewart & Shamdasani (2015), Loos & Schäffer (2001) und Misoch (2015).

196 Zur Bedeutung von Fokusgruppen in der empirischen (Medizin-)Ethik vgl. Baumann et al. (2011, S. 35–36). Beispielhaft sei an dieser Stelle auf die Fokusgruppen-Studie von Karlsson et al. (2017) verwiesen, die unter anderem auch Pflegende in Hospizen involvierte: »Reflecting on one's own death: The existential questions that nurses face during end-of-life care«.

spektive, als eine – neben der theoretischen Fundierung – wesentliche Grundlage für die Ethik-Leitlinienentwicklung ab. Auch die Literatur akzentuiert, dass Fokusgruppen für explorative Studien eingesetzt werden können, »die auf einem differenzierten theoretischen Hintergrund aufbauen« (Mack & Tampe-Mai, 2012, S. 67; vgl. Stewart & Shamdasani, 2015, S. 17). Das übergreifende Ziel der Fokusgruppen ist demzufolge die ergänzende Exploration der bis dato unbekannten oder vagen Erfahrungen und Einstellungen, die Erfassung der unerforschten leitenden Werteorientierungen der Mitarbeiter/innen im Hospiz sowie die Ergründung der unbekannten, vorherrschenden Wertekonflikte in Bezug auf die Palliative Sedierung im Handlungsfeld stationäres Hospiz. Basierend auf den Ergebnissen des genuin qualitativen Vorgehens können erste Grundlegungen, Elemente wie auch Eck- und Ansatzpunkte für den originären Gegenstand und die Ausgestaltung einer Ethik-Leitlinie »Palliative Sedierung im stationären Hospiz« abgeleitet werden.

Die Akzeptanz des Gegenstandes und somit die Ausgestaltung der Ethik-Leitlinie bedürfen der erweiterten und umfassenden Diskussion und Konsentierung (Neitzke et al., 2015, S. 247). Diese Konsentierung wird durch eine Delphi-Befragung angestrebt. Delphi-Befragungen dienen der Strukturierung von Wissen und Expertenmeinungen, der quantitativen Bewertung von Sachverhalten wie auch der Konsensbildung. Im Rahmen der hier intendierten Delphi-Befragung steht der Aspekt der Konsensbildung im Fokus. Der »Konsens-Delphi« ist quantitativ angelegt, es handelt sich um »ausschließlich standardisierte Bewertungen« (Häder, 2014, S. 37; Häder & Häder, 2019, S. 705; vgl. Niederberger & Renn, 2018, S. 7, S. 13). Intendiert ist, eine potenziell vorhandene Heterogenität von Meinungen im Rahmen der Delphi-Befragungsrunden zu reduzieren und zu einer Annäherung an einen Konsens zu gelangen. Das Ziel ist ein hohes Maß an Übereinstimmung bei den Teilnehmer/innen der Befragungsrunden, in Bezug auf die letztendliche, inhaltliche Ausrichtung der Ethik-Leitlinie »Palliative Sedierung im stationären Hospiz«.

Den reziproken Zugewinn an Erkenntnissen durch die beiden gewählten Forschungsmethoden im Kontext des partizipativen Forschungsprozesses[197] zeigt die nachfolgende Tabelle. Sie ermöglicht einen Überblick zu den Elementen der Partizipation, zu den methodischen Abgrenzungen wie auch bezüglich der im Methodenmix sich wechselseitig ergänzenden Erkenntnisse. Die Tabelle bündelt somit zugleich die Begründung für das methodische Vorgehen.

---

197 Partizipative Forschung gilt als ein »besonders« geeigneter Ansatz in der Palliativforschung (Mathis, 2017, S. 458).

Fokusgruppen	Delphi-Befragungen
– Gruppenkommunikation, Partizipation als zentrales Element (partizipative Ansätze) – Gruppenleistung ist gegenüber der Einzelleistung überlegen	
Prozess: Einmalig je Fokusgruppe	Prozess: Erneute Befragung(en)
Zeitlich ganz genau terminiert und örtlich fixiert	Zeitlicher Rahmen offener und nicht an einen Ort gebunden
Offene Diskussion Meinungsführerschaft kann entstehen	Anonyme Befragung/die Anonymität der Experten untereinander »ist ein wesentliches methodisches Design-Element« von Delphi-Befragungen (Häder, 2014, S. 153; vgl. Niederberger & Renn, 2018, S. 24) Keine beeinflussenden Meinungsführer
Strukturiert anhand eines Leitfadens	Standardisierte Befragung und Bewertung/ Sachverhalt muss möglichst genau operationalisiert und vorstrukturiert werden
Qualitativ	Quantitativ/ quantifizierbar
Kein Feedback beziehungsweise spontanes Feedback	Anonymes Feedback, das über die Gruppenmeinung informiert/die Rückinformation an die Teilnehmer/innen ist »wichtiger Grundbestandteil« von Delphi-Befragungen (Häder, 2014, S. 155; vgl. Niederberger & Renn, 2018, S. 11, S. 24)
Ziel: Exploration	Ziel: Konsensbildung/hohes Maß an Konsens in der Gruppe/hohes Maß an Übereinstimmung bei den Teilnehmer/innen.
Ergebnisse: – Vorstrukturierung – Grundlegende inhaltliche Eckpunkte für die Ethik-Leitlinie sind erfasst. Insbesondere: Beurteilungsgrundlagen, Argumentations- und Bewertungsmuster, Werteorientierungen, aber auch Befürchtungen	Ergebnisse: – Konsentierte inhaltliche Ausrichtung und Werteorientierung – Konsentierte Ethik-Leitlinie/zumindest zentraler Elemente der Ethik-Leitlinie

Tabelle 1: Gegenüberstellung der Methoden

Die beiden angestrebten Methoden der empirischen Sozialforschung werden hier als komplementär verstanden (qualitative Exploration und quantitative Assimilation), um eine theoretisch fundierte, an der Praxis orientierte – und bezogen auf deren Gegenstand – mit der Praxis konsentierte Ethik-Leitlinie »Palliative Sedierung« zu erstellen. Nachfolgend werden die Ziele des methodischen Vorgehens konkretisiert.

3.1.1 Die Durchführung von Fokusgruppen zur Exploration der Praxisperspektive

Das angestrebte Ziel ist es, durch die qualitativ angelegten Fokusgruppen die Bedeutsamkeit Palliativer Sedierung als Behandlungsoption aus der Perspektive der hospizlichen Praxis – im Vorfeld der Entwicklung zentraler Eckpunkte der Ethik-Leitlinie – zu explorieren und darauf stützend praxisorientiert zu konkretisieren. Das heißt, im Rahmen der Fokusgruppen geht es um die Ergründung der Erfahrungen und Begründungen (Vogl, 2019, S. 695; Zwick & Schröter, 2012, S. 25, S. 26), um die Einstellungen und Meinungen (Renner, 2014, S. 1; Misoch, 2015, S. 139, S. 141) wie auch um die aktuellen und retrospektiven Assoziationen und Resonanzen der Mitarbeiter/innen in Bezug auf die Palliative Sedierung als Behandlungsoption im hospizlichen Setting. Schildmann et al. (2016) sehen Fokusgruppen als geeignete Forschungsmethode, für die »Explikation von informellem oder implizitem Wissen und Einstellungen« und um »Einstellungen und Werturteile« herauszuarbeiten (S. 38). Explikation und Rekonstruktion werden somit der qualitativen Methode explizit zugewiesen. Gegenstand der angestrebten Exploration im Rahmen des Gruppendiskussionsverfahrens ist es, mit den Teilnehmer/innen aus den Hospizen interaktiv das gegenwärtige Ausmaß der erlebten ethischen Reflexionswürdigkeit und der gelebten ethischen Reflexion in Verbindung mit Palliativer Sedierung in der hospizlichen Praxis zu erfassen (z. B.: Welche moralischen Intuitionen sind existent? Welche Wertekonflikte sind präsent?). Es geht im Rahmen der leitfadengestützten Gruppeninteraktion im hospizlichen Palliative Care-Setting ferner darum, konkrete ethische Konfliktfelder und Konfliktpotenziale im Kontext der Palliativen Sedierung (übergreifend wie auch situativ) zu generieren. Das heißt, Ziel des strukturierten Diskursprozesses ist es, die jeweils beteiligten moralischen Facetten und normativen Perspektiven, die inhärenten konfligierenden ethischen Werte und Begründungen, die empfundenen moralischen Belastungsfaktoren und die erfassbaren Wertekonflikte wie auch die ethischen Fragestellungen/ethischen Probleme zu konfigurieren. Diese aus der Praxis generierten Informationen – ergänzend zu den Informationen aus der Literaturanalyse – sind bedeutsam, um die nachfolgenden Annahmen zu prüfen.

1. Palliative Sedierung ist in der hospizlichen Palliative Care-Praxis eine wiederkehrende Behandlungsoption.
2. Die Behandlungsoption postuliert eine systematisierte ethische Abwägung. Das heißt, sie fordert neben der ärztlichen Indikation und dem informed consent eine ethisch begründete Entscheidung/Positionierung im interdisziplinären Palliative Care-Team ein.
3. Eine Ethik-Leitlinie wird – in Bezug auf die Palliative Sedierung im hospizlichen Kontext – als ein unterstützendes Verfahren zur ethischen Reflexion,

zur ethischen Abwägung und zur ethisch begründeten Entscheidungsfindung bewertet.

Diese Annahmen sind indes wiederum grundlegend für die zu explizierende Problemdefinition und die Forschungsfragen der Fokusgruppen.[198]

3.1.2 Die Durchführung von Delphi-Befragungen zur Konsentierung signifikanter Eckpunkte der Ethik-Leitlinie

Die Stärke der Fokusgruppen – als qualitative Methode – liegt laut Bürki (2000) in der Exploration. Dies ist mit ein Grund, weshalb Fokusgruppen vielfach mit quantitativen Methoden kombiniert werden (Bürki, 2000, S. 101–102) – auch mit Delphi-Befragungen (Niederberger & Renn, 2018, S. 25) –, um die Ergebnisse nachfolgend zu verifizieren. Zwick & Schröter (2012) wie auch Wäscher et al. (2014) sehen in Fokusgruppen eine sozialwissenschaftliche Methode, die komplementär zu anderen Methoden angewendet werden kann (vgl. hierzu auch Kühn & Koschel, 2018, S. 38–39).[199] Zwick & Schröter (2012) benennen im Rahmen eines Forschungsprojektes (Adipositasforschung) Fokusgruppen explizit als Möglichkeit zur empirischen »Vorbereitung eines Expertendelphi« (S. 13). Ferner beschreibt Misoch (2015) Fokusgruppen als eine Methode, »die meist nicht isoliert, sondern im Kontext anderer Methoden im Rahmen von methodentriangulierenden Designs eingesetzt wird« (Misoch, 2015, S. 141; vgl. Wäscher et al., 2014; vgl. Niederberger & Renn, 2018, S. 25).

Die Delphi-Befragung ist die zweite Methode, die im Rahmen der Entwicklung der Ethik-Leitlinie unterstützende und fundierende Wirkung entfalten soll, insbesondere die inhaltliche Ausrichtung und ethisch-normative Rahmung betreffend. Ziel einer Delphi-Befragung ist die Strukturierung von Wissen und Expertenmeinungen, die quantitative Bewertung von Sachverhalten wie auch die Konsensbildung.[200] Da die Akzeptanz einer Ethik-Leitlinie einer erweiterten und umfassenden Diskussion und Konsentierung bedarf (Neitzke et al., 2015,

---

198 Die Stärke von Fokusgruppen liegt in der Exploration – genau das ist hier das zentrale Ziel. Fokusgruppen sind weniger geeignet, um Hypothesen zu testen. Der Schwerpunkt im Kontext der Arbeit ist indes die Exploration der Meinungen und Positionen aus der Praxis, ergänzend zur Literatur. Die Kombination aus praxisbezogener Exploration und literaturgestützter, evidenzbasierter Konkretion/Fundierung ist indes eine solide Grundlage für die Entwicklung der Ethik-Leitlinie.

199 Zu den Anforderungen an eine »Methode« qualitativer Sozialforschung und zur kritischen Reflexion der Fokusgruppe als »Methode« qualitativer Sozialforschung vgl. Bohnsack (2014, S. 107), vgl. Bohnsack et al. (2010, S. 9).

200 Vgl. zum Beispiel die Erstellung der »Leitlinie zur Palliativen Sedierungstherapie« der Österreichischen Palliativgesellschaft (Weixler et al., 2017).

S. 247), wird diese geforderte Konsentierung mit und seitens der Praxis durch die Delphi-Befragung angestrebt.[201] Im Rahmen der intendierten Delphi-Befragung steht demnach der Aspekt der Konsensbildung im Fokus. Der »Konsens-Delphi« (Häder & Häder, 2019, S. 704; Häder, 2014, S. 37) ist quantitativ angelegt, das heißt, es handelt sich um ausschließlich standardisierte Bewertungen (Häder, 2014, S. 37; Niederberger & Renn, 2018, S. 8). Das Ziel ist ein hohes Maß an Übereinstimmung bei den Teilnehmer/innen der Befragung (hier: Mitarbeiter/innen stationärer Hospize) in Bezug auf die letztendliche, inhaltliche und normative Ausgestaltung der Ethik-Leitlinie Palliative Sedierung.

3.1.3 Elemente im Konstruktionsprozess und ethisches Clearing

Basierend auf den vorausgehenden Entscheidungen lassen sich zusammenfassend die einleitend beschriebenen und im Voraus geplanten Phasen des Vorgehens als in sich schlüssig begründen.

<u>Theoretisch fundieren</u>: Hierunter ist die theoretische Grundlegung und Konturierung zentraler Themen in Bezug auf die Ethik-Leitlinie(nentwicklung) zu subsumieren (Kapitel 2).

<u>Explorieren</u>: Qualitativ-empirische Forschung (Fokusgruppen) mit dem Ziel, aus der Perspektive der Mitarbeiter/innen in den ausgewählten Hospizen die ethischen Fragestellungen/die ethischen Probleme zu identifizieren und zu charakterisieren, die die Behandlungsoption Palliative Sedierung im hospizlichen Setting repräsentieren (Kapitel 3.2).

<u>Konzeptualisieren</u>: Die Erkenntnisse aus der Inhaltsanalyse (Datenauswertung der Fokusgruppen) sind grundlegend für eine erste Klarlegung der Elemente und Eckpunkte zur inhaltlichen Ausgestaltung der Ethik-Leitlinie, sie bilden die Basis für die erste Welle der Delphi-Befragung (Kapitel 3.2).

<u>Konsentieren</u>: Quantitativ-empirische Forschung (Delphi-Befragungen) mit dem Ziel, die Elemente und Eckpunkte der Ethik-Leitlinie sowie den Gegenstand der Ethik-Leitlinie aus der Perspektive der Mitarbeiter/innen in den Hospizen bestätigt zu wissen, sodass die entwickelte Ethik-Leitlinie nachhaltig als unterstützende und systematisierende Orientierungshilfe für die identifizierte, wie-

---

201 Zur Bedeutung von Delphi-Befragungen in der Palliative Care wie auch zu den beachtlichen Grenzen vgl. u. a. Jünger et al. (2017).

derkehrende ethische Fragestellung/das identifizierte ethische Problem in der hospizlichen Praxis wirksam werden kann (Kapitel 3.3).

Konstruieren: Die Entwicklung der Ethik-Leitlinie »Palliative Sedierung im stationären Hospiz« auf der Basis der Forschungsergebnisse (Kapitel 4). Die Entwicklung lässt sich aus dem Stellenwert normativer Bewertungen und ethischer Begründungsstrukturen ableiten, um eine »ethisch akzeptierte« (Weixler et al., 2017, S. 31) beziehungsweise eine »ethisch akzeptable« (Alt-Epping et al., 2016, S. 858) Behandlungsoption zu legitimieren.

Zusammenfassend lässt sich der Prozess wie folgt darstellen:[202]

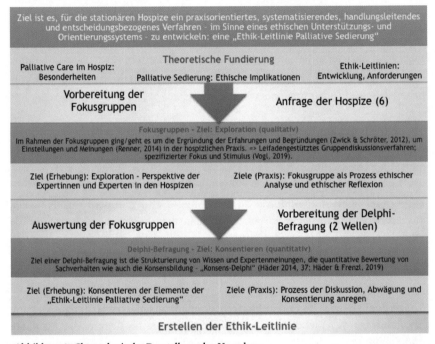

Abbildung 1: Chronologische Darstellung des Vorgehens

Für das nachfolgend beschriebene empirische Vorhaben wurde Mitte Dezember 2015 ein ethisches Clearing bei der Ethikkommission der Deutschen Gesellschaft für Pflegewissenschaft eingeholt. Anfang Februar 2016 wurde das Ethikvotum ohne Auflagen ausgesprochen.

Nachfolgend werden die beiden Forschungsprozesse in ihrer Chronologie ausgeführt.

---

202 Diese Abbildung diente zugleich der vorausgehenden Information der zur Mitwirkung angefragten Hospize.

3.2   Fokusgruppen zur Exploration

Fokusgruppen[203] stellen im Kontext der empirischen Sozialforschung ein »Dialog- und Partizipationsverfahren« dar. Hierbei handelt es sich um ein »moderiertes, strukturiertes Gruppendiskussionsverfahren mit einer begrenzten Anzahl an Teilnehmern« (Zwick & Schröter, 2012, S. 24; vgl. Stewart & Shamdasani, 2015, S. 17; vgl. Kühn & Koschel, 2018; vgl. Misoch, 2015, S. 139). In dessen Mittelpunkt steht die Interaktion unter den Teilnehmer/innen (Vogl, 2019, S. 946; Misoch, 2015, S. 139; Renner, 2014, S. 6, S. 7; Flick, 2012, S. 259–261; Kühn & Koschel, 2018, S. 44). Voraussetzung für den Erfolg von Fokusgruppen und zugleich das Spezielle an Fokusgruppen ist die Fokussierung auf ein klar definiertes Thema (Bürki, 2000; Misoch, 2015, S. 140). Denn: Die Fokusgruppe ist kein offener Austausch von Gedanken, Ideen und Meinungen, sondern eine strukturierte, moderierte Diskussion zu einem spezifischen Thema, hier die Palliative Sedierung im stationären Hospiz. Fokusgruppen werden in der empirischen Sozialforschung eingesetzt, wenn es um die Analyse von Meinungen spezifischer Zielgruppen zu einem fokussierten Thema geht, das durch einen konkreten Stimulus initiiert wird (Misoch, 2015, S. 140). Somit liegt das Verfahren an der Grenze »zwischen Erhebungs- und Partizipationsverfahren« (Schulz et al., 2012, S. 7; vgl. Schulz, 2012, S. 10–11). Hier werden die beiden Kernelemente deutlich, die eine Fokusgruppe auszeichnen: »Das Thema wird vom Forscher in die Gruppe getragen und die generierten Daten sind Ergebnis von Interaktionen in der Gruppe.« (Bürki, 2000, S. 100)

Fokusgruppen als sozialwissenschaftliche Methode repräsentieren ein qualitatives Erhebungsinstrument, das die Möglichkeit eröffnet, die Teilnehmer/innen in einen moderierten, strukturierten und fokussierten Diskursprozess einzubinden. Das Ziel hierbei ist, möglichst unterschiedliche Facetten und Aspekte einer konkreten Thematik zu beleuchten, systematisiert zu diskutieren und auf dieser Basis verschiedene Meinungen zu erfassen, zentrale Themen zu identifizieren (Przyborski & Wohlrab-Sahr, 2019; Schulz, 2012; Misoch, 2015) und »Unbekanntes in Erfahrung zu bringen« (Zwick & Schröter, 2012, S. 26). Im Zentrum steht die Exploration bestehender Expertise und wiederkehrender Herausforderungen, die Explikation erlangter Erfahrungen und bestehender Begründungen (Zwick & Schröter, 2012, S. 25, S. 26; Benighaus & Benighaus, 2012, S. 130; Stewart & Shamdasani, 2015, S. 17, S. 43–45; Kruse, 2015, S. 196; Bürki, 2000, S. 101), die Erforschung von Meinungen und Einstellungen (Flick, 2012, S. 248; Misoch, 2015, S. 139) und die Ergründung von Erkenntnissen zu

---

203 Zur Entwicklung der Methode im Verlauf der Jahre vgl. Stewart & Shamdasani (2015, S. 3–4), vgl. Misoch (2015, S. 139), vgl. Renner (2014, S. 5–6), vgl. Przyborski & Riegler (2010, S. 436–439), vgl. Loos & Schäffer (2001).

komplexen Einstellungsmustern, Motivationen und Handlungshintergründen (vgl. Kühn & Koschel, 2018, S. 52–53; vgl. Schildmann et al., 2016). Schildmann et al. (2016) sehen Fokusgruppen als geeignete Forschungsmethode für die »Explikation von informellem oder implizitem Wissen und Einstellungen« und um »Einstellungen und Werturteile« herauszuarbeiten (S. 38). Es geht hierbei nicht primär um die Meinung einzelner Individuen, sondern um die Analyse der gemeinsam vertretenen Positionen, der kollektiven Einstellungen und Meinungen sowie um die Entscheidungsfindungsprozesse einer Gruppe (Zwick & Schröter, 2012, S. 27, S. 29; Scheer et al., 2012, S. 159; Stewart & Shamdasani, 2015, S. 44–45; Schulz, 2012, S. 11; Misoch, 2015).[204]

---

204 In Bezug auf das Thema Palliative Sedierung – im Kontext von Palliative Care – liegen bereits Fokusgruppenstudien vor. Einzelne sollen hier exemplarisch benannt werden: Den Fokusgruppen in der Studie von Molewijk et al. (2015) lag z. B. folgende Fragestellung zugrunde: »How do health care professionals deal with ethical challenges?« Diese Studie hat somit einen klaren explorativen Charakter. Die Fokusgruppenstudie von Rietjens et al. (2009) hatte das Ziel »to gain more insight in the arguments for and against the use of continuous deep sedation in several clinical situations« (S. 410). In dieser Studie ging es darum, die Entscheidungsgrundlagen und Entscheidungsgründe der Ärzte in Bezug auf die Behandlungsoption der kontinuierlichen tiefen Palliativen Sedierung in spezifischen Situationen (neu/erstmalig/konkreter) zu erfassen. Auch hier ist der explorative Charakter erkennbar. Die Studie von Anquinet et al. (2013) hatte zum Ziel: »To explore professional caregivers' perceptions of the similarities and differences between continuous sedation until death and euthanasia« (Anquinet et al., 2013, S. 553). Durch die Methode der Fokusgruppen ging es der Forschungsgruppe darum, spezifische Auffassungen, Haltungen, Einstellungen der Professionellen zu erfassen: »The main aim of the focus groups was to gain insight into the attitudes and experiences of professional caregivers regarding continuous sedation in end-of-life care« (Anquinet et al., 2013, S. 554). Die Fokusgruppenstudie von Raus et al. (2014a) identifiziert »factors that facilitate or constrain the use of continuous sedation at the end of life by physicians and nurses in Belgium«. Das heißt, auch in den Fokusgruppen, die in der Studie von Raus et al. (2014) durchgeführt wurden, ging es um Erfahrungen und Einstellungen von Ärzten und Pflegenden zur Praxis der kontinuierlichen Sedierung am Lebensende: »We asked physicians and nurses about their experiences with and their attitudes towards the practice of CS« (continuous sedation) (Raus et al., 2014, S. 230). Die Studie von Sandmann et al. (2015) hatte zum Ziel »ethical problems in palliative care« zu identifizieren und zu kategorisieren. Die Fokusgruppenstudie von Bruinsma et al. (2013) hatte das Ziel »the experience of relatives« in Bezug auf die Palliative Sedierung zu erfassen: »to explore how relatives evaluate palliative sedation and to gain more insight into positive and negative elements of their experience« (Bruinsma et al., 2013, S. 353). Die Studie von Rys et al. (2015) beschreibt folgende Zielsetzung: »The aim of this focus group study (is) to investigate wether and to what extent nursing home clinicians consider CSD (continuous sedation until death) and PAD (physician-assisted death) to be different or equivalent practices. This study highlights the diverging perceptions of the relation between CSD and PAD. (…) The focus group discussions enabled us to explore how nursing home clinicians perceive the relationship between CSD and PAD, that is, the assumed differences and/or similarities between both practices.« (Rys et al., 2015, S. 407–416) Die Fokusgruppen-Studie von Rys et al. (2013) untersucht die Diskrepanzen zwischen Leitlinienempfehlungen und der klinischen Praxis in Bezug auf die Palliative Sedierung (continuous sedation until death). Eine weitere Fokusgruppenstudie im Kontext Palliativer

Krueger und Cases beschreiben die fünf Charakteristika einer Fokusgruppe wie folgt: Es geht in einer Fokusgruppe um Menschen »(1), die etwas Gemeinsames vertreten beziehungsweise gemeinsame Erfahrungen aufweisen und/oder Expertinnen/Experten auf dem Gebiet sind (2) und durch eine fokussierte Diskussion (3) qualitative Daten produzieren (4), die dazu beitragen, ein besseres Verständnis oder weiterreichende/tiefergehende Informationen zu einem Thema zu erlangen (5)« (in Mayer, 2015, S. 226). Mit den beabsichtigten Fokusgruppen im Rahmen des Forschungsvorhabens ist – in Bezug auf die Behandlungsoption Palliative Sedierung im hospizlichen Setting (fokussiertes Thema) – die Intention verbunden, aus der Perspektive der Mitarbeiter/innen stationärer Hospize (Expertinnen und Experten mit gemeinsamen Erfahrungen als Team) Wahrnehmungs-, Deutungs- und Bewertungsmuster zu ergründen, leitende Werturteile und potenzielle Wertekonflikte zu explorieren, ethische Fragestellungen/Probleme zu identifizieren sowie deren Hintergründe und Beurteilungsgrundlagen zu sondieren (vgl. Zwick & Schröter, 2012, S. 24, S. 25).[205]

Ein weiteres Themenfeld für Fokusgruppen – neben der Analyse von Meinungen – ist die »Akzeptanzanalyse«[206] (Schulz, 2012, S. 11; Misoch, 2015, S. 141, S. 150; vgl. Wäscher et al., 2014). Im Rahmen dieser Arbeit steht die potenzielle Akzeptanz einer konsentierten Ethik-Leitlinie zum Thema Palliative Sedierung im stationären hospizlichen Palliativsetting zur Debatte. Das heißt konkret, es

---

Sedierung wurde von Rietjens et al. (2009) durchgeführt. Ziel hierbei war es: »to gain more insight in the arguments for and against the use of continuous deep sedation in several clinical situations« (S. 410). Die Fokusgruppenstudie von Patel et al. (2012) erfasst das Wissen und Können sowie die Leitlinienorientierung von Pflegenden im Kontext Palliativer Sedierung. Die Studie formuliert Empfehlungen für eine fachliche Leitlinie. Diese Empfehlungen beinhalten keine explizit-ethischen Aspekte, vielmehr sollen die fünf erfassten Themen/Inhalte Pflegende dahingehend qualifizieren, die Behandlungsoption umfassend anbieten und realisieren zu können. Eine weitere Fokusgruppenstudie erfasst Positionen und Emotionen wie auch Belastungen von Professionellen im Kontext der Palliativen Sedierung (Leboul et al., 2017). In dieser Studie wurden drei Fokusgruppen in drei unterschiedlichen Palliative Care-Einheiten, in zwei französichen Kliniken durchgeführt. Vgl. auch exemplarisch die Studie von Vivat et al. (2019).

205 Fokusgruppen als Forschungsmethode im Zusammenhang mit der Erhebung von ethischen Herausforderungen im Gesundheitswesen nutzten auch Molewijk et al. (2015) in ihrer Studie: »Dealing with ethical challenges: a focus group study with professionals in mental health care«. Sie formulierten die folgende Forschungsfrage: »How do health care professionals in mental health care deal with ethical challenges related to the use of coercion?« (Molewijk et al., 2015, S. 2) und verfolgten demnach hier exemplarisch das Ziel, die Erfahrungen und Begründungen der Teilnehmer/innen in den Fokusgruppen zu erfassen. Des Weiteren sind beispielhaft die Studien von Leboul et al. (2017), von Ziegler et al. (2017), von Karlsson et al. (2017), von van Deijck et al. (2016a), von Sandmann et al. (2015), die Studie von Patel et al. (2012) wie auch die von Raus et al. (2014a) zu nennen.

206 Akzeptanzanalyse nach Misoch (2015): »Fokusgruppen können eingesetzt werden, um die Akzeptanz eines bestimmten Produkts oder einer Entscheidung vorab zu untersuchen. Hier wird die Diskussion dafür genutzt, um nicht nur rationale, sondern auch emotionale Argumente zu erheben.« (S. 141)

stellt sich die Frage, ob die Teilnehmenden der Fokusgruppen ihrerseits einen Bedarf für die Entwicklung einer Ethik-Leitlinie Palliative Sedierung erkennen und formulieren und inwiefern sie eine Ethik-Leitlinie als ein unterstützendes Instrument beurteilen, um situativ zu einer ethisch gut begründeten Entscheidung zu gelangen.

Die Herausforderung in der Planung und Durchführung liegt darin, durch die inhaltliche und methodische Ausgestaltung der Fokusgruppen die in der Literatur benannten Grenzen (Stewart & Shamdasani, 2015, S. 47–49) zu reduzieren und die Chancen und Vorteile (Stewart & Shamdasani, 2015, S. 45–46; Flick, 2012, S. 248) zu lancieren. Denn der Grundgedanke von Fokusgruppen ist, dass es bei Diskussionen in einer Gruppe »wertvolle gruppendynamische Effekte gibt, die das Engagement und die Auskunftsbereitschaft« der Beteiligten positiv verstärken (Schulz, 2012, S. 13). Das heißt, Fokusgruppen nutzen die Dynamik der Gruppe (Flick, 2012, S. 248; Morgan, 1988 in Flick, 2012, S. 260; Misoch, 2015).

Eine zentrale Begrenzung ist bereits an dieser Stelle zu konstatieren (Stewart & Shamdasani, 2015, S. 54): Die erlangten Erkenntnisse können aufgrund der begrenzten Anzahl von Teilnehmenden an sechs Fokusgruppen nicht generalisiert werden![207] Die Ergebnisse der qualitativen Exploration repräsentieren indes gruppenspezifische Wahrnehmungen, Deutungen und Werturteile aus den einzelnen Fokusgruppen in der hospizlichen Praxis. Die Divergenz der Erkenntnisse aus den jeweiligen Fokusgruppen ist erwünscht. Ferner ist die Autorin der Ansicht, dass es auf der Basis einer wissenschaftlich sorgfältigen, verantwortungsvollen und transparenten Planung und Konzeption sowie einer strukturierten und (retrospektiv) nachvollziehbaren Durchführung wie auch durch die Klarlegung des Auswertungsprozesses angemessen und akzeptabel ist, die erlangten Ergebnisse als empirische Grundlage für das Konsens-Delphi zu deklarieren.[208]

---

207 Da im Rahmen von Fokusgruppen explizit das Spezielle, das Besondere einer Gruppe exploriert werden soll, stellt Repräsentativität vielfach gar nicht das Ziel von Fokusgruppen dar. »Auf der anderen Seite gibt es Hinweise darauf, dass Fokusgruppen durchaus Ergebnisse liefern, die vergleichbar zu denen anderer Methoden sind.« (Renner, 2014, S. 9)

208 Fokusgruppen werden in der empirischen Sozialforschung selten als alleinige Methode eingesetzt, sondern vielfach in Kombination oder komplementär zu anderen Methoden, im Sinne eines Mixed-Method-Designs (Schulz, 2012, S. 12; Zwick & Schröter, 2012, S. 25; Scheer et al., 2012).

3.2.1 Annahmen, Ziel und Forschungsfragen in Bezug auf die Fokusgruppen

Nach Schulz (2012) kann der Planungs- und Durchführungsprozess einer Fokusgruppe in drei Hauptphasen differenziert werden (Schulz, 2012; vgl. Zwick & Schröter, 2012; vgl. Stewart & Shamdasani, 2015, S. 49–52; vgl. Misoch, 2015, S. 143–147; vgl. Bürki, 2000, S. 103–111):

- **Phase 1:** Zieldefinition, Problemdefinition und Konkretion der Forschungsfrage (Welche Informationen/Erkenntnisse sollen im Rahmen der Fokusgruppe ergründet und gewonnen werden? Welches sind die zentralen Fragestellungen?), Erstellung des Leitfadens (Operationalisierung des Diskussionskonzeptes), Auswahl des geeigneten Stimulus und diskussionsförderlicher Materialien (quantitative und qualitative Elemente – Fokusgruppe im Mixed-Method-Design; vgl. Scheer et al., 2012), Auswahl der Untersuchungseinheiten/Rekrutierung der Teilnehmer/innen, Auswahl der Moderatorin, Strukturierung der Moderation, Erstellung der Formulare, um die ethischen Aspekte (Freiwilligkeit, etc.) abzusichern.
- **Phase 2:** Durchführung der jeweiligen Fokusgruppe (Datengewinnung).
- **Phase 3:** Datenanalyse, Interpretation und Darlegung der Ergebnisse. Bei der Auswertung geht es um die Identifikation zentraler Themen und um die Klarlegung verschiedener Meinungen und Positionen.

Leitend in Bezug auf die geplanten Fokusgruppen sind die folgenden Annahmen:

1. Palliative Sedierung ist in der hospizlichen Palliative Care-Praxis eine wiederkehrende Behandlungsoption.
2. Die Behandlungsoption postuliert eine systematisierte ethische Abwägung. Das heißt, sie fordert neben der ärztlichen Indikation und dem informed consent eine ethisch begründete Entscheidung/Positionierung im interdisziplinären Palliative Care-Team ein.
3. Eine Ethik-Leitlinie wird – in Bezug auf die Palliative Sedierung im hospizlichen Kontext – als ein unterstützendes Verfahren zur ethischen Reflexion, zur ethischen Abwägung und zur ethisch begründeten Entscheidungsfindung bewertet.

Die Ausrichtung des qualitativen, moderierten Diskursverfahrens (Schulz, 2012, S. 9) unterstützt die formulierten Annahmen: Es geht um die systematische und wissenschaftlich fundierte Erfassung/Exploration von konkreten Einschätzungen, Auffassungen und Annahmen, aber auch um Wahrnehmungen, Deutungen sowie um zentrale Bewertungen und beeinflussende Meinungsgrundlagen der Beurteilung. Es geht darum zu erfassen, welche moralischen Intuitionen existent und welche Wertekonflikte präsent sind. Es geht im Rahmen der leitfadengestützten Gruppeninteraktion ferner darum, konkrete ethische Konfliktfelder und Konfliktpotenziale im Kontext der Palliativen Sedierung (übergreifend wie auch situativ) zu generieren. Das heißt, Ziel des strukturierten Diskursprozesses ist es, die jeweils beteiligten moralischen Facetten und normativen Perspektiven, die inhärenten konfligierenden ethischen Wertepräferenzen und Begründungen, die empfundenen moralischen Belastungsfaktoren und die erfassbaren Wertekonflikte zu konfigurieren. Ziel der Fokusgruppen ist es indes nicht, Übereinstimmungen im Rahmen der moderierten Diskussion und Reflexion zu erzielen, sondern thematisch relevante Praxiserfahrungen, wesentliche Facetten, Perspektiven, Erkenntnisse und Meinungen interaktiv, methodisch unterstützt zu erfahren und zu erkunden (Schulz, 2012, S. 9; vgl. Molewijk et al., 2015; vgl. Anquinet et al., 2013; vgl. Flick, 2012, S. 259–260; vgl. Misoch, 2015).[209] Dieser Schritt der Exploration ist essenziell, denn die angestrebte Entwicklung einer praxisorientierten und wissenschaftlich fundierten Ethik-Leitlinie verlangt explizit diskursive Phasen und Partizipation (Neitzke et al., 2015; Riedel, 2014, S. 99; Riedel, 2016c), die mit der empirischen, deliberativen Methode der Fokusgruppe vor dem ersten Entwicklungsschritt der Ethik-Leitlinie bereits abgesichert werden können. Ferner dienen Fokusgruppen als »Instrument der Akzeptanzanalyse« (Schulz, 2012, S. 11). Akzeptanz ist hier zunächst in Bezug auf die Ethik-Leitlinie – als genuines Verfahren, ethische Fragestellungen in Bezug auf die Behandlungsoption Palliative Sedierung systematisch zu reflektieren und lösungsorientiert zu bearbeiten – zu erlangen (Neitzke et al., 2015, S. 241, S. 242). Da die Methode geeignet ist, Meinungen und Einstellungen einer Gruppe zu untersuchen, ergibt sich das nachfolgende Ziel für das Vorhaben.

Das übergreifende Bestreben hinsichtlich der qualitativ angelegten Fokusgruppen in den Hospizen ist es, – zu im Vorfeld klar definierten und formulierten Forschungsfragestellungen (die den Forschungsprozess leiten) wie auch Annahmen (die die Foksugruppen legitimieren) – einen strukturierten, moderierten und methodisch unterstützten, fokussierten Gruppendiskussionsprozess (Zwick & Schröter, 2012, S. 29; Stewart & Shamdasani, 2015; Flick, 2012; Misoch, 2015, S. 140) anzuregen. Vor dem Hintergrund unterschiedlicher Praxiserfahrungen und existenter (persönlicher wie auch professioneller) Einschätzungen sowie unter Einbezug der beteiligten Perspektiven geht es darum, diskursiv und interaktiv praxisbezogene Erkenntnisse, leitende Meinungen und Positionen zu ergründen und zu generieren. Die initiierte, methodisch lancierte

---

209 So formulierten Molewijk et al. (2015) in ihrer Studie: »Dealing with ethical challenges: a focus group study with professionals in mental health care« für die ihrerseits durchgeführten Fokusgruppen die folgenden drei Fragestellungen: 1.) »What kind of ethical challenges related to the use of coercion do you experience?« 2.) »How do you deal with these challenges?« und 3.) »What do you expect from the ethics reflection groups?« (Molewijk et al., 2015, S. 3).

und moderierte Gruppeninteraktion intendiert, zentrale praxisbezogene Argumente und Argumentationsstränge innerhalb der Gruppen (aus Mitarbeiter/innen der beteiligten Hospize) herauszuarbeiten (Benighaus & Benighaus, 2012, S. 111). Alle Ergebnisse werden hierbei im Gruppenprozess erarbeitet und ausgeführt. Es geht insbesondere um die Analyse von (komplexen) Einstellungen und Bewertungen in Bezug auf die Palliative Sedierung im Hospiz.[210] Die Gruppeninteraktion – als eine besondere Stärke von Fokusgruppen (Renner, 2014, S. 10) und bestenfalls im Sinne einer alltagsnahen Interaktionssituation (Flick, 2012, S. 249) – konstituiert in ihrem jeweiligen leitfadengestützten Verlauf die existenten Wahrnehmungen, Haltungen, Wertepräferenzen und Werteorientierungen der Beteiligten. »Die Fokusgruppe bietet Ergebnisse, wie die Gruppe über bestimmte Dinge denkt und fühlt« (Benighaus & Benighaus, 2012, S. 130), sie eröffnet Erkenntnisse, wie die Gruppe sich zu dem fokussierten Thema (Palliative Sedierung) positioniert, entsprechend fachlich argumentiert und ethisch reflektiert.[211] »Durch den Austausch der Teilnehmer wird die Standfestigkeit der Argumente und Meinungen überprüft« (Benighaus & Benighaus 2012, S. 112), die die Gruppe zu einer bestimmten Thematik vertritt.

Somit lässt sich präzisieren: *Das konkrete Ziel der Fokusgruppen im Rahmen der Ethik-Leitlinienentwicklung ist es, interaktiv und diskursiv die vorherrschenden Meinungen und Einstellungen wie auch die normativen (Be-)Wertungen hinsichtlich der Behandlungsoption Palliative Sedierung im hospizlichen Setting (fokussierte Thematik) – strukturiert und methodisch initiiert – explorativ zu ergründen. Angestrebt wird hierbei weder die Erfassung von Einschätzungen und Bewertungen einzelner Teilnehmer/innen noch die spezifischen Einstellungen und Bewertungen der einzelnen Fokusgruppen und somit der einzelnen beteiligten Hospize. Bedeutsam sind indes die übergreifend erfassbaren Erkenntnisse, Erfahrungen und Deutungen aller Fokusgruppen und somit übergreifend aller sechs beteiligten Hospize.*

Nach der Konkretion des Zieles werden nachfolgend die strukturellen Eckpunkte zur Planung und Konzeption der Fokusgruppen dargelegt sowie die Forschungsfragen klargelegt (gemäß der Phase 1).

Als Richtschnur werden in der Literatur pro Forschungsprojekt drei bis fünf Fokusgruppen empfohlen (Schulz, 2012, S. 10; Renner, 2014, S. 8; Stewart & Shamdasani, 2015; Bürki, 2000; Morgan, 1998).[212] Aufgrund der Anzahl der Hospize in Baden-Württemberg (diese Gruppe soll die primäre Bezugsgröße

---

210 Vgl. hierzu z. B. die Studien von Molewijk et al. (2015) und die Studie von Anquinet et al. (2013).

211 »Die Gruppeninteraktionen selbst stellen die Datenquelle dar« (Misoch, 2015, S. 140).

212 Ziel ist die Saturiertheit (Sättigung). In der Literatur wird davon ausgegangen, dass diese nach drei bis sechs Fokusgruppen erlangt ist (Renner, 2014, S. 8).

und auch aufgrund der föderalistischen Regelungen der Bezugspunkt sein)[213] werden im Rahmen der Exploration zur Ethik-Leitlinienentwicklung fünf Fokusgruppen in fünf unterschiedlichen Hospizen in Baden-Württemberg geplant. Um ein Korrektiv eines anderen Bundeslandes zu haben, um starke Diskrepanzen in Bezug auf die Einstellungen, Werteorientierungen und Bewertungen bezüglich der Behandlungsoption Palliative Sedierung in einem anderen Bundesland ausschließen zu können, erfolgt eine der insgesamt sechs Fokusgruppen in Nordrhein-Westfalen. Zeigt sich eine deutliche Diskrepanz zwischen den Bundesländern, müssen weitere Fokusgruppen in weiteren Bundesländern durchgeführt werden, um die angestrebte Sättigung der Daten zu erlangen. Bei der Auswahl der Hospize wurde darauf geachtet, den unterschiedlichen Trägerstrukturen der Hospize (konfessionell, nicht konfessionell) und Rahmenbedingungen (neu eröffnete Hospize und bereits länger bestehende Hospize, im städtischen Umfeld und im ländlichen Umfeld) gerecht zu werden, um so die damit möglicherweise in Verbindung stehenden unterschiedlichen Grundhaltungen zur Behandlungsoption Palliative Sedierung in ihrer Vielfalt erfassen zu können. Die sechs Fokusgruppen werden entsprechend dem entwickelten Leitfaden strukturell und methodisch identisch konzeptualisiert und arrangiert, sodass bezüglich der jeweiligen Vorgehensweise eine Vergleichbarkeit existiert. Die inhaltliche und diskursive Divergenz, die sich in den sechs Fokusgruppen ergibt, ist im Rahmen der Methode – im Sinne der Exploration – beabsichtigt (Schulz, 2012, S. 19).

Die in der Literatur vielfach empfohlene Anzahl der Teilnehmer/innen wird mit sechs bis zwölf Personen beziffert (Vogl, 2019, S. 698; Schulz, 2012, S. 13; Renner, 2014, S. 6; Misoch, 2015, S. 142) oder mit sieben bis neun Personen als »ideal« (Zwick & Schröter, 2012, S. 30) beziehungsweise mit acht Personen als »optimal« (Schulz et al., 2012, S. 207) bezeichnet. Acht Personen bilden die Grundlage der nachfolgenden Konzeption. Aufgrund der schützenswerten Prämisse der Freiwilligkeit werden alle Mitarbeiterinnen/Mitarbeiter der beteiligten Hospize im Vorfeld mit einem informativen Schreiben (Um was soll es gehen? Ziel der Veranstaltung? Welcher zeitliche Rahmen ist geplant? etc.) eingeladen, die Entscheidung zur Teilnahme ist indes offen und freiwillig.

Als zeitlicher Rahmen einer Fokusgruppe werden 1,5 bis maximal 3 Stunden empfohlen (Schulz, 2012, S. 15; Schulz et al., 2012, S. 207; Zwick & Schröter, 2012, S. 27, S. 32; Renner, 2014, S. 7; Misoch, 2015, S. 142). Für die Fokusgruppen im Rahmen des hiesigen Vorhabens werden zwei Stunden anberaumt. Dieser Zeitrahmen liegt der nachfolgend ausgeführten Konzeption sowie der

---

213 Anzahl der Hospize in Baden-Württemberg über LAG Baden-Württemberg (zum Stand im Dezember 2015), erfasst über http://www.wegweiser-hospiz-palliativmedizin.de/angebote/erwachsene.

Ausgestaltung des Leitfadens für die Durchführung der Fokusgruppen zugrunde.

Grundlegend für die Realisierung von Fokusgruppen ist eine schlüssige inhaltliche und systematisierende Konzeption. Die Konzeption legt das Ziel der Ausgestaltung klar, sie beinhaltet die zentralen Elemente wie den Stimulus und den Diskussionsleitfaden. Die Konzeption weist die Definition der inhärenten Themen sowie die Fragestellungen aus, die im Rahmen der Fokusgruppe untersucht werden sollen beziehungsweise deren Gegenstand sind. Hierbei wird empfohlen, die inhaltlichen Aspekte zu begrenzen, um in den Diskussionen die notwendige Tiefe zu erlangen (Mack & Tampe-Mai, 2012). Der inhaltlichen Konzeption und der praktischen Vorbereitung der Fokusgruppen liegen die folgenden Forschungsfragen zugrunde:

1. Welche moralischen Intuitionen und welche ethisch reflexionswürdigen Gesichtspunkte verbinden die Teilnehmer/innen mit der tiefen, kontinuierlichen Palliativen Sedierung im hospizlichen Setting?
2. Welche Werte und Werteorientierungen spielen seitens der Teilnehmer/innen in Bezug auf die ethisch-normative Bewertung eine Rolle?
3. Welche konkreten Wertekonflikte (als Gegenstand von ethischen Fragestellungen/ethischen Problemen) ergeben sich in der hospizlichen Praxis in Bezug auf die Behandlungsoption?
4. Welche Eckpunkte, welche Perspektiven und Werteorientierungen sind für die Entwicklung einer Ethik-Leitlinie »Palliative Sedierung im stationären Hospiz« aus der Perspektive der hospizlichen Praxis essenziell?

3.2.2 Leitfaden und Phasen der Fokusgruppen

Basierend auf den formulierten Annahmen wie auch unter Bezugnahme auf das Ziel und die Forschungsfragen für die Fokusgruppen in den Hospizen werden im Folgenden die Elemente dargelegt: Stimulus, Leitfaden und didaktische Grundlegungen, die im Prozess unterstützend wirken sollen (vgl. Phase 1).

Der <u>Stimulus</u> für die Fokusgruppe stellt den thematischen Aufhänger dar (Schulz, 2012, S. 9; Mack & Tampe-Mai, 2012, S. 68; vgl. Anquinet et al., 2013, S. 554, S. 555; vgl. Bürki, 2000, S. 107–108; vgl. Misoch, 2015, S. 140, S. 141, S. 144). Der Stimulus bildet den Einstieg in die Diskussion und initiiert den angestrebten Diskurs. Dieser konstituierende Input sichert zum Einstieg einen gemeinsamen Ausgangs- und Bezugspunkt für den Diskussionsprozess ab. Es geht im weiteren Verlauf um die Erkundung der Assoziationen, Denkmuster und Argumentationen, die mit dem erfolgten Stimulus verbunden werden. Bestenfalls kann die Stabilität der Aussagen im weiteren Verlauf der Diskussion verfolgt werden (Scheer et al., 2012, S. 151). In Bezug auf das Vorhaben könnte dies ein kurzer Vortrag zu ethischen Implikationen im Kontext Palliativer Sedierung sein, wie diese in der Literatur beschrieben und diskutiert werden. Derartige Darlegungen könnten indes die eigene Argumentation und Werteorientierung beeinflussen. Ferner wäre eine Fallbeschreibung, und damit verbunden die Durchführung einer ethischen Fallbesprechung, als stimulierendes Element zum Einstieg vorstellbar. Ein vorgegebener Fall könnte indessen von den eigenen Erfahrungen ablenken und somit dem intendierten Praxisbezug – im Sinne einer erlebten und gelebten hospizlichen Praxis – entgegenstehen.

Die begründete Entscheidung ist demzufolge, den Stimulus in der Form zu gestalten, dass eine definitorische Klarlegung zur Palliativen Sedierung als Behandlungsoption im hospizlichen Setting anhand eines vorbereiteten Posters[214] – das die im Prozess der Fokusgruppe weiteren relevanten Definitionen ausweist – erfolgt. Das erstellte Poster ist im Rahmen der Fokusgruppe somit ein zentrales didaktisches Element. So werden mit dem Poster in Bezug auf den Verlauf der Fokusgruppe zwei Ziele verfolgt: Die Struktur und Transparenz des Vorgehens darzulegen (1) sowie den Rückbezug auf relevante Definitionen (z. B. Palliative Sedierung, Wertepräferenzen, moral distress, Ethik-Leitlinie) abzusichern (2). Der didaktische und prozessbezogene Rückbezug auf das Poster ist im Leitfaden zur Durchführung der Fokusgruppe jeweils festgelegt und ausgewiesen. Parallel zu dem Stimulus wird seitens der Moderatorin eine exemplarische Fallbeschreibung aus der Literatur[215] angeboten, dann, wenn seitens der Beteiligten keine Fallsituation assoziiert werden kann. Intendiert ist indes der Rückbezug auf konkrete Situationen und erfahrene Konstellationen, die das Team in dem jeweiligen Hospiz zum Thema Palliative Sedierung assoziiert. Dieser assoziierte Fallbezug ermöglicht den gewünschten Praxisbezug und knüpft bestenfalls an die praktischen Erfahrungen der Teilnehmenden an. In den Vorgesprächen mit den Hospizen wurde deutlich, dass Erfahrungen mit der tiefen, kontinuierlichen Palliativen Sedierung vorliegen, sodass im Rahmen der Exploration auf diese zurückgegriffen werden kann. Dadurch ist es möglich, die ethisch reflexionswürdigen Spezifika in der hospizlichen Praxis und die ethischen Implikationen aus der realen, präsenten, praxisbezogenen Expertise und Erfahrung im Verlauf der Fokusgruppe zu generieren. Dies wiederum entspricht der Intention einer Fokusgruppe, im Rahmen der moderierten Diskussion und Reflexion thematisch relevante Praxiserfahrungen, wesentliche Facetten, Perspektiven, Erkenntnisse und Meinungen zu erfahren und zu erkunden (Schulz,

---

214 Das Poster befindet sich in der Anlage 1.
215 Das Fallbeispiel »Eine ausweglose Situation« ist aus Engeser (2014, S. 5). In dem Beispiel geht es um einen exemplarischen »Fall« in einem Hospiz. Das Fallbeispiel könnte den Stimulus setzen, über die dargelegte Situation einer eingeleiteten Palliativen Sedierung ins Gespräch zu kommen und die inhärenten Konflikte/Konfliktpotenziale ethisch zu reflektieren.

2012, S. 9; vgl. Molewijk et al., 2015; vgl. Anquinet et al., 2013). Ziel hierbei ist, möglichst unterschiedliche Facetten und Aspekte einer Thematik zu beleuchten, strukturiert zu diskutieren und auf dieser Basis verschiedene Meinungen zu erfassen, zentrale Themen zu identifizieren (Schulz, 2012) und »Unbekanntes in Erfahrung zu bringen« (Zwick & Schröter, 2012, S. 26). Im Zentrum steht die Exploration über Erfahrungen und bestehende Begründungen (Zwick & Schröter, 2012, S. 25, S. 26; Benighaus & Benighaus, 2012, S. 130; Stewart & Shamdasani, 2015, S. 17, S. 43–45; Kruse, 2015, S. 196).

Um die Diskussion entsprechend zu strukturieren und den Austausch zu initiieren, enthält der nachfolgend dargelegte Leitfaden für die Fokusgruppen bewusst unterschiedliche pädagogisch-didaktische Elemente. Die Orientierung an dem Leitfaden sichert die inhaltliche Ausrichtung und die strukturelle Vergleichbarkeit in den sechs Fokusgruppen ab. Der Diskussionsleitfaden ist das zentrale, systematisierende Instrument einer Fokusgruppe. Der Leitfaden bestimmt die thematische Ausrichtung (den Fokus) der Fokusgruppe und den Grad der Strukturierung (Misoch, 2015, S. 144). Der Leitfaden wirkt als Orientierungshilfe für die Moderation, er stellt sicher, dass alle für die Ethik-Leitlinienentwicklung relevanten Aspekte, Themen und beteiligten Perspektiven im Rahmen der angestrebten Analyse und in den jeweiligen Fokusgruppen zur Sprache kommen (Vogl, 2019, S. 467–468; Schulz, 2012, S. 9; Anquinet et al., 2013, S. 554, S. 555; Kühn & Koschel, 2018, S. 96–97). Der Leitfaden bildet zugleich die Basis für die spätere Auswertung.

Als leitende Methoden, um die intendierten diskursiven Prozesse anzuregen und aufrechtzuerhalten, werden didaktische Elemente ausgewählt, die einerseits die Gesamtgruppe wie auch zwei Kleingruppen innerhalb der Fokusgruppe ins Gespräch und in den Austausch bringen sollen. Übergreifendes Ziel der Gruppendiskussion mit den Hospizmitarbeiter/innen ist die Ergründung der Erfahrungen und Begründungen (Zwick & Schröter, 2012, S. 25, S. 26), die Erfassung der Einstellungen und Meinungen (Renner, 2014, S. 1), die Exploration von komplexen Einstellungs-, Wahrnehmungs-, Gefühls- und Orientierungsgeflechten (Kühn & Koschel, 2018, S. 31, S. 38–41) sowie die Ermittlung retrospektiver Assoziationen und Resonanzen in Bezug auf die tiefe, kontinuierliche Palliative Sedierung im Hospiz. Intendiert ist hierbei, möglichst unterschiedliche Facetten und Aspekte der fokussierten Thematik zu beleuchten, strukturiert zu diskutieren und auf dieser Basis verschiedene Meinungen und Werteorientierungen zu erfassen, zentrale Konflikte und Kontroversen zu identifizieren (Schulz, 2012) sowie »Unbekanntes in Erfahrung zu bringen« (Zwick & Schröter, 2012, S. 26). Im Zentrum steht die Exploration über Erfahrungen und bestehende (ethische und fachliche) Begründungen der Mitarbeiter/innen (Zwick & Schröter, 2012, S. 25, S. 26; Benighaus & Benighaus, 2012, S. 130; Stewart & Shamdasani, 2015, S. 17, S. 43–45; Kruse, 2015, S. 196), die Erkenntnis zu komplexen Einstellungen und Einstellungsmustern, Motivationen und Handlungshintergründen im Kontext der Behandlungsoption Palliative Sedierung.[216] Leitend ist die Intention, diskursiv, interaktiv und methodisch unterstützt Ergebnisse zu erzeugen wie auch Gruppenmeinungen und Wertepräferenzen aus den unterschiedlich beteiligten Perspektiven (fachlich und ethisch) sowie aus den vorhandenen Erfahrungen herauszubilden (Zwick & Schröter, 2012, S. 27, S. 29; Scheer et al., 2012, S. 159; Stewart & Shamdasani, 2015, S. 44–45; Kühn & Koschel, 2018)[217]. Hierbei geht es nicht primär um die Meinung einzelner Individuen, sondern um die Analyse der Positionen, der Meinungen, der Werteorientierungen und Entscheidungsfindungsprozesse einer Gruppe/eines Hospizteams. Diese übergreifenden Ziele der Methode selbst sowie das abgeleitete spezifische Ziel in Bezug auf das Vorhaben – *im Rahmen der Ethik-Leitlinienentwicklung* interaktiv und diskursiv die vorherrschenden Meinungen und Einstellungen wie auch die normativen Bewertungen hinsichtlich der tiefen, kontinuierlichen Palliativen Sedierung im hospizlichen Setting strukturiert explorativ zu ergründen – sind der chronologischen und didaktischen Ausgestaltung des Leitfadens grundgelegt. Auf die jeweilige Visualisierung und schriftliche Ergebnissicherung wird im Rahmen der methodischen Ausgestaltung der Fokusgruppen ein besonderes Augenmerk gelegt, da schriftliche Darlegungen (sowohl auf dem Flipchart wie auch auf Moderationskarten und an der Metaplanwand, insbesondere auf dem Placemat-Dokument) einer konsentierten Formulierung bedürfen und den Nachvollzug der sichtbaren Antworten und Diskussionsergebnisse für alle Teilnehmenden gewährleisten. Dieser transparente und bewusst eingeforderte Nachvollzug er-

---

216 So hatte zum Beispiel die Studie von Anquinet et al. (2013) zum Ziel: »To explore professional caregivers' perceptions of the similarities and differences between continuous sedation until death and euthanasia.« (Anquinet et al., 2013, S. 553) Mit der Durchführung der Fokusgruppen intendierte die Forschungsgruppe spezifische Auffassungen, Haltungen, Einstellungen der Professionellen zu erfassen: »The main aim of the focus groups was to gain insight into the attitudes and experiences of professional caregivers regarding continuous sedation in end-of-life care.« (Anquinet et al., 2013, S. 554)

217 Wöhlke (2015, S. 21–23) erfasste in ihrer Studie »Geschenkte Organe?« mit Fokusgruppen die ethischen und kulturellen Herausforderungen bei der familiären Lebendnierenspende aus der Perspektive der Betroffenen.Fokusgruppen als Forschungsmethode im Zusammenhang mit der Erhebung von ethischen Herausforderungen im Gesundheitswesen nutzten auch Molewijk et al. (2015) in ihrer Studie: »Dealing with ethical challenges: a focus group study with professionals in mental health care«. Sie formulierten die folgende Forschungsfrage: »How do health care professionals in mental health care deal with ethical challenges related to the use of coercion?« (Molewijk et al., 2015, S. 2) und verfolgten demnach hier exemplarisch das Ziel, die Erfahrungen und Begründungen der Teilnehmer/innen in den Fokusgruppen zu erfassen. Die Studie von Leboul et al. (2017) erfasst im Rahmen von Fokusgruppen die (moralische) Unsicherheit von Professionellen im Kontext der Palliativen Sedierung im klinischen Palliative Care-Setting. Hierbei ging es sowohl um Meinungen und Einstellungen als auch um Bedenken.

öffnet für einzelne Teilnehmende möglicherweise Rückbezüge, neue Diskurse oder aber auch Kontroversen – als zentrale Elemente einer Fokusgruppe.

Der Leitfaden der geplanten Fokusgruppen differenziert sieben Phasen. Den sieben Phasen der Fokusgruppe werden jeweils explizite Fragen zugeordnet, die den Diskussionsprozess anregen beziehungsweise deren inhaltliche Ausrichtung rahmen. In jeder Phase werden gezielt didaktische Methoden eingesetzt, um die angestrebten Diskussions- und Reflexionserkenntnisse zu stimulieren und die jeweiligen Ergebnisse zu dokumentieren (z. B. Kartenabfragen, Placemat-Methode, Fragebogen). Der Leitfaden weist zudem zu jeder Phase ein übergreifendes Ziel aus. Präzise – an der Zielgruppe orientierte – Formulierungen der phasenbezogenen offenen, möglichst erfahrungsbezogenen (Kühn & Koschel, 2018, S. 119) Fragestellungen, die fokussierte – an den Forschungsfragen ausgerichtete – Auswahl der phasenbezogenen Elemente und inhaltlichen Aspekte, die Auswahl der zu den jeweiligen Fragestellungen passenden Methoden der Exploration wie auch der Ergebnissicherung und die Konkretisierung der jeweiligen Ziele in den sieben Phasen bilden die zentralen Eckpunkte für die Erstellung des Leitfadens. Diese drei Elemente: Fragestellung – Methode – Ziel geben der jeweiligen Phase ihre konkrete Ausrichtung und sichern einen didaktisch abwechslungsreichen und inhaltlich klaren Ablauf ab. Mit dieser Präzision in der Ausgestaltung des Leitfadens ist keine Engführung des Vorgehens intendiert.[218] Die dahinter stehende Intention ist es indes, im Rahmen der sechs Fokusgruppen sowohl ein gleichartiges Vorgehen als auch einen vergleichbaren Ergebnisgehalt abzusichern. Nachfolgend werden die Elemente in der jeweiligen Phase des Leitfadens konturiert.[219]

Phase 1:

Die erste Phase der Fokusgruppe dient – im Sinne der Einführungsphase – der Begrüßung, dem Dank für die Teilnahme an der Fokusgruppe, der Information zum Ablauf und den Informationen zu Ziel und Ausrichtung der Fokusgruppe. Es geht hierbei um die Darlegung der Rahmenbedingungen (Kühn & Koschel, 2018, S. 164; Bürki, 2000, S. 124; Kruse, 2015, S. 202) und darum, eine vertrauensvolle, angenehme und angeregte Atmosphäre zu schaffen. Ein weiteres wichtiges Element in dieser Phase ist die Aufklärung angesichts der Freiwillig-

---

218 Hierbei ist zu beachten, dass die Gruppendiskussion »nie durch den Leitfaden derart vorbestimmt sein sollte, dass dadurch den Teilnehmern quasi die Luft abgeschnitten wird, eigene thematische Impulse zu setzen« (Kühn & Koschel, 2018, S. 93). Vielmehr wird durch den Leitfaden sichergestellt, »dass im Vorfeld als wichtig erachtete Themen und Fragestellungen während der Gruppendiskussion berücksichtigt werden« (Kühn & Koschel, 2018, S. 94). Die Grundprinzipien qualitativer Forschung (Offenheit und Alltagsorientierung) sind hierbei im Blick zu behalten.

219 Der Leitfaden befindet sich in der Anlage 2.

keit der Teilnahme sowie zum anonymisierten Umgang mit den Ergebnissen aus der Fokusgruppe (von Unger, 2014b). Wesentlich ist es hier, den zentralen ethischen Prämissen der Freiwilligkeit und der Information zur Anonymität wie auch zum Datenschutz in Bezug auf die Datenauswertung gerecht zu werden und somit Vertrauen aufzubauen, es geht um Vertraulichkeit und Respekt (Kühn & Koschel, 2018, S. 138; von Unger, 2014b). Inhaltsbezogen erfolgt in der ersten Phase der Fokusgruppe der übergreifende Einstieg über den Stimulus/Input, als thematischer Aufhänger und als ein gemeinsamer, stimulierender Einstieg in den angestrebten Diskussionsprozess (Schulz, 2012, S. 9; Mack & Tampe-Mai, 2012, S. 68; Anquinet et al., 2013, 554, S. 555; Bürki, 2000, S. 107; Misoch, 2015, S. 140, S. 144). Seitens der Moderatorin wird die Definition von Palliativer Sedierung gemäß dem aktuellen Stand der Literatur vorgestellt (Stimulus). Ziel ist es, über den definitorisch-klärenden Einstieg den gemeinsamen Ausgangspunkt klarzulegen, um was es inhaltlich konkret geht (Fokus). Diese Definition befindet sich für alle sichtbar auf dem Poster, das über die gesamte Dauer der Fokusgruppe im Raum hängt und den Hospizen im Anschluss zur Verfügung gestellt wird.[220] Auf dem Poster befinden sich weitere Definitionen. Im Verlauf der Fokusgruppe werden mit jedem weiteren Input zusätzliche thematisch fokussierende und präzisierende Informationen geliefert (Bürki, 2000, S. 108; Kruse, 2015, S. 202). In der Phase 1 geht es ferner darum, über konkrete situative Assoziationen und emotionale Resonanzen aus der erlebten und gelebten hospizlichen Praxis zum genuinen Gegenstand der Diskussion hinzuführen. Die Teilnehmenden lenken ihre Erfahrungen und Erkenntnisse bestenfalls auf Fallbeispiele aus ihrer eigenen Praxis.

Phase 2:
In der Phase 2 wird zunächst – als zentraler Indikator eines potenziellen ethischen Konfliktes – auf die persönlichen Emotionen der Teilnehmenden in Rückbesinnung auf eine spezifische Situation/auf einen konkreten Fall im Hospizalltag eingegangen. Das heißt, die Phase 2 lenkt den Fokus auf das »ungute Gefühl« (Heil & Zimmermann, 2016, S. 8) beziehungsweise auf das moralische Unbehagen, das seinerseits wiederum ein Hinweis auf potenziellen »moral distress« (Morley et al., 2019; Monteverde, 2016; McCarthy & Gastmans, 2015, S. 132, S. 135; Tanner et al., 2014, S. 354; Kleinknecht-Dolf, 2015, S. 117–118; Lützén et al., 2003) im Kontext Palliativer Sedierung sein kann.[221] Ferner geht es in der zweiten Phase der Fokusgruppe um konkrete Erfahrungen (Zwick

---

220 Zur Bedeutsamkeit einer definitorischen Klarheit vgl. auch die Studien von Patel et al. (2012) und Schildmann et al. (2018).
221 Lokker et al. (2018) identifizierten die Facetten des moral distress im Kontext der Palliativen Sedierung im Setting Krankenhaus, im Bereich der Altenhilfe oder »primary care«, sodass die Perspektive auf das hospizliche Setting bis dato eine noch unbekannte Perspektive ist.

& Schröter, 2012, S. 27, S. 29; Scheer et al., 2012, S. 159; Stewart & Shamdasani, 2015, S. 44–45), insbesondere um die Rekonstruktion subjektiver Alltagserfahrungen (Tausch & Menold, 2015, S. 6) und Assoziationen zum Thema Palliative Sedierung im hospizlichen Setting. Diese ersten Fragen nach den aufkommenden Emotionen und konkreten Erfahrungen haben ganz bewusst klare Bezüge zum beruflichen Alltag/zur hospizlichen Praxis der Teilnehmer/innen: Es geht um die jeweils subjektiv erlebten Erfahrungen, um die erlebte und gelebte Praxis Palliativer Sedierung. Kühn & Koschel (2018, S. 102) sprechen von einem »lebensweltorientierten Einstieg«.

Die Ergebnissicherung erfolgt über eine Kartenabfrage. Hierbei bleiben die Karten zu den Emotionen zunächst bei den Teilnehmer/innen (sie werden in Phase 6 wieder aufgegriffen), die auf den Karten festgehaltenen praxisbezogenen Assoziationen werden indes direkt in der nachfolgenden Phase aufgegriffen. Nach diesen ersten Fragen, die einen übergreifenden, »lebensweltorientierten« Charakter haben, werden die Fragen im weiteren Verlauf der Fokusgruppe sukzessive spezifischer, konkreter und zugespitzter, hin zu dem genuin ethischen Gehalt der Behandlungsoption. Im Sinne des qualitativen Vorgehens werden im Folgenden vornehmlich offene Fragestellungen formuliert, auch um jeglichen inhaltlichen Tendenzen entgegenzuwirken.

Phase 3:

In der dritten Phase der Fokusgruppe geht es um die konkrete Exploration zu erlangten Erfahrungen und um bestehende Begründungen (Zwick & Schröter, 2012, S. 25, S. 26; Benighaus & Benighaus, 2012, S. 130; Stewart & Shamdasani, 2015, S. 17, S. 43–45). Die Ergebnisse der Kartenabfrage zu den jeweils persönlichen praxisbezogenen Assoziationen werden in diesem Schritt seitens der Teilnehmenden begründet – entweder der fachlichen Dimension oder der ethischen Dimension – zugeordnet und an der Metaplanwand für alle sichtbar entsprechend kategorisiert. Intendiert ist die Sensibilisierung für die fachlich diskussionswürdigen und die ethisch reflexionswürdigen Elemente und Themen im Kontext tiefer, kontinuierlicher Palliativer Sedierung. Es geht darum, die unterschiedlich beteiligten Perspektiven (fachlich und ethisch) sowie die vorhandenen Erfahrungen herauszubilden (Zwick & Schröter, 2012, S. 27, S. 29; Scheer et al., 2012, S. 159; Stewart & Shamdasani, 2015, S. 44–45) und entsprechend zu kategorisieren. Um den Übergang in die vierte Phase zu unterstützen, werden die Definitionen »moral distress« und »Werte« – Bezug nehmend auf das Poster – klargelegt.

Phase 4:

Leitend in der vierten Phase der Fokusgruppe ist die Intention, interaktiv und methodisch unterstützt ein Diskussionsergebnis in einer Kleingruppe zu erzeugen. Es geht darum, konkrete Gruppenmeinungen aus den unterschiedlich beteiligten Perspektiven und vorhandenen Erfahrungen (Zwick & Schröter, 2012, S. 27, S. 29; Scheer et al., 2012, S. 159; Stewart & Shamdasani, 2015, S. 44–45; Misoch, 2015, S. 140) zweier Kleingruppen (bei 8 bis 12 Teilnehmenden, bei mehr Teilnehmenden werden nach Möglichkeit drei Kleingruppen gebildet) werte- und kontextbezogen heraus- und abzubilden. Um die beteiligten und tangierten Wertepräferenzen und Wertekonflikte im Kontext Palliativer Sedierung im hospizlichen Setting diskursiv herauszuarbeiten, wird die Placemat-Methode eingesetzt. Bei dieser Methode handelt es sich um ein Verfahren, »bei dem – unter Nutzung einer grafischen Struktur – kooperative Arbeitsabläufe strukturiert und Arbeitsresultate verschiedener Personen zusammengeführt werden. Damit liefert sie die Möglichkeit, sowohl individuelle Arbeitsergebnisse als auch Ergebnisse aus Gruppenarbeitsprozessen festzuhalten« (Reich, 2010). Die Placemat-Methode wird hier bewusst eingesetzt, da dadurch seitens der Kleingruppen eine Vielfalt an relevanten Facetten, praxisbezogenen Perspektiven und praxisrelevanten Faktoren im Kontext der fokussierten Thematik (Werteorientierung und Wertekonflikte in Bezug auf die Palliative Sedierung im Hospiz) systematisiert und diskursiv erfasst werden können. Schulz (2012) konstatiert, dass spezifische Methoden[222] zudem »die Validität der Befunde erhöhen können«. Als Grund benennt er, dass während der Fokusgruppe – »unter dem kritischen Blick der Teilnehmer« – die Ergebnisse diskursiv generiert werden und demzufolge »hier die kommunikative Validität der Befunde besonders hoch anzusetzen« ist (Schulz, 2012, S. 16). Die gewählte Methode – die zu spezifischen, formulierten Fragestellungen eine schriftliche Diskussion eröffnet[223] – greift die individuellen Erfahrungen und Einstellungen auf und eröffnet auf der Basis der dokumentierten Einzelpositionen in der Kleingruppe zugleich einen kleingruppenübergreifenden Austauschprozess in Bezug auf die Gesamtthematik. Der Methode liegt ein grafisch vorbereitetes Dokument (für die Einzelpositionen und das Gruppenergebnis) wie auch ein konkreter Arbeitsauftrag zugrunde, der den Prozess darlegt und die spezifischen, leitenden Fragestellungen ausweist. Das heißt, die Methode fordert sowohl eine strukturierte Einzelarbeit innerhalb der Kleingruppe (Welche Werte und Werteorientierungen sind handlungsleitend?) wie auch einen konsentierenden Gruppenprozess in Bezug auf die zu erzielende und schriftlich zu dokumentierende

---

222 Schulz bezieht sich seinerseits auf die Mind-Map-Methode (Schulz, 2012). Vergleichbar zu der Mind-Map-Methode ist in Bezug auf die Placemat-Methode zu konstatieren, dass auch hier die diskutierten Ergebnisse im Prozess schriftlich und strukturiert dokumentiert werden. Im Rahmen der Placemat-Methode erfolgt die Ergebnissicherung auf einem grafisch vorbereiteten Dokument (Reich, 2010).

223 Die Placemat-Methode ersetzt in diesem Schritt nicht die Diskussion, vielmehr bereitet sie diese vor.

übergreifende Ergebnissicherung (Welche Wertekonflikte repräsentiert Palliative Sedierung im Hospiz?) ein. Die Placemat-Methode eröffnet somit einerseits in Bezug auf die Einzelpositionierungen eine schriftliche Darlegung vorhandener wertebezogener Einordnungen wie auch die individuelle, strukturierte Dokumentation situativer und personenbezogener Werteorientierungen. Andererseits bietet die Methode die schriftliche Darlegung eines kooperativ, diskursiv erzielten Ergebnisses, das heißt konkret, die konsensuelle Einigung auf drei Wertekonflikte in der Mitte des grafisch vorbereiteten Dokuments. Bei der gemeinsamen Ergebnissicherung handelt es sich demnach um einen deliberativen Prozess. Das übergreifende und leitende Ziel des methodischen Vorgehens ist es, strukturiert zu diskutieren und auf dieser Basis verschiedene Meinungen einzubeziehen. Es geht darum, zentrale Themen zu identifizieren (Schulz, 2012), das heißt, möglichst unterschiedliche Facetten und Aspekte der Werteorientierung zu erfassen und differente Wertekonflikte zu nominieren. Die primäre Intention in dieser Phase ist es, »Unbekanntes in Erfahrung zu bringen« (Zwick & Schröter, 2012, S. 26). Das interessante »Unbekannte« repräsentiert – die seitens der Kleingruppen – priorisierten[224] Wertekonflikte in Bezug auf die Palliative Sedierung im hospizlichen Setting. Die Phase 4 endet mit dem gemeinsamen Blick auf das Poster und der dort dargelegten Definition zum Begriff »Dilemma«. Die definitorische Klarlegung eröffnet einen Rückbezug auf die herausgearbeiteten Wertekonflikte in den Kleingruppen, die per se jeweils ein Dilemma bezüglich der assoziierten Situation repräsentieren. Die Teilnehmenden erfassen dadurch: Das Dilemma ist genuiner Gegenstand ethischer Konflikte. In der fünften Phase der Fokusgruppe stehen sodann die in Phase 4 erfassten Wertekonflikte – in Bezug auf die Palliative Sedierung als Behandlungsoption im Hospiz – im Mittelpunkt. Nach der primären Einzelarbeit und -reflexion in Phase 2 und Phase 3, der Kleingruppenarbeit und -reflexion in Phase 4, rückt in Phase 5 wiederum die Gruppeninteraktion im Rahmen der Gesamtgruppe in den Mittelpunkt.

Phase 5:
In der fünften Phase der Fokusgruppe werden die in den zwei Kleingruppen mit der Placemat-Methode erlangten Ergebnisse in der Gesamtgruppe präsentiert.

---

224 Zwar stellt die diskursive Herstellung eines Konsenses nicht das Ziel einer Fokusgruppe dar (Zwick & Schröter, 2012, S. 45), dennoch wurde dieses Vorgehen der Erstellung einer Priorisierung bewusst gewählt, um den Diskurs in Bezug auf die *zentrale* ethische Fragestellung in der Gruppe anzuregen und einzufordern. Dieser methodische Schritt ist mit der Absicht verbunden, im Prozess des Ringens der Gruppe um die Priorisierung der ethisch reflexionswürdigen Fragestellung, relevante Erfahrungen, Begründungen und Werturteile zu reflektieren und zu konturieren. Es geht hier um die deliberative Herausbildung einer Gruppenmeinung.

Der Schwerpunkt liegt hierbei auf dem Feld in der Mitte des Placemats, auf dem die Ergebnisse aus den Kleingruppenphasen dokumentiert sind. Die Ergebnissicherung in der Gesamtgruppe erfolgt auf der Metaplanwand: Dort werden die generierten Wertekonflikte visualisiert, für alle ersichtlich präsentiert und aus den jeweiligen Kleingruppen erläutert. Es geht jetzt um die Vorstellung der diskursiv generierten Wertekonflikte und um die begründete Darlegung des jeweils seitens der Kleingruppe priorisierten Wertekonflikts. Eine Diskussion zu den einzelnen Wertekonflikten in der Gesamtgruppe erfolgt bewusst nicht, um die berechtigte und intendierte Vielfalt der Ergebnisse – die auf unterschiedlichen Grundannahmen und Werteorientierungen basieren – nicht zu entwerten. Die Gesamtgruppe konsentiert indes – basierend auf den Ausführungen und Ergebnissen – ihrerseits *den* zentralen ethischen Konflikt in Bezug auf die Behandlungsoption Palliative Sedierung im hospizlichen Setting. Das heißt, in der fünften Phase der Fokusgruppe bilden bestehende Begründungen (Zwick & Schröter, 2012, S. 25, S. 26; Benighaus & Benighaus, 2012, S. 130; Stewart & Shamdasani, 2015, S. 17, S. 43–45) in Bezug auf existente Wertekonflikte und ethische Dilemmata im hospizlichen Setting den Fokus der Reflexion, der Diskussion und Konsentierung. Es geht insbesondere um die Begründung dahingehend, welcher *zentrale* Wertekonflikt, welches *zentrale* ethische Dilemma die Palliative Sedierung im Hospiz tangiert und eine systematische ethische Reflexion einfordert. Gegenstand dieser Phase sind die kollektiven Einstellungen und die sozialen Prozesse der Meinungsbildung, insbesondere die Konsentierung in der Gesamtgruppe. In dieser Phase stehen die Gruppeninteraktion und die hospizbezogene Meinung und Einstellung wie auch die Position des Teams im Mittelpunkt (Misoch, 2015, S. 140). Die Exploration bezüglich tangierter Werte, leitender Werteorientierungen und existenter Wertekonflikte in Bezug auf die Palliative Sedierung im Hospiz ist mit dieser Phase abgeschlossen.

Phase 6:
Die Phase 6 greift die eingangs erfassten Emotionen/das moralische Unbehagen in Bezug auf die Behandlungsoption Palliative Sedierung auf und setzt diese in Kontext zu dem in der Gesamtgruppe konsentierten, zentralen Wertekonflikt/ ethischen Dilemma. Die Emotionen, das moralische Unbehagen erhalten in dieser Phase Raum. In dem inzwischen vertrauten Rahmen kann die vorherrschende Emotion benannt und die beschriebene Karte abgelegt werden. Die Phase 6 endet mit dem abschließenden Bezug auf das Poster und der letzten dort aufgeführten Definition zur »Ethik-Leitlinie«. Der Kreis soll sich an dieser Stelle schließen: Eine Ethik-Leitlinie als Orientierungshilfe für die systematisierte ethische Wertereflexion und die Herleitung einer ethisch begründeten Entscheidung (Neitzke et al., 2015) kann in Bezug auf ethische Dilemmata im

Kontext Palliativer Sedierung im Hospiz sowohl die situative Entscheidungs-findung unterstützen und bestenfalls moralischen Disstress reduzieren.[225]

Phase 7:
Die letzte Phase im Rahmen der Fokusgruppe umfasst den Abschluss und den Dank an die Teilnehmer/innen (Abschlussphase). Zentraler Gegenstand ist die schriftliche Nachbefragung. Fragebogen gehören zu den Standardinstrumenten »zur primären Datenerhebung in Fokusgruppen« (Bürki, 2000, S. 111). Mit dem Fragebogen ist die Intention verbunden, ergänzende, individuell ausgerichtete Fragen – komplementär und bestenfalls komplementierend – an alle Teilneh-mer/innen zu richten.[226] Diese Fragen orientieren sich wiederum an den in Bezug auf die Fokusgruppe formulierten Forschungsfragen und dem angestrebten Forschungsziel. Mit dem Fragebogen wird ferner das Ziel verfolgt, das infor-mierte Einverständnis aller Teilnehmer/innen in Bezug auf die anonymisierte Auswertung der im Rahmen der Fokusgruppe erlangten Erkenntnisse und Er-gebnisse schriftlich einzuholen. Der primär quantitativ ausgerichtete Fragebo-gen hat fünf weitestgehend standardisierte Frageblöcke: (1) Häufigkeit der Palliativen Sedierung im Hospiz; (2) Entscheidungsfindung im Rahmen der Behandlungsoption Palliative Sedierung; (3) Ethik-Leitlinie Palliative Sedierung für das Setting stationäres Hospiz; (4) Entlastungsangebot nach der Fokus-gruppe und (5) Datenschutz und informierte, schriftliche Einwilligung (Fo-kusgruppe und vorliegende Befragung).[227] Die Fokusgruppe endet mit dem

---

225 Die Wahrnehmung ethischer Probleme und Konflikte, das Erleben einer unangemessenen Versorgung können der Auslöser für moralischen Stress sein (vgl. Morley et al., 2019; vgl. Monteverde, 2016; vgl. Tanner et al., 2014; vgl. American Nurses Association (ANA), 2015a, S. 4; vgl. Lützén et al., 2003). Moralischen Disstress definiert die NANDA (2016) als »Re-aktion darauf, nicht in der Lage zu sein, die gewählte ethisch-moralische Entscheidung/ Handlung auszuführen« (S. 401). Das heißt, hierbei handelt es sich um eine (belastende) Erfahrung der Pflegenden, die die Orientierung an situativ bedeutsamen, (professio-nell-)ethischen Werten als gefährdet betrachten oder als unerfüllbar erfahren. Hierbei spielen sowohl organisationsbezogene Implikationen (vgl. de Veer et al., 2013) als auch situations- und pflegebezogene Faktoren (vgl. Oh & Gastmans, 2013; vgl. Hamric, 2000) eine Rolle. Die Auswirkungen auf die Pflegenden sind vielfältig (vgl. hierzu übergreifend z. B. Pauly et al., 2012; NANDA, 2016, S. 401; Oh & Gastmans, 2013; de Veer et al., 2013; Tanner et al., 2014, S. 354; American Nurses Association (ANA), 2015a, S. 4). Die betrof-fenen Pflegenden erleben vielfach eine starke emotionale Belastung, die bis hin zu Burn-out-Syndromen führen kann. Als Gefühle werden Schuldgefühle, Machtlosigkeit, Verbit-terung und Frustration in Verbindung mit moralischem Disstress gebracht. Mögliche Folgen in der direkten Versorgung der Gäste/Patientinnen/Patienten im Hospiz sind Qualitätseinbußen wie auch physische und emotionale Distanz (vgl. Riedel, 2019; vgl. Riedel, 2017a; vgl. Riedel, 2017b; vgl. Riedel & Linde, 2017).
226 Der Fragebogen befindet sich in der Anlage 3.
227 Die forschungsethischen Perspektiven, Grundsätze und Komponenten wie zum Beispiel das Prinzip der Schadensvermeidung, der Freiwilligkeit, des Datenschutzes, der Vertrau-

Dank, verbunden mit dem Ausblick auf die Delphi-Befragung und der Zusicherung an die teilnehmenden Hospize bezüglich der Vorstellung der Ergebnisse.

Der Leitfaden für die Durchführung, Gestaltung und Strukturierung der Fokusgruppen ist in Form eines strukturierten Ablaufplanes aufgebaut, der sowohl die sieben Phasen einer zeitlichen Planung unterstellt wie auch den jeweiligen Verweis auf das Poster signalisiert, der Hinweise für die geplanten Methoden enthält und die intendierte Ergebnissicherung ausweist. Der Leitfaden orientiert sich am chronologischen Ablauf der Durchführung der Fokusgruppen. Im Mittelpunkt stehen die den Diskurs anregenden Fragestellungen und die damit verbundenen Ziele.[228]

Im Zentrum der geplanten Fokusgruppen – der qualitativen und weitestgehend offenen Datenerhebung – steht die Anregung eines möglichst breiten Diskussionsprozesses zur Behandlungsoption Palliative Sedierung im Hospiz. Ziel ist es, mit den Beteiligten ihre genuinen, praxisbezogenen Erkenntnisse, Erfahrungen und Einschätzungen zu erkunden. Eine Fokusgruppe fordert demzufolge, dass sich die Teilnehmer/innen öffnen, positionieren und in die Diskussion einbringen. Aufgrund der Ausrichtung der Thematik auf den Ethikfokus der Behandlungsoption geht es im Diskussionsprozess insbesondere darum, beteiligte, handlungsleitende Werte offenzulegen, die vorherrschenden Deutungen und moralischen Auffassungen zu formulieren sowie zentrale Wertekonflikte in Bezug auf die Palliative Sedierung zu generieren und als Ergebnis aus dem Diskussions- und Reflexionsprozess aufzuzeigen. Aufgrund der sensiblen Thematik, aufgrund der bereits aus der Literatur dargelegten Werte- und Bewertungsdifferenzen, sind auch im Rahmen einer vertrauten Gruppe – die Fokusgruppen werden jeweils in einzelnen Hospizen mit den dortigen Mitarbeiter/innen durchgeführt – Grenzen der Offenheit zu erwarten. Die Exploration verlangt hier einen möglichst geschützten Rahmen und eine begründete Auswahl der angewendeten Methoden, um Vertrauen zu fördern und eine größtmögliche interaktive Aufgeschlossenheit zu arrangieren und zu protegieren. Die Realisierung dieser Prämissen wird u. a. dadurch angestrebt, dass innerhalb einer Fokusgruppe – neben der Diskussion und dem Austausch in der Gesamtgruppe – vertrauensvolle Kleingruppen realisiert werden, in denen ein

---

lichkeit und der Anonymisierung, des informierten Einverständnisses (von Unger, 2014b; Misoch, 2015) sowie die Reflexion der Facetten und Aspekte der Vulnerabilität wurden differenziert im Rahmen des Antrags an die Ethikkommission der Deutschen Gesellschaft für Pflegewissenschaft (Dezember 2015) analysiert, reflektiert und dokumentiert. Dementsprechend werden auch im Forschungsprozess und -vollzug die ethischen Prämissen konsequent reflektiert, überprüft und eingehalten.

228 Die Elemente zur Fokusgruppe (Poster, Leitfaden und Fragebogen) finden sich in den Anlagen 1–3.

diskursiver Austausch im kleineren, geschützteren Rahmen möglich ist. Bei der intensiven methodischen Förderung der Diskussions- und der Auseinandersetzungsprozesse ist parallel die Prämisse der Freiwilligkeit in Bezug auf die situative Beteiligung zu achten, um diesem zentralen ethischen Grundsatz strikt gerecht zu werden.

Das Verfahren kommt durch dominante Meinungsführer/innen (Misoch, 2015, S. 149) in der Weise an seine Grenzen, dass einzelne Teilnehmer/innen in der Fokusgruppe in Bezug auf ihre Positionierung beeinflusst werden und/oder den Druck zur Konformität verspüren. Die angestrebte Offenheit kann in der Folge begrenzt beziehungsweise eingeschränkt sein. Diesen Einflüssen wird methodisch dadurch entgegengewirkt, dass sich innerhalb der sieben Phasen Einzel-, Klein- und Gesamtgruppenphasen abwechseln.

In Bezug auf die hier zu untersuchende Thematik kann indes die Gefahr bestehen, dass die Anwesenheit bestimmter Personen (z. B. der Leitung des Hospizes) zu einer »Bewertungserwartung« führt (Renner, 2014, S. 10). Der Grundgedanke von Fokusgruppen, dass es bei Diskussionen in einer Gruppe »wertvolle gruppendynamische Effekte gibt, die das Engagement und die Auskunftsbereitschaft« der Beteiligten positiv verstärken (Schulz, 2012, S. 13; vgl. Flick, 2012, S. 248–249; vgl. Misoch, 2015), kann durch die jeweilige Konstellation der Fokusgruppe gefährdet sein. Demgegenüber kann in einer vertrauensvoll diskutierenden Gruppe (bei der die Leitung durchaus zugegen sein kann) ein facettenreicher Diskurs entstehen, es können im moderierten und methodisch strukturierten Rahmen gemeinsam Positionen, Argumente und Perspektiven generiert werden, die in einem Einzelgespräch in dieser Tiefe und/ oder Breite nicht zu erlangen sind. Ein weiterer Vorteil einer Fokusgruppe zeigt sich darin, dass die einzelne Teilnehmerin/der einzelne Teilnehmer im Verlauf der Fokusgruppe für sich entscheiden kann, ob und wann sie/er einen aktiven Part und wann eine zurücknehmende Haltung einnimmt. Und: »Im Vergleich zum Einzelinterview können aufgrund der Gruppengröße Interviewer- beziehungsweise Moderatoreneffekte minimiert werden. Zudem scheint es für den Einzelnen schwieriger, sozial erwünschte Meinungen glaubhaft und beharrlich vor einer Gruppe zu vertreten« (Schulz, 2012, S. 13). Die Gruppe wirkt einerseits als Korrektiv, das begründete und nachvollziehbare Argumentationen einfordert (Zwick & Schröter 2012, S. 24; Flick, 2012; Misoch, 2015, S. 140), andererseits als Stimulus für den angestrebten Diskussionsprozess an sich. So formuliert Renner (2014, S. 11) zusammenfassend, »dass Fokusgruppen sich aufgrund der Interaktion zwischen den Teilnehmern gut dazu eignen, tiefer gehende Informationen zu erhalten und die Gründe für Verhaltensweisen und Ansichten somit genauer erkunden zu können (…)«.

Der entwickelte Leitfaden hat das Bestreben, den hemmenden Faktoren entgegenzuwirken und die förderlichen Faktoren zu protegieren, um Antworten auf die den Fokusgruppen grundgelegten Forschungsfragen zu erlangen:

1. Welche moralischen Intuitionen und welche ethisch reflexionswürdigen Gesichtspunkte verbinden die Teilnehmer/innen mit der tiefen, kontinuierlichen Palliativen Sedierung im hospizlichen Setting?
2. Welche Werte und Werteorientierungen spielen seitens der Teilnehmer/innen in Bezug auf die ethisch-normative Bewertung eine Rolle?
3. Welche konkreten Wertekonflikte (als Gegenstand von ethischen Fragestellungen/ethischen Problemen) ergeben sich in der hospizlichen Praxis in Bezug auf die Behandlungsoption?
4. Welche Eckpunkte, welche Perspektiven und Werteorientierungen sind für die Entwicklung einer Ethik-Leitlinie »Palliative Sedierung im stationären Hospiz« aus der Perspektive der hospizlichen Praxis essenziell?

3.2.3 Rekrutierung, Vorgespräche und Information der Hospize, Pretest

Die Leitungen der ausgewählten Hospize wurden im Vorfeld umfassend über das Vorhaben und die Ziele der Fokusgruppen anhand eines zweiseitigen Informationsblattes in Einzelkontakten mit der Autorin informiert. In diesem Kontakt wurde auch die Vertraulichkeit im Umgang mit den im Rahmen der Fokusgruppe erlangten Daten – sowohl mündlich als auch schriftlich – zugesichert. Die Leitungen der Hospize entschieden dann – im Rahmen eines individuell vereinbarten Zeitraums – gemeinsam mit den Mitarbeiterinnen/ Mitarbeitern des interdisziplinären Teams im jeweiligen Hospiz, ob sie der Durchführung einer maximal zweistündigen Fokusgruppe zustimmen und an dieser teilnehmen.

Die mögliche Anzahl der Beteiligten an den Fokusgruppen betreffend, erfolgten bewusst keine Vorgaben, um die Bereitschaft möglichst breit zu öffnen. Aufgrund der Größe der Hospize (8–10 Betten) und der großen Anzahl der dort jeweils tätigen Mitarbeiter/innen, war diese Offenheit möglich. Da anstehende Entscheidungen bezüglich der Behandlungsoption Palliative Sedierung – aufgrund ihrer Komplexität – alle Mitglieder im interdisziplinären Hospizteam tangieren, wurden auch alle Mitglieder des interdisziplinären Teams angesprochen, an der Fokusgruppe teilzunehmen.[229] Gewisse Homogenitätskriterien werden dadurch erfüllt, dass ein Team eines Hospizes auf gemeinsame Erfah-

---

229 Nach Misoch (2015) erfolgt die Auswahl der Teilnehmenden für eine Fokusgruppe anhand des Aspekts »der Eignung (applicability), d. h., es werden Personen ausgewählt, von denen man ausgeht, dass sie etwas zum Thema beizutragen haben« (Misoch, 2015, S. 142).

rungen/eine gemeinsame Erfahrungsbasis zurückgreifen kann und sich die Teilnehmer/innen bereits kennen (Realgruppe[230]). Dies wird dem unterstützenden Effekt gerecht, dass es in der Fokusgruppe schnell und unkompliziert zu einem diskursiven, konstruktiven und vertrauensvollen Austausch kommt.

Es konnten auf Anhieb sechs Hospize gewonnen werden, die sich in unterschiedlicher Trägerschaft befinden, im städtischen und auch im ländlichen Raum ansässig sind, Hospize, die bereits lange am Markt sind beziehungsweise auch erst eröffnet haben. Und es wurden Hospize aus unterschiedlichen Bundesländern einbezogen (Baden-Württemberg und Nordrhein-Westfalen). Mit den bewusst gewählten institutionellen Varianzen der angefragten Hospize, mit ihren jeweils unterschiedlichen organisatorischen Strukturen und Kulturen, ist die Erwartung verbunden, differente Erfahrungen, verschiedenartige Einstellungen, Meinungen und Erkenntnisse zum Thema Palliative Sedierung im stationären Hospizsetting zu erlangen. Fünf Hospize sind Mitglied im Hospiz- und Palliativverband Baden-Württemberg.[231] Das sechste beteiligte Hospiz ist in Nordrhein-Westfalen angesiedelt. Vier Wochen vor der jeweils terminierten Fokusgruppe erhielten die Mitarbeiter/innen in den Hospizen eine Einladung. In diesem Zusammenhang wurde erneut darauf hingewiesen, dass die Freiwilligkeit der Teilnahme essenziell ist. Sechs Wochen vor der ersten Fokusgruppe wurde ein Pretest durchgeführt (Bürki, 2000, S. 108; Misoch, 2015, S. 144–145). Der Pretest umfasste das Testen des Leitfadens (Erschließt dieser mit den inhärenten Fragen das Thema und den Fokus? Sind die Methoden angemessen? Bleibt der Fokus über den gesamten Verlauf erhalten? Ist der Zeitplan realistisch?), das Testen des Stimulus und des ergänzenden, die Fokusgruppe lancierenden theoretischen Inputs (definitorische Grundlegungen auf dem Poster) im Verlauf der Fokusgruppe. Zugleich eröffnete der Pretest einen Rahmen, die Rolle der Moderatorin wie auch den Umgang mit den ausgewählten Methoden zu überprüfen (Misoch, 2015, S. 145). Der Pretest zeigte, dass (maximal) zwei Stunden für den geplanten Ablauf der Fokusgruppe bei den geplanten acht Teilnehmer/innen realistisch sind, und bestätigte, dass das methodische Vorgehen angemessen und zielführend ist, der Fokus dadurch profiliert und protegiert wird. Einzig der Arbeitsauftrag für die Placemat-Methode wurde im Anschluss an den Pretest nochmals konkretisiert, um in den beiden Kleingruppen ein einheitliches Vorgehen abzusichern. Die Ergebnisse des Pretest fließen nicht in die Auswertung mit ein.

---

230 »Gruppen, die auch jenseits der Erhebungssituation bestehen« (Loos & Schäffer, 2001, S. 44), zum Beispiel Arbeitsteams (Bürki, 2000, S. 105; Misoch, 2015, S. 143).

231 Der damalige Vorstand des Verbandes war wichtiger Gatekeeper für die Auswahl und Rekrutierung der Hospize für die Fokusgruppen.

3.2.4 Durchführung der Fokusgruppen

Alle sechs Fokusgruppen wurden im ersten Halbjahr 2016 durchgeführt (Mitte und Ende Februar 2016 sowie Anfang Mai 2016).

Zu Beginn des eigentlichen Diskussions- und Austauschprozesses wurden im Rahmen der Begrüßung durch die Autorin (in Phase 1) konsequent sowohl die Anonymisierung als auch der verantwortungsvolle und vertrauliche Umgang mit den Daten im Verlauf der Auswertung und der Dokumentation – ergänzend zu den vorausgegangenen schriftlichen Informationen – gegenüber allen Teilnehmenden mündlich zugesichert. Insbesondere wurde die Freiwilligkeit der Teilnahme über die gesamte Dauer der Fokusgruppe hinweg betont und die Genehmigung zur Protokollführung mündlich eingeholt. Um die Freiwilligkeit und Zustimmung abzusichern, wurde am Ende der Fokusgruppe im schriftlichen Fragebogen erneut das Einverständnis zur anonymisierten und vertraulichen Auswertung der erlangten Ergebnisse abgefragt. Mit diesen Elementen der wiederholten Information zur Freiwilligkeit wie auch zum Umgang mit den erfassten Daten und erlangten Ergebnissen im Rahmen der Fokusgruppe, durch die mündliche und schriftliche Einholung des Einverständnisses seitens der Teilnehmenden an den Fokusgruppen zur Nutzung der erlangten Daten, ist die Voraussetzung für die geforderte Einhaltung von folgenden ethischen Prinzipien abgesichert: Freiwilligkeit, Ehrlichkeit, Offenheit, Vertrauenswürdigkeit und Respekt (Friedrichs, 2019, S. 132; Elger & Engel-Glatter, 2014, S. 25; von Unger, 2014a; von Unger, 2014b; Misoch, 2015), das Prinzip der autonomen Entscheidung (Kind, 2014, S. 51) zur Teilnahme an der Fokusgruppe wie auch die Absicherung des Prinzips des informierten Einverständnisses (von Unger, 2014a; von Unger, 2014b) in Bezug auf die Nutzung der erlangten Daten und Ergebnisse. Die Einhaltung der ethischen Prämissen im Forschungsvorhaben wurde in dieser Form auch im Antrag an die Ethikkommission der Deutschen Gesellschaft für Pflegewissenschaft zugesagt.[232]

Der Erfolg einer Fokusgruppe liegt, neben der Auswahl der angemessenen Teilnehmer/innengruppe, zu einem großen Anteil an der Moderation.[233] Bewusst wurde hier eine hochqualifizierte (insbesondere Moderationskompetenzen[234],

---

232 Der Antrag wurde im Dezember 2015 bei der Ethikkommission der Deutschen Gesellschaft für Pflegewissenschaft gestellt. Das ethische Clearing erfolgte im Februar 2016.

233 Im Sinne der Gütekriterien »Objektivität« und »Neutralität« wurde bewusst eine Moderatorin gesucht und die Moderation nicht durch die Forscherin selbst durchgeführt. So konnte der Einfluss auf den Verlauf der Fokusgruppe durch die Forscherin ausgeschlossen werden (vgl. Misoch, 2015, S. 231, S. 233, S. 234).

234 Zu den Kompetenzen der Moderatorin/des Moderators vgl. Stewart & Shamdasani (2015, S. 40–41, S. 86–88) und Misoch (2015, S. 144); zu den Anforderungen an die Moderation einer Gruppendiskussion vgl. Kühn & Koschel (2018, S. 134–168), vgl. Lamnek (2005, S. 138–157).

pädagogisch-didaktische Kompetenzen, Ethikkompetenzen) und empathische Moderatorin ausgewählt, die in der Lage ist, eine entspannte, angenehme wie auch konstruktive Diskussions- und Reflexionsatmosphäre zu eröffnen. Zentrale Aufgabe der Moderation ist es, die Gruppe in der Form zu begleiten, dass zu den im Leitfaden formulierten Fragestellungen – im Rahmen der jeweils zugeordneten, unterstützenden Methode – eine Diskussion entsteht. Während der gesamten Fokusgruppe ist die Moderatorin präsent – im Sinne einer gleichschwebenden Aufmerksamkeit, die Kühn & Koschel (2018, S. 144) als »empathisch nach innen und außen« umschreiben – auch wenn sie sich um inhaltliche und direktive Zurückhaltung bemüht (Kühn & Koschel, 2018, S. 141; vgl. Vogl, 2019, S. 698–699; vgl. Tausch & Menold, 2015, S. 7; vgl. Misoch, 2015, S. 144; vgl. Lamnek, 2005; vgl. Bürki, 2000, S. 106).

Die verantwortungsvolle Aufgabe der Moderation ist es, den durch den Leitfaden strukturierten Diskurs sowie den methodisch-didaktisch angestrebten fokussierten Diskussions- und Reflexionsprozess anzuregen und aufrechtzuerhalten, Entscheidungsfindungsprozesse zu begleiten und die Ergebnissicherung zu gewährleisten (Freimuth et al., 2014). Dies erfolgt stets im Hinblick auf die Fragestellungen, den Fokus und das angestrebte Ziel der Exploration. Dass die ausgewählte Moderatorin diesen Anforderungen gerecht werden kann, zeigte sich bereits im Pretest und hat sich im Verlauf bestätigt. Zentral war indes ihr konsequenter Feinsinn für die Rolle der Moderation im Rahmen der Fokusgruppenprozesse, das Gespür und die durchgängige Sensibilität für den potenziellen Einfluss auf den Verlauf der Diskussions- und Reflexionsprozesse sowie ihre konzentrierte Aufmerksamkeit auf die zu erfassenden Erkenntnisse. Nach jeder Fokusgruppe erfolgte eine Reflexion der Rolle und wirkender Einflussfaktoren, im Sinne einer »kritischen Selbstreflexion« (von Unger, 2014a).[235]

Für alle Teilnehmenden ist der Ablauf der Fokusgruppe anhand des aufgehängten Posters (dessen inhaltliche Ausgestaltung den Prozess der Fokusgruppe aufgreift) über den gesamten Zeitraum nachvollziehbar und auch retrospektiv in Bezug auf die Durchführung rekonstruierbar (das Poster verbleibt nach der Fokusgruppe im jeweiligen Hospiz). Das Poster dient somit als Strukturierungs- und Orientierungshilfe, sowohl für die Moderation als auch für die Teilneh-

---

235 Die »(Selbst-)Reflexivität« der Forschenden/der beteiligten Wissenschaftler/innen bezieht sich nach von Unger (2014a) »auf ihre Subjektivität, ihre Positionierung im Forschungsfeld und ihren Einfluss auf den Forschungsprozess«. Sie umfasst ferner die Reflexion forschungsethischer Ansprüche, forschungsethischer Herausforderungen und die Beantwortung forschungsethischer Fragen (von Unger, 2014a, S. 88–94). Misoch spricht in diesem Kontext von »kontrollierte(r) Subjektivität«, das heißt, es geht darum, den jeweiligen Einfluss der Subjektivität angemessen, regelmäßig und verantwortungsvoll zu reflektieren (Misoch, 2015, S. 134–235, S. 244–245).

menden.[236] Die inhaltliche Ausgestaltung des Posters repräsentiert den Fokus der Fokusgruppe (ethische Reflexion im Kontext der Behandlungsoption Palliative Sedierung) und dient durch die immanenten Definitionen (Palliative Sedierung, Werte, moral distress, Ethik-Leitlinie) zugleich als Stimulus für die einzelnen Phasen der Fokusgruppe.

Die Moderation der Fokusgruppen erfolgte konsequent anhand des strukturierenden Leitfadens durch die in Bezug auf Gruppenprozesse und Moderationstechniken qualifizierte Moderatorin. Um die geforderte Neutralität der Moderatorin zu gewährleisten, wurde der Konstruktion des Leitfadens und der methodischen Ausgestaltung der sieben Phasen der Fokusgruppe ein hohes Maß an Aufmerksamkeit und Gewissenhaftigkeit beigemessen. Der erstellte Leitfaden dient somit insbesondere dem Ziel, als Gedächtnisstütze und inhaltliche Fokussierung sowie zur Wahrung der inhaltlichen und strukturellen Neutralität für die Moderatorin zu fungieren, ohne hierbei den Diskussionsverlauf zu determinieren beziehungsweise zu reglementieren. Neben dem Gütekriterium der Neutralität sichert der Leitfaden ferner das Kriterium der Verlässlichkeit – im Sinne der »Stabilität und Konsistenz des Erhebungsprozesses im Zeitverlauf« (Misoch, 2015, S. 236) – ab. Der Leitfaden legt für die Moderation einen transparenten, systematischen Prozess fest[237], er bestimmt den jeweiligen phasenbezogenen Fokus und Stimulus im Sinne der inhaltlichen Ausrichtung und Orientierung sowie den jeweiligen Strukturierungsgrad der Diskussion, ohne hierbei Tendenzen vorzugeben.

Zusammenfassend zeichnet sich das folgende Bild der durchgeführten Fokusgruppen ab.

Fokusgruppen[238]	Anzahl der Teilnehmer/innen	Anzahl der Placemat-Gruppen	Dauer der Fokusgruppe	Rücklauf der Fragebögen
Fokusgruppe A	11	2 Gruppen	2 Stunden	8
Fokusgruppe B	9	2 Gruppen	2 Stunden	8
Fokusgruppe C	11	2 Gruppen	2 Stunden	11
Fokusgruppe D	11	3 Gruppen	2,5 Stunden	11
Fokusgruppe F	13	2 Gruppen	2 Stunden	13
Fokusgruppe G	5	2 Gruppen	2 Stunden	5
6 Fokusgruppen	60 Teilnehmer/innen	13 Placemat-Gruppen	12,5 Stunden	56 Fragebögen

Tabelle 2: Übersicht zu den durchgeführten Fokusgruppen

---

236 Vgl. Anlage 1.
237 Zur Relevanz der »prozeduralen Validierung« vgl. Misoch (2015, S. 241).
238 Die dargelegte Reihung entspricht bewusst nicht der terminlichen Chronologie der Durchführung.

3.2.5 Retrospektive methodische Reflexion

Es ist zu konstatieren, dass sich die Methode der Fokusgruppe, deren offener und interaktiver Charakter, für die Generierung der angestrebten Informationen – das heißt für die Exploration (Vogl, 2019; Schulz et al., 2012, S. 207) – als sinnvoll und geeignet erwiesen hat. Retrospektiv betrachtend war insbesondere die gewissenhafte Erarbeitung des Leitfadens und die Festlegung des Stimulus (Misoch, 2015, S. 144) – inklusive des Pretests (Misoch, 2015, S. 144–145) – bedeutsam, um sowohl die thematische Ausrichtung, die Tiefe der Diskussionen, die methodische Unterstützung, die Ergebnisdarstellung wie auch den Grad der Strukturierung abzusichern. Durch den erstellten Leitfaden konnte in den Fokusgruppen sichergestellt werden, »dass im Vorfeld als wichtig erachtete Themen und Fragestellungen während der Gruppendiskussion berücksichtigt werden« (Kühn & Koschel, 2018, S. 94). Der entwickelte Leitfaden kann retrospektiv »als Erfolgskriterium für aussagekräftige Ergebnisse« (Schulz et al., 2012, S. 208) charakterisiert werden. Die notwendige Voraussetzung für die erfolgreiche Durchführung einer Gruppendiskussion, dass sich die Teilnehmer/innen im Rahmen des Gesprächs öffnen, indem sie Erfahrungen und damit verbundene Erlebnisse schildern (Kühn & Koschel, 2018, S. 38–41), konnte mit der Konzeption des Leitfadens und den inhärenten Methoden erreicht werden. Dadurch war die angestrebte Exploration von gruppenspezifischen Erfahrungs- und Entscheidungshintergründen, die Aufdeckung von beteiligten Werthaltungen, Deutungs- und Bewertungsmustern und von ethischen Konflikten zur Behandlungsoption Palliative Sedierung möglich. Wichtig waren die definitorischen Grundlegungen – als Stimulus und Ausgangspunkt – auf dem Poster.[239] Mit den leitenden Fragestellungen und der methodisch-didaktischen Unterstützung in den einzelnen Phasen wurde die Gefahr umgangen, wichtige Aspekte aus dem Blick zu verlieren. Durch den Leitfaden konnten Gruppenprozesse und der in allen Fokusgruppen wiederkehrende Ablauf realisiert und gesteuert werden. Letzteres war insbesondere vor dem Hintergrund bedeutsam, da einige Fokusgruppen die in der Literatur empfohlene Anzahl der Teilnehmer/innen überschritten.[240]

---

239 Die Bedeutsamkeit definitorischer Klarlegungen als gemeinsamer Ausgangspunkt im Rahmen einer Fokusgruppe reflektieren auch Molewijk et al. (2015) in ihrer Studie.

240 Die in der Literatur vielfach empfohlene Anzahl der Teilnehmer/innen wird mit sechs bis zwölf Personen beziffert (Schulz, 2012, S. 13; Renner, 2014, S. 6; Misoch, 2015, S. 142) oder mit sieben bis neun Personen als »ideal« (Zwick & Schröter, 2012, S. 30) beziehungsweise mit acht Personen als »optimal« (Schulz et al., 2012, 207) bezeichnet. 8 Personen stellten die Grundlage der hiesigen Konzeption dar. Aufgrund der schützenswerten Prämisse der Freiwilligkeit wurden alle Mitarbeiter/innen mit einem Einladungsschreiben angesprochen. Die Entscheidung zur Teilnahme war indes offen. Aufgrund dessen wurde bei den

Die Gruppensituation indes eröffnete eine Atmosphäre der wechselseitigen Inspiration, der vertieften Reflexion und Diskussion, wie diese in Einzelinterviews nicht möglich ist. So war eine partizipative Atmosphäre realisierbar, die im Verlauf der Fokusgruppe die Diskurse, die zentralen Erkenntnisse und die gruppenspezifischen Ergebnisse verdichtete. So konnten in den einzelnen Fokusgruppen neue, unerwartete und zuvor unbe- und ungedachte Aspekte und Kontexte aufgedeckt werden sowie zentrale Konflikte in Bezug auf die Behandlungsoption generiert und konsentiert werden. Dies war durch die große Gesprächsbereitschaft und Offenheit der Teilnehmer/innen möglich. Zugleich war der erhebliche Gesprächsbedarf zu diesem komplexen, ethisch reflexionswürdigen Thema in allen Fokusgruppen spürbar und anhaltend bis zum Schluss. Dies zeigte sich auch in der abschließenden Feedbackrunde. Die Dauer der Fokusgruppen mit zwei Stunden wird rückblickend betrachtet als angemessen bewertet.[241] Über diesen Zeitraum war es möglich, mit dem realisierten Methodenmix die Konzentration für das Thema aufrechtzuerhalten. Obligat ist indes eine kompetente und methodisch-didaktisch versierte Moderation, die den Prozess der Gruppendiskussion sensibel und empathisch im Blick behält und einzelne, dominierende Teilnehmer/innen zur Zurückhaltung bewegt, die anderen Teilnehmenden indes gezielt einbezieht und die Beiträge koordiniert und strukturiert. Hierdurch wurde eine dynamische und ausgewogene Diskussion realisiert. Dieser Balanceakt fordert ein hohes Maß an Kompetenz und insbesondere an Konzentration ein (Vogl, 2019, S. 695; Misoch, 2015, S. 149).

Das mitgenommene Praxisbeispiel aus der Literatur als möglicher Stimulus dann, wenn die Gruppe auf keinen praxisbezogenen, realen Fallbezug zurückgreifen kann beziehungsweise sich auf keinen Praxis- und Erfahrungsbezug einigen kann, musste in keiner der durchgeführten Fokusgruppen herangezogen werden.[242] In den jeweiligen Hospizen waren indes zumeist mehrere Entscheidungs- und Handlungssituationen zur tiefen, kontinuierlichen Palliativen Sedierung aus der aktuellen wie auch aus der zurückliegenden Praxis präsent. Dieser konsequente Praxisbezug auf reale hospizliche Situationen repräsentiert zum einen die Bedeutsamkeit der wiederkehrenden Behandlungsoption im stationären Hospiz und untermauert zugleich den intendierten Praxis- und Alltagsbezug.

---

sechs Fokusgruppen die geplante Zahl der Teilnehmer/innen einmal knapp unterschritten und mehrfach überschritten.

241 Als zeitlicher Rahmen einer Fokusgruppe werden 1,5 bis maximal 3 Stunden empfohlen (Schulz, 2012, S. 15; Schulz et al., 2012, S. 207; Zwick & Schröter, 2012, S. 27, S. 32; Renner, 2014, S. 7; Misoch, 2015, S. 142).

242 Hierbei handelt es sich um das Fallbeispiel »Eine ausweglose Situation« aus Engeser (2014, S. 5).

Nach sechs Fokusgruppen zeigte sich, dass keine wesentlichen neuen Erkenntnisse beziehungsweise variierenden Perspektiven, Einschätzungen und Argumentationen mehr zu erwarten sind. Mit den sechs durchführten Fokusgruppen wurde ein erheblicher Umfang an Ergebnissen erlangt, die einerseits die beabsichtigte Divergenz repräsentieren und zugleich »Trends« abzeichnen (Bürki, 2000, S. 116), die einer Ethik-Leitlinienentwicklung zugrunde gelegt werden können. Man kann von einer gewissen Sättigung sprechen.[243] Das angestrebte Ziel der praxisorientierten Exploration, über einen begrenzten Zeitraum mit den Fokusgruppen ein umfassendes, differenziertes Ergebnis zu erzielen sowie durch die methodisch unterstützte Interaktion und Diskussion tief gehende Aussagen zu evozieren, konnte demnach im Rahmen des hiesigen Forschungsprozesses erreicht werden. So war es möglich, mittels des Einsatzes der Fokusgruppen sowohl neue Informationen, vorherrschendes Wissen, Meinungen und Einstellungen (vgl. Misoch, 2015, S. 140, S. 149) und insbesondere settingspezifische Informationen zur Behandlungsoption Palliative Sedierung im Hospiz zu gewinnen. Auf dieser Basis ist es möglich, erste Elemente und Eckpunkte für die Entwicklung der Ethik-Leitlinie zu konturieren. Dennoch ist an dieser Stelle nochmals zu akzentuieren, dass die Ergebnisse nicht repräsentativ sind für das gesamte Setting. Angesichts dessen wird zur weiteren Konsentierung der Erkenntnisse eine weitere empirische Methode konsultiert.

Wichtig erscheint es an dieser Stelle, nochmals darauf hinzuweisen: Ziel der Fokusgruppen war es nicht, generalisierbare, repräsentative Daten zu erheben (Bürki, 2000, S. 115). Die große Stärke der Fokusgruppen liegt in der Exploration. Im Mittelpunkt stand die Ergründung von Erfahrungen und die Erfassung bestehender Begründungen (Zwick & Schröter, 2012, S. 25, S. 26; Benighaus & Benighaus, 2012, S. 130; Stewart & Shamdasani, 2015, S. 17, S. 43–45) sowie die Erkenntnis zu komplexen Einstellungen und vorhandenen Einstellungsmustern, zu ethischen Werteorientierungen und bestehenden Wertungen, zu Motivationen, Motiven und Handlungshintergründen in Bezug auf die Behandlungsoption Palliative Sedierung im stationären Hospiz – aus der Perspektive der Mitarbeiter/innen der beteiligten Hospize. Mit den sechs Fokusgruppen wurde eine inhaltliche Sättigung angestrebt (Bürki, 2000, S. 116; Misoch, 2015, S. 143, S. 149).

---

243 Ziel ist die Saturiertheit (Sättigung). In der Literatur wird davon ausgegangen, dass diese nach drei bis sechs Fokusgruppen erlangt ist (Renner, 2014, S. 8).

3.2.6 Ausrichtung der Analyse und der Auswertung

Fokusgruppen zählen zu den offenen, interpretativen Verfahren der empirischen Sozialforschung. Das heißt, die erhobenen Daten müssen nachfolgend analysiert, strukturiert und interpretiert werden. Gemäß dem Ziel von Fokusgruppen sind hierbei weniger die individuellen Diskussionsbeiträge von Interesse, sondern insbesondere das erfasste Meinungsspektrum (Pelz et al., 2004, in Schulz, 2012, S. 16; Renner, 2014). In der Literatur findet sich indes kein einheitliches Verfahren für die Auswertung von Fokusgruppen (Stewart & Shamdasani, 2015, S. 139; Tausch & Menold, 2015, S. 7; Renner, 2014, S. 8; Schulz et al., 2012; Bürki, 2000, S. 112). Flick (2012, S. 262) folgend ist die Datenanalyse »in vielen Fällen eher pragmatisch – es stehen eher Zusammenstellungen von Aussagen als deren extensive Interpretation im Vordergrund der Auswertung«. Diese Form der Analyse und Auswertung – die sich im Rahmen der vorliegenden Exploration und den damit verbunden Zielen anbietet – fokussiert den Gruppenoutput. Hierfür werden Themen, Meinungen, und Positionen aus den Diskussionen der einzelnen Phasen der Fokusgruppen identifiziert. Die Erkenntnisse werden dabei induktiv gewonnen (Schulz, 2012, S. 17). Das heißt, bei dieser Form der Auswertung »wird auf die Ergebnisse von Methoden zurückgegriffen (...), die im Verlauf der Diskussion vom Moderator eingesetzt wurden« (Tausch & Menold, 2015, S. 8). In die Auswertung der sechs durchgeführten Fokusgruppen fließen demzufolge alle eingesetzten Materialien zur Ergebnissicherung ein (Analyseeinheiten[244]): die Moderationskarten zu den eingangs gesammelten Emotionen und Assoziationen, die geclusterten Moderationskarten zu den fachlich diskussionswürdigen und ethisch reflexionswürdigen Aspekten in Bezug auf die Behandlungsoption (Fotoprotokoll), die vervollständigten Placemat-Dokumente sowie die dokumentierten Ergebnisse und Priorisierungen am Flipchart/der Mataplanwand zu den Wertekonflikten/Dilemmata im Rahmen Palliativer Sedierung im hospizlichen Setting. Ebenfalls fließen die in Phase 7 ausgeteilten Fragebögen in die Analyse und Auswertung ein. Da die Erstellung des Leitfadens bereits auf der Basis einer fundierten empirischen Grundlegung erfolgte, explizite Annahmen und Forschungsfragen grundgelegt sind, demzufolge der Leitfaden für die Fokusgruppen entsprechend inhaltlich strukturiert und methodisch ergebnisbezogen konstruiert wurde (Stimulus und Fokus), lassen sich relevante (Diskussions-)Aspekte und bedeutsame Ergebnisse (insbesondere gruppenbezogene Beurteilungsgrundlagen, Wahrnehmungs-, Deutungs-, Bewertungs- und Argumentationsmuster) nachvollziehbar kategorisie-

---

244 Analyseeinheiten sind Teil der Auswahleinheit (Kuckartz, 2016, S. 30). Als Auswahleinheit können hier die Fokusgruppen genannt werden, Analyseeinheiten bilden indes die jeweiligen Phasen der Fokusgruppe.

ren, analysieren, identifizieren und zusammenfassen. Die Konzentration auf den Gruppenoutput ist typisch für die Auswertung von Fokusgruppen (Schulz, 2012, S. 17) und wird der hier verfolgten Absicht gerecht, die fokusgruppen- und damit institutionsübergreifenden Alltagserfahrungen, Perspektiven und Positionen in der hospizlichen Praxis zu generieren sowie die Wahrnehmungen, Deutungen und Werturteile im Rahmen der Entscheidungsfindung zur Behandlungsoption Palliative Sedierung im Hospizalltag zu explorieren. Beim Gruppenoutput geht es sodann um die profunden Kenntnisse, Positionen und gruppenspezifischen Wahrnehmungen (Zwick & Schröter, 2012, S. 25) aus allen Gruppendiskussionen.

Ein weiterer Schritt verfolgt die begründete Verdichtung im Rahmen der Auswertung und Analyse: Die Perspektive auf die *wiederkehrenden* Aussagen, Positionen und Inhalte. Denn: Die Erkenntnisse aus den Fokusgruppen bilden die Grundlegungen für die inhaltliche Ausgestaltung und den Gegenstand der angestrebten Ethik-Leitlinie »Palliative Sedierung im stationären Hospiz«. Um diese zu entwickeln, bedarf es der Identifikation der *wiederkehrenden ethischen Fragestellungen* (Neitzke et al., 2015; Hervorhebung A. R.), in Bezug auf die Behandlungsoption. Relevant sind demzufolge wiederum weder Einzelpositionen noch fokusgruppenbezogene Ergebnisse, sondern ein übergreifendes Gesamtergebnis aus allen Fokusgruppen. Das heißt konkret in Bezug auf die Analyse und Auswertung der Fokusgruppen: Grundlegend für die Identifikation des zentralen Outputs (aus allen Fokusgruppen), für die Klarlegung der generierbaren Schlüsselthemen und Werteorientierungen wie auch der essenziellen ethischen Konfliktpotenziale für die zu entwickelnde Ethik-Leitlinie sind insbesondere die *wiederkehrenden* Positionen, Aspekte und Inhalte *aller* Fokusgruppen. Die intendierte Ausrichtung der Analyse (Gruppenoutput) und die Anforderung an die Auswertung (quantifizierend) hat Einfluss auf die Auswahl der *Methode* zur Analyse und Auswertung der Fokusgruppen. Das Augenmerk liegt hierbei auf dem deskriptiven Charakter wie auch auf der Relevanz der Strukturierung und der Quantifizierung. Vor dem Hintergrund dessen, dass die Absicherung und Konsentierung der ethisch reflexionswürdigen Fragestellungen, der Werteorientierung sowie des Entscheidungs- und Handlungskorridors für die Ethik-Leitlinie (Gegenstandsbereiche der Ethik-Leitlinie) in einem zweiten Schritt – im Rahmen von Delphi-Befragungen – erfolgt, erscheint die Ausrichtung der Auswertung auf die Identifikation des Gruppenfokus und auf die übergreifenden Ergebnisse aus den sechs Fokusgruppen in Form eines »interpretativ-reduktiven Verfahrens« (Lamnek, 2005, S. 202) als verantwortbar und angemessen.

3.2.7 Methodisches Vorgehen bei der Analyse, Interpretation und Sicherung der Ergebnisse

Zur differenzierten Analyse des umfassenden Datenmaterials ist es hilfreich im Sinne der geforderten Gütekriterien (Transparenz/Verfahrensdokumentation, argumentative Interpretationsabsicherung/Nachvollziehbarkeit, Regelgeleitetheit), sich an einer anerkannten Technik und an Regeln zu orientieren (Flick, 2019, S. 483; Kühn & Koschel, 2018, S. 176–183; Früh, 2015; Kuckartz, 2016; Mayring, 2016, S. 145–146, S. 148) sowie theoriegeleitet vorzugehen. Als geeignet erscheint – aufgrund des zuvor ausgeführten Erkenntnisinteresses – die »Strukturierende Inhaltsanalyse« nach Mayring (2015, S. 97–99; Mayring & Fenzl, 2019, S. 638).[245] Die Inhaltsanalyse arbeitet mit Kommunikation, die »in irgendeiner Form protokolliert, festgehalten« ist (Mayring, 2015, S. 12). Im Rahmen der Fokusgruppen wurden bewusst keine Audioaufnahmen durchgeführt, indes wurde im Verlauf auf eine konsequente Ergebnissicherung geachtet. Die Sicherung der Ergebnisse erfolgte in den unterschiedlichen Phasen – durch den jeweiligen Stimulus sowie methodisch-initiierten Diskussionsprozess – in Form von Kartenabfragen, der Zuordnung/dem Clustern von Karten an der Moderationswand oder durch die gruppenbezogenen Aufschriebe auf Flipcharts. Die Ergebnisse sind in Form von Fotoprotokollen dokumentiert. Dieses Daten- und Dokumentationsmaterial wie auch der in Phase 7 ausgeteilte Fragebogen bilden den Gegenstand der Auswertung und Analyse.

Das systematische Vorgehen repräsentiert sich u. a. darin, dass eine gute Inhaltsanalyse »theoriegeleitet vorgeht«. Das heißt, das Material wird auf der Basis einer theoretisch ausgewiesenen Fragestellung analysiert und vor dem jeweiligen Theoriehintergrund interpretiert und geleitet (Mayring, 2015, S. 13; vgl. Mayring & Fenzl, 2019; vgl. Mayring, 2016). Den theoretischen Rahmen bilden an dieser Stelle die Palliative Sedierung als Behandlungsoption der Palliativversorgung im stationären Hospiz, die Komponenten ethischer Fragestellungen und ethischer Konflikte/Probleme sowie die Forderungen an die Ethik-Leitlinienentwicklung. Die den Fokusgruppen zugrunde liegenden Forschungsfragen implizieren diese Eckpunkte und können das systematische Vorgehen abstützen. Der Rückbezug auf die Fragestellungen ist obligat (Kühn & Koschel, 2018, S. 176).

Ziel der »Strukturierenden Inhaltsanalyse« nach Mayring (2015, S. 97–99; vgl. Mayring & Fenzl, 2019, S. 638) – als spezifische Technik der Inhaltsanalyse – ist es, das vorliegende Material mithilfe eines Kategoriensystems systematisch und nachvollziehbar zu analysieren. Unter Kategorien versteht man »Ausprä-

---

245 Die Inhaltsanalyse nach Mayring gehört zu den »interpretativ-reduktiven« Verfahren und ist deskriptiv (Mayer, 2015, S. 278).

gungen der interessierenden Variablen« (Diekmann, 2008, S. 589), die sich auf die Forschungsfragen beziehen. Das heißt, diese grundsätzlichen Strukturierungsdimensionen werden aus den vorliegenden Forschungsfragen abgeleitet und theoretisch begründet. Das Kategoriensystem ermöglicht seinerseits, das im Rahmen der Fokusgruppen generierte Material seiner Struktur nach zu erfassen und systematisiert zu analysieren. Es eröffnet eine gewisse Ordnung. Ziel der Analyse ist es indes, bestimmte Aspekte aus dem Material herauszufiltern, unter vorher festgelegten Ordnungskriterien einen Querschnitt durch das Material zu legen oder das Material aufgrund bestimmter Kriterien einzuschätzen (Mayring, 2015).

Da bereits im Vorfeld der Fokusgruppen Forschungsfragen theoretisch fundiert expliziert wurden, diese Forschungsfragen grundlegend für die Leitfadenentwicklung der Fokusgruppen waren und die Struktur der Forschungsfragen wie auch die Chronologie des Leitfadens sich an dem zentralen Gegenstandsbereich einer Ethik-Leitlinie ausrichten, können die geforderten Ordnungskriterien beziehungsweise Kategorien eindeutig, nachvollziehbar und theoriefundiert deduktiv definiert werden.[246] Die Kategorien werden vorab definiert. Hierbei handelt es sich im Rahmen dieser Studie um sogenannte »thematische Kategorien« (Kuckartz, 2016, S. 33, S. 34). Das heißt, die Kategorien stehen für ein bestimmtes Thema (Palliative Sedierung, ethisches Problem etc.). In Bezug auf die strukturierende Inhaltsanalyse können die identifizierten und formulierten Kategorien sodann – eingebunden in einen Kodierleitfaden – der schlüssigen und nachvollziehbaren Materialstrukturierung dienen (top-down). Die Kategorien haben im Verlauf der Analyse des Materials »die Funktion von Zeigern, sie zeigen auf eine bestimmte Stelle, ein bestimmtes Segment im Text« (Kuckartz, 2016, S. 34).

Aufgrund der differenzierten Ergebnisse aber auch aufgrund der Forschungsfragen, die der Leitfadenentwicklung und den Fokusgruppen zugrunde liegen, erscheint eine reine Frequenzanalyse (vgl. Mayring, 2015, S. 13) an dieser Stelle zu kurz gegriffen.[247] Allerdings enthält die hier angestrebte Inhaltsanalyse

---

246 Vgl. auch Hilpert et al. (2012) und vgl. Ruddat (2012). Die deduktive Vorgehensweise ist Ruddat folgend insbesondere dann ratsam, wenn bereits konkrete Themenbereiche generiert wurden, ein differenzierter und fundierter Leitfaden entwickelt wurde, anhand dessen relevante Aspekte identifiziert werden können (2012, S. 196); vgl. auch Ramsenthaler (2013, S. 38), vgl. Früh (2015) und vgl. Kruse (2015, S. 382). Das heißt, bei deduktiv entwickelten Kategorien werden diese im Vorfeld der Analyse theoretisch begründet festgelegt. Im inhaltsanalytischen Verfahren wird das Material dann mittels der Kategorien analysiert.

247 Es wird in der nachfolgenden Inhaltsanalyse zwar quantifiziert, dies erfolgt jedoch stets begründet und im Kontext des zentralen und intendierten Gegenstandes des empirischen Vorgehens: der Entwicklung einer Ethik-Leitlinie. Hierbei sind insbesondere Gewichtungen und die Darlegung von *wiederkehrenden* Aspekten bedeutsam. Der Analyseakt bleibt hierbei qualitativ (Früh, 2015, S. 40).

neben qualitativen Elementen (zum Beispiel Rückbezug auf die Forschungsfragen) eindeutige und bewusst gewählte quantitative Elemente. So erfasst die
»quantitative« Inhaltsanalyse nicht »Was steht in den Texten?«, sondern legt den
Fokus auf die Fragestellung (Früh, 2015, S. 69): In »welchem Umfang, in welcher
Verteilung« liegen bestimmte Inhalte, Elemente vor? Es geht um eine Häufig-
keitsauswertung der gebildeten Kategorien. Die Ausrichtung auf Häufigkeits-
angaben der Kategorien lässt sich mit der Ausrichtung auf *wiederkehrende*
Themen als Grundlegung für die Entwicklung der Ethik-Leitlinie (vgl. Neitzke et
al., 2015) begründen. Denn: Im Rahmen dieses Vorhabens geht es darum, die in
den Fokusgruppen erfassten Ergebniskategorien (orientiert an den Phasen der
Fokusgruppen) – für die zu entwickelnde Ethik-Leitlinie – anschlussfähig zu
machen. Diese Ergebniskategorien sind: die *wiederkehrenden* Emotionen und
ethischen Fragestellungen/ethischen Probleme *(ethische Relevanz)*, der zentrale
wiederkehrende Gegenstand *(ethisch reflexionswürdige Situation)*, die *wieder-*
kehrenden, die Entscheidung leitenden Werte (*Werteorientierungen*) sowie die
wiederkehrenden konfligierenden Werte *(ethische Dilemmata/ethische Konflik-*
te). Bedeutsam sind im Rahmen der Auswertung demzufolge Häufigkeiten und
Ausprägungen gradueller Art (zum Beispiel in Form von Skalenpunkten beziehungsweise auf der Basis einer Ordinalskala), um die wiederkehrenden und
somit zentralen Inhalte, Aspekte und Dimensionen klarzulegen. Als zentral gilt
ein Diskussionsaspekt beziehungsweise ein Diskussionsergebnis dann, wenn
dieses in den Fokusgruppen wiederholt auftaucht und in der Folge als relevant,
als untermauernd in Bezug auf die Behandlungsoption klassifiziert werden
kann. »Zentralität definiert sich somit durch die Verbindung von Häufigkeit und
Relevanz« (Ruddat, 2012, S. 200).

Es geht um eine »Quantifizierung« im Rahmen der Inhaltsanalyse, die Häufigkeit verweist hierbei auf die Relevanz. Um die Bedeutsamkeit einer mehrfach
wiederkehrenden Kategorie beziehungsweise mehrfach zählbaren Variable zu
rechtfertigen, ist der Kontext zur jeweiligen Phase der Fokusgruppe obligatorisch, auch um die Aussage- und Bedeutungskraft der Häufigkeit zu kontextualisieren (Im Kontext welcher Fragestellung steht das Zählbare, zum Beispiel ein
spezifischer Wert?) (Kuckartz, 2016, S. 54). Das heißt, in dem zu entwickelnden
Kodierleitfaden müssen die nachfolgend zu generierenden Variablen in eine
nachvollziehbare Verbindung mit der jeweiligen Phase der Fokusgruppen gestellt werden. In der Konsequenz bedeutet das, dass einzelne Variablen, die in
mehreren Phasen des Leitfadens der Fokusgruppe bedeutsam sind, im Kodierleitfaden mehrfach in den jeweiligen Kontexten und Bezügen vorkommen. Im
Umkehrschluss bedeutet das ferner: Die im Rahmen der Analyse erfassten
Häufigkeiten müssen ihrerseits wiederum in den jeweiligen Kontext/Bezug der
Phase im Leitfaden gesetzt werden. Um derartige »Ausprägungen« geht es in der
»Skalierenden Strukturierung« (Mayring, 2015, S. 106–114; vgl. Mayring &

Fenzl, 2019, S. 638). Deren Ziel ist es, bestimmte Strukturmerkmale, inhaltliche Merkmale aber auch Skalierungen wiederkehrender Inhalte und Merkmale unter Verwendung des entwickelten Kategoriensystems zu erfassen, das Material beziehungsweise bestimmte Materialteile auf einer Skala (in der Regel Ordinalskala) einzuschätzen. Bei der abschließenden Ergebnisaufbereitung werden die erfassten Ergebnisse und Einschätzungen zusammengefasst und nach »Häufigkeiten« quantitativ analysiert und interpretiert (Mayring, 2015, S. 106; vgl. Früh, 2015, S. 68–70; vgl. Kuckartz, 2016, S. 27).

Das trifft das Interesse des Vorhabens: Im Rahmen der hier intendierten Ergebnissicherung geht es insbesondere um die Charakterisierung von Verteilungen, um wiederkehrende Nennungen und wiederholt genannte Aspekte sowie um die Identifikation von wiederkehrenden inhaltlichen Gegenständen der Diskussion – übergreifend aus allen sechs Fokusgruppen. Somit eröffnet die Methode der »Skalierenden Strukturierung« die für die Ethik-Leitlinienentwicklung relevante Ergebnisgenerierung – z. B. die Erfassung der wiederkehrenden Emotionen, der wiederkehrenden ethisch diskussionswürdigen Aspekte und wiederkehrenden ethischen Konflikte/Probleme – so dass die inhaltliche Strukturierung und auch Quantifizierung in diesem Kontext geeignet erscheint, um »bestimmte Themen, Inhalte, Aspekte aus dem Material herauszufiltern und zusammenzufassen« (Mayring, 2015, S. 103) sowie die gewünschten Häufigkeiten zu erfassen.

Dem folgend bietet sich bezogen auf die Analysetechnik der Strukturierung – begründet – die »Skalierende Strukturierung« (Mayring, 2015, S. 106; vgl. Mayring & Fenzl, 2019, S. 638) an. Die angestrebte »Quantifizierung«[248] erscheint auch vor dem Hintergrund legitim, da es bei den Ergebnissen der Fokusgruppe nicht um das »Erleben des Einzelfalls« (Ramsenthaler, 2013, S. 39) geht.

Das nachfolgende Schaubild vedeutlicht nochmals den Prozess hin zur Analyse und Auswertung (Abb. 2).

Nachfolgend werden auf der Basis der Forschungsfragen und des Leitfadens der Fokusgruppen sowie unter Rückbezug auf die Prämissen einer Ethik-Leitlinienentwicklung die relevanten Kategorien klargelegt. Wichtig ist es, konsequent auszuweisen, dass der Prozess der Analyse, Auswertung und Ergebnissicherung systematisch und transparent erfolgt (Kriterien der Validierung; Prinzip der Regelgeleitetheit) (Misoch, 2015, S. 241, S. 243; vgl. Mayring, 2015, S. 12–13; vgl. Mayring, 2016, S. 145–146; vgl. Ramsenthaler, 2013, S. 24; vgl. Kühn & Koschel, 2018; vgl. Früh, 2015; vgl. Kuckartz, 2016).

---

248 Vgl. hierzu auch die Ausführungen in Stewart & Shamdasani (2015, S. 132–133).

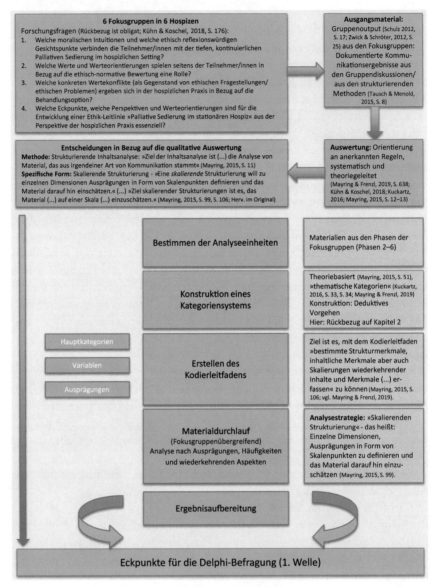

Abbildung 2: Prozessschritte der qualitativen Inhaltsanalyse

3.2.8   Bestimmung von Ausgangsmaterial und Gegenstand der Analyse

Da sich die Inhaltsanalyse auf bereits vorliegendes Material bezieht, ist es wichtig, das Ausgangsmaterial zu bestimmen, das heißt, konkret darzulegen, welches Material der Analyse zugrunde liegt (Mayring, 2015, S. 54; Kuckartz, 2016, S. 30). Im Rahmen dieses Forschungsprozesses war bereits bei der Erstellung des Leitfadens für die Fokusgruppen die Generierung und Sicherung der Ergebnisse aus den methodisch unterstützten Diskussionsphasen im Blick. Dies war auch vor dem Hintergrund obligat, da bewusst auf Audioaufnahmen oder Videoaufnahmen verzichtet wurde, um Vertrautheit zu eröffnen und Offenheit in der Diskussion zu gewährleisten. Somit konstituiert sich das Ausgangsmaterial der Analyse als *dokumentierte Ergebnisse*, die – in einzelnen, definierten Phasen der sechs Fokusgruppen (Entstehungssituation) – seitens der Teilnehmenden aus den jeweiligen stationären Hospizen (Verfasser/innen) diskursiv und methodisch unterstützt erarbeitet wurden. Das Ausgangsmaterial für die Analyse lässt sich im Detail folgendermaßen charakterisieren:

Aus der Phase 2 (Kartenabfrage (Kartensammlung)): Die Emotionen und Assoziationen der Teilnehmenden in Bezug auf die Behandlungsoption Palliative Sedierung.

Aus der Phase 3 (geclusterte Kartenabfrage (Fotoprotokoll der Metaplanwände)): Die Ergebnisse zu den fachlich diskussionswürdigen Aspekten und zu den ethisch reflexionswürdigen Aspekten in Bezug auf die Behandlungsoption Palliative Sedierung.

Aus der Phase 4 (Placemat-Methode (Fotoprotokoll der Flipchartbögen)): Die in den Untergruppen (der jeweiligen Fokusgruppen) erfassten Werte, Wertekonflikte und ethischen Dilemmata in Bezug auf die Behandlungsoption Palliative Sedierung.

Aus der Phase 5: (Metaplanwand/Flipchart (Fotoprotokoll)): Die visuell festgehaltenen, innerhalb der Fokusgruppen (hier in den 6 Gesamtgruppen) konsentierten, zentralen ethischen Dilemmata in Bezug auf die Behandlungsoption Palliative Sedierung.

Aus der Phase 7: Die Angaben in den Fragebögen.

Im nächsten Schritt werden die – den oben genannten Phasen der Fokusgruppen inhärenten – *spezifischen Dimensionen* ausgewiesen, die den Kodierleitfaden strukturieren:

Phase 2: Emotionen und Assoziationen im Kontext der Behandlungsoption Palliative Sedierung (ethische Dimension).

Phase 3: Fachliche Dimensionen und ethische Dimensionen der Behandlungsoption Palliative Sedierung (fachlich-hospizliche Dimension, professionell-ethische Dimension und individuell- (Gast/Patient/in) gesellschaftlich-ethische Dimension).

Phase 4: Werteorientierung und Wertekonflikte in Bezug auf die Behandlungsoption Palliative Sedierung (professionell-ethische Dimension und individuell-(Gast/Patient/in) gesellschaftlich-ethische Dimension).

Phase 5: Zentraler ethischer Wertekonflikt in Bezug auf die Behandlungs-option Palliative Sedierung (Gruppenkonsens) (professionell-ethische Dimen-sion und individuell- (Gast/Patient/in) gesellschaftlich-ethische Dimension).

Phase 7: Entscheidungsfindung in Bezug auf die Behandlungsoption Pallia-tive Sedierung, Anforderungen und Wünsche in Bezug auf die Ethik-Leitlini-enentwicklung (ethisch-systematisierende Dimension).

Die Analyse der Ergebnisse bezieht sich ferner auf die für die Fokusgruppen *leitenden Forschungsfragen*, die ebenfalls die Struktur des Kodierleitfadens mitbestimmen und rahmen:[249]

1. Welche moralischen Intuitionen und welche ethisch reflexionswürdigen Ge-sichtspunkte verbinden die Teilnehmer/innen mit der tiefen, kontinuierli-chen Palliativen Sedierung im hospizlichen Setting?
2. Welche Werte und Werteorientierungen spielen seitens der Teilnehmer/innen in Bezug auf die ethisch-normative Bewertung eine Rolle?
3. Welche konkreten Wertekonflikte (als Gegenstand von ethischen Fragestel-lungen/ ethischen Problemen) ergeben sich in der hospizlichen Praxis in Bezug auf die Behandlungsoption?
4. Welche Eckpunkte, welche Perspektiven und Werteorientierungen sind für die Entwicklung einer Ethik-Leitlinie »Palliative Sedierung im stationären Hospiz« aus der Perspektive der hospizlichen Praxis essenziell?

Da die Erkenntnisse aus den Fokusgruppen Ausgangspunkt für die Ethik-Leit-linien-Entwicklung sind, werden zur Kategorienbildung im Folgenden ergän-zend die zentralen Elemente ausgeführt, die grundlegend für die Entwicklung einer *Ethik-Leitlinie* sind (vgl. Neitzke et al., 2015).

– Die Ethik-Leitlinie bezieht sich auf »wiederkehrende ethische Fragestellun-gen«.
– Die Ethik-Leitlinie bezieht sich auf die für die spezifische Situation »ethisch relevanten Fragestellungen«.
– Gegenstand sind die »betroffene(n) ethische(n) Werte«.

Diese bereits im Prozess der Datenerhebung (Fokusgruppen) leitenden Ele-mente stellen somit weitere zentrale Eckpunkte und Strukturkriterien für die zu entwickelnden inhaltsanalytischen Kategorien dar und finden sich in der Folge als Einschätzungsdimensionen wieder: Ethische Fragestellung/ethisch-norma-tive Bezugspunkte/Werte, Wertekonflikte/ethisches Dilemma/ethisches Pro-blem. Die für die Analyse der Ergebnisse relevanten Dimensionen werden im

---

249 So formuliert Früh (2015, S. 24) in Bezug auf die Inhaltsanalyse: »Was ist in der Theorie der Forschungsfrage gemeint, und dient meine Entscheidung dazu, diesen Vorstellungsinhalt angemessen abzubilden?«

weiteren Verlauf im Sinne der deduktiven Kategorienbildung (Mayring, 2015, S. 97) expliziert. Zusammenfassend lässt sich folgende inhaltliche Kongruenz zum Gegenstand einer Ethik-Leitlinie, zu den Eckpunkten der Ethik-Leitlinienentwicklung, zu den Forschungsfragen wie auch den Phasen der Fokusgruppen darlegen, die nachfolgend die Kategorienbildung sowie die Erstellung des Kodierleitfadens konstituiert und strukturiert:

Grundlagen, Eck- und Bezugspunkte zur Struktur und inhaltlichen Ausrichtung des Kategoriensystems und des Kodierleitfadens (Analyseinstrument)			
Relevante Dimensionen in den Fokusgruppen (übergreifende Strukturkriterien für den Kodierleitfaden)			
Moralische Intuition/ Emotionen	Ethische Werte/ Werteorientierung	Fachliche Fragestellung und ethische Fragestellung/ethisches Problem (Wertekonflikt/ ethisches Dilemma)	Relevanz der Ethik-Leitlinie
Bezugspunkte in den Forschungsfragen			
Forschungsfrage 1[250]	Forschungsfrage 2 Forschungsfrage 3 Forschungsfrage 4	Forschungsfrage 1 Forschungsfrage 3 Forschungsfrage 4	Forschungsfrage 1
Analysedimensionen in den Phasen der Fokusgruppen			
Fokusgruppe: Phase 2, Phase 6	Fokusgruppe: Phase 3, Phase 4	Fokusgruppe: Phase 2, Phase 3, Phase 4, Phase 5	Fokusgruppe: Phase 2, Phase 3, Phase 5, Phase 6, Phase 7
Relevante Grundlagen zur Ethik-Leitlinienentwicklung			
Ethischer Reflexionsbedarf	Gegenstand der Ethik-Leitlinie: betroffene ethische Werte Abwägungs-/ Reflexionsprozess	Gegenstand der Ethik-Leitlinie: wiederkehrende, ethisch relevante Frage-stellungen/ ethische Konflikte in Bezug auf die spezifische Situation	Gegenstand der Ethik-Leitlinie: wiederkehrende Fragestellungen im Handlungs-feld

Tabelle 3: Konstitutive Elemente des Kodierleitfadens

3.2.9 Konstruktion der Kategorien und des Kategoriensystems, Konkretion zentraler Strukturdimensionen

Die Aussagekraft einer Inhaltsanalyse steht in engem Zusammenhang mit der sorgfältigen Konstruktion des Kategoriensystems (Mayring & Fenzl, 2019; Mayring, 2016; Mayring, 2015; vgl. Diekmann, 2008, S. 590; vgl. Früh, 2015,

---

250 Es gilt nach Früh (2015, S. 27) der Kernsatz: Kategorien müssen »explizit und schlüssig aus der Forschungsfrage abgeleitet sein«.

S. 78 ff.; vgl. Kuckartz, 2016, S. 31 ff.), denn das Kategoriensystem ist das »zentrale Instrument« der angestrebten Analyse (Mayring, 2015, S. 51).[251] Das Kategoriensystem repräsentiert die spezielle Form der allgemeinen Strukturierungsdimension, die sich aus den zugrunde liegenden Forschungsfragen und dem theoretischen Hintergrund (u. a. ethische Implikationen in Bezug auf die Behandlungsoption Palliative Sedierung, Ethik-Leitlinienentwicklung) ableitet, die bereits die inhaltlichen und strukturierenden Grundlegungen für die Ausgestaltung des Leitfadens der Fokusgruppe bildeten. Es handelt sich also bei dem Kategoriensystem um die konkreten »Ausprägungen dieser Strukturen« (Lamnek, 2005, S. 201), um sogenannte »thematische Kategorien« (Kuckartz, 2016, S. 33, S. 34). Wichtig bei der Erstellung der Kategorien ist es, eine möglichst klare Trennschärfe zu gewährleisten[252] und bei Bedarf Kodierregeln zu formulieren. Nur wenn die Kategorien präzise definiert sind, ist es möglich, die Dimensionen und Ausprägungen des Kategoriensystems eindeutig zur Inhaltsanalyse des vorliegenden Materials zu nutzen. Das Kategoriensystem ist demnach ein »zentraler Punkt« in der strukturierenden Inhaltsanalyse, es repräsentiert die inhaltsanalytischen Einheiten. Diese Einheiten müssen theoretisch begründet sein (Mayring, 2015, S. 51; Mayring & Fenzl, 2019). Bei der »Strukturierenden Inhaltsanalyse« werden die Kategorien deduktiv gebildet.[253] Die Kategorien werden *vor* der Auswertung der Daten und somit unabhängig vom erhobenen Datenmaterial generiert. Die Kategorien als Strukturierungsdimensionen müssen aus der »Fragestellung abgeleitet« sein (Mayring, 2015, S. 97; vgl. Mayring & Fenzl, 2019, S. 638; vgl. Früh, 2015, S. 26, S. 69; vgl. Mayer, 2015, S. 286; vgl. Kuckartz, 2016, S. 64) und sich an der bereits gebildeten inhaltlichen Systematisierung (hier u. a. der Leitfaden der Fokusgruppen) orientieren (Kuckartz, 2016, S. 64). So formuliert Früh (2015, S. 26; Herv. im Orig.): »*Die Ableitung der Kategorien ist immer in Hinblick auf die Forschungsfrage (allgemeine Theorie) schlüssig zu rechtfertigen: Es muss die Verbindung der Kategoriendefinitionen zur Forschungsfrage explizit aufgezeigt und begründet, also explizit abgeleitet werden*«. Die Kategorien als Strukturierungsdimensionen müssen ferner »theoretisch begründet« sein (Mayring, 2015, S. 97; vgl. Früh, 2015, S. 26, S. 69; vgl. Mayer, 2015, S. 286; vgl. Kuckartz, 2016, S. 64). Theoriegeleitet bedeutet hier auch der Rückbezug auf die Prämissen der Palliativversorgung im hospizlichen Setting, auf die fachlichen wie auch ethischen Implikationen in Bezug auf die

---

251 Die Gesamtheit aller Kategorien bezeichnet man als Kategoriensystem (Kuckartz, 2016, S. 38).

252 Das heißt: »Jede Kategorie sollte einen eindeutigen, klar abgrenzbaren Bedeutungsgehalt repräsentieren.« (Früh, 2015, S. 83; vgl. Kuckartz, 2016, S. 67)

253 Kuckartz spricht seinerseits nicht von deduktiver Kategorienbildung, sondern von einer »A-priori- Kategorienbildung« (Kuckartz, 2016, S. 64–65), um keine Rückschlüsse auf das Ergebnis zu suggerieren.

Behandlungsoption Palliative Sedierung, der Rückbezug auf die (Bereichs-)Ethik und die Indikatoren einer ethischen Fragestellung, das Aufgreifen der Systematik ethischer Reflexion und ethischer Abwägung – und somit der Rückbezug auf die Forderungen an die Ethik-Leitlinienentwicklung. Im Kontext der ethischen Abwägungsprozesse ist Zimmermann (2014) folgend für die ethischen Diskurse eine angemessene Verknüpfung von individuellen wie auch von gesellschaftlichen Wertvorstellungen obligat (Zimmermann, 2014, S. 119–120). Die individuellen Wertvorstellungen repräsentieren sich in Bezug auf die ethische Entscheidung zur Behandlungsoption Palliative Sedierung im hospizlichen Setting in den jeweils individuell (Gast/Patientin/Patient) wie auch in den professionell vertretenen Werteorientierungen. Als Annäherung an die gesellschaftlichen Vorstellungen (die die individuellen Vorstellungen des Gastes/der Patientin/des Patienten mit implizieren beziehungsweise repräsentieren) werden im vorliegenden Forschungsvorhaben – unter Rückbezug auf die im Voraus erfolgten theoretischen Grundlegungen – die vertretenen Vorstellungen und Erwartungen in Bezug auf ein »gutes Sterben« im hospizlichen Setting und die Vorstellungen und Einstellungen in Bezug auf das Leiden in der letzten Lebensphase profiliert. Dies insbesondere aus der Perspektive der Betroffenen wie auch der Zu- und Angehörigen hinsichtlich der Erwartungen und Ansprüchlichkeiten an die Palliativversorgung im Setting Hospiz. Bezug nehmend auf die gesellschaftlichen Wertvorstellungen im Kontext der Palliativen Sedierung als Behandlungsoption ist ferner die Assoziation zur Sterbehilfe und das Prinzip der Doppelwirkung/der Doppeleffekt bedeutsam. Das heißt, es stellt sich hier die Frage: Wo spiegeln sich im Material die Erwartungen des Gastes/der Patientin/des Patienten beziehungsweise die gesellschaftlichen Erwartungen, Einstellungen und Wertvorstellungen?

Im Rahmen der Analyse der Daten ist es signifikant, eine ethisch-normative Rahmung zu rekurrieren, ohne dabei die explorativ erfassten individuellen und professionellen Werteorientierungen zu diskreditieren beziehungsweise zu diffamieren. Vielmehr soll bereits an dieser Stelle ein normativer Bezugspunkt für die Prozesse und für die Rahmung der Entscheidungsfindung vollzogen werden. Der Behandlungsoption Palliative Sedierung ist sowohl eine fachlich fundierte Praxis wie auch eine moralische Praxis immanent, die der fachlich fundierten Argumentation wie auch der ethisch reflektierten Entscheidung bedarf. Somit sollen normative Orientierungspunkte für die geforderte ethische Entscheidungsfindung bereits Gegenstand der Analyse sein. Im Kontext der Arbeit erfolgt dies in Bezugnahme auf den weltweit verbreiteten und akzeptierten Ansatz der prinzipienorientierten Ethik von Beauchamp & Childress (2019) – dem »Principlism« (Düwell, 2011, S. 24).[254] Die prinzipienorientierte

---

254 Zur Kritik und den Grenzen des Ansatzes vgl. Düwell (2011).

Ethik stellt nicht nur in der Medizin eine zentrale Grundlage ethischer Entscheidungsfindung dar (Marckmann, 2015a; Reiter-Theil & Schürmann, 2016,
S. 42; Maio, 2017; Maio, 2016; Düwell, 2011), sondern ist auch in der Pflegeethik
ein anerkannter Ansatz (SBK/ASI, 2013; Riedel, 2015a). Die vier Prinzipien des
Ansatzes von Beauchamp & Childress (2019) (Wohltun/Beneficence, Nicht-
schaden/Nonmaleficence, Respekt vor der Autonomie/Respect for Autonomy
und Gerechtigkeit/Justice) widersprechen nicht den Forderungen des ICN-
Ethikkodex für Pflegende (2014), sie implizieren diese vielmehr (vgl. Riedel,
2015a, S. 95; vgl. Albisser Schleger et al., 2012, S. 85).[255] Für eine ergebnisoffene
ethische Abwägung und Reflexion ist der Ansatz geeignet und in der Praxis
erprobt (Marckmann, 2015a; Marckmann, 2015b; Reiter-Theil & Schürmann,
2016, S. 42). Aufgrund dessen erscheint eine prinzipienorientierte Rahmung als
eine Systematisierung für die ethische Reflexion im hiesigen Kontext opportun.[256]

Der Vier-Prinzipien-Ansatz orientiert sich an vier weithin konsensfähigen
ethischen Prinzipien (Marckmann, 2015a, S. 10), die ihrerseits keine Hierarchisierung aufweisen (Beauchamp & Childress, 2019, S. 99; vgl. Reiter-Theil &
Schürmann, 2016, S. 42). Es handelt sich um einen »rekonstruktiven und ko-
härentistischen Begründungsansatz« (Marckmann, 2015a, S. 10). Ethische
Entscheide gehen somit über die moralische Intuition hinaus, indem diese unter
Bezugnahme auf die mittleren Prinzipien rekonstruiert, kontextualisiert und
ethisch reflektiert werden. Die vier ethischen Prinzipien bilden einen normativen Orientierungsrahmen, der den ethischen Entscheidungen und dem Handeln grundgelegt wird. Sie bilden die Basis/den Bezugspunkt ethischer Argumentation. Übergreifend werden die vier Prinzipien ausgeführt, die nachfolgend
als Hauptkategorien konturiert werden.

---

255 Hier werden die vier Prinzipien verstanden als systematisierendes Element im Kontext
einer ethischen Abwägung und Entscheidung. Die Frage, ob und in welchem Ausmaß es sich
hierbei um eine »common morality« handelt (vgl. z. B. Christen et al., 2014), wird an dieser
Stelle nicht vertieft. Der Bezug auf die unterschiedlichen Rahmenwerke und Kodizes verweist indessen auf die Bedeutsamkeit und berechtigt zur Bezugnahme an dieser Stelle.

256 So fordert der ICN-Ethikkodex für Pflegende (2014), dass professionelles Handeln »zum
Wohle des Einzelnen, der Familie und der sozialen Gemeinschaft« ausgeführt wird (Verpflichtung des Wohltuns, des Nichtschadens, der Gerechtigkeit – auch im Sinne der Ver-
teilungsgerechtigkeit), dass Pflegende die Autonomie und Zustimmung durch »ausrei-
chende Informationen« sichern (Verpflichtung der Autonomie) und dass die »berufliche
Verantwortung der Pflegenden […] dem pflegebedürftigen Menschen« gilt (Verpflichtung
des Wohltuns, des Nichtschadens, der Autonomie und der Gerechtigkeit – das heißt hier,
dass zu Pflegende in vergleichbaren Situationen vergleichbar gepflegt werden) (ICN/In-
ternational Council of Nurses, 2014); vgl. hierzu auch die Ausführungen des Schweizer
Berufsverbandes (SBK/ASI, 2013).

1. Das Prinzip des Wohltuns (Gutes tun, Beneficience) (Marckmann, 2015a, S. 11; Maio, 2017, S. 161–163; Maio, 2016, S. 6–8; Beauchamp & Childress, 2019, S. 217–266; SBK/ASI, 2013, S. 14–15)

Beauchamp & Childress (2019) fassen unter den Prämissen des »beneficience« Folgendes zusammen: Morality requires not only that we treat persons autonomously and refrain from harming them, but also that we contribute to their welfare (2019, S. 217). Und weiter: The principle of beneficience »refers to a statement of a general moral obligation to act for the benefit of others. Many acts of beneficience are not obligatory, but some forms of beneficience are obligatory« (S. 218). Rules of beneficience are: »Protect and defend the rights of others«, »Prevent harm from occurring to others«, »Remove conditions that will cause harm to others«, »Help persons with disabilities« and: »Rescue persons in danger« (Beauchamp & Childress, 2019, S. 219).

Gemäß dem Schweizer Berufsverband der Pflegefachfrauen und Pflegefachmänner (2013) steht dieses Prinzip für Handlungen, die zum Wohle des zu Pflegenden ausgeführt werden. Das Prinzip wird synonym zum Prinzip der Fürsorge verwendet[257] und enthält folgende Aspekte: adressatengerechte Information, Respekt vor den Patienten als Person, physische und psychische Integrität der Patienten wahren, eine bestmögliche, evidenzbasierte und am Bedarf ausgerichtete Pflege unter Einbezug der Bezugspersonen der Patientin/des Patienten (SBK/ASI, 2013, S. 14–15). Die Pflicht zur Hilfe beziehungsweise zur Fürsorge beschreibt Maio (2016) als eine »Positive Tugendpflicht« (Maio 2016, S. 7). Die »Konkretisierung des Fürsorgeprinzips ist ohne eine Rückbindung an die Wertehierarchie des Kranken nicht möglich, weil es letztendlich nur von der Perspektive des Patienten selbst abhängt, was konkret eine Hilfe ist und was nur gut gemeint, aber eher eine Belastung oder eine ungerechtfertigte Bevormundung für den Patienten darstellt« (Maio, 2016, S. 8). Marckmann (2015a) schreibt zum Prinzip des Wohltuns, dass dieses dazu verpflichtet, »dem Patienten bestmöglich zu nützen und sein Wohlergehen zu fördern« (Marckmann, 2015a, S. 11). Zentral ist die Sorge um das Wohl des Patienten. Das Prinzip hat nicht oberste Maxime, sondern steht gleichberechtigt neben den anderen drei Prinzipien. Eine Hierarchie der Prinzipen gibt es gemäß Bauchamp & Childress nicht (2013, S. 101; vgl. Marckmann, 2015a; vgl. Maio, 2016).

Bezogen auf die Formulierung der Hauptkategorie heißt das: Das Prinzip des Wohltuns zielt darauf hin – im Sinne eines nicht-bevormundenden Fürsorgeverständnisses – das Wohlergehen des Gastes/der Patientin/des Patienten zu fördern, die Rechte und die Integrität des Gegenübers zu achten und Übel beziehungsweise Schaden zu vermeiden beziehungsweise zu beseitigen.

---

257 Wie auch bei Maio (2016, S. 6–8).

2. Das Prinzip des Nichtschadens (Nonmaleficence) (Marckmann, 2015a, S. 11; Maio, 2017, S. 160–161; Maio, 2016, S. 6–8; Beauchamp & Childress, 2019, S. 155–216; SBK/ASI, 2013, S. 14–15)

Beim ethischen Prinzip des Nichtschadens geht es darum, Schaden weder zu verursachen noch zuzufügen und Schädigungspotenziale zu erkennen, zu vermeiden oder zumindest zu mindern (SBK/ASI, 2013, S. 16). Beauchamp & Childress (2019) formulieren: »The principle of nonmaleficence obligates us to abstain from causing harm to others« (2019, S. 155). In Bezug auf das Prinzip »beneficence« konstatieren die Autoren folgende Abgrenzung (Beauchamp & Childress, 2019, S. 157):

Nonmaleficence:
– One ought not to inflict evil or harm.

Beneficence:
– One ought to prevent evil or harm.
– One ought to remove evil or harm.
– One ought to do or to promote good.

Marckmann (2015a, S. 11) grenzt das Prinzip des Wohltuns von dem des Nichtschadens wie folgt ab: »Während das Prinzip des Wohltuns die Verhinderung oder Beseitigung von gesundheitlichen Schäden sowie die aktive Förderung des Patientenwohls fordert, bezieht sich das Prinzip des Nichtschadens auf die Unterlassung möglicherweise schädigender Handlungen, d. h. auf das Schadenspotenzial medizinischer und pflegerischer Maßnahmen.« Als komplex in Bezug auf das Prinzip beschreibt Maio (2017, S. 160; 2016, S. 6) die definitorische und inhaltliche Konkretion dessen, was dem jeweiligen Schaden zugrunde liegt. Er verweist auf die Differenzierung zwischen objektivem Schaden (bspw. Verletzungen) und subjektivem Schaden (bspw. Schmerzen). Der jeweilige Schadensbegriff ist zu explizieren.

Bezogen auf die Formulierung der Hauptkategorie heißt das: Das Prinzip des Nichtschadens zielt darauf hin, dem Gast/der Patientin/dem Patienten keinen objektiven und auch keinen subjektiven Schaden zuzufügen.

3. Das Prinzip Respekt der Autonomie (Respect for Autonomy) (Marckmann, 2015a, S. 11; Maio, 2017, S. 158–160; Maio, 2016, S. 6–8; Beauchamp & Childress, 2019, S. 99–154; SBK/ASI, 2013, S. 14–15)

Die Einordnung dieses Prinzips betreffend formulieren Beauchamp & Childress (2019): »We again stress in this conclusion that it is a indefensible to construe respect for autonomie as a principle with priority over all other moral principles; it is one principle in our framework of prima facie principles suitable for boimedical ethics.« (S. 143).

Das Prinzip Respekt der Autonomie beinhaltet dem Schweizer Berufsverband folgend das Recht auf adressatenangemessene und -adäquate Information (informed consent), die Berücksichtigung des persönlichen (vorausverfügten) Willens und das Recht »auf den Schutz der Privatsphäre, Bewegungsfreiheit und auf die freie Äußerung eigener Werte und Gefühle« (SBK/ASI, 2013, S. 12). Maio formuliert, dass die Grundlage des Autonomieprinzips »die Anerkennung der grundsätzlichen Freiheit des Menschen« ist (Maio, 2016, S. 4). Nach Marckmann (2015a) richtet sich das Prinzip gegen »die wohlwollende Bevormundung« des Gastes/der Patientin/des Patienten, fördert Entscheidungsfähigkeit und unterstützt Entscheidungsfindung (2015a, S. 11).

Bezogen auf die Formulierung der Hauptkategorie heißt das: Der Respekt der Autonomie zielt darauf hin, unter Berücksichtigung der individuellen Wertvorstellungen, unter Bezugnahme auf ein informiertes Einverständnis, die Wünsche und Ziele des Gastes/der Patientin/des Patienten zu respektieren und zu berücksichtigen.

4. Das Prinzip der Gerechtigkeit (Justice) (Marckmann, 2015a, S. 11; Mio, 2017, S. 166–167; Maio, 2016, S. 6–8; Beauchamp & Childress, 2019, S. 267–362; SBK/ASI, 2013, S. 14–15)

Das Prinzip der Gerechtigkeit hat indes nicht mehr nur den einzelnen Gast/die einzelne Patientin/den einzelnen Patienten im Blick. Das Prinzip fordert eine differenzierte Konkretion hinsichtlich der jeweiligen Bezugspunkte und Ausrichtung (Maio, 2016, S. 10–11; Marckmann, 2015a, S. 12). Wichtige Prämissen sind gemäß dem Schweizer Berufsverband, die Chancengleichheit und Fairness zu sichern, Vertrauen zu ermöglichen, Verantwortung für Ressourcen zu übernehmen wie auch die Würde des einzelnen Menschen zu achten. »Patientinnen und Patienten sollen in vergleichbaren Umständen vergleichbar gepflegt werden« (SBK/ASI, 2013, S. 18). Marckmann (2015a) ergänzt: »ungleiche Fälle sollten nur insofern ungleich behandelt werden, als sie moralisch relevante Unterschiede aufweisen« (Marckmann, 2015a, S. 12).

Bezogen auf die Formulierung der Hauptkategorie heißt das: Gerechtigkeit als Prinzip zielt darauf hin, Gerechtigkeitsabwägungen verantwortungsvoll zu realisieren und dem Gerechtigkeitsprinzip zu folgen. Die hier vorgenommenen Darlegungen der vier Prinzipien bilden lediglich eine definitorische Grundlegung. Als »allgemeine ethische Orientierungen« (Marckmann, 2015a, S. 12; vgl. Reiter-Theil & Schürmann, 2016, S. 42–43) bedürfen sie in Bezug auf den einzelnen, je individuellen Fall der Interpretation. Auf der Basis der vier Prinzipien lassen sich ethische Konflikte klarlegen, die systematisiert gegeneinander abgewogen werden müssen.[258]

An dieser Stelle ist noch eine weitere definitorische Klarlegung substanziell: die Konkretion dessen, was unter einem »ethischen Problem« verstanden wird. Denn die Identifikation und Konkretion des ethischen Problems in Bezug auf die Palliative Sedierung im hospizlichen Kontext – aus der Perspektive der Teilnehmenden/der Expertinnen und Experten an den Fokusgruppen – ist essenzieller Gegenstand der Analyse und Auswertung der Ergebnisse. Hierbei geht es um die Abgrenzung zu anderen relevanten fachlichen, juristischen, praktischen Problemen und Herausforderungen. Das ethische Problem bildet den Ausgangspunkt der ethischen Reflexion zur Palliativen Sedierung, und das ethische Problem ist zugleich Ausgangspunkt und Gegenstand der intendierten Ethik-Leitlinie. Das ethische Problem repräsentiert zunächst noch keine Aussage über die »Schwere des Sachverhalts«, abgrenzend zum ethischen Dilemma, das die jeweils Entscheidenden und Handelnden dazu zwingt, mit einem der zur Verfügung stehenden Handlungsoptionen die ethische Verpflichtung/die ethische Pflicht zu überschreiten (Salloch et al., 2016). Für Reiter-Theil & Mertz (2012) zeichnen sich ethische Probleme dadurch aus, »dass sie sich als *Konflikte intra- und/oder interpersoneller Art* artikulieren und zu *Unsicherheit (intra-/interpersonell)* und/oder *Uneinigkeit (interpersonell)* führen« (Reiter-Theil & Mertz, 2012, S. 300; Herv. im Orig.). Salloch et al. (2016) differenzieren zwei Typen von ethischen Problemen: Das ethische Problem Typ 1 (ethisches Defizit) repräsentiert eine »Situation, die durch ein offensichtliches ethisches Defizit oder Fehlverhalten gekennzeichnet ist« (Salloch et al., 2016, S. 274). Hierbei handelt es sich um Situationen und Konstellationen, in denen entgegen akzeptierte oder konsentierte ethische Werte oder Prinzipien entschieden beziehungsweise gehandelt wird. Das ethische Problem Typ 2 (ethische Unsicherheit) bezeichnet demgegenüber eine Situation, »die durch Unsicherheit bezüglich der ethisch angemessenen Handlungsweise gekennzeichnet ist« (Salloch et al., 2016, S. 274). Hierbei handelt es sich um Situationen, in denen kein Konsens dahingehend besteht, welche Handlungsoption aus ethischer Perspektive zu präferieren ist, denn es gibt jeweils gewichtige Argumente, die für und gegen die jeweilige Handlungsoption sprechen. Es stellt sich die Frage: Was ist zu tun? Um im Rahmen der Analyse Vorgriffen und/oder Einflussnahmen zu begegnen, werden beide Typen (ethisches Defizit und ethische Unsicherheit) in die Generierung der Einschätzungsdimensionen einbezogen, zumal sie in einer gewissen Abhängigkeit zueinander stehen, das heißt, beide Typen sich möglicherweise wechselseitig bedingen. Die Unsicherheit benennen auch Reiter-Theil & Mertz

---

258 Beispiele finden sich in Marckmann (2015b), bei Riedel (2015a, S. 95–101) sowie bei Marckmann et al., (2014).

(2012, S. 300) explizit als Charakteristikum eines ethischen Problems. Grundlegend ist in diesem Rahmen die Perspektive der Teilnehmenden an den Fokusgruppen. Deren Identifikation und Explikation eines zentralen ethischen Problems in Bezug auf die Behandlungsoption Palliative Sedierung gilt es zu erfassen.[259]

Zusammenfassend ist zu konstatieren: Um die Komplexität von Entscheidungssituationen in Bezug auf die Behandlungsoption Palliative Sedierung angemessen zu beachten, sind folgende Perspektiven in den Blick zu nehmen: die Perspektive auf die konkrete ethische Entscheidung (hier: in Bezug auf die Behandlungsoption Palliative Sedierung), die Perspektive auf die leitenden normativen Konzepte, Werteorientierungen und Wertvorstellungen (siehe Forschungsfragen und Phasen in der Fokusgruppe), die Perspektive auf den normativen Orientierungsrahmen ethischer Abwägungs- und Entscheidungsprozesse (perspektivisch auf die Entwicklung der Ethik-Leitlinie ausgerichtet) sowie die Perspektive auf die kontextuellen Aspekte (hier u. a. das Verständnis von Leiden, die Vorstellungen von und die Ansprüchlichkeiten an eine gute Palliativversorgung/an das »gute Sterben« im Hospiz). Insbesondere die letzten beiden Aspekte: Verständnis von/Ansprüchlichkeiten im Leiden wie auch die Vorstellung eines guten Sterbens/einer möglichst optimalen Palliativversorgung sind als Gegenstand der identifizierten Eckpunkte für die Bildung der Kategorien – über die Forschungsfragen hinausgehend – zu konstituieren, und es gilt hierfür die entsprechend stimmigen Entscheidungsdimensionen zu operationalisieren.

Da es das Ziel der skalierenden Strukturierung ist, »das Material bzw. bestimmte Materialanteile auf einer Skala (in der Regel Ordinalskala) einzuschätzen« (Mayring, 2015, S. 106; Mayring & Fenzl, 2019, S. 638), fordert die skalierende Strukturierung in der Folge die Darlegung von schlüssigen Dimensionen/Hauptkategorien. Aus den relevanten, theoretischen Grundlegungen und Bezugspunkten, aus den Forschungsfragen und den Vorüberlegungen im Vorfeld der Fokusgruppen (Leitfadenkonstruktion) sind an dieser Stelle zur Entwicklung des Kodierleitfadens die folgenden rahmenden Strukturierungsdimensionen (Hauptkategorien) essenziell:
- Behandlungsoption Palliative Sedierung
- Indikation
- Palliativversorgung/ Palliative Care
- Leiden
- Ethik-Leitlinie

---

259 Gemäß der Forschungsfrage (3): Welche konkreten Wertekonflikte (als Gegenstand von ethischen Fragestellungen/ethischen Problemen) ergeben sich in der hospizlichen Praxis in Bezug auf die Palliative Sedierung?

- Moralische Intuition
- Moralischer Stress/moral distress
- Ethisches Problem
- Ethisches Dilemma/Wertekonflikt
- Werteorientierung (professionelle Werte und Werte der Palliativversorgung/ Palliative Care)
- Ethische Prinzipien
- Prinzip der Doppelwirkung/Doppeleffekt
- »Gutes Sterben«
- Sterbehilfe/Euthanasie

Die Hauptkategorien sind zur Gewährleistung einer vergleichbaren Inhalts-analyse theoretisch zu fundieren und definitorisch zu konkretisieren (Lamnek, 2005, S. 213). Die aus der Literatur generierten Definitionen[260] (deduktives Vorgehen) bilden die Grundlage für die Operationalisierung und Konkretion der jeweiligen Einschätzungsdimension. So ist es über die Abbildung des »eindeu-tigen, klar abgrenzbaren Bedeutungsgehalt(s)« möglich, die geforderte »Trennschärfe« der Kategorien im Rahmen der Analyse abzusichern (Früh, 2015, S. 77, S. 83; vgl. Mayring, 2015, S. 61). Den konkretisierten Einschät-zungsdimensionen/Hauptkategorien werden schließlich Ausprägungen zuge-wiesen – in Form von Skalenpunkten, den sogenannten »Variablen« (Mayring, 2015, S. 106), auf deren Basis das Material sodann sukzessive analysiert und skaliert wird (Mayring, 2015, S. 99; Mayring & Fenzl, 2019, S. 638). Bei der skalierenden Strukturierung werden Variablen erfasst, »die verschiedene Aus-prägungen annehmen können«. Diese Ausprägungen wiederum stehen »in or-dinalem Verhältnis zueinander« (Mayring, 2015, S. 108), die Variablen beziehen sich auf jeweils messbare Größen (Kuckartz, 2016, S. 37). Diese Schritte der Konkretion und Reduktion sowie die Zuordnung von Skalenpunkten sind vor dem Hintergrund essenziell, da es sich in der skalierenden Strukturierung um ein interpretativ-reduktives Verfahren handelt, das herausfiltert, zusammen-fasst und »Ausprägungen« erfassen lässt (Mayring, 2015, S. 106–114).

3.2.10 Struktur des Kodierleitfadens und Zuordnungen aus dem Material

Nachdem die Strukturdimensionen festgelegt sind, die inschätzungsdimensio-nen/Hauptkategorien definitorisch konkretisiert und die Variablen generiert sind, erfolgt die Ausgestaltung des Kodierleitfadens mit seinen jeweiligen Ele-

---

260 Kuckartz (2016, S. 39) folgend muss jede Kategorie definiert werden; vgl. auch Mayring & Fenzl (2019).

menten. Die folgenden strukturellen Eckpunkte und Rahmungen sind bei der Erstellung leitend: Zur Rückbindung an den Leitfaden der Fokusgruppen werden als Auswertungseinheit/Kodiereinheit die dortigen Phasen (2–7) aufgegriffen und im Kodierleitfaden als zentrales Strukturkriterium festgelegt. Die generierten Variablen (z. B. ethische Begründung) werden den definierten Hauptkategorien (z. B. Ethik-Leitlinie) zugewiesen und jeweils den vier Dimensionen im Kodierleitfaden untergeordnet (fachlich-hospizlich, professionell-ethisch, individuell- (Gast/Patientin/Patient) gesellschaftlich-ethisch oder ethisch-systematisierend). Den jeweiligen Variablen ist sodann eine Spalte nachgestellt, um die jeweiligen Ausprägungen zu erfassen. Die Zuordnung aus dem Material selbst erfolgt vorrangig aufgrund eindeutiger Begrifflichkeiten beziehungsweise Formulierungen im Kodierleitfaden. Hierbei ist zu berücksichtigen, dass sich einzelne Variablen in vergleichbarer Weise in mehreren Hauptkategorien wiederfinden. Das heißt, es gibt Wiederholungen von Variablen in verschiedenen Kategorien des Kodierleitfadens. Insbesondere dann, wenn die Kategorien in sich definitorische beziehungsweise inhaltliche Überschneidungen aufweisen oder Kategorien sich gegenseitig bedingen, sind diese Überschneidungen von Variablen innerhalb verschiedener Hauptkategorien unvermeidlich. Exemplarisch sind derartige Überschneidungen zum Beispiel bei der Hauptkategorie »Behandlungsoption Palliative Sedierung« und der Hauptkategorie »Indikation« wie auch bei der Hauptkategorie »Behandlungsoption Palliative Sedierung« und der Hauptkategorie »Leiden«. Bewusst werden die sich jeweils überschneidenden Variablen nicht (willkürlich) einer Hauptkategorie zugeordnet oder unter einer Hauptkategorie subsumiert. Diese Entscheidung erfolgt mit der Intention, mögliche Zuordnungsprobleme und mögliche Zuweisungsdiskrepanzen transparent klarlegen zu können. Zeigen sich bei der Kodierung fehlende Eindeutigkeiten in der Zuweisung einer Variablen zu einer Kategorie[261], so ist diese Unschärfe als Indikator dahingehend zu bewerten, dass in der Praxis und für die Praxis eine begriffliche Fundierung und Konkretion stattfinden muss. So ist zu konstatieren: Wohl wissend, dass die retrospektive Zuordnung nicht immer eindeutig sein kann, werden die den

---

261 Z. B.: Geht es um die Entscheidung der Behandlungsoption als eine entlastende und vom Gast/der Patientin/dem Patienten gewünschte Intervention bei therapierefraktärem Leiden oder geht es um die Frage, inwieweit bei dem vorliegenden Zustand des Gastes/der Patientin/des Patienten eine Palliative Sedierung per se der Indikation entspricht beziehungsweise indiziert ist? Eine weitere Frage könnte sein: Besteht im Team Uneinigkeit in Bezug auf die Indikation der Behandlungsoption – z. B. ob in der vorliegenden Situation eine Palliative Sedierung indiziert ist – oder besteht im Team Uneinigkeit dahingehend, ob die Palliative Sedierung das von dem Gast/der Patientin/dem Patienten ausgedrückte Leiden lindern kann?

Kategorien inhärenten Doppelungen einzelner Variablen bewusst belassen und bei Bedarf in der Bewertung der Ergebnisse analysiert und diskutiert.

In der Struktur des Kodierleitfadens gibt es zudem Wiederholungen von Hauptkategorien in einzelnen Dimensionen. Dies ergibt sich aus den vielfältigen Bezüglichkeiten sowie aus der Komplexität der jeweiligen Dimension. So bezieht sich zum Beispiel die Hauptkategorie »Leiden« sowohl auf die fachlich-hospizliche Dimension wie auch auf die professionell-ethische Dimension und auf die individuell- (Gast/Patientin/Patient) gesellschaftlich-ethische Dimension im Kodierleitfaden. Diese Redundanzen repräsentieren die Mehrdimensionalität der Behandlungsoption Palliative Sedierung, zugleich werden dadurch die zentralen (wiederkehrenden) Bezugspunkte in der vielschichtigen Entscheidungsfindung und beziehungsreichen Abwägung manifestiert. Der Kodierleitfaden wurde anhand der Ergebnisse/anhand der Materialien aus zwei anonymisierten Fokusgruppen »getestet«. Dieser Pretest diente insbesondere der Überprüfung der Verständlichkeit der Variablen, der Überprüfung, ob eine möglichst einheitliche Zuordnung zu den Hauptkategorien, den Variablen und den vier systematisierenden Dimensionen gelingt und ob es möglicherweise einer weiteren Hauptkategorie oder Dimension bedarf. Der Pretest zeigte indes, dass die Struktur praktikabel und die Zuordnung aus dem vorliegenden Material entsprechend realisierbar ist. Nach dem Pretest wurde nach jeder Hauptkategorie das Feld »Ergänzungen aus dem Material« eingefügt. Diese Ergänzungen wurden in der ersten Version des Kodierleitfadens dimensionsübergreifend zugeordnet, was sich als nicht praktikabel erwies, da sich die Zuordnungen sodann als zu umfassend und zu unscharf herausstellten. In diesen, den jeweiligen Hauptkategorien nachgestellten Feldern, sollen im Verlauf der Kodierung ergänzende Variablen gesammelt und Inhalte für die »kommunikative Validierung« dokumentiert werden. Im Sinne der »kommunikativen Validierung« (als Gütekriterium qualitativer Forschung) (Mayer, 2015, S. 115; Mayring, 2015, S. 127; Mayring, 2016, S. 147; Flick, 2019) und zur Absicherung einer größtmöglichen Validität erfolgt die Kodierung von zwei Personen, zunächst unabhängig voneinander. In einem zweiten Schritt werden mögliche Zuordnungsprobleme einzelner Variablen zu einer Hauptkategorie oder zu einer Dimension diskutiert beziehungsweise abweichende Ausprägungen beziehungsweise Häufigkeiten und Diskrepanzen in Bezug auf deren Konsistenz hin analysiert. Bei der Kodierung werden in einem ersten Schritt die Häufigkeiten dargelegt. Erst im darauf folgenden Schritt erfolgt die Zuordnung zu den Einschätzungsdimensionen und Ausprägungen: mehrmals (2 Mal oder 3 Mal) – häufig (mindestens 4 Mal und mehr).

Bevor die Kodierungen[262] dargestellt und die Ergebnisse dargelegt werden, wird zusammenfassend und chronologisch der methodische Entscheidungsfindungsprozess in Bezug auf die Analyse und Ergebnisgenerierung aufgezeigt, um diesen auf einen Blick und in seiner Gesamtheit nachvollziehen zu können.

Begründete Entscheidung für die Methode der Analyse: Inhaltsanalyse nach Mayring
Begründete Entscheidung für die spezielle qualitative Analysetechnik: »Strukturierende Inhaltsanalyse« nach Mayring (2015, S. 97–99; Mayring & Fenzl, 2019, S. 638)
Darlegung des Ausgangsmaterials und der Entstehungssituation
Nachvollziehbare und begründete Kategorienbildung (deduktiv, theoriebasiert) (Mayring & Fenzl, 2019, S. 638)
Begründete Entscheidung für die Analysestrategie: »Skalierende Strukturierung« (Mayring, 2015, S. 106–114)
Festlegung der Einschätzungsdimensionen und der Ausprägungen (ordinalskalierend)
Erstellung des Kodierleitfadens und Pretest
Analyse; Materialdurchgang gemäß den Auswertungseinheiten und Kodierung
Auswertung, Darlegung der Dimensionen und Ausprägungen; Aufbereitung der Ergebnisse

Tabelle 4: Schritte der Analyse und Ergebnisgenerierung

In der Literatur findet sich kein einheitliches Verfahren für die Auswertung von Fokusgruppen (Schulz et al., 2012; Renner, 2014, S. 8; Stewart & Shamdasani, 2015, S. 139; Tausch & Menold, 2015, S. 7; Bürki, 2000, S. 112). Flick (2012, S. 262) folgend ist die Datenanalyse »in vielen Fällen eher pragmatisch – es stehen eher Zusammenstellungen von Aussagen als deren extensive Interpretation im Vordergrund der Auswertung«. Diese Form der Analyse und Auswertung – die sich im Rahmen der vorliegenden Exploration und der beschriebenen Intention anbietet – hat demzufolge insbesondere den Gruppenoutput im Blick. Das heißt, es werden Themen, Meinungen, und Positionen aus den Diskussionen und den jeweiligen Methoden der Ergebnissicherung in den einzelnen Phasen der Fokusgruppen identifiziert (Schulz, 2012, S. 17). Bei der Auswertung der Fokusgruppen wird demzufolge »auf die Ergebnisse von Methoden zurückgegriffen (...), die im Verlauf der Diskussion vom Moderator eingesetzt wurden« (Tausch & Menold, 2015, S. 8). In die Auswertung der sechs durchgeführten Fokusgruppen fließen alle erarbeiteten Materialien ein (Analyseeinheiten): die Moderationskarten zu den eingangs gesammelten Emotionen und Assoziationen, die Ergebnissicherung auf Moderationskarten zu den fachlich diskussionswürdigen und zu den ethisch reflexionswürdigen Aspekten in Bezug auf die Behandlungsoption (Fotoprotokolle), die vervollständigten

---

262 Unter Kodierung wird in der qualitativen Sozialforschung verstanden, dass man einer Variablen »eine spezifische Ausprägung« zuschreibt (Kaiser, 2014, S. 100).

Placemat-Dokumente sowie die dokumentierten Ergebnisse und Priorisierungen am Flipchart in Bezug auf die erfassten Wertekonflikte/Dilemmata im Kontext Palliativer Sedierung. Die in Phase 7 ausgeteilten Fragebögen werden aufgrund der spezifischen Form der Erhebung (schriftlich, vornehmlich quantitativ mit einer qualitativen Frage) und der spezifischen Perspektive (ethisch-systematisierend) in einem zweiten Schritt der Analyse und Auswertung aufgegriffen. Die Ergebnisse aus den Fragebögen sind für die inhaltliche Ausrichtung der Ethik-Leitlinie nicht bedeutsam, indes zur Begründung des Instrumentes: Ziel der kurzen Befragung war es, ein Stimmungsbild aus der Praxis zu erlangen, das die Entwicklung einer Ethik-Leitlinie – als unterstützendes Verfahren – für das hospizliche Setting konstituiert.

Die Analyse des Materials erfolgt gemäß der »Skalierenden Strukturierung« (Analysestrategie) (Mayring, 2015, S. 106–114; Mayring & Fenzl, 2019, S. 638). Die »Skalierende Strukturierung« verfolgt die Intention, »einzelne Dimensionen, Ausprägungen in Form von Skalenpunkten (zu) definieren und das Material daraufhin ein(zu)schätzen« (Mayring, 2015, S. 99, vgl. S. 106; vgl. Mayring & Fenzl, 2019, S. 638). Im Rahmen der Ergebnissicherung werden somit den einzelnen Analyseeinheiten (Variablen) zunächst verschiedene Einschätzungsdimensionen zugewiesen. Die mit dem Kodierleitfaden aus dem Material erfassten Variablen werden daraufhin mittels Ausprägungen in »ordinalskalierter Form« (Mayring, 2015, S. 106) eingeschätzt. Das Ziel der Ergebnisdarlegung ist es, die jeweiligen Dimensionen mit den jeweils inhärenten Variablen in einer »Skalenform« abzubilden. Im Rahmen der Ergebnisaufbereitung werden in der Folge Häufigkeiten, Ausprägungen und wiederkehrende Aspekte quantitativ analysiert. Diese quantitative Ausrichtung ist im Kontext dieses Vorhabens begründet und zielführend, da es darum geht, wiederkehrende Gegenstände und Schlüsselthemen aus den Fokusgruppen zu erfassen, insbesondere wiederkehrende Aspekte, Themen, Werte, Wertekonflikte etc. zu identifizieren, die sodann der zu entwickelnden Ethik-Leitlinie zugrunde gelegt werden. Wichtig erscheint es auch an dieser Stelle, darauf hinzuweisen, dass es nicht das primäre Ziel der Fokusgruppen ist, generalisierbare, repräsentative Daten zu erheben (Bürki, 2000, S. 115). Die große Stärke der Fokusgruppen liegt vielmehr in der Exploration, in der Generierung und der Ergründung von Erfahrungen sowie in der Erfassung bestehender Begründungen (Zwick & Schröter, 2012, S. 25, S. 26; Benighaus & Benighaus, 2012, S. 130; Stewart & Shamdasani, 2015, S. 17, S. 43–45). In der Gruppendiskussion ging es hierbei insbesondere um die Erkenntnisse zu komplexen Einstellungen und vorhandenen Einstellungsmustern, zu ethischen Werteorientierungen und bestehenden Wertungen, zu Motivationen, Motiven und Handlungshintergründen in Bezug auf die Behandlungsoption Palliative Sedierung im Hospiz. Mit den sechs Fokusgruppen wurde versucht, eine inhaltliche Sättigung zu erreichen (Bürki, 2000, S. 116; Misoch, 2015, S. 143, S. 149).

Die Ergebnisdarstellung erfolgt bewusst fokusgruppenübergreifend, um etwaige Rückschlüsse auf einzelne Hospize auszuschließen. Es geht nicht um eine institutionsbezogene Betrachtung. »Die Konzentration auf den Gruppenoutput ist typisch für die Anwendung von Fokusgruppen« (Schulz, 2012, S. 17) und wird der hier verfolgten Absicht gerecht, die Alltagserfahrungen, Perspektiven und Positionen in der hospizlichen Praxis zu generieren sowie die Wahrnehmungen, Deutungen und Werturteile im Rahmen der Entscheidungsfindung zur Behandlungsoption Palliative Sedierung im Hospizalltag zu explorieren (Zwick & Schröter, 2012, S. 27, S. 29; Scheer et al., 2012, S. 159; Stewart & Shamdasani, 2015, S. 44–45; Kühn & Koschel, 2018). Im Fokus stehen die profunden Kenntnisse und Positionen aus den Gruppendiskussionen (Zwick & Schröter, 2012, S. 25) zur gelebten und erfahrenen Praxis im Setting Hospiz.

3.2.11 Eckpunkte der Ergebnisdarlegung

Wie bereits ausgeführt, ist im Rahmen der skalierenden Strukturierung die Quantifizierung der Variablen zentral. Die jeweils dargelegte Häufigkeit der erfassten Variablen verweist auf deren Relevanz in Bezug auf die Entscheidungsfindung zur Behandlungsoption Palliative Sedierung im Hospiz, auf deren (ethische) Brisanz und in Bezug auf beziehungsweise im Verhältnis zu alle(n) grundgelegten Variablen auch auf deren Wertigkeit. Für die Auswertung – und die darauf basierende Ethik-Leitlinienentwicklung – sind nur diejenigen Variablen bedeutsam, die mehrmals (2 oder 3 Mal) oder häufig (mindestens 4 Mal und mehr) auftreten. Dies begründet sich in den Prämissen an die Ethik-Leitlinienentwicklung, der *wiederkehrende* Themen grundgelegt werden (Neitzke et al., 2015). Um die Bedeutsamkeit einer mehrfach wiederkehrenden Kategorie beziehungsweise mehrfach zählbaren Variable zu rechtfertigen, ist der Kontext zur jeweiligen Phase der Fokusgruppe obligatorisch, auch um die Aussage- und Bedeutungskraft der Häufigkeit zu kontextualisieren: Im Kontext welcher Fragestellung steht das Zählbare (hier z. B. ein spezifischer Wert)? (Kuckartz, 2016, S. 54). Es wird deutlich: Zur Analyse der Ergebnisse ist der Rückbezug auf die Phasen des Leitfadens der Fokusgruppen und die damit verbundene(n) Forschungsfrage(n) obligat – insbesondere auf die jeweiligen Forschungsfrage(n), die den einzelnen Phasen inhärent sind. Demzufolge werden die Phasen der Fokusgruppen wie auch die Forschungsfragen in der Darlegung der Ergebnisse konsequent aufgegriffen. Dadurch sind die Rückbindung und Rückkoppelung abgesichert. Des Weiteren erfolgt bei der Ergebnisdarstellung der Rückbezug auf die strukturierenden Dimensionen im Kodierleitfaden sowie im Leitfaden der Fokusgruppen:

1. Ergebnisse die sich übergreifend auf die Palliative Sedierung als Behandlungsoption im Hospiz beziehen (fachlich-hospizliche Dimension).
2. Ergebnisse die sich auf den Ethikfokus und die professionelle Perspektive beziehen (professionell-ethische Dimension).
3. Ergebnisse die sich auf den Ethikfokus und die gesellschaftliche/Gast/Patient/innen Perspektive beziehen (individuell- (Gast/Patient) gesellschaftlich-ethische Dimension).

Die vierte Dimension repräsentiert die Ergebnisse des Fragebogens, der am Ende der Fokusgruppen an die Teilnehmer/innen verteilt wurde.

4. Bedeutsamkeit einer Ethik-Leitlinie zur Behandlungsoption Palliative Sedierung (Kodierleitfaden Punkt 4) (ethisch-systematisierende Dimension).

Der Fragebogen erfährt aufgrund seiner besonderen Struktur eine gesonderte Auswertung.

Diese leitenden Strukturelemente der Ergebnissicherung bilden zugleich die als übergreifend relevant eingestuften Perspektiven in Bezug auf die ethischen Dimensionen der Palliativen Sedierung im stationären Hospiz ab. Sie werden demgemäß in der tabellarischen Darstellung der Ergebnisse in der ersten Spalte ausgeführt. Die bedeutsamen Einschätzungsdimensionen (Häufigkeiten) sind in der tabellarischen Darstellung den Variablen zugeordnet. Die erfassten Ausprägungen finden sich in der letzten Spalte, neben den Variablen. Die wiederkehrenden Aspekte (≥ 2; d. h. mindestens mehrmals) werden in der nachfolgenden Analyse der Ergebnisse aufgegriffen und ausgeführt.

Wesentliche Gegenstände von Ethik-Leitlinien sind, neben der wiederkehrenden ethischen Fragestellung, die beteiligten Werte und der situativ inhärente Wertekonflikt (vgl. Neitzke et al., 2015; vgl. SAMW, 2017). Aufgrund ihrer Bedeutsamkeit werden die in den sechs Fokusgruppen diskursiv entfalteten Wertekonflikte nachfolgend ausgeführt. Die die jeweiligen Werte operationalisierenden Ausführungen sind dokumentierte Ergänzungen der Teilnehmenden aus den Fokusgruppen, in denen die jeweiligen Wertekonflikte erfasst und diskutiert wurden. Die Werte wie auch die Wertekonflikte erhalten dadurch per se eine spezifische Konnotation und Ausrichtung. Die tabellarische Darstellung zeigt zum einen die Vielfalt der dieser komplexen Behandlungsoption inhärenten Wertekonflikte/Dilemmata wie auch die Vielfalt der beteiligten Perspektiven. Treten Wertekonflikte/Dilemmata mehrfach auf, wird die jeweilige Häufigkeit ausgewiesen.

Wert 1 und Zuordnung der Werteorientierung (Wer vertritt diesen Wert?)	⇔	Wert 2 und Zuordnung der Werteorientierung (Wer vertritt diesen Wert?)	Häufigkeiten
Verantwortung (Mitarbeiter/innen) (»fachliche Verantwortung«, »achtsam sein«, »Verantwortung für die getroffene Entscheidung«, »exzellente Hospizarbeit«, »Verantwortung tragen für die Folgen«)	⇔	**Selbstbestimmung** (Gast/ Patientin/Patient) (»die eigene Situation in der Hand zu behalten«, »Kontrolle erhalten«, »Ängste nehmen«, »angesichts der subjektiv empfundenen Lebensqualität«, »Erlösung in jeglicher Hinsicht«, »Wunsch nach Leidenslinderung«, »Würde nicht zu verlieren«)	6
Lebensqualität (Mitarbeiter/innen) (»eigene/persönliche Vorstellungen von Lebensqualität«)	⇔	**Lebensqualität** (Gast/Patientin/ Patient) (»subjektiv empfundene Lebensqualität«, »angesichts von Kontrollverlust, Scham, Hilflosigkeit«)	
Fürsorge (Mitarbeiter/innen) (»das Leben des Patienten hat zum aktuellen Zeitpunkt noch Lebensqualität«, »die Entscheidung ist (noch) nicht eindeutig«)	⇔	**Selbstbestimmung** (Gast/ Patientin/Patient) (»die eigene Situation in der Hand zu behalten«, »angesichts der subjektiv empfundenen Lebensqualität«, »Erlösung in jeglicher Hinsicht«, »Wunsch nach Leidenslinderung«)	6
Fürsorge (Mitarbeiter/innen) (»Leidenslinderung«, »Erleichterung ermöglichen«, »Symptome, Schmerzen lindern«, »Ängste nehmen«, Würde erhalten«)	⇔	**Selbstbestimmung** (Gast/ Patientin/Patient) (»Alltag noch bestimmen können«, Alltag noch gestalten können«)	
Achtsamkeit (Mitarbeiter/innen) (für die Besonderheit/ Einmaligkeit der Situation)	⇔	**Akzeptanz/Toleranz** (Mitarbeiter/innen) (Akzeptanz der/Toleranz für die Entscheidung des Gastes/des Patienten/der Patientin)	
Verantwortung (Mitarbeiter/innen) (»für die Folgen«)	⇔	**Respekt** (Mitarbeiter/innen) (Respekt gegenüber der Entscheidung des Gastes/der Patientin/des Patienten)	

(Fortsetzung)

Wert 1 und Zuordnung der Werteorientierung (Wer vertritt diesen Wert?)	⇔	Wert 2 und Zuordnung der Werteorientierung (Wer vertritt diesen Wert?)	Häufigkeiten
Verantwortung (Mitarbeiter/innen) (»für die Entscheidung«, »Sterben als natürlicher Prozess des Lebens«)	⇔	Fürsorge (Mitarbeiter/innen) (»Selbstbestimmung des Gastes/ der Patientin/des Patienten wahren wollen«, »Gast/Patientin/ Patient weiß nicht um die Optionen der Linderung des Leidens und bedarf der Information«)	
Selbstfürsorge (Mitarbeiter/innen) (»sich vor Schuld schützen, Sterben zu beeinflussen«, »wer kann es tun?«)	⇔	Fürsorge (Mitarbeiter/innen) (»gegenüber dem Gast/der Patientin/dem Patienten alle Optionen aufzeigen, die das Leiden lindern«	
Selbstfürsorge (Mitarbeiter/innen) (»Grenzen des Machbaren«)	⇔	Vertrauen (Gast/Patientin/ Patient) (»Hoffnung auf Symptom-linderung im Hospiz«)	
Selbstfürsorge (Mitarbeiter/innen) (s. o.)	⇔	Selbstbestimmung (Gast/ Patientin/ Patient) (»Sterben nicht bewusst erleben wollen/müssen«)	3
Fürsorge (Angehörige/Zugehörige) (»Leiden lindern«)	⇔	Selbstbestimmung (Gast/ Patientin/Patient) (»Alltag noch bestimmen können«, »Alltag noch gestalten können«)	
Leben ermöglichen	⇔	Leiden lindern	
Bis zuletzt leben	⇔	Sedieren	
Flucht	⇔	Segen	
Macht	⇔	Ohnmacht	

Tabelle 5: Wertekonflikte und Häufigkeiten

3.2.12 Analyse der Ergebnisse in Rückbezug auf die Forschungsfragen

Wie bereits ausgeführt gilt eine – im Rahmen der skalierenden Strukturierung – erfasste Variable nachfolgend als relevant beziehungsweise als zentral, wenn diese in den Fokusgruppen wiederholt auftaucht und in der Folge als bedeutsam, als untermauernd in Bezug auf die Behandlungsoption klassifiziert werden

kann. »Zentralität definiert sich somit durch die Verbindung von Häufigkeit und Relevanz« (Ruddat, 2012, S. 200). Das angestrebte Ziel der Ergebnisanalyse ist es, Elemente und Eckpunkte der zu entwickelten Ethik-Leitlinie zu identifizieren. Hierfür sind insbesondere die *wiederkehrenden* Themen, Werteorientierungen, ethischen Fragestellungen/ ethischen Probleme bedeutsam (vgl. Neitzke et al., 2015; vgl. Vorstand der Akademie für Ethik in der Medizin, 2010), die eine Ethik-Leitlinienentwicklung konstituieren. Die Analyse leitet parallel die Intention, die inhaltlichen Elemente/Ausrichtungen/Konnotationen der Items der nachfolgenden Delphi-Befragung zu generieren und begründet klarzulegen. Die Analyse der Ergebnisse strukturieren und rahmen die den Fokusgruppen grundgelegten Forschungsfragen (1.) sowie der Rückbezug auf die formulierten Annahmen (2.). Die Ergebnisse werden an dieser Stelle nicht bewertet, dies bleibt den Expertinnen und Experten im Rahmen der Delphi-Befragung vorbehalten.
Somit stellt sich zunächst die Frage:

1. **Konnten durch die Fokusgruppen jeweils Antworten auf die Forschungsfragen (1–4) erfasst werden?**

1.) Welche moralischen Intuitionen und welche ethisch reflexionswürdigen Gesichtspunkte verbinden die Teilnehmer/innen mit der tiefen, kontinuierlichen Palliativen Sedierung im hospizlichen Setting?
Ziel der ersten Forschungsfrage ist es, übergreifend zu erheben, ob die Behandlungsoption bei den Teilnehmer/innen eine »moralische Intuition« oder ein »moralisches Unbehagen« auslöst, das heißt, ob Anhaltspunkte auf ethische Fragestellungen/ethische Probleme bestehen. Moralische Intuition, im Sinne von physischem und/oder emotionalem Unbehagen, verstanden als Indikator »that something isn't right« (American Nurses Association (ANA), 2015a, S. 3; vgl. Kozlowski et al., 2017), kann ein Hinweis darauf sein, dass die Teilnehmer/innen (wiederholt) mit ethischen Fragestellungen/moralischen Problemen im Kontext der Behandlungsoption Palliative Sedierung konfrontiert sind. Moralischer Stress ist ebenfalls mit Emotionen verbunden (McCarthy & Gastmans, 2015, S. 135; Barlem & Ramons, 2015; Morley et al., 2019; SBK/ASI, 2018). Im Umkehrschluss heißt das, erfasste Emotionen – im Sinne einer »moralischen Intuition« – sind als Indikator für »moralisches Unbehagen« beziehungsweise für moralischen Stress zu charakterisieren. Äußern die Teilnehmer/innen im Hinblick auf die Palliative Sedierung (wiederkehrende) Emotionen, ist es demnach naheliegend, dass auch ethische Fragestellungen/ethische Probleme vorliegen und zu typisieren sind.[263] Als ethisches Problem wird im Rahmen der

---

263 Auf »moral distress«/»ethical burden«/»emotional burden«/»emotional dilemmas« von Pflegenden im Kontext von Palliativer Sedierung verweisen u. a. auch Arevalo et al. (2013),

Fokusgruppen eine Situation bezeichnet, die entweder »durch ein offensichtliches ethisches Defizit oder Fehlverhalten gekennzeichnet ist«, oder eine Situation, die »durch Unsicherheit bezüglich der ethisch angemessenen Handlungsweise gekennzeichnet ist« (Salloch et al., 2016, S. 274). Seitens der Teilnehmer/innen wurden im Rahmen der Fokusgruppen vielfältige Emotionen benannt, dies annähernd in allen Phasen.[264] Eine der am häufigsten formulierten Emotionen stellt die Unsicherheit (insgesamt 16 Mal) dar. Unsicherheit findet sich explizit in der Konkretion dessen, was ein ethisches Problem als solches repräsentiert (Salloch et al., 2016). Ethische Unsicherheiten zeigten sich in den Fokusgruppen insbesondere in Bezug auf die folgenden Kontexte:
- die Handlungsfolgen (einer eingeleiteten Palliativen Sedierung; z. B. »Wohin geht die Unruhe?«, »Erleben in der Palliativen Sedierung«, »Verlust der Kommunikation«) (8 Mal)[265]
- das Leiden als individuelle Erfahrung (7 Mal)

Patel et al. (2012), Rietjens et al. (2007), Morita et al. (2004), de Vries & Plaskota (2017) wie auch die Studie von Leboul et al. (2017) und Lokker et al. (2018). Vgl. auch die Studie von Zuleta-Benjumea et al. (2018) sowie von Hernández-Marrero et al. (2018).

264 Die Bedeutsamkeit beteiligter Emotionen und moral distress von Pflegenden im Kontext Palliativer Sedierung zeigt auch die Studie von Raus et al. (2014b). Sie konturieren den Überbegriff »closeness« und differenzieren diesbezüglich vier Typen, die die moralische Verpflichtung und/oder den »moral distress« begründen: »emotional, physical, decisional and causal«. Auf Belastungserleben von Pflegenden im Kontext Palliativer Sedierung verweist auch das systematische Literatur-Review von Abarshi et al. (2014). Die Studie von de Vries & Plaskota (2017): »Ethical dilemmas faced by hospice nurses when administering palliative sedation to patients with terminal cancer« spricht von »ethical and emotional dilemmas« (2017). Auch die Studie von Leboul et al. (2017) erfasst für »moral distress« und »emotional burden«. Lokker et al. (2018) erfassen in ihrer qualitativen Studie »Palliative sedation and moral distress« folgende Situationen, in denen die Pflegenden zu dem Schluss kamen »This was not in the patient's best interest«: »(1) starting palliative sedation, when the nurse felt not all options to relieve suffering had been explored yet; (2) family requesting an increase of the sedation level where the nurse felt that this may involve unjustified hastening of death; (3) a decision by the physician to start palliative sedation where the patient has previously expressed an explicit wish for euthanasia.«

265 Risiken sind u. a. eine paradoxe Agitiertheit (Skopp, 2018, S. 100). Hier kann auch die implizite Frage assoziiert werden, ob und in welcher Form das Leid/das Unbehagen durch beziehungsweise unter einer Palliativen Sedierung gelindert werden kann (vgl. hierzu auch die Studie von van Deijck et al. (2016a): »(...) little is known about the course of discomfort in sedated patients, the efficacy of CPS (Continuous Palliative Sedation), and the determinants of discomfort during CPS« (van Deijck et al., 2016a, S. 361); vgl. auch Morita et al. (2004): »Belief that patient distress is not relieved« (S. 552). Vgl. hierzu auch die Studie von Six et al. (2018): »An important question here is wether such sedated patients are completely free of pain. Because these patients cannot communicate anymore, caregivers have to rely on observation to assess the patient's comfort« (Six et al., 2018). Vgl. auch Meilaender (2018). Zur Relevanz des »monitoring« vgl. Garetto et al. (2018).

- die (Angst durch eine Palliative Sedierung eine nicht intendierte) vorsätzliche Tötung (zu bewirken, zu provozieren) (7 Mal)[266]
- die Qualität der Versorgung am Ende des Lebens (hier die umfassende Betreuung von Patienten und Angehörigen) (4 Mal) und
- negative Nebenfolgen (hier: Verlust der Kommunikation) (4 Mal)

Alle fünf – wiederkehrend genannten – Aspekte können wiederum Gegenstand beziehungsweise Auslöser eines ethischen Problems sein[267]: Was ist die angemessene Handlung/Entscheidung? Neben der Unsicherheit stellt sich dann möglicherweise ein Gefühl der Hilflosigkeit ein.[268] Die Hilflosigkeit wurde 16 Mal kodiert und umfasst die Hilflosigkeit gegenüber dem Gast/der Patientin/dem Patienten/den An-/Zugehörigen und sich selbst. Es geht auch um die Hilflosigkeit dahingehend, ob alle Möglichkeiten der Symptom-/Leidenslinderung ausgeschöpft sind. Hilflosigkeit ist wiederum eine Emotion, die im Kontext von »moralischem Stress« assoziiert wird (Epstein & Delgado, 2010; Kleinknecht-Dolf, 2015, S. 117–118; SBK/ASI, 2018), der indes vielfach ein Indikator dafür ist, dass ein ethisches Problem (wiederholt) vorliegt. So ist bereits an dieser Stelle davon auszugehen, dass die Behandlungsoption Palliative Sedierung ethische Probleme impliziert und ethisch reflexionswürdige Gesichtspunkte benannt werden können. So konnte die Variable »ethisch angemessene Handlung« als Ziel 9 Mal kodiert werden, was die Sensibilität der Teilnehmer/innen für ethisch reflexionswürdige Kontexte unterstreicht.[269] Als genuin ethisch-reflexionswürdige Fragestellungen sind folgende wiederkehrende Fragestellungen aus dem Material erfassbar:

---

266 Diese Fragestellung erfassten auch Morita et al. (2004) und charakterisierten diese als »emotional burden of nurses in palliative sedation therapy« (Morita et al., 2004): »Belief that sedation would hasten death«, »Belief that sedation is indistinguishable from euthanasia« (S. 552).

267 Man kann an dieser Stelle auch die ethische Sensibilität der Mitarbeitenden in den beteiligten Hospizen assoziieren (Milliken & Grace, 2017; Lützén et al., 2003) und deren Gespür für die Vulnerabilität der Beteiligten (Lützén et al., 2003) aber auch für die ethischen Implikationen einer (komplexen) Situation (Milliken & Grace, 2017) entsprechend charakterisieren.

268 Zu vergleichbaren Aspekten kommen Leboul et al. (2017) in den ihrerseits generierten Kategorien im Rahmen einer Fokusgruppenstudie, wie z. B.: »Does putting people to sleep automatically give them relieve?« »Are we hastening patient's death?« »What is the meaning of patient care when the patient is under coninuous sedation until death?« Vgl. hierzu auch die Studienergebnisse von Lokker et al. (2018).

269 Diese erfasste Variable sowie weitere der nachfolgend erfassten Variablen decken sich mit der Studie von Beel et al. (2006): »Palliative sedation: Nurses' perceptions« sowie mit der Studie von Morita et al. (2004): »Emotional burden of nurses in palliative sedation therapy« und dem Review von Abarshi et al. (2014). Ebenfalls können in Bezug auf die Ergebnisse Parallelen zu der Studie von de Vries & Plaskota (2017) hergestellt werden. Relevant in diesem Kontext sind ferner die Erkenntnisse aus der Studie von Ziegler et al. (2017).

- Wann ist der richtige Zeitpunkt? (8 Mal als ethisch reflexionswürdig und 17 Mal als fachlich diskussionswürdig)
- Wer leidet? (7 Mal)
- Wessen Not? (5 Mal):
  - Meine Not oder seine Not?
  - Wer hält was aus? (Team)
  - Wer wünscht die Sedierung? (Gast/Patientin/Patient/An-/Zugehörige/ Team/ Einzelne aus dem Team)?
  - Wem soll es besser gehen?
  - Welche Perspektive ist wichtiger?

Die aufgeführten Fragestellungen[270] können Bezug nehmend auf Alt-Epping et al. (2015) wie folgt zusammengefasst werden: »Eine der schwierigsten Fragen in der klinischen Praxis ist, in welcher Erkrankungsphase eines Patienten eine Palliative Sedierung infrage kommen soll« (S. 223).[271] Dies betrifft nicht nur die medizinisch-fachliche Frage der medikamentösen Einleitung der Palliativen Sedierung, sondern auch die situative ethische Bewertung (Rehmann-Sutter et al., 2018; Alt-Epping et al., 2016, S. 856–857; Alt-Epping et al., 2015, S. 223–224; vgl. Prönneke, 2019). Diese Fragen betreffend können Affinitäten zu den Studienergebnissen von Lokker et al. (2018) hergestellt werden. In der qualitativen Studie »Palliative sedation and moral distress« werden folgende Situationen beschrieben, die moral distress repräsentieren: »Nurses also reported on situations where they experienced pressure to be actively involved in the provision of palliative sedation, while they felt this was not in the patient's best interest«: »(1) starting palliative sedation, when the nurse felt not all options to relieve suffering had been explored yet; (2) family requesting an increase of the sedation level where the nurse felt that this may involve unjustified hastening of death; (3) a decision by the physician to start palliative sedation where the patient has previously expressed an explicit wish for euthanasia.« Bis auf den letzten Punkt (Punkt 3), lassen sich die oben erfassten Fragestellungen den Punkten 2 und 3 zuordnen:

---

270 Die Fragen haben Ähnlichkeit mit den in der Literatur eingeforderten Fragen im Vorfeld der Einleitung einer Palliativen Sedierung (vgl. Laufenberg-Feldmann et al., 2012) und verweisen demnach auf die Sensibilität der Teilnehmer/innen in den Fokusgruppen bezüglich der mit der Behandlungsoption verbundenen und im Vorfeld abzuklärenden beziehungsweise zu reflektierenden Fragen. Die Richtlinie der SAMW (2019a) verweist ebenfalls auf die Bedeutung der Reflexion leitender Perspektiven (Wer leidet?) und formuliert: »Das Betreuungsteam soll eine ehrliche Antwort auf die Frage geben, für wen die Sedierung eine Entlastung darstellt: Für den Patienten selbst, die Behandelnden oder die Angehörigen« (S. 23).

271 Die Diskrepanzen zeigen sich auch bei Weixler et al. (2017) im Kommentar zur Rubrik »Entscheidung und Start« (S. 37–38).

»(1) starting palliative sedation, when the nurse felt not all options to relieve suffering had been explored yet« – Wessen Not? Wem soll es besser gehen? Wer hält was aus? (Team)

»(2) family requesting an increase of the sedation level where the nurse felt that this may involve unjustified hastening of death« – Wer wünscht die Sedierung? Wem soll es besser gehen?

Die Fragen aus den Fokusgruppen implizieren neben der Frage des Zeitpunkts der Einleitung (erste Frage) insbesondere auch die »situative ethische Bewertung«. Die wiederkehrenden Fragen können den Gegenstand eines ethischen Problems charakterisieren, insbesondere in Bezug auf die übergreifende Fragestellung: Was ist die angemessene Handlung/Entscheidung und zu welchem Zeitpunkt ist die Entscheidung zu treffen?

Im Rahmen der Fokusgruppen war es somit möglich, dezidiert Antworten auf die erste Forschungsfrage zu identifizieren (moralische Intuitionen, ethisch reflexionswürdige Gesichtspunkte). Nachfolgend wird die zweite Forschungsfrage angesichts der erfassten Ergebnisse beleuchtet.

2.) Welche Werte und Werteorientierungen spielen seitens der Teilnehmer/innen in Bezug auf die ethisch-normative Bewertung eine Rolle?

Ethik-Leitlinien »enthalten inhaltliche Aspekte, eine ausgearbeitete ethische Begründung sowie eine explizite Wertereflexion« (SAMW, 2017, S. 11). In dieser Definition werden Werte – als Elemente von Wertekonflikten/ ethischen Dilemmata – als genuiner Gegenstand von Ethik-Leitlinien herausgestellt. Die Forschungsfrage legt hierauf ihr Augenmerk, indem sie die Intention verfolgt, die Werte und Werteorientierungen – im Kontext der Behandlungsoption Palliative Sedierung im stationären Hospiz – der Teilnehmer/innen zu ergründen. Aus der *Perspektive der Teilnehmenden* wurden folgende Wertepräferenzen und Werteorientierungen beziehungsweise ethische Prinzipien formuliert, die sie als Hospizmitarbeitende/als Hospizteam leiten:

- Fürsorge: 13 Mal
- Verantwortung: 11 Mal
- Respekt der Vorstellungen und Wünsche (des Gastes/der Patientin/des Patienten): 9 Mal
- Respekt/Achtung der Würde (des Gastes/der Patientin/des Patienten): 7 Mal
- Respekt vor der Autonomie (des Gastes/der Patientin/des Patienten): 6 Mal
- Lebensqualität (des Gastes/der Patientin/des Patienten): 5 Mal
- Selbstfürsorge (für mich als Mitarbeiter/in): 4 Mal

Die individuell-gesellschaftlich-ethische Dimension impliziert die Werte und Werteorientierungen der Gäste/Patientinnen/Patienten im Hospiz wie auch die Werte und Werteorientierungen der Zu- und Angehörigen. Die Teilnehmenden

wiesen im Rahmen der Fokusgruppen den *Betroffenen* (dem Gast/der Patientin/ dem Patienten) die folgenden Wertepräferenzen und Werteorientierungen zu:
- Autonomie: 12 Mal
- Selbstbestimmung: 5 Mal
- Lebensqualität: 6 Mal
- Verantwortung (als Gast/Patientin/Patient für meine Angehörigen): 4 Mal[272]

Im Rahmen der Fokusgruppen wurden den *Zu- und Angehörigen* seitens der Teilnehmer/innen die folgenden Wertepräferenzen und Werteorientierungen zugewiesen:
- Lebensqualität: 2 Mal
- Verantwortung (als Angehörige für den Gast/die Patientin/den Patienten): 2 Mal

Aus den erfassten Werteorientierungen können jeweils unterschiedliche wertebezogene Entscheide assoziiert und abgeleitet werden. Stehen sich – im Zusammenhang mit Entscheidungen zur Behandlungsoption Palliative Sedierung – zwei oder mehrere wertebezogene Handlungsoptionen unvereinbar gegenüber, kann keine der Handlungsoptionen alle moralischen Ansprüche erfüllen (Rathert et al., 2015, S. 40; Löschke, 2015, S. 21). Es liegt ein ethisches Dilemma/ ein Wertekonflikt vor.

Im Rahmen der Fokusgruppen wurden in den Phasen 4 und 5 ethische Dilemmata/Wertekonflikte herausgearbeitet. Hierauf bezieht sich die 3. Forschungsfrage:

3.) Welche konkreten Wertekonflikte (als Gegenstand von ethischen Fragestellungen/ ethischen Problemen) ergeben sich in der hospizlichen Praxis in Bezug auf die Behandlungsoption?

Ethik-Leitlinien »sind Handlungsempfehlungen, die sich aus immer wiederkehrenden Situationen (…) ableiten und die als (ethische) Orientierungshilfe für Einzelfallentscheidungen dienen« (Vorstand der Akademie für Ethik in der Medizin e. V., 2010, S. 152; vgl. Neitzke et al., 2015; vgl. Jox, 2014).

Somit gilt es einerseits die wiederkehrende Situation zu explizieren (siehe hierzu die Forschungsfrage 1) wie auch den Wertekonflikt/das ethische Dilemma zu konkretisieren.

Im Rahmen der Fokusgruppen bildete sich eine klare Tendenz ab, in Bezug auf die folgenden drei Wertekonflikte:

---

272 Zur Rolle der Angehörigen im Kontext der Palliativen Sedierung vgl. Bruinsma et al. (2013) sowie Banerjee & Freeman (2019).

Verantwortung (Mitarbeiter/innen) (»fachliche Verantwortung«, »achtsam sein«, »Verantwortung für die getroffene Entscheidung«, »exzellente Hospizarbeit«, »Verantwortung tragen für die Folgen«)	⇔	Selbstbestimmung[273] (Gast/Patientin/Patient) (»die eigene Situation in der Hand zu behalten«, »Kontrolle erhalten«, »Ängste nehmen«, »angesichts der subjektiv empfundenen Lebensqualität«, »Erlösung in jeglicher Hinsicht«, »Wunsch nach Leidenslinderung«, »Würde nicht zu verlieren«)	6
Fürsorge (Mitarbeiter/innen) (»das Leben des Patienten hat zum aktuellen Zeitpunkt noch Lebensqualität«, »die Entscheidung ist (noch) nicht eindeutig«)	⇔	Selbstbestimmung (Gast/ Patientin/ Patient) (»die eigene Situation in der Hand zu behalten«, »angesichts der subjektiv empfundenen Lebensqualität«, »Erlösung in jeglicher Hinsicht«, »Wunsch nach Leidenslinderung«)	6
Selbstfürsorge (Mitarbeiter/innen) (»Grenzen des Machbaren«)	⇔	Selbstbestimmung (Gast/Patientin/Patient) (»Sterben nicht bewusst erleben wollen/ müssen«)	3

Tabelle 6: Zentrale/wiederkehrende Wertekonflikte

Hervorzuheben ist diesbezüglich Folgendes:

- Der Rückbezug zu den zuvor erfassten Werten (1): Es besteht hinsichtlich der drei Wertekonflikte eine Kongruenz zu den Häufigkeiten/zur quantitativen Bedeutsamkeit der benannten Wertepräferenzen und Werteorientierungen in Bezug auf die Mitarbeiter/innen (Teilnehmer/innen der Fokusgruppen) wie auch zu den Wertepräferenzen/Werteorientierungen, die den Gästen/Patentinnen/Patienten im Hospiz zugewiesen wurden.
- Der Rückbezug zu den zuvor erfassten Werten (2): In Bezug auf die Selbstbestimmung des Gastes/der Patientin/des Patienten können ausschließlich die Fürsorge, die Verantwortung und die Selbstfürsorge ein ethisches Dilemma evozieren. Richten die Mitarbeiter/innen ihr Handeln und ihre Entscheidungen indes an dem »Respekt der Vorstellungen und Wünsche des Gastes/der Patientin/des Patienten«, an der »Würde« des Gastes/der Patientin/des Patienten oder an der »Autonomie« des Gastes/der Patientin/des Patienten beziehungsweise an dessen/deren »Lebensqualität« aus, so ist diese

---

273 Die Operationalisierungen von Selbstbestimmung erfolgten durch die Teilnehmer/innen der Fokusgruppen. Diese decken sich mit der übergreifenden Darlegung von Müller-Busch (2008), der Selbstbestimmung als »die eigenverantwortliche Möglichkeit über sich, d. h. das Selbstsein zu entscheiden« (S. 170) charakterisiert. Zugleich verweisen die mit der Selbstbestimmung assoziierten Wünsche und Prämissen auf die damit verbundene Varianz, was subjektiv unter »gutem Sterben« verstanden wird und im Kontext Palliativer Sedierung beachtlich wie auch ethisch reflexionswürdig ist (Raus et al., 2012, S. 335).

Werteorientierung voraussichtlich mit der Selbstbestimmung/Autonomie und Lebensqualität des Gastes/der Patientin/des Patienten vereinbar. Diese Konstellationen bilden in der Folge aller Voraussicht nach keinen wertebezogenen Handlungskonflikt, kein ethisches Dilemma.

Cave: Der Wert der Selbstbestimmung wird im Rahmen der Fokusgruppen seitens der Teilnehmer/innen – aus ihrer Perspektive – für die Betroffenen operationalisiert. Das heißt, die Konkretion des Wertes »Selbstbestimmung« erfolgt aus der Fremdperspektive der Teilnehmenden: Was charakterisiert für den Betroffenen die Orientierung an der Selbstbestimmung? Was umschreibt die situative normative oder deskriptive Bedeutung? Was repräsentiert die situative Ausdeutung der Selbstbestimmung? Es ist also begrenzend zu konstatieren, dass es sich an dieser Stelle um eine ausschließliche Fremdperspektive handelt. Deutlich ist, dass in mehreren Fokusgruppen einzelne Deutungen der Selbstbestimmung wiederkehrend formuliert wurden, die wie folgt kategorisiert werden:

- »die eigene Situation in der Hand zu behalten«/»es in der Hand zu behalten«/ »Kontrolle erhalten«. Diese Deutungen können übergreifend als »Abwehrrecht«[274] charakterisiert werden – das »die Unverfügbarkeit von Leib und Leben eines Menschen vor dem Zugriff durch andere schützt« (Rothhaar, 2015, S. 105) – hier im Sinne dessen, selbst (noch) zu entscheiden, bevor andere entscheiden (müssen), als Schutz vor der Fremdbestimmung durch Andere.[275]
- »Sterben nicht bewusst erleben wollen/müssen«/»Erlösung in jeglicher Hinsicht«/»Wunsch nach Leidenslinderung«/»angesichts der subjektiv empfundenen Lebensqualität«. Diese Deutungen können übergreifend als »Anspruchsrecht« (Rothhaar, 2015, S. 105) – im Sinne dessen, das subjektiv als unerträglich eingestufte Leid(en) nicht mehr (länger) ertragen zu müssen, und dem damit verbundenen Anspruch auf eine Leid(ens)linderung durch eine Palliative Sedierung – verstanden werden.

---

274 Die Kategorisierung erfolgt hier angelehnt an Rothhaar (2015, S. 104–105), der das Recht auf Selbstbestimmung in der Differenz von »Abwehrrecht« und »Anspruchsrecht« darlegt. Seine Bezugnahme erfolgt im Kontext der Diskussion um die Sterbehilfe. Hier soll keinerlei Verbindung zur aktiven Sterbehilfe hergestellt werden, vielmehr soll die Differenzierung der Selbstbestimmung in diese beiden Kategorien aufgegriffen werden.

275 Hierbei ist zu bedenken – allerdings an dieser Stelle nicht zu bewerten! –, dass die Palliative Sedierung das hohe Gut der Selbstbestimmung reduziert oder gar aufhebt. So Bozzaro (2013): »Denn selbst wenn die terminale Sedierung (Palliative Sedierung! A. R.) keine Lebensverkürzung mit sich führt, so geht sie dennoch mit einer irreversiblen Verkürzung der bewusst erlebten Lebensspanne einher« (S. 306).

Die Beurteilung der »Relativität« der Selbstbestimmung, das heißt die Einbindung und Kontextualisierung in den jeweiligen individuellen »Lebenskontext« (Spaermann, 2015, S. 176–178) kann an dieser Stelle nicht erfolgen – auch das ist eine Begrenzung, die im hiesigen Zusammenhang explizit benannt werden muss. Denn so Spaermann (2015): »Leid (lässt) sich nicht von den menschlichen Umgebungsbedingungen differenzieren« (S. 174), sondern ist stets kontextabhängig zu bewerten. Dass der Wert der Selbstbestimmung an dieser Stelle prominent ist, ist im Kontext des geforderten »informed consent« in Bezug auf die Behandlungsoption schlüssig und wird zugleich einer zentralen Forderung gerecht (Weixler et al., 2017; Oechsle et al., 2017; SAMW, 2019a; Rehmann-Sutter et al., 2018; Alt-Epping et al., 2016; Alt-Epping et al., 2015; Radbruch et al., 2015; Krakauer, 2015; Laufenberg-Feldmann et al., 2012; Zenz & Rissing-van Saan, 2011; Neitzke, 2010; Neitzke et al., 2010b; EAPC/Alt-Epping et al., 2010). Selbstverständlich ist situativ verantwortungsvoll zu evaluieren, ob die betroffene Person angesichts der bestehenden existenziellen Leiderlebnisse imstande ist, eine informierte Entscheidung zu treffen.[276]

Die sich im Rahmen der Fokusgruppen am häufigsten herauskristallisierten – »wiederkehrenden!« – Wertekonflikte, sind die Spannungsfelder zwischen: Mitarbeiter/innen *und* Gästen/Patientinnen/Patienten, im Sinne von: Die Familie ist im Blick – der Gast/die Patientin/der Patient steht indes im Fokus der Palliativversorgung.[277]

---

276 Bozzaro stellt diese Fähigkeit zu einer »wohlüberlegten Entscheidung« einer leidenden Person infrage (Bozzaro, 2013, S. 305). Der mit einer tiefen, kontinuierlichen Palliativen Sedierung einhergehende Verlust der Interaktionsfähigkeit fordert zugleich das Bewusstsein dahingehend, dass die Entscheidung nach der Einleitung zumeist nicht mehr rückkgängig gemacht/widerrufen werden kann.

277 Auch an dieser Stelle erfolgt eine bewusste Fokussierung auf das »Wiederkehrende« und eine Quantifizierung als Indikator für die Brisanz eines potenziell wiederkehrenden ethischen Konfliktes im Setting Hospiz. Die an dieser Stelle getroffene Entscheidung im Rahmen der skalierenden Strukturierung folgt nicht der Intention, ethische Konflikte zwischen Pflegenden und An- und Zugehörigen zu negieren oder zu relativieren. Aufgrund der Bedeutsamkeit der Angehörigen im Kontext der Entscheidungsfindung (vgl. Weixler et al., 2017; vgl. Oechsle et al., 2017; SAMW, 2019a; vgl. Radbruch et al., 2015; vgl. Krakauer et al., 2015; Blanker et al., 2012; vgl. Bruinsma et al., 2012; Kirk & Mahon, 2010; vgl. EAPC/Alt-Epping et al., 2010; vgl. Claessens et al., 2008) zur Einleitung einer Palliativen Sedierung ist das in keinster Weise angemessen. Ferner zeigen sowohl die Ergebnisse der Fokusgruppe als auch Reviews und Studien potenzielle ethische Konfliktfelder der An- und Zugehörigen – sowohl in Bezug auf die Einleitung einer Palliativen Sedierung wie auch im Verlauf der Palliativen Sedierung (Weixler et al., 2017; van Tol et al., 2015; Raus et al., 2014; Blanker et al., 2012; Bruinsma et al., 2012) beziehungsweise beschreiben explizit »distress« (vgl. Vayne-Bossert & Zulian, 2013; vgl. Claessens et al., 2008) beziehungsweise erfassten »substantial distress«: »The majority of relatives seems to be comfortable with the use of palliative sedation; however they may experience substantial distress by the use of sedation« (Bruinsma et al., 2012, S. 432).

Die Synthese aus den Forschungsfragen 1–3 bildet die Grundlage für die Beantwortung der 4. Forschungsfrage.

4.) Welche Eckpunkte, welche Perspektiven und Werteorientierungen sind für die Entwicklung einer Ethik-Leitlinie »Palliative Sedierung im stationären Hospiz« aus der Perspektive der hospizlichen Praxis essenziell?
Da die Forschungsfrage bereits die Grundlegungen der Delphi-Befragung antizipiert, wird deren Beantwortung unter 3.1.13 aufgegriffen.

Im weiteren Verlauf der Analyse richtet sich die Perspektive auf die zu den Fokusgruppen formulierten Annahmen mit der zweiten übergreifenden Fragestellung:

2. Welche Schlussfolgerungen lassen sich in Bezug auf die Annahmen (1–3) formulieren?

Annahme (1): Palliative Sedierung ist in der hospizlichen Palliative Care-Praxis eine wiederkehrende Behandlungsoption.

Rückschlüsse aus den Ergebnissen der Fokusgruppen:
Diese Annahme lässt sich bestätigen. Die im Rahmen der Fokusgruppen generierten Themen, Fragestellungen und Konflikte verweisen darauf, dass Palliative Sedierung eine wiederkehrende Behandlungsoption in den beteiligten Hospizen ist.

Die Unsicherheit in Bezug auf den »richtigen Zeitpunkt«, die in den Fokusgruppen 25 Mal zu erfassen war (als fachlich-hospizliche wie auch als professionell-ethische Dimension), wird gleichermaßen in der Literatur thematisiert

---

278 Die von Gurschick et al. (2015) durchgeführte Analyse von internationalen Richtlinien und Empfehlungen zeigt, dass in Bezug auf den Zeitpunkt (»the timing of initiating palliative sedation«) auch in den untersuchten Dokumenten keine Einigkeit, keine Klarheit besteht, wann eine Palliative Sedierung eingeleitet wird (S. 665, S. 666). In Bezug auf diese (wie auch auf weitere) erfasste Diskrepanz/en formulieren die Autoren/innen: »The discrepancies(…) are due to a number of ethical and clinical factors that make these decisions difficult« (S. 665). Diskrepanzen weist auch das Review von Abarshi et al. (2014) nach. Das von Schildmann & Schildmann (2014) durchführte Literatur-Review bestehender Rahmenwerke zur Palliativen Sedierung weist Folgendes nach: »This systematic literature review and critical appraisal of PST (Palliative sedation therapy) shows that published guidelines on PST differ considerably regarding their guidance on clinical as well as ethical aspects of indication, patient information, and treatment decision making« (S. 607). Auf den nach wie vor fehlenden Konsens in Bezug auf die ethischen Kontroversen im Kontext der Palliativen Sedierung verweist auch das Review von Henry (2016). Juth et al. (2010) konstatieren ethische Kontroversen und fehlende Klarheit in der EAPC-Leitlinie, auch in Bezug auf den konkreten Zeitpunkt der Einleitung einer Palliativen Sedierung, insbesondere im Kontext »intolerable suffering and refractory symptoms«. Diese erfassten Dis-

und diskutiert (Rehmann-Sutter et al., 2018; Oechsle et al., 2017; Weixler et al., 2017, S. 37–38; SAMW, 2019a, S. 23; Alt-Epping et al., 2015, S. 223–224; Radbruch et al., 2015; Radbruch et al., 2016, S. 111)[278]. Der Frage nach dem »richtigen Zeitpunkt« sind mehrere Fragen immanent: so die Frage nach eindeutigen Indikatoren (»Indicators«, Brinkkemper et al., 2015; vgl. »determinants«[279], van Deijck et al., 2013; van Deijck et al., 2016b; vgl. Abarshi et al., 2014) sowie die Frage danach, ob alle anderen Maßnahmen ausgeschöpft sind, das heißt die Frage nach der Therapierefraktärität (Oechsle et al., 2017; de Lima et al., 2017; Weixler et al., 2017, S. 36; SAMW, 2019a, S. 22, S. 23; Alt-Epping et al., 2016, S. 852–856; Alt-Epping et al., 2015, S. 223; vgl. Radbruch et al., 2015; vgl. Radbruch et al., 2016; vgl. EAPC/Alt-Epping et al., 2010, S. 112; vgl. Abarshi et al., 2014) und insbesondere auch die Frage nach der Patientensicherheit (Rehmann-Sutter et al., 2018). So wurde die Frage nach der »letzten Behandlungsoption« 9 Mal kodiert, was möglicherweise einen Hinweis auf diesen Kontext abbildet.

Da insbesondere die tiefe, kontinuierliche Sedierung ein hohes Maß an Verantwortlichkeit, eine differenzierte fachliche und ethische Entscheidungsgrundlage und Begründung fordert, wird diese Form der Sedierung im Rahmen der Entwicklung der Ethik-Leitlinie zugrunde gelegt.[280] Diesbezüglich finden sich in der EAPC-Leitlinie spezifische Ausführungen. So heißt es dort einschränkend: »Kontinuierliche tiefe Sedierung sollte lediglich dann in Betracht gezogen werden, wenn sich der Patient in der allerletzten Lebensphase befindet

---

krepanzen in den Rahmenwerken zeigen sich im Praxisalltag als Handlungs- und Entscheidungsunsicherheit, wie die Fragen aus den Fokusgruppen – insbesondere nach dem »richtigen Zeitpunkt« – zeigen. Obgleich dieses Erkenntnisinteresse nicht Gegenstand der Fokusgruppen war, kann die Kongruenz für die Praxis entlastend wirken. Denn: Wie soll Handlungssicherheit in der Praxis sein, wenn die Rahmenwerke keine Klarheit – im Sinne von Eindeutigkeit und bestenfalls von Evidenz – vermitteln? Die Varianz an Gründen für die Einleitung einer Palliativen Sedierung zeigt exemplarisch die Studie von Seymour et al. (2015, S. 52).

279 So schreiben Deijck et al. (2013) – zwar in Bezug auf die Ärzte, m. E. aber auch unter dem Begriff der Determinanten, relevant für Pflegende – »Knowing the determinants of continuous palliative sedation could help physicians to better identify patients who are at high risk of developing refractory symptoms (…)« (S. 1625).

280 Die Empfehlungen der AG »Ethik am Lebensende« verweisen nicht nur auf die Differenzierung der Sedierungsstufen, sondern auch auf die unterschiedliche ethische Bewertung der Stufen (Neitzke et al., 2010a, S. 141). Diese Bedeutsamkeit stellt auch die Studie von Imai et al. (2018) heraus, insbesondere im Kontext der jeweiligen Intention (Behandlungsintention und Intention der Behandelnden) in Bezug auf die Einleitung einer Palliativen Sedierung »proportional vs. deep sedation«.

281 Die Untersuchung von Gurschick et al. (2015) zeigt indes, dass in den analysierten Leitlinien bezüglich der Tiefe und Dauer der Sedierung und der Akzeptanz der tiefen Palliativen Sedierung als Behandlungsoption in den jeweiligen Ausführungen keine Konformität besteht (S. 665–666): »The level and pattern of sedation is somewhat variable among guidelines, mostly in regard to the allowance of continuous deep sedation« (S. 665).

mit einer erwarteten Prognose von Stunden, höchstens wenigen Tagen« (EAPC/ Alt-Epping et al., 2010, S. 115).[281] Als Gründe dafür, eine tiefe, kontinuierliche Sedierung »von vorneherein« anzustreben, nennt die Leitlinie folgende Aspekte: »1. wenn das Leiden des Patienten sehr ausgeprägt ist, 2. wenn die Beschwerden eindeutig refraktär auf andere Vorgehensweisen sind, 3. wenn das Versterben des Patienten binnen Stunden oder in wenigen Tagen angenommen werden muss, 4. wenn der Patient dieses Vorgehen explizit wünscht, 5. in einer Extremsituation am Lebensende, wie z. B. bei massiver Blutung oder Asphyxie« (EAPC/Alt-Epping et al. 2010, S. 117). Im Weißbuch der EAPC wird gefordert, dass eine kontinuierliche, tiefe Palliative Sedierung nur dann zum Einsatz kommt, wenn sich die betroffene Person im »Endstadium« befindet (Radbruch et al., 2015, Punkt 10). In der Leitlinie zur Palliativen Sedierungstherapie der Österreichischen Palliativgesellschaft (Weixler et al., 2017, S. 35) ist formuliert: »Eine von Beginn an kontinuierliche Sedierung darf nur dann durchgeführt werden, wenn alle vier folgenden Voraussetzungen gleichzeitig bestehen: das Leiden ist intensiv, die Symptome sind refraktär, der Tod ist in Stunden oder wenigen Tagen zu erwarten, sie entspricht dem ausdrücklichen (dokumentierten) Willen des Patienten/der Patientin und es besteht eine Indikation.« Die medizin-ethische Richtlinie der SAMW (2019a) formuliert: »Eine kontinuierliche Sedierung bis zum Eintritt des Todes darf nur bei Sterbenden durchgeführt werden und erfordert spezifische Vorabklärungen« (S. 22). Anzumerken ist, dass eine »Sedierung am Lebensende« in der Folge eine klare Definition der »letzten Lebensphase« einfordert, die – aufgrund der nachfolgend dargelegten Varianzen – in der Praxis nicht immer eindeutig erfassbar ist (Alt-Epping et al., 2015, S. 223–224).[282] Die Einleitung einer tiefen, kontinuierlichen Palliativen Sedierung betreffend, weisen die in den Leitlinien/Empfehlungen/Rahmenwerken formulierten Prämissen indes eine erhebliche Breite beziehungsweise auch Abweichungen auf:

- »sollte lediglich dann in Betracht gezogen werden, wenn sich der Patient in der allerletzten Lebensphase befindet mit einer erwarteten Prognose von Stunden, höchstens wenigen Tagen« (EAPC/Alt-Epping et al., 2010, S. 115)
- »in der Finalphase« (EAPC/Alt-Epping et al., 2010, S. 115)
- »in der letzten Phase des Lebens« (Leitlinienprogramm Onkologie, 2019, S. 435)
- im »Endstadium«; am »Lebensende« (Neitzke et al., 2010b, S. 790)
- »der Tod ist in Stunden oder wenigen Tagen zu erwarten« (Weixler et al., 2017. S. 35)

---

282 Abgrenzungen, Implikationen und ethische Bewertungen zur »early terminal sedation« finden sich bei Cellarius (2008; 2011). Angerissen wird die Thematik auch in der österreichischen Leitlinie (Weixler et al., 2017).

- »Finalphase« (Oechsle et al., 2017, S. 472)
- »nur bei Sterbenden« (SAMW, 2019a, S. 22)
- »at the end of life«; »imminently dying«: »death within 14 days«/»death within days to weeks« (Kirk & Mahon, 2010 – NHPCO/National Hospice and Palliative Care Organization, S. 915, S. 916)
- »in the last phase of his or her (patient) life«; »death must be expected within one to two weeks« (Verkerk et al., 2007, S. 666, S. 667)
- »wenn sich der Patient im Endstadium befindet«; »der Tod trifft wahrscheinlich innerhalb der nächsten Tage ein« (Radbruch et al., 2015, Punkt 11)

Diese breite – in der Literatur erfassbare – Varianz dahingehend, wann es zur Einleitung einer tiefen, kontinuierlichen Palliativen Sedierung kommen darf, erhöht möglicherweise in der Praxis die Unsicherheit dahingehend, wann eine Palliative Sedierung eingeleitet werden darf und kann beziehungsweise wann die betroffene Person sich in der terminalen/letzten Lebensphase befindet.[283] Diese Unsicherheit zeigt sich Studien zufolge insbesondere bei »noncancer patients«. So zogen Swart et al. (2012a) nach einer Befragung folgendes Fazit: »The practice of palliative sedation to alleviate suffering in the last stage of life in patients dying of cancer differs from patients dying of other diseases. These differences seem to be related to the less predictable course of noncancer diseases, which may diminish physicians' awareness of the imminence of death.« (Swart et al., 2012a, S. 180; vgl. auch Alt-Epping et al., 2015, S. 224) Gerade im Setting Hospiz ist die Gruppe der Gäste/Patientinnen/Patienten nicht auf Personen mit Krebserkrankungen beschränkt, so dass die in der Studie erhobene Unsicherheit beziehungsweise Diskrepanz für das Setting mitzudenken ist.[284] Eine weitere Frage, die mit dem Zeitpunkt assoziiert werden kann, ist die Frage nach dem Leid(en)/ der »Qualität«/der »Intensität« des Leid(en)s – handelt es sich (bereits) um »unerträgliches Leid(en)«, um »unerträgliche Symptome« (vgl. Bozzaro &

---

283 Vgl. hierauf Bezug nehmend auch die Ausführungen von Cholbi (2015). Die Schwierigkeit einer Entscheidung zeigt sich auch in der Fallstudie von Strand et al. (2014) und drückt sich in der darin formulierten Fragestellung aus: »What defines imminently terminal?« Die S3-Leitlinie definiert die »Sterbephase« als »die letzten Tage des Lebens, in denen durch die Erkrankung die körperlichen und geistigen Fähigkeiten des Sterbenden zunehmend eingeschränkt sind« – die S3-Leitlinie konkretisiert die Sterbephase als »die letzten drei bis sieben Tage des Lebens« (S3-Leitlinie Palliativmedizin, 2015, S. 15; 2018, S. 39). Allerdings verwendet auch die S3-Leitlinie (2015) die Terminologie »letzte Lebensphase« und formuliert: »Alle Maßnahmen sollten sich an dem Ziel orientieren, auch in der letzten Lebensphase die bestmögliche Lebensqualität und ein Sterben in Würde zu erreichen.« (S. 150) Zur Komplexität und den fehlenden definitorischen Grundlegungen zum Beginn des Sterbeprozesses vgl. Becker & Xander (2012).
284 Auch aktuelle Studien zu der Thematik allgemein (Robijn et al., 2018) und im Setting Hospiz beziehen sich auf Krebspatientinnen/-patienten im Endstadium (de Vries & Plaskota, 2017).

Schildmann, 2018; Sulmasy, 2018b; vgl. Alt-Epping et al., 2016, S. 853–854; vgl. Alt-Epping et al., 2015, S. 222; vgl. Radbruch et al., 2015; vgl. Abarshi et al., 2015; vgl. Seymour et al., 2015; vgl. Juth et al., 2010)[285] oder handelt es sich bereits um ein »intensiv(es)« beziehungsweise »unzweifelhaft refraktär(es)« Leiden (Weixler et al., 2017), das eine derartige Maßnahme »als letzte Option« rechtfertigt? Die Problematik – und zugleich auch die Sensibilität – bezüglich der Fremdeinschätzung dieses per se individuellen Empfindens (Cassell, 2016; Cassell, 2015; Bozzaro & Schildmann, 2018; Bozzaro, 2015b; Bozzaro, 2013; Riedel, 2018; Rehmann-Sutter et al., 2018; Reed, 2013, S. 51; Müller-Busch, 2006, S. 2734) zeigt sich auch in der – seitens der Teilnehmer/innen der Fokusgruppen – formulierten Fragestellung: »Wer leidet?« (7 Mal angegeben) sowie durch die 7 Mal kodierte Variable »Leiden als individuelle Erfahrung« und die zwei Mal kodierte Variable »Individuelles und subjektives Empfinden«. Dieser Subjektivität des jeweils variierenden Empfindens von Leid(en) steht möglicherweise die handlungsleitende Objektivität eines klaren Indikators für den Beginn/das Einleiten einer Palliativen Sedierung entgegen. »Wie erkenne ich eindeutige Signale?« lautete eine der formulierten Fragestellungen der Teilnehmenden an den Fokusgruppen. Deutlich ist: »Eine der schwierigsten Fragen in der klinischen Praxis ist, in welcher Erkrankungsphase eines Patienten eine Palliative Sedierung infrage kommen soll« (Alt-Epping et al., 2015, S. 223; vgl. SAMW, 2019a, S. 22, S. 23).[286] Dies betrifft nicht nur die medizinisch-fachliche Frage der medikamentösen Einleitung der Palliativen Sedierung, sondern auch die situative ethische Bewertung (Alt-Epping et al., 2016, S. 856–858; Alt-Epping et al., 2015, S. 223–224; Bozzaro & Schildmann, 2018; Rehmann-Sutter et al., 2018; Sulmasy, 2018b).

Aufgrund der wiederholt formulierten Fragestellung nach dem »richtigen« Zeitpunkt der Einleitung der Palliativen Sedierung lässt sich bezüglich der ethisch-reflexionswürdigen Situation in der hospizlichen Praxis bereits eine Ausrichtung ableiten: So ging es in den Fokusgruppen nicht um die Frage, *ob* die Palliative Sedierung im Setting Hospiz eine angemessene Behandlungsoption darstellt, sondern *wann* eine Palliative Sedierung eingeleitet werden sollte. In Bezug auf den »richtigen« Zeitpunkt sei an dieser Stelle – ergänzend aus dem

---

285 Schildmann & Schildmann (2012) beklagen in ihrer vergleichenden Auswertung von Leitlinien zur Palliativen Sedierung, dass der Begriff »unerträgliches Leiden« nur in der japanischen Leitlinie definiert wird (S. 137, S. 140). Diese fehlende Definition kann zu einer erheblichen Unsicherheit der Indikation beziehungsweise zur mangelnden Konkretion des »richtigen Zeitpunktes« beitragen. Die aktuelle Leitlinie der Österreichischen Palliativgesellschaft (Weixler et al., 2017, S. 34) definiert indes »Leiden«, »intolerables/unerträgliches Leid« als auch »intraktables Leid«, sodass diese Kritik aufgegriffen wurde.

286 Mangelnde Klarheit in Bezug auf die leitenden Determinanten beklagen auch van Deijck et al. (2016b) und erfassen ferner Leboul et al. (2017); vgl. auch Schildmann et al. (2018) sowie Imai et al. (2018).

Material heraus – auf die kodierte Variable »Aufklärung der Beteiligten – Wie? Wann?« (5 Mal) verwiesen.

Aufgrund der situativen Komplexität und Mehrperspektivität wird der Ausgestaltung einer am Individuum und an der jeweils individuellen Situation orientierten Beratung – im Rahmen der Entscheidung und Zustimmung für oder gegen die Palliative Sedierung (im Sinne eines informed consent) – in den Leitlinien und Fachpublikationen eine besondere Relevanz beigemessen (Rehmann-Sutter et al., 2018; Weixler et al., 2017; Oechsle et al., 2017; SAMW, 2019a; Alt-Epping et al., 2016; Alt-Epping et al., 2015; Billings, 2016; Radbruch et al., 2015; Krakauer, 2015; Gurschick et al., 2015; Brinkkemper et al., 2015; Dean et al., 2014; Bruinsma et al., 2013a; Bruinsma et al., 2012; Laufenberg-Feldmann et al., 2012; Zenz & Rissing-van Saan, 2011; Arnstein & Robinson, 2011; Neitzke, 2010; Neitzke et al., 2010b; EAPC/Alt-Epping et al., 2010), auch und insbesondere aufgrund der damit potenziell verbundenen emotionalen Implikationen (Vayne-Bossert & Zulian, 2013).[287] Der verantwortungsvolle Beratungsprozess sollte so ausgestaltet sein, dass es möglich ist, eine Entscheidung in »Freiheit und Verantwortung« zu treffen (Anselm, 2004, S. 346), und die »Patientenautonomie« situativ einen zentralen Stellenwert erfährt (Radbruch & Nauck, 2012, S. 1003; vgl. SAMW, 2019a, S. 23). Die Unsicherheit über die (erfolgte) angemessene, umfassende Beratung der Beteiligten kann die Unsicherheit dahingehend, wann der richtige Zeitpunkt ist die Palliative Sedierung einzuleiten, tangieren.

Rückschlüsse aus den Ergebnissen der Fragebögen:
Im Rahmen der Fokusgruppen wurde an die insgesamt 60 Teilnehmer/innen zum Abschluss ein dreiseitiger Fragebogen ausgeteilt. Es konnten im Anschluss 55 Fragebögen ausgewertet werden. Die Auswertungen zum Fragenkomplex 1 (»Häufigkeit der Palliativen Sedierung im Hospiz«) lassen sich der Annahme 1 zuordnen. So war die erste Unterfrage wie folgt formuliert: »Wie häufig wurde in den letzten 12 Monaten das Thema Palliative Sedierung bei Ihnen im interdisziplinären Team diskutiert?« Die Teilnehmer/innen wurden gebeten, eine ungefähre Zahl anzugeben.

---

[287] »Palliative sedation is always an emotionally difficult situation for a patient, his or her family, and health care professionals« (Vayne-Bossert & Zulian, 2013, S. 789). Vgl. auch das Review von Bruinsma et al. (2012); vgl. auch die Studie von de Vries & Plaskota (2017) und Rehmann-Sutter et al. (2018).

Fragestellung 1: Wie häufig wurde in den letzten 12 Monaten das Thema Palliative Sedierung bei Ihnen im interdisziplinären Team diskutiert?

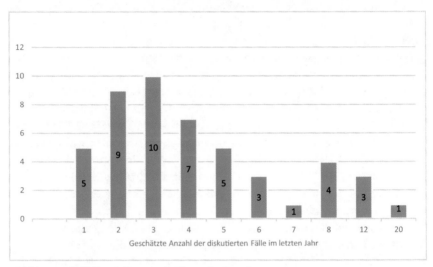

Abbildung 3: Palliative Sedierung als Thema im Hospiz

Obgleich die Varianz der Häufigkeiten zwischen 1 und 20 Fällen variiert und 3 diskutierte Fälle als häufigste Angabe erfolgt (10 Mal), lässt sich konstatieren, dass es sich bei der Palliativen Sedierung im Setting Hospiz um eine *wiederkehrende* Behandlungsoption handelt, die zu einer Diskussion im interdisziplinären Team führen kann. Dass Palliative Sedierung per se ein Thema für die beteiligten stationären Hospize ist, zeigen auch die Ergebnisse der beiden weiteren Fragestellungen.

Fragestellung 1.2: Wie häufig erhielt eine Patientin ein Patient beziehungsweise ein Gast in den letzten 12 Monaten eine Palliative Sedierung?

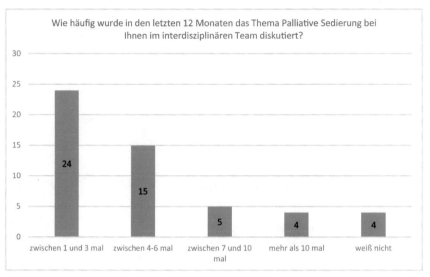

Abbildung 4: Palliative Sedierung im Hospiz

Fragestellung 1.3: Einschätzung der zukünftigen Nachfrage nach palliativer Sedierung

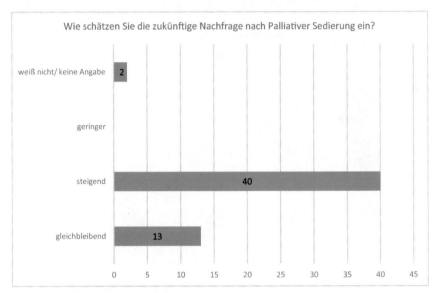

Abbildung 5: Einschätzung zur zukünftigen Nachfrage

Die Einschätzung der Befragten (53 der 55 Teilnehmer/innen der Befragung) zur Häufigkeit und zur zukünftigen Nachfrage nach einer Palliativen Sedierung im Hospiz bestätigt die eingangs formulierte Annahme und geht über diese hinaus.

Auf die Bedeutsamkeit der Thematik Palliative Sedierung im Kontext ethischer Entscheidungen im Hospiz verweisen u. a. die qualitative Studie von Walker & Breitsameter (2013a; 2013b; 2015) sowie die Studien von de Vries & Plaskota (2017) und van Deijck et al. (2016a; 2016b) wie auch die Ausführungen bei de Lima et al. (2017). Eine zunehmende Durchführung der Palliativen Sedierung in der Palliativen Praxis (wenngleich auch nicht explizit settingdifferenzierend) – und die damit einhergehende Verantwortung für die jeweils individuelle Entscheidungsfindung – beschreiben auch Alt-Epping et al. (2016).

Auf der Basis der erfassten Rückmeldungen lässt sich die formulierte Annahme (1) aus der Perspektive der sechs beteiligten Hospize bestätigen: Palliative Sedierung ist in der hospizlichen Palliative Care-Praxis eine wiederkehrende Behandlungsoption.

Annahme (2): Die Behandlungsoption postuliert eine systematisierte ethische Abwägung. Das heißt, sie fordert neben der ärztlichen Indikation eine ethisch begründete Entscheidung/Positionierung im interdisziplinären Palliative Care-Team ein.

Rückschlüsse aus den Ergebnissen der Fokusgruppen:
Diese Annahme lässt sich ebenfalls bestätigen. So konnten im Rahmen der sechs
Fokusgruppen insgesamt 27 Wertekonflikte (Einzelne darunter mehrfach) er-
fasst sowie auf dem Plakat »ethisch reflexionswürdig« insgesamt 33 Fragestellungen (Einzelne davon mehrfach) identifiziert werden. Die Ergebnisse der
Fokusgruppen zeigen somit, dass in der hospizlichen Praxis vielfältige ethische
Fragestellungen und Konfliktfelder im Kontext der Behandlungsoption für die
Teilnehmer/innen retrospektiv (wieder) präsent beziehungsweise aktuell assoziierbar sind. Die in den Fokusgruppen wiederkehrenden Fragestellungen (Wer
leidet? Wessen Not?) sind zugleich kongruent zu den Themen und Diskursen,
die in den aktuellen Publikationen reflektiert werden (Sulmasy, 2018b; Weixler
et al., 2017; SAMW, 2019a, S. 23; vgl. S. 11–12; Alt-Epping et al., 2015, S. 222–
223; Radbruch et al., 2015; Radbruch et al., 2016, S. 110–111). Die Übereinstimmung zwischen den ethisch reflektierten Themen in der Literatur und den
kodierten Fragestellungen und Unsicherheiten im Rahmen der Fokusgruppen
unterstreichen die Bedeutsamkeit einer systematisierten ethischen Abwägung
und einer ethisch begründeten Entscheidung in Bezug auf den Einzelfall. So
lautet auch das einstimmige Plädoyer in den einschlägigen Leitlinien, Stellungnahmen und Übersichten (Cherny et al., 2010; Alt-Epping et al., 2010; Alt-
Epping et al., 2015; Alt-Epping et al., 2016; Neitzke et al., 2010a; Weixler et al.,
2017; vgl. Mehlis et al., 2018; vgl. Hernández-Marrero et al., 2018). Zentrale
Themen werden nachfolgend nochmals differenzierter betrachtet.

Die seitens der Teilnehmer/innen mehrfach formulierte Unsicherheit in
Bezug auf die »Handlungsfolgen« (8 Mal kodiert) und die »negativen Nebenfolgen« (4 Mal kodiert) sowie in Bezug auf die »vorsätzliche Tötung« (7 Mal
kodiert) repräsentieren Bezugspunkte beziehungsweise Analogien zu entsprechenden Hinweisen in der EAPC-Leitlinie (EAPC/Alt-Epping et al., 2010, S. 113–
114; Cherny et al., 2009). Diese brisanten Aspekte werden ferner im EAPC-
Weißbuch (Radbruch et al., 2010; Radbruch et al., 2016, S. 110–111), der
österreichischen Leitlinie (Weixler et al., 2017, S. S. 43) thematisiert, bei Alt-
Epping et al. (2015, S. 224–225; 2016, S. 858) reflektiert, bei de Lima et al. (2017)
problematisiert und auch in Studien (z. B. Leboul et al., 2017; Anquinet et al.,
2013) expliziert. Die Unsicherheiten implizieren neben der professionell-ethischen Dimension ferner die für die professionell-ethischen Diskurse – und in der
Folge auch für die Ethik-Leitlinienentwicklung – essenzielle gesellschaftlich-
ethische Dimension. Im Zusammenhang ethischer Abwägungsprozesse ist
Zimmermann (2014) folgend für die ethischen Diskurse eine angemessene
Verknüpfung von individuellen wie auch von gesellschaftlichen Wertvorstellungen obligat (Zimmermann, 2014, S. 119–120). Die individuellen Wertvorstellungen repräsentieren sich in Bezug auf die ethische Entscheidung zur
Behandlungsoption Palliative Sedierung im hospizlichen Setting u. a. in den

jeweils individuell (Gast/Patientin/Patient) wie auch professionell vertretenen Werteorientierungen. Als Annäherung an die gesellschaftlichen Vorstellungen (die die individuellen Vorstellungen des Gastes/der Patientin/des Patienten mit implizieren beziehungsweise repräsentieren) wurden im vorliegenden Kodierleitfaden insbesondere die vertretenen Vorstellungen und Erwartungen in Bezug auf ein »gutes Sterben« im hospizlichen Setting operationalisiert (vgl. Hutter et al., 2015, S. 1298; vgl. Streeck, 2016; vgl. Streeck, 2014) und die Vorstellungen und Einstellungen angesichts des Leidens in der letzten Lebensphase profiliert. In Bezug auf die erwartete Palliative Care-Versorgung im Setting Hospiz ist jeweils die Perspektive der Betroffenen (Gast/Patientin/ Patient) und der Angehörigen/Zugehörigen zu antizipieren. Das heißt, es stellt sich die Frage: Wo spiegeln sich im Material die Erwartungen des Gastes/der Patientin/des Patienten beziehungsweise die gesellschaftlichen Erwartungen, Einstellungen und Wertvorstellungen? In der Hauptkategorie »Leiden« wurde seitens der Teilnehmer/innen der Fokusgruppen den betroffenen Gästen/Patientinnen/Patienten 5 Mal die »Angst« und 3 Mal die »Hoffnungslosigkeit« aus der Variable »Belastungserleben« zugewiesen, ferner war 2 Mal die Variable »Unerträgliches Leiden« zu kodieren. Als Ergänzung aus dem Material war sowohl aus der Perspektive der Betroffenen als auch aus der Perspektive der An- und Zugehörigen jeweils 2 Mal der Wunsch »Leiden lindern« zu erfassen; 3 Mal wurde die Variable »Linderung von Schmerzen/Symptomen« kodiert. In Bezug auf die »Qualität des Sterbeprozesses« wurde 2 Mal die Variable »ein Gefühl von Kontrolle/Autonomie bewahren«, 2 Mal die Variable »nicht zur Belastung für andere zu werden« sowie 2 Mal die Variable »den Sterbeprozess im Schlaf erleben« kodiert. Ergänzend zu den Variablen war aus dem Material der Aspekt der »Erlösung« 2 Mal erfassbar.

Zusammenfassend kann summiert werden, dass in der Hauptkategorie »Leiden«, die Perspektive der betroffenen Gäste/Patientinnen/Patienten einnehmend, insgesamt 16 Variablen kodiert wurden. An dieser Stelle ist kritisch anzumerken, dass Leiden immer eine »individuelle Erfahrung« (Cassell, 2016; Cassell, 2015; SAMW, 2019a, S. 23; Hofmann, 2017; Riedel, 2018; Reed, 2013, S. 51; vgl. Müller-Busch et al., 2006; vgl. die Definitionen in Weixler et al., 2017, S. 34) ist. Die Teilnehmer/innen der Fokusgruppen gaben hier indes die Perspektive/Äußerungen/Wünsche der Betroffenen wieder. Dass der Perspektivenwechsel diesbezüglich signifikant und den Teilnehmenden bewusst ist, zeigen die folgenden Fragen, die im Verlauf der Fokusgruppen dokumentiert wurden:

- Wer leidet? (7 Mal)
- Wessen Not ? (5 Mal):
  - Meine Not oder seine Not?
  - Wer hält was aus? (Team)
  - Wer wünscht die Sedierung? (Gast/Patientin/Patient/An-/Zugehörige/
    Team/Einzelne aus dem Team)?
  - Wem soll es besser gehen?
  - Welche Perspektive ist wichtiger?

Eine mit der Behandlungsoption verbundene gesellschaftliche wie auch professionelle Erwartung könnte somit sein, das »Leiden zu lindern«. Der Einsatz Palliativer Sedierung ist indes begrenzt auf die letzte Behandlungsoption, dann, wenn in der letzten Lebensphase[288] keine anderen Maßnahmen zur Leid(ens)linderung unerträglicher Symptome und Beschwerden (mehr) wirksam sind (Therapierefraktärität) (Weixler et al., 2017; de Lima et al., 2017; Oechsle et al., 2017; SAMW, 2019a; Alt-Epping et al., 2016; Alt-Epping et al., 2015; Sitte & Thöns, 2014; Bruinsma et al., 2013; Alt-Epping et al., 2010; Neitzke et al., 2010).[289] Diese klare Begrenzung des Einsatzes der Behandlungsoption spiegelt sich wiederum in der erheblichen Unsicherheit bezüglich des »richtigen« Zeitpunkts.

Drei der operationalisierten Variablen aus der Hauptkategorie »Gutes Sterben«»Nicht zur Belastung für andere zu werden« (2 Mal kodiert), die Variable »den Sterbeprozess im Schlaf erleben« (2 Mal kodiert) sowie der Aspekt der »Erlösung« (2 Mal kodiert) werden an dieser Stelle nochmals bewusst hervorgehoben. Wenngleich deren quantitativer Stellenwert nicht hoch ist, so ist der möglicherweise dahinter stehende Wunsch nach einer Lebensverkürzung – als Therapieziel – beziehungsweise der »Wunsch nach einem beschleunigten Tod«, der »Wunsch nach vorzeitigem Tod«/»the desire for hastened dead« (Radbruch et al., 2015; vgl. Radbruch et al., 2016, S. 110; vgl. EAPC/Alt-Epping et al., 2010,

---

288 Wann jedoch beginnt die »letzte Lebensphase?« Hierfür ist keine definitorische Klarheit zu erlangen – auch die S3-Leitlinie definiert ausschließlich die »Sterbephase« als »die letzten Tage des Lebens, in denen durch die Erkrankung die körperlichen und geistigen Fähigkeiten des Sterbenden zunehmend eingeschränkt sind« – die S3-Leitlinie konkretisiert die Sterbephase als »die letzten drei bis sieben Tage des Lebens« (S3-Leitlinie Palliativmedizin, 2015, S. 15; 2018, S. 39). Allerdings verwendet auch die S3-Leitlinie (2015) die Terminologie »letzte Lebensphase« und formuliert: »Alle Maßnahmen sollten sich an dem Ziel orientieren, auch in der letzten Lebensphase die bestmögliche Lebensqualität und ein Sterben in Würde zu erreichen.« (S. 150)

289 Obgleich auch diese Prämissen in der Literatur hinterfragt und diskutiert werden: »Nur bei ›unerträglichem Leid‹?«; »Auch bei psychischen Symptomen?«; »Erst nach Ausschöpfen aller anderen Maßnahmen?«; »Erst in der letzten Lebensphase?« (Alt-Epping et al., 2015, S. 222–224; vgl. Alt-Epping et al., 2016, S. 852)

S. 113) ethisch reflexionswürdig und fordert im Besonderen ein gezieltes Augenmerk auf klare ethische Begründungsstrukturen unter Berücksichtigung von moralischen Konfliktfeldern (Alt-Epping et al., 2015, S. 228; Alt-Epping et al., 2016, S. 858; Weixler et al., 2017, S. 40; vgl. de Lima et al., 2017).

Die Forderung nach der Behandlungsoption selbst kann sich indes aus den individuellen Wünschen des Gastes/der Patientin/des Patienten herausbilden, die sich im Rahmen gesellschaftlicher/individueller Erwartungen an das »gute Sterben« als eine exklusive Behandlungsoption im Hospiz abzeichnen. Problematisch wird die Forderung dann, wenn diese als Alternative zur Euthanasie eingefordert wird, um »Erlösung« durch eine Beschleunigung des Todes zu erwirken.[290] An dieser Stelle ist die Indikationsfrage zu akzentuieren – die Indikation ist nur dann angemessen, wenn die Leidenslinderung (und nicht die Lebensverkürzung) im Vordergrund steht (vgl. Weixler et al., 2017; vgl. Oechsle et al., 2017; vgl. Radbruch et al., 2015).

Vor dem Hintergrund der Vielfalt ethischer Unsicherheiten und Verunsicherungen verweist die Leitlinie der EAPC (EAPC/Alt-Epping et al., 2010; Cherny et al., 2009) an mehreren Stellen auf die Bedeutsamkeit ethischen Abwägens, Entscheidens und ethisch begründeten Handelns. Auch im Weißbuch der EAPC (Radbruch et al., 2015; Radbruch et al., 2016) wird auf die ethischen Implikationen hingewiesen. Alt-Epping et al. (2015) postulieren aufgrund der Komplexität der Entscheidung, ein »gezieltes Augenmerk auf klare ethische Begründungsstrukturen unter Berücksichtigung von Konfliktfeldern« zu legen (S. 228). Diese Empfehlung ist auf der Basis der Ergebnisse der Fokusgruppen zu bekräftigen. Um ethische Begründungsstrukturen klarzulegen, um den Prozess der ethischen Abwägung zu systematisieren, soll die »Ethik-Leitlinie Palliative Sedierung im stationären Hospiz« entwickelt werden und für die dort Tätigen eine ethische Unterstützung, eine »ethische Orientierungshilfe« (Vorstand der Akademie für Ethik in der Medizin e. V., 2010, S. 152; vgl. Neitzke et al., 2015, S. 242) sein, sie soll ethische Unsicherheiten und moralischen Disstress reduzieren, ohne die notwendige ethische Sensibilität für ethische Fragestellungen/ ethische Probleme (vgl. Milliken & Grace, 2017) zu dezimieren und ohne die Bedeutsamkeit situativer ethischer Reflexion zu relativieren oder gar zu kompensieren! Die Bedeutsamkeit, Pflegende in die Prozesse der Entscheidungsfindung einzubeziehen, akzentuiert u. a. die Studie von Arevalo et al. (2013, S. 621): »This study highlights that nurses are key participants in palliative sedation. (…) We recommend that they become more active participants in the

---

290 In der Literatur als »slow euthanasia« bezeichnet (vgl. EAPC/Alt-Epping et al., 2010, S. 113; vgl. Alt-Epping et al., 2015, S. 224).

decision-making to improve the care of patients receiving palliative sedation.«[291] Derartige Entscheidungsprozesse implizieren bestenfalls fachliche Argumentation und ethische Reflexion. Ziel ist die fachlich fundierte und ethisch begründete Entscheidung im Einzelfall.[292] Eine Ethik-Leitlinie kann bei ethischen Konflikten eine Orientierungshilfe bieten und zur geforderten begrifflichen Schärfung (vgl. Patel et al., 2012) wie auch zur systematischen ethischen Reflexion und bestenfalls zur Reduktion von »ethical and emotional dilemmas« (de Vries & Plaskota, 2017) beitragen.

Rückschlüsse aus den Ergebnissen der Fragebögen:
Die Auswertungen zum Fragenkomplex 2 des Fragebogens lassen sich der Annahme 2 zuordnen. Bei dieser Fragestellung ging es explizit um die »Entscheidungsfindung im Rahmen der Behandlungsoption Palliative Sedierung«. Unter der Fragestellung »Wie werden bei ärztlicher Indikation und dem Wunsch der Patientin/des Patienten beziehungsweise des Gastes Entscheidungen zur Palliativen Sedierung getroffen?« waren fünf Antwortoptionen vorgegeben sowie eine frei zu formulierende Antwort möglich. Es erfolgte der Hinweis an die ausfüllenden Personen, dass Mehrfachnennungen möglich sind. Aus der Fragestellung lassen sich die folgenden Ergebnisse abbilden (Abb. 6).

---

291 Beel et al. (2006) wie auch Banerjee & Freeman (2019) verdeutlichen die Relevanz der genuin pflegerischen Wahrnehmung und Expertise im Kontext der Palliativen Sedierung.
292 Vgl. z. B. Morita et al. (2004), Rietjens et al. (2007), Abarshi et al. (2014) wie auch de Vries & Plaskota (2017) und Leboul et al. (2017).

Fragestellung 2: Wie werden bei ärztlicher Indikation und Wunsch der Patientin/ des Patienten beziehungsweise des Gastes Entscheidungen zur Palliativen Sedierung getroffen?

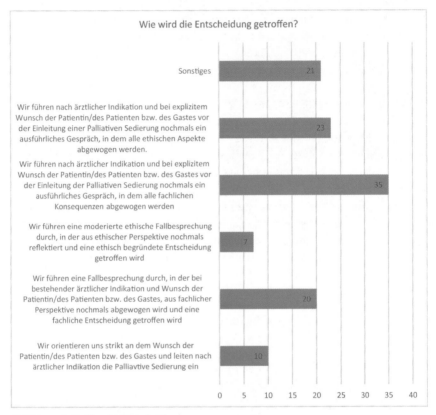

Abbildung 6: Treffen der Entscheidung

Deutlich ist in den vorliegenden Antworthäufigkeiten, dass es bei den 55 ausgewerteten Fragebögen Mehrfachnennungen gab. Das heißt, möglicherweise erfolgt die Entscheidungsfindung situativ unterschiedlich oder es werden innerhalb einzelner Einrichtungen verschiedene Entscheidungswege (situativ) parallel verfolgt. Deutlich ist indes ferner, dass das ausführliche Gespräch und/ oder die Fallbesprechung als Methode der Entscheidungsfindung dominieren – gegenüber der strikten Ausrichtung an dem Wunsch des Gastes/der Patientin/ des Patienten. 23 Antworten weisen darauf hin, dass explizit/parallel auch ethische Aspekte abgewogen werden. Darauf, dass ethische Entscheidungen im Rahmen der Palliativen Sedierung im Hospiz »Kollektive Entscheidungen« darstellen (im Gegensatz zu »Individuellen Entscheidungen«), verweist auch die qualitative Studie von Walker & Breitsameter (2013a; 2013b; 2015). Ebenfalls empfehlen die einschlägigen Rahmenrichtlinien/frameworks/Leitlinien und SOP (Standard Operating Procedure), dass Entscheidungen in Bezug auf die Einleitung einer Palliativen Sedierung möglichst in einer multiprofessionellen »Fallkonferenz«, im Rahmen einer multiprofessionellen Prüfung getroffen werden sollen (Weixler et al., 2017, S. 36; Oechsle et al., 2017, S. 469; Alt-Epping et al., 2016, S. 854; vgl. Radbruch et al., 2015; vgl. EAPC/Alt-Epping et al., 2010).

In den offenen Antworten lassen sich – aus dem Fragebogen ergänzend – folgende Aspekte erfassen: Es werden im Rahmen der Entscheidungsfindung mehrere Beratungen/Gespräche geführt (5 Mal), das Thema wird in der Übergabe thematisiert (3 Mal), es erfolgt ein Gespräch mit Team und Arzt (3 Mal), die Angehörigen werden einbezogen (4 Mal), die Leitung wird einbezogen (1 Mal), es hat sich noch kein konsentiertes Vorgehen im Rahmen der Entscheidungsfindung etabliert (5 Mal). In Bezug auf die explizite Durchführung wurde ergänzend formuliert: »lassen den Pat. immer wieder aufwachen und überprüfen den Wunsch des Pat.«; »nach einer Sedierung in akuter Situation und ärztlicher Anordnung lassen wir die Sedierung bestehen, wenn es mit der Situation übereinstimmt«; »überdenken ständig die bestehende Palliative Sedierung in Verbindung mit ständiger Symptomkontrolle«.

In Bezug auf die Annahme (2) – Die Behandlungsoption postuliert eine systematisierte ethische Abwägung, das heißt, sie fordert neben der ärztlichen Indikation eine ethisch begründete Entscheidung/Positionierung im interdisziplinären Palliative Care-Team ein – ist zu konstatieren, dass im Verlauf der Fokusgruppen die ethischen Implikationen der Behandlungsoption Palliative Sedierung aus der Perspektive der Teilnehmer/innen expliziert und klargelegt wurden, die ethische Abwägung indes im Rahmen der praktizierten Entscheidungsfindung – gegenüber der fachlichen Abwägung – gemäß den vorliegenden Ergebnissen aus den Fragebögen bislang weniger Aufmerksamkeit erfährt.

Annahme (3): Eine Ethik-Leitlinie wird in Bezug auf die Palliative Sedierung im hospizlichen Kontext als ein unterstützendes Verfahren zur ethischen Reflexion, zur ethischen Abwägung und zur ethisch begründeten Entscheidungsfindung bewertet.

Rückschlüsse aus den Ergebnissen der Fragebögen:
Ein erstes »Stimmungsbild« hierzu wurde im Rahmen der schriftlichen Befragung am Ende der Fokusgruppen eingeholt. Unter dem Postulat »Ich schätze eine Ethik-Leitlinie als wichtige Unterstützung ein, um in jedem Einzelfall eine nachvollziehbare, ethisch begründete Entscheidung treffen zu können« waren drei Antwortoptionen möglich: JA, NEIN, noch unentschieden.

Fragestellung 3.1: Ethik-Leitlinie als Unterstützung

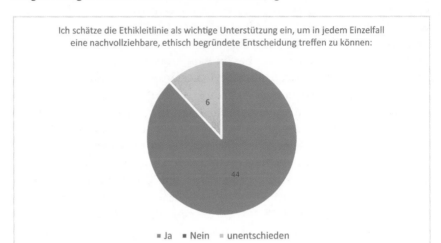

Abbildung 7: Ethik-Leitlinie als Unterstützung

Von den Antwortenden positionierten sich 44 dahingehend, dass sie eine Ethik-Leitlinie als wichtige Unterstützung einschätzen, 6 Personen gaben an, dass sie noch unentschieden sind. Bei dieser Frage ist einschränkend zu konstatieren, dass der Großteil der Teilnehmer/innen bis dato noch keine Berührungspunkte mit Ethik-Leitlinien hatte. Allerdings wurden im Rahmen der Fokusgruppen die Charakteristika einer Ethik-Leitlinie expliziert und vorgestellt sowie die damit verbundenen Ziele und Anwendungsoptionen erläutert. Das Ergebnis kann trotz dieser Einschränkung als Plädoyer dahingehend eingestuft werden, eine Ethik-Leitlinie Palliative Sedierung für stationäre Hospize zu entwickeln.

Somit kann zunächst die Annahme 3 ebenfalls bestätigt werden. Eine weitere Einschätzung seitens der Mitarbeitenden in den Hospizen ist im Rahmen der Delphi-Befragung möglich und im Sinne einer breiteren Rückmeldung angezeigt.

3.2.13 Generierte Eckpunkte und Gegenstände für die Ethik-Leitlinie – Grundlegungen für die Delphi-Befragung

An dieser Stelle erfolgt der Rückbezug auf die 4. Forschungsfrage im Rahmen der Fokusgruppen: Welche Eckpunkte, welche Perspektiven und Werteorientierungen sind für die Entwicklung einer Ethik-Leitlinie»Palliative Sedierung im stationären Hospiz« aus der Perspektive der hospizlichen Praxis essenziell? Zu einer ersten Systematisierung der Eckpunkte der angestrebten Ethik-Leitlinie werden erneut die den Phasen der Fokusgruppen zugewiesenen Dimensionen aufgegriffen: die fachlich-hospizliche, die professionell-ethische und die individuell- (Gast/Patientin/Patient) gesellschaftlich-ethische Dimension. Parallel werden die in der Literatur übergreifend ausgewiesenen Elemente einer Ethik-Leitlinie (vgl. Neitzke et al., 2015; vgl. Jox, 2014; vgl. SAMW, 2017; vgl. Vorstand der Akademie für Ethik in der Medizin e. V., 2010) konsultiert:

- Die Ethik-Leitlinie bezieht sich auf »wiederkehrende ethische Fragestellungen«
- Die Ethik-Leitlinie bezieht sich auf die für die spezifische Situation (Palliative Sedierung im stationären Hospiz) »ethisch relevanten Fragestellungen«
- Gegenstand der Ethik-Leitlinie sind die »betroffene(n) ethische(n) Werte«
- Die Ethik-Leitlinie bietet eine »Orientierungshilfe« für die spezifische Entscheidungssituation/in Bezug auf das wiederkehrende ethische Dilemma

Dahingehend strukturiert lassen sich mit den analysierten Ergebnissen folgende Eckpunkte für die Delphi-Befragung resümieren:

Kriterien Ethik-Leitlinie	Ergebnisse aus den Fokusgruppen
- Die Ethik-Leitlinie bezieht sich auf »wiederkehrende ethische Fragestellungen« - Die Ethik-Leitlinie bezieht sich auf die für die spezifische Situation (Palliative Sedierung im stationären Hospiz) »ethisch relevanten Fragestellungen« (fachlich-hospizliche Dimension und professionell-ethische Dimension)	- Die Diskussionen im Rahmen der Fokusgruppen wie auch die Befragung im Rahmen der Fokusgruppen weisen darauf hin, dass Palliative Sedierung eine wiederkehrend praktizierte und wiederkehrend diskutierte Behandlungsoption im stationären Hospiz ist. Es konnte eine zentrale wiederkehrende Fragestellung erfasst werden: - Wann ist der richtige Zeitpunkt? Resümee: Es geht nicht um die Frage, *ob* die Palliative Sedierung im Setting Hospiz eine angemessene Behandlungsoption darstellt, sondern *wann* eine Palliative Sedierung eingeleitet werden sollte, wann der »richtige«/angemessene Zeitpunkt für die Einleitung ist. Weitere wiederkehrende Fragestellungen waren: - Wer leidet? - Wessen Not ? Resümee: Es besteht eine hohe Sensibilität in Bezug auf die Subjektivität des Empfindens von Leid und für den in der Folge obligatorischen Perspektivenwechsel.

(Fortsetzung)

Kriterien Ethik-Leitlinie	Ergebnisse aus den Fokusgruppen
– Gegenstand der Ethik-Leitlinie sind die »betroffene(n) ethische(n) Werte« (professionell-ethische Dimension und individuell-(Gast/Patientin/Patient) ethische Dimension	Wiederkehrende Wertepräferenzen und Werteorientierungen der teilnehmenden Mitarbeiter/innen: – Fürsorge – Verantwortung – Respekt der Vorstellungen und Wünsche (des Gastes/ der Patientin / des Patienten) – Respekt der Würde (des Gastes/der Patientin/des Patienten) – Respekt vor der Autonomie (des Gastes/ der Patientin/des Patienten) – Lebensqualität (des Gastes/der Patientin/des Patienten) – Selbstfürsorge (als Mitarbeiter/in)
Ergänzend:	Wiederkehrende Wertepräferenzen und Werteorientierungen, die den Gästen/Patientinnen/Patienten zugewiesen wurden: – Autonomie – Selbstbestimmung – Lebensqualität – Verantwortung (als Gast/Patientin/Patient für meine Angehörigen) Wiederkehrende Wertepräferenzen und Werteorientierungen, die den Zu-/Angehörigen zugewiesen wurden: – Lebensqualität (als Angehörige) – Verantwortung (als Angehörige für Gast/Patientin/Patienten) Resümee: Einzelne Werte können sich situativ konfligierend gegenüberstehen. Ethische Spannungsfelder und Wertkonflikte ergeben sich dann, wenn die jeweils leitenden Wertepräferenzen/Werteorientierungen zu unterschiedlichen wertebezogenen Handlungsoptionen

293 Hier erscheint aufgrund der gesellschaftlich-ethischen Brisanz der Thematik ein alleiniger Rückgriff auf die erfassten Ergebnisse als zu kurz gegriffen. Die übergreifenden – in der Literatur wiederkehrenden – ethischen Kontroversen und Fragestellungen (u. a. de Lima et al., 2017; Alt-Epping et al., 2016; Alt-Epping et al., 2015; EAPC/Alt-Epping et al., 2010; Radbruch et al., 2015) sind im Rahmen der Erstellung des Fragebogens für die Delphi-Befragung nochmals explizit zu analysieren, zu kontextualisieren, und bei Bedarf sind begründete theoriebasierte Ergänzungen vorzunehmen.

(Fortsetzung)

Kriterien Ethik-Leitlinie	Ergebnisse aus den Fokusgruppen
Gesellschaftlich-ethische Dimension[293]	führen, die sich unvereinbar gegenüber stehen. Somit lassen sich aus der Liste bereits mögliche Wertekonflikte/ Dilemmata antizipieren. Diese Dimension repräsentiert sich unter anderem in den formulierten Fragen der Teilnehmenden nach – den Handlungsfolgen – und den – negativen Nebenfolgen sowie in der – Angst, durch eine Palliative Sedierung eine nicht intendierte vorsätzliche Tötung zu bewirken, zu provozieren. Resümee: Ängste und Unsicherheiten sind ein Indikator für Handlungsbedarf, um moralischem Stress entgegenzuwirken.
– Die Ethik-Leitlinie bietet eine »Orientierungshilfe« für die spezifische Entscheidungssituation/in Bezug auf das wiederkehrende ethische Dilemma (professionell-ethische Dimension und individuell-(Gast/Patientin/ Patient) ethische Dimension	Wiederkehrende Wertekonflikte: Verantwortung (Mitarbeiter/in) ⇔ Selbstbestimmung (Gast/ Patientin/ Patient) Fürsorge (Mitarbeiter/in) ⇔ Selbstbestimmung (Gast/ Patientin/ Patient) Selbstfürsorge (Mitarbeiter/in) ⇔ Selbstbestimmung (Gast/ Patientin/ Patient) Resümee: Die im Rahmen der Fokusgruppen am häufigsten »wiederkehrenden!« Wertekonflikte, sind Wertekonflikte zwischen Mitarbeiter/ innen und Gästen/Patientinnen/Patienten.

Tabelle 7: Eckpunkte für die Ethik-Leitlinie

Zusammenfassend lassen sich folgende Eckpunkte für die Ethik-Leitlinie markieren:
– Die wiederkehrende Situation im Setting Hospiz ist die Einleitung einer tiefen, kontinuierlichen Palliativen Sedierung bei vorliegender ärztlicher Indikation.

- Der zentrale Gegenstand der Ethik-Leitlinie ist die Frage nach der ethisch begründeten Entscheidung hinsichtlich des »richtigen« Zeitpunkts der Einleitung einer Palliativen Sedierung.
- Die betroffenen ethischen Werte sind die Selbstbestimmung des Gastes/der Patientin/des Patienten, die Verantwortung, die Fürsorge sowie die Selbstfürsorge der Mitarbeitenden im stationären Hospiz.

<u>Hieraus ergeben sich die folgenden übergreifenden Fragestellungen für die Delphi-Befragung:</u>
- Was beeinflusst die Entscheidung in Bezug auf die Einleitung einer Palliativen Sedierung und hat somit Einfluss auf den Zeitpunkt der Einleitung?
- Welche Werte leiten die Entscheidung zur Einleitung einer Palliativen Sedierung aus den beiden zentralen Perspektiven: Mitarbeiter/innen und Gast/Patientin /Patient?
- Welcher der drei wiederkehrenden Wertekonflikte ist in Bezug auf die Einleitung einer Palliativen Sedierung *der zentrale* Wertekonflikt?

Aus den Ergebnissen der Fokusgruppen lässt sich ferner ein erstes Ziel für die zu entwickelnde Ethik-Leitlinie ableiten, das als zentrales Element der Ethik-Leitlinie (Neitzke et al., 2015; Frolic & Drolet, 2013; Bartels et al., 2005) ein wesentlicher Gegenstand der Konsentierung im Rahmen der Delphi-Befragung sein muss. Aus diesem Grund ist die Ausformulierung des Ziels im Vorfeld der Erstellung des Fragebogens für die erste Welle der Delphi-Befragungen an dieser Stelle obligat. Das aus den analysierten Ergebnissen der Fokusgruppen abgeleitete und im Rahmen der Delphi-Befragung zu bewertende Ziel der Ethik-Leitlinie kann wie folgt formuliert werden:

Entscheidungen im Rahmen der Palliativen Sedierung im stationären Hospiz führen über fachliche Fragen hinausgehend wiederkehrend zu ethischen Fragestellungen und (Werte-)Konflikten. Die Ethik-Leitlinie »Palliative Sedierung im stationären Hospiz« bildet *einen wiederkehrenden* ethischen Konflikt mit den jeweiligen Entscheidungserfordernissen ab: die Einleitung einer tiefen, kontinuierlichen Palliativen Sedierung im stationären Hospiz. Das Instrument der Ethik-Leitlinie bietet für Pflegende und das interdisziplinäre Hospizteam eine ethische Orientierungs- und Entscheidungshilfe. Die Ethik-Leitlinie systematisiert und unterstützt – in der jeweils einmaligen Situation – die ethische Entscheidungsfindung in Bezug auf die Einleitung einer tiefen, kontinuierlichen Palliativen Sedierung im stationären Hospiz. Zentrales Ziel der Ethik-Leitlinie »Palliative Sedierung im stationären Hospiz« ist es, die verantwortungsvolle Abwägung der beteiligten Werte zu strukturieren und so eine ethisch begründete Entscheidung in Bezug auf die Einleitung einer Palliativen Sedierung abzusichern, die möglichst von allen situativ Beteiligten und Betroffenen mitgetragen werden kann.

Die explorierten Erkenntnisse im Rahmen der Fokusgruppen konstituieren für die erste Welle der Delphi-Befragung deren inhaltliche Ausgestaltung sowie die Entwicklung und Konkretion der Fragestellungen und deren jeweiliger Items.

3.2.14 Methodische Reflexion

Einschränkend und begrenzend ist zu konstatieren, dass bei den Gruppendiskussionen im Rahmen der Fokusgruppen keine Betroffenen zugegen waren (keine Gäste/Patientinnen/Patienten und keine An-/Zugehörigen). Das heißt, die in den Ergebnissen ausgewiesene Perspektive auf die Betroffenen repräsentiert ausschließlich die Fremdperspektive. Dieser Perspektivenwechsel erfolgte seitens der Teilnehmenden vielfach retrospektiv in Bezug auf zurückliegende, erlebte Situationen wie auch in Bezug auf aktuelle Situationen, das heißt auf Situationen, in denen die Fragestellungen zum Zeitpunkt der Fokusgruppe virulent sind. Die Zusammensetzung der Fokusgruppen erklärt auch die in den Ergebnissen erkenntliche Schwerpunktsetzung auf die professionelle Perspektive (Selbstperspektive der Teilnehmenden). Da die zu entwickelnde Ethik-Leitlinie »Palliative Sedierung im stationären Hospiz« insbesondere – wenngleich auch nicht ausschließlich! – der ethischen Orientierung und Entscheidungsfindung im (interdisziplinären) Hospizteam dienen soll, ist die gewählte Zielgruppe der Fokusgruppen zu rechtfertigen.[294] Wichtig erscheint es, an dieser Stelle ein weiteres Mal darauf hinzuweisen: Ziel der Fokusgruppen war es nicht, generalisierbare, repräsentative Daten zu erheben (Bürki, 2000, S. 115). Die große Stärke der Fokusgruppen liegt in der Exploration. Im Fokus stand die Ergründung von Erfahrungen und die Erfassung bestehender Begründungen (Zwick & Schröter, 2012, S. 25, S. 26; Benighaus & Benighaus, 2012, S. 130; Stewart & Shamdasani, 2015, S. 17, S. 43–45; vgl. Kühn & Koschel, 2018) sowie

---

294 Die Konstellation ist auch angesichts der fünf Charakteristika einer Fokusgruppe zu rechtfertigen: Es geht in einer Fokusgruppe um Menschen (1), die etwas Gemeinsames vertreten beziehungsweise gemeinsame Erfahrungen aufweisen und oder Expertinnen/ Experten auf dem Gebiet sind (2) und durch eine fokussierte Diskussion (3) qualitative Daten produzieren (4), die dazu beitragen, ein besseres Verständnis oder weiterreichende/ tiefergehende Informationen zu einem Thema zu erlangen (5) (Krueger & Cases in Mayer, 2015, S. 226). Die Expertinnen/Experten sind hier die professionellen Teammitglieder der stationären Hospize.

die Erkenntnis zu komplexen Einstellungen und vorhandenen Einstellungsmustern, zu Einstellungen und Werturteile(n) (Schildmann et al., 2016), zu ethischen Werteorientierungen und bestehenden Wertungen, zu Motivationen, Motiven und Handlungshintergründen in Bezug auf die Behandlungsoption Palliative Sedierung im Hospiz, aus der Perspektive der Mitarbeiter/innen der beteiligten Hospize. Mit den sechs Fokusgruppen wurde versucht, eine inhaltliche Sättigung zu erreichen (Bürki, 2000, S. 116; Misoch, 2015, S. 143, S. 149).

Die dargelegten Ergebnisse und umfassenden Erkenntnisse repräsentieren retrospektiv betrachtend, dass Fokusgruppen – als anerkannte sozialwissenschaftliche Methode (Zwick & Schröter, 2012, S. 24–25; Stewart & Shamdasani, 2015; Kruse, 2015, S. 196; Misoch, 2015) – die Exploration im Setting Hospiz eröffnen. Die Vielfalt der Ergebnisse zeigt ferner, dass die gewählte Systematik, die leitenden Fragestellungen wie auch die praktizierten Methoden der Gruppendiskussion (gemäß dem Leitfaden der Fokusgruppen) bei den Beteiligten dazu führte, eigene Einstellungen, Fragestellungen und Unsicherheiten offenzulegen. Und es wurde zugleich deutlich, dass insbesondere in Bezug auf die Thematik die subjektiven Bedeutungsstrukturen mit dem Setting und den damit verbundenen Erwartungen zu kontextualisieren sind. Die »Nähe zum Gegenstand« (Mayring, 2016, S. 146), die Nähe zur Alltagswelt und die Grundhaltung der partizipativen Forschung waren im Kontext der hier leitenden Forschungsfragen wie auch im Kontext der Exploration – retrospektiv betrachtend – unerlässlich. Nur dadurch konnten die Forschungsfragen praxisbezogen und authentisch beantwortet und die intendierten inhaltlichen Grundlegungen für die Ausgestaltung der Delphi-Befragung erwirkt werden. In Bezug auf die Datenerhebung ist es retrospektiv reflektierend ferner konstitutiv, dass die Moderation der Fokusgruppen nicht durch die Forscherin selbst erfolgt. Das sichert die »Glaubwürdigkeit«, die »Reaktivität des Materials« wie auch eine unbelastete »Sozialbeziehung« gegenüber den Beteiligten an den Fokusgruppen ab (Mayring, 2016, S. 143) und trägt somit auch zur »Qualität« der Daten und Erkenntnisse bei.

Nach den sechs Fokusgruppen zeigte sich, dass keine wesentlichen neuen Erkenntnisse beziehungsweise variierenden Perspektiven, Einschätzungen und Argumentationen mehr zu erwarten sind. Mit den sechs durchgeführten Fokusgruppen wurde ein erheblicher Umfang an Erkenntnissen exploriert, die einerseits die beabsichtigte Divergenz repräsentieren und zugleich »Trends« abzeichnen (Bürki, 2000, S. 116), die im Rahmen der Delphi-Befragungen weiter konturiert und konsentiert werden können.

Neben der »Nähe zum Gegenstand« wurden die im Rahmen der qualitativen Forschung bedeutsame, konsequente und retrospektiv nachvollziehbare »Verfahrensdokumentation«, die »Regelgeleitetheit« (orientiert an den Analyseschritten von Mayring, hier: strukturierende Inhaltsanalyse, vgl. Mayring, 2015;

vgl. Mayring & Fenzl 2019, S. 638) wie auch die »argumentative Interpretationsabsicherung« gewährleistet (Mayring, 2016, S. 144–146). Die Beachtung eines weiteren Gütekriteriums wurde realisiert: die »kommunikative Validierung« (Mayring, 2016, S. 147). So wurden den stationären Hospizen in Baden-Württemberg die Ergebnisse im Rahmen einer jährlichen Klausurtagung (rund 4 Monate nach den Fokusgruppen) vorgestellt und mit ihnen diskutiert. In diesem Dialog konnten die Ergebnisse nochmals abgesichert werden.

Zusammenfassend ist zu konstatieren: Das angestrebte Ziel – interaktiv und diskursiv die vorherrschenden Meinungen und Einstellungen wie auch die normativen (Be-) Wertungen hinsichtlich der Behandlungsoption Palliative Sedierung im hospizlichen Setting (fokussierte Thematik) – strukturiert und methodisch initiiert – explorativ zu ergründen – konnte durch die gewählte qualitative Methode und mittels der Durchführung von Fokusgruppen erreicht werden. Damit wurde die intendierte Grundlage für die Delphi-Befragung erreicht.

3.3. Delphi-Befragungen zur Bewertung und Konsensbildung

Um die aus den Fokusgruppen explorativ generierten zentralen Eckpunkte einer Ethik-Leitlinie zur Behandlungsoption »Palliative Sedierung im Setting stationäres Hospiz« mit der Praxis zu konsentieren, erfolgt in einem zweiten Schritt eine Delphi-Befragung.[295] Ziel der hiesigen Delphi-Befragung ist die »Konsensbildung« (Häder, 2014, S. 26; Häder & Häder, 2019, S. 407; vgl. Mayer, 2015, S. 150; vgl. Ammon, 2009, S. 459).[296] Wichtig ist an dieser Stelle hervorzuheben: Eine Delphi-Befragung ist keine repräsentative Befragung im statistischen Sinne. Es geht um die Erhebung zentraler Meinungen, insbesondere um Bewertungen (Ammon, 2009, S. 470). Ziel der Befragung ist es, Expertenmeinungen systematisch zu erfassen und zu einer konsentierten Gesamtaussage zu kommen. »Die Grundannahme, die dahinter liegt ist, dass die Übereinstimmung innerhalb der Gruppe mehr Aussagekraft hat als die Ansicht einer einzelnen Expertin.« (Mayer, 2015, S. 147; vgl. Niederberger & Renn, 2018, S. 7–8) Durch die Delphi-Befragung – mit ihrem diskursiven und dialogischen Potenzial (Niederberger & Renn, 2018, S. 7; Ammon, 2009, S. 471) – kann folglich mit den

---

295 Zur Bedeutung der Methodentriangulation und unterstützender Methoden im Rahmen der empirischen (Medizin-)Ethik vgl. z. B. Salloch et al. (2011); vgl. Baumann et al. (2011). Zur Kombination von Delphi-Befragungen mit Fokusgruppen vgl. Niederberger & Renn (2018, S. 22, S. 25).

296 Delphi-Befragungen werden vielfach auch dazu genutzt um Vorhersagen zu treffen, insbesondere zur langfristigen Technikvorausschau oder auch zur Informationsgewinnung (Häder & Häder, 2019, S. 703; Ammon, 2009, S. 358, S. 463).

Expertinnen und Experten aus den beteiligten stationären Hospizen eine umfassende, systematisierte Konsentierung der relevanten Elemente und Eckpunkte einer Ethik-Leitlinie erreicht werden. Es wird davon ausgegangen, dass die Methode – ergänzend zur Fokusgruppe – wichtige und gehaltvolle Ergebnisse eröffnet. Eingrenzend ist zu konstatieren, dass diese Befragung auf dem aktuell, zum Befragungszeitraum, vorhandenen Wissensstand (theoretisch fundiertes und reflektiertes Wissen wie auch Erfahrungswissen) und vor dem Hintergrund des aktuell vorherrschenden gesellschaftlichen Diskurses erfolgt. Unsicherheiten und Begrenzungen sind auch bei dieser Methode nicht ausgeschlossen. In Kombination mit den vorausgegangenen Fokusgruppen, dem konsequenten Rückbezug auf die wissenschaftlichen Erkenntnisse und Diskurse, wird eine größtmögliche Verdichtung der Wissensbestände aus Theorie und Praxis angestrebt. Die Ethik-Leitlinie soll indes dem übergreifenden Ziel gerecht werden, ein praxisorientiertes, systematisierendes, handlungsleitendes und entscheidungsbezogenes Verfahren zu sein, das als ethisches Unterstützungs- und Orientierungssystem im stationären Hospizalltag seine Wirksamkeit entfaltet.

Bezüglich der Anzahl der zu befragenden Expertinnen und Experten gibt es in der Literatur keine Standards. Die Zahl variiert zwischen 10 und 100 Personen (Niederberger & Renn, 2018, S. 9; Mayer, 2015, S. 148; Häder & Häder, 2019, S. 703; Häder & Häder, 2000, S. 18–19; Häder & Häder, 1998, S. 24). Häder & Häder formulieren dazu (1998, S. 25): »Bei einer Problemstellung mit weniger Dimensionen kann die Rekrutierung der Experten gezielter erfolgen und damit eine optimale Teilnehmerzahl ermittelt werden.« Eine nach quantitativen Ansprüchen bestehende Ausrichtung der Stichprobe an Repräsentativität wird in der Literatur als Kriterium vielfach vernachlässigt. Keeny et al. (2011) folgend ist eine konkrete Zahl an Beteiligten der Prämisse nachgestellt, eine möglichst große Heterogenität der Expertinnen und Experten anzustreben, um so ein breites und facettenreiches Wissens- und Erfahrungsspektrum abzudecken (in Mayer, 2015, S. 148; vgl. Häder & Häder, 1998, S. 23–24; vgl. Häder & Häder, 2019, S. 703). Die hier einbezogenen Expertinnen und Experten sind Mitarbeiter/innen aus multiprofessionellen Teams in stationären Hospizen. Sie verfügen – so auch die Erfahrungen in den vorausgegangenen Fokusgruppen – über eine fundierte fachliche Expertise, über professionelle Erfahrungen und fachliche Kompetenzen im Umgang mit Palliativer Sedierung im Setting Hospiz. Die vorausgegangenen Fokusgruppen zeigen ferner ein breites Spektrum an Wissen und Wissensbezügen. Das Kriterium der Heterogenität und die Auswahl »kompetenter Experten« sind somit abgesichert.

Für die Anzahl der Runden bei einer Delphi-Befragung gibt es ebenfalls bislang keinen Standard (Häder & Häder, 2019, S. 703; Häder, 2014, S. 126; Häder & Häder, 2000, S. 17; Häder & Häder, 1998, S. 19–21). Die Anzahl der

Befragungsrunden bei der Konsens-Delphi-Befragung hängt indes vom dem Grad der Übereinstimmung/dem Grad des Konsenses ab. Im Rahmen der vorliegenden Untersuchung wird aufgrund der erfolgten Fokusgruppen und der weniger komplexen Fragestellungen im Voraus festgelegt, dass es ausschließlich zwei Befragungsrunden geben wird. So konstatieren auch Niederberger & Renn (2018, S. 25): »In der Praxis werden meist zwei standardisierte Befragungswellen durchgeführt.« Grund hierfür ist das Bestreben, durch eine begrenzte Anzahl an Befragungsrunden die Motivation zur Teilnahme an beiden Befragungsrunden zu erhöhen. Dies erscheint auch vor dem Hintergrund gerechtfertigt, dass laut Literatur die »größten Veränderungen der Expertenurteile von der ersten zur zweiten Runde auftreten und danach die Antworten relativ konstant ausfallen« (Häder, 2014, S. 126; vgl. Niederberger & Renn, 2018). Nachfolgend werden die Entwicklungsschritte und die Durchführung der hiesigen Delphi-Befragungen dargelegt.

3.3.1 Darlegung des mit der Delphi-Befragung verbundenen Erkenntnisinteresses

Bis dato gibt es keine einheitlich konsentierte Definition zu Delphi-Befragungen (Niederberger & Renn, 2018, S. 7; Häder, 2014, S. 22; Schulz & Renn, 2009, S. 11),[297] was sich möglicherweise dadurch erklären lässt, dass Delphi-Befragungen unterschiedliche Funktionen erfüllen (Häder, 2014, S. 26; Häder & Häder, 2019). So gelten Delphi-Befragungen als »Verfahren der gesteuerten Gruppenkommunikation«, als ein stark strukturierter Gruppenkommunikationsprozess zur systematischen Erfassung von Gruppen- und Expertenmeinungen sowie als Methode zur strukturierten Rückmeldung zu einem bestimmten Gegenstand. Schulz & Renn (2009) definieren ein Delphi als ein Verfahren, »bei dem in einem iterativen Prozess Expertenurteile zu einer bestimmten Fragestellung ermittelt werden mit dem Ziel, Konsens und Dissens in den Urteilen zu erfassen und zu begründen« (S. 11; vgl. Niederberger & Renn, 2018, S. 7).[298] Delphi-Befragungen werden ferner zur Strukturierung unsicheren

---

297 Ein historischer Überblick zur Entwicklung der Methode findet sich bei Häder (2014) wie auch bei Häder & Häder (2000), bei Niederberger & Renn (2018, S. 7) und bei Ammon (2009). Die Vielfalt der Definitionen zeigen Häder & Häder auf (1998, S. 4–7; 2000, S. 12–13; 2019, S. 703–704). Delphi-Befragungen spielen im Gesundheitswesen eine zunehmende Rolle, insbesondere auch in der Entwicklung von Medizinischen Leitlinien (Behrens & Langer, 2016, S. 235; Häder, 2014, S. 78; Glattacker & Jäckel, 2011, S. 432; Kopp et al., 2002, S. 225).

298 Exemplarisch zum Beispiel die Studie von Rayner et al. (2011): »We used the Delphi method to assess expert opinion on screening for and treating depression in palliative care.« Morita et al. (2005) nutzten die Delphi-Methode zur Entwicklung einer klinischen Leitlinie zur

Wissens eingesetzt und sie werden als Methode betrachtet, um spezielle Fragestellungen zu bearbeiten und zu beurteilen (Niederberger & Renn, 2018, S. 7; Häder & Häder, 2019, 703–704; Häder, 2014, S. 19–21). Und: Delphi-Befragungen dienen zur Bildung eines Gruppenkonsens beziehungsweise einer größtmöglichen Übereinstimmung (Mayer, 2015, S. 147; Häder & Häder, 2019, S. 704).[299] So formulieren Niederberger & Renn pointierend (2018, S. 7): »Das Verfahren dient also zur Kalibrierung von pluralen Urteilen von Experten.« Zentrales Merkmal von Delphi-Befragungen sind die – u. a. durch immanente anonyme Feedback-Elemente[300] ausgelösten – Gruppenkommunikationsprozesse. Das spezifische Vorgehen, »in mehreren Wellen Expertenmeinungen zur Problemlösung zu nutzen und sich dabei eines anonymen Feedbacks zu bedienen« (Häder, 2014, S. 22; vgl. Häder & Häder, 2019, S. 702; Häder & Häder, 1998, S. 6; vgl. Niederberger & Renn, 2018, S. 11–12), repräsentiert die genuine Grundidee von Delphi-Befragungen (Mayer, 2015, S. 147). Übergreifend sind folgende Merkmale für Delphi-Befragungen charakteristisch (Niederberger & Renn, 2018, S. 24; Mayer, 2015; Häder, 2014; Häder & Häder, 2019; Häder & Häder, 1998, S. 10–11; Häder & Häder, 2000, S. 15–16; Ammon, 2009; Schulz & Renn, 2009) und nachfolgend leitend:

Palliativen Sedierung (»Development of a Clinical Guideline for Palliative Sedation«). Die Leitlinie impliziert insbesondere die Eckpunkte für eine fachlich korrekte Durchführung der Palliativen Sedierung (medical indications, confirmation of patient and family wishes, initiation of sedation, care after initiation of sedation). In Bezug auf die ethische Rechtfertigung formuliert die »Sedation Guideline Task Force« in der »Guideline« drei Forderungen: Intention, Principles of Autonomy, Principle of Proportionality (Morita et al., 2005, S. 719). Kangasniemi et al. (2016) nutzten die Delphi-Befragung zur Entwicklung von »ethical guidelines for nurses' collegiality«. »The Delphi method was used to seek expert perceptions and agreement on nurses' collegiality« (Kangasniemi et al., 2016).

299 Zum Beispiel die Studie von Kizawa et al. (2011). Sie nutzen die Delphi-Methode »to achieve the consensus« (S. 746). Zur Entwicklung von »guidelines« mithilfe der Delphi-Methode vgl. auch Morita et al. (2005; 2007) sowie die Studie von Downar et al. (2016). Auch bei der Entwicklung der »Leitlinie zur Palliativen Sedierungstherapie« der Österreichischen Palliativgesellschaft (Weixler et al., 2017; Weixler, 2018a) wurde der Expertenkonsens mittels eines vierstufigen Delphi-Prozesses erlangt. Ein weiteres Beispiel für einen erfolgten Konsensprozess (ein zunächst seitens der EAPC erstelltes Positionspapier wurde einem fünfstufigen Delphi-Verfahren unterzogen) ist das Weißbuch der European Association for Palliative Care (EAPC): »Euthanasie und ärztlich assistierter Suizid« (vgl. Radbruch et al., 2015; vgl. Radbruch et al., 2016, S. 104). (Der Originaltitel lautet: »Euthanasia and physician-assisted suicide: A white paper from the European Association for Palliative Care«; Radbruch et al., 2016).

300 Die Anonymität in dem Prozess der Meinungsbildung und Bewertung ist ein wesentliches Merkmal der Delphi-Methode. Im Vergleich zu den Fokusgruppen (offene Gruppendiskussion) hat diese Methode den Vorteil, »dass sie die Bildung einer Gruppenmeinung ermöglicht, während die Beeinflussung durch persönliche oder gruppendynamische Faktoren weitgehend ausgeschaltet wird« (Mayer, 2015, S. 148, S. 150; vgl. Häder, 2014, S. 62–63, S. 153; vgl. Häder & Häder, 2019, S. 705; vgl. Häder & Häder, 2000, S. 17–18; vgl. Häder & Häder, 1998, S. 21–22).

- Verwendung eines formalisierten Fragebogens
- Anonyme Befragung von Expertinnen und Experten (hier Mitarbeiter/innen stationärer Hospize) in mehreren Runden (hier: zwei Runden)
- Anonymität der Einzelantworten und der Teilnehmer/innen untereinander
- Ermittlung einer statistisch erfassbaren Gruppenantwort
- Information/Feedback an die Teilnehmer/innen über die zusammengefassten statistischen Gruppenantworten/Ergebnisse nach jeder Befragungsrunde/im Kontext der jeweils nachfolgenden Befragungsrunde, mit der Möglichkeit der Revision oder Bestätigung der eigenen Urteile und Bewertungen
- (mehrfache) Wiederholung der Befragung[301] – hierbei werden jeweils die in der vorausgehenden Erhebungsrunde erfassten Ergebnisse integriert und kontextualisiert (s. o.)
- Ermittlung eines Konsens/einer möglichst breiten Übereinstimmung
- Auswertung auf Basis deskriptiver Statistik (Niederberger & Renn, 2018, S. 24; Häder & Häder, 2019, 705)

Im vorliegenden Forschungsprojekt – mit dem Ziel der Entwicklung einer »Ethik-Leitlinie »Palliative Sedierung im stationären Hospiz« – steht die Konsensbildung im Fokus der Delphi-Befragung. Eine Ethik-Leitlinie, die sich an die Mitarbeiter/innen im hospizlichen Setting richtet, ihnen im hospizlichen Alltag als Orientierung und Unterstützung bei ethischen Fragestellungen in Bezug auf die Behandlungsoption Palliative Sedierung dienen soll, bedarf ergänzend zu den wissenschaftlich fundierten inhaltlichen Festlegungen und komplementierend zu den Erkenntnissen aus den Fokusgruppen einer dezidierten, umfassenden Rückmeldung seitens der Expertinnen und Experten aus der Praxis sowie einer möglichst breiten Konsentierung mit der Praxis.[302] Die Annäherung und Konsentierung der Eckpunkte der zu erstellenden Ethik-Leitlinie – hier insbesondere die Präzisierung zentraler Sachverhalte in Bezug auf die spezifische, wiederkehrende ethische Fragestellung – ist bestmöglich durch ein eindeutiges, konsentiertes Expertenurteil der befragten Hospizmitarbeiter/innen erreichbar. Delphi-Befragungen sind durch standardisierte Befragungen und die inhärente Rückkoppelung der Ergebnisse sowie die Wiederholung der Befragung in der Lage, zu einem »eindeutigen, quantifizierten Expertenurteil« zu führen (Ammon, 2009, S. 461). Die durch die Delphi-Methode initiierte Suche nach Annäherung an einen Konsens kann als partizipativer Ansatz charakteri-

---

301 Hierin besteht ein zentraler Unterschied zu anderen Formen der (Gruppen-)Befragung: die Ermittlung und Rückkoppelung von Erkenntnissen im Verlauf (1) und die Wiederholung der Befragung (2). Die Befragung wird so oft wiederholt, bis die angestrebte Konvergenz der Ergebnisse vorliegt.

302 Zur Kombination von Fokusgruppen und Delphi-Befragung vgl. Niederberger & Renn (2018, S. 25).

siert werden (Häder, 2014). Partizipation ist ferner ein wesentliches Kriterium an den Entwicklungsprozess einer Ethik-Leitlinie. So sollte die Entwicklung einer Ethik-Leitlinie bestenfalls deliberativ erfolgen und den »Prozess der Konsensbildung berücksichtigen« (Winkler, 2011, S. 231). Das heißt, es sind konsequent die Personen einzubeziehen, die nachfolgend mit der Ethik-Leitlinie ihre Entscheidungen abwägen und ethisch begründen sollen (Winkler et al., 2012a; Winkler et al., 2012b; Winkler, 2005; Neitzke et al., 2015; Riedel, 2014, S. 99–100; Riedel, 2016b; Riedel & Linde, 2018). Dieser Forderung kann über das Verfahren der Delphi-Befragung – zumindest in Bezug auf die Konsentierung der inhaltlichen und normativen Ausrichtung der Ethik-Leitlinie – Rechnung getragen werden. Es wird deutlich: Zur intendierten übergreifenden Konsensfindung beziehungsweise zur Annäherung an weitgehend konsentierte Gegenstände und Elemente der zu entwickelnden Ethik-Leitlinie ist die Methode der Delphi-Befragung angemessen. Denn so hat das »Konsens-Delphi« zum Ziel, ein möglichst hohes Maß an Konsens/Übereinstimmung bei den Teilnehmenden (hier: Expert/innen aus den stationären Hospizen) zu erlangen (Niederberger & Renn, 2018, S. 7; Häder & Häder, 2019, S. 704; Häder, 2014, S. 34, S. 37).

Bei Delphi-Befragungen zur Konsensbildung werden im Verlauf mehrerer standardisierter schriftlicher Befragungen und anonymisierter Feedbacks gezielt Gruppendiskussionsprozesse ausgelöst, die die Ergebnisse sukzessive – mit jeder weiteren Befragungsrunde – qualifizieren und verdichten. Über das anonyme Feedback zu der vorausgehenden Befragungsrunde werden bestehende Diskrepanzen in der Einschätzung wie auch ein erlangter Konsens in die nächste Befragungsrunde hinein vermittelt. Das heißt, das Feedback dient der Verbesserung und Spezifizierung der Expertenurteile in der Folgebefragung dadurch, dass es mit neuen/veränderten Fragestellungen kombiniert wird. Die strukturierte Form der Gruppendiskussion wird somit im Verlauf »modifiziert und vor allem kontrolliert« (Häder, 2014, S. 61); Letzteres insbesondere mit der Intention, die ermittelten Expertenmeinungen sukzessive zu qualifizieren und zu spezifizieren. Der jeweilige Gruppenentscheid wird bei dem quantitativen Vorgehen numerisch dargelegt und ermöglicht in der Folge ein gewisses Maß an Objektivierung und Nachvollziehbarkeit. Es wird somit eine standardisierte Bewertung des zu beurteilenden Sachverhaltes ermöglicht und von den Befragten eingefordert. »Im Idealfall identifiziert das Delphi-Verfahren die Bewertungen, die innerhalb der Expertengruppe konsensfähig sind oder einen Dissens begründen« (Schulz & Renn, 2009, S. 13; vgl. Niederberger & Renn, 2018, S. 7).

Die angestrebte Delphi-Befragung hat folgendes Erkenntnisinteresse beziehungsweise folgendes Ziel: Die partizipative Erlangung einer maximalen Annäherung an die zentralen Elemente und Eckpunkte der zu entwickelnden Ethik-Leitlinie »Palliative Sedierung im stationären Hospiz« und eine größtmögliche

Konsentierung des konstitutiven *Gegenstandes* der zu entwickelnden Ethik-Leitlinie, hier insbesondere die Identifikation des *wiederkehrenden ethischen Problems* wie auch des damit verbundenen *Wertekonfliktes* im Kontext der Behandlungsoption. Der angestrebte Konsens repräsentiert sich hierbei nicht in »richtigen« Antworten, sondern in einer nachweisbaren Stabilität der Urteile, die sich in der *maximalen Annäherung* hinsichtlich der zu bewertenden Items (in der zweiten Welle der Delphi-Befragung figuriert sich diese in »Rang 1«) offenbaren.

Zusammenfassend ergeben sich sechs Schritte – als weitere methodische Prozedur – hin zur Entwicklung der Ethik-Leitlinie:
1. Befragung der Expert/innen (hier Mitarbeiter/innen in stationären Hospizen) – erste Befragungswelle
2. Auswertung der ersten Befragungswelle
3. Rückkoppelung zentraler Ergebnisse, Durchführung der zweiten Befragungswelle
4. Auswertung der zweiten Befragungswelle
5. Explizieren der konsentierten Eckpunkte und Elemente für die Ethik-Leitlinie
6. Entwicklung der Ethik-Leitlinie

3.3.2 Gegenstand und Kriterien der Delphi-Befragung

Grundlegend für die inhaltliche Ausrichtung und Ausgestaltung der Delphi-Befragung sind die – im Rahmen der Fokusgruppen – identifizierten Elemente und erfassten Eckpunkte einer Ethik-Leitlinie »Palliative Sedierung im stationären Hospiz«. Die Ausrichtung der Fokusgruppen wie auch die Analyse der Ergebnisse orientierte sich bereits an den Zielen und geforderten Komponenten einer Ethik-Leitlinie (vgl. Neitzke et al., 2015; vgl. Jox, 2014):
– die Ethik-Leitlinie bezieht sich auf wiederkehrende ethische Fragestellungen
– die Ethik-Leitlinie bezieht sich auf die für die spezifische Situation ethisch relevanten Fragestellungen
– Gegenstand der Ethik-Leitlinie sind die betroffenen ethischen Werte
– die Ethik-Leitlinie bietet eine Orientierungshilfe und Systematik für die spezifische Entscheidungssituation in Bezug auf das wiederkehrende ethische Problem und den damit verbundenen Wertekonflikt

Bezug nehmend auf die Struktur der Ergebnisanalyse der Fokusgruppen lässt sich der Gegenstand der Delphi-Befragung wie folgt darlegen:
– Ethisch reflexionswürdige Dimensionen und Fragestellungen, die sich wiederkehrend in Bezug auf die Einleitung einer tiefen, kontinuierlichen Palliativen Sedierung als Behandlungsoption im Hospiz zeigen – im Sinne der

fachlich-hospizlichen und professionell-ethischen Dimension. Hierunter fallen die wiederkehrenden ethisch reflexionswürdigen Situationen, die wiederkehrenden ethischen Fragestellungen/die wiederkehrenden ethischen Probleme.

– Elemente und Gegenstände, die sich auf den Ethikfokus und die ethische Reflexion beziehen – im Sinne der professionell-ethischen Dimension wie auch im Sinne der individuell-ethischen Dimension. Hierunter fallen vorausgehende Fragestellungen, die die ethische Entscheidungsfindung tangieren und beeinflussen (Wertevorstellungen, beteiligte Werte, Werteorientierungen und Wertekonflikte).

– Bedeutsamkeit und Ziel einer Ethik-Leitlinie zur Behandlungsoption Palliative Sedierung – im Sinne der ethisch-systematisierenden Dimension (ethische Orientierungshilfe, Entscheidungs- und Handlungsorientierung).

Ziel der hiesigen Delphi-Befragungen ist die »Konsensbildung« (Häder & Häder, 2019, S. 704; Häder, 2014, S. 22) in Bezug auf die – im Rahmen der Fokusgruppen erfassten – zentralen Elemente, Eckpunkte und Gegenstände der zu entwickelnden Ethik-Leitlinie. Um diese zentralen Komponenten der Ethik-Leitlinie aus der Perspektive der Expertinnen und Experten (Mitarbeiter/innen aus stationären Hospizen) standardisiert bewerten und beurteilen zu können, bedarf es der differenzierten Operationalisierung der einzelnen Gegenstände und Elemente der Ethik-Leitlinie und der Konstituierung klarer, nachvollziehbarer und für das formulierte Erkenntnisinteresse stimmiger Kriterien der Bewertung und Beurteilung (Niederberger & Renn, 2018, S. 8–9). Häder (2014, S. 24) beschreibt den Schritt wie folgt: »Operationalisierung der allgemeinen Frage- beziehungsweise Problemstellung mit dem Ziel, konkrete Kriterien abzuleiten, die den Experten im Rahmen einer quantifizierenden Befragung für eine Beurteilung vorgelegt werden können.« Das heißt, es geht darum, Kriterien der Bewertung und Beurteilung, die Struktur und die inhaltliche Ausrichtung der Delphi-Befragung begründet klarzulegen. Zur Operationalisierung der Kriterien für die Bewertung einzelner Sachverhalte im Fragebogen erfolgt der Rückgriff auf die Kriterien des »Appraisal of Guidelines for Research & Evaluation (AGREE) Instrument«[303] (The AGREE Collaboration, 2002).[304] Das AGREE-Instrument dient der strukturierten Beurteilung der Qualität von Leitlinien. Wenngleich sich das Instrument insbesondere auf medizinische Leitlinien bezieht, sind einzelne Kriterien für die Bewertung der Eckpunkte und Elemente

---

303 Die Version in deutscher Sprache übersetzt das Instrument als ein »Instrument zur Qualitätsbeurteilung von Leitlinien« (The AGREE Collaboration, 2002).

304 Auch die Entwicklung der »Leitlinie zur Palliativen Sedierungstherapie« der Österreichischen Palliativgesellschaft (Weixler et al., 2017) orientiert sich am AGREE-2-Leitlinieninstrument.

einer Ethik-Leitlinie dienlich. Vergleichbare Gegenstände sind z. B. die Bewertung des Geltungsbereichs oder des Ziels (The AGREE Collaboration, 2002, ab S. 7; AGREE-II-Instrument, 2014, ab S. 23). Von besonderem Interesse im Rahmen der Entwicklung des Fragebogens sind insbesondere auch die Antwortskalen und deren Ausgestaltung. Zwischenzeitlich liegt neben der Originalversion in deutscher Sprache (2002) auch das AGREE-II-Instrument in deutscher Version vor (2014). Folgende – für das Vorhaben – zentrale Unterschiede weisen die beiden Versionen des Instrumentes auf:

1.) Die Varianz in Bezug auf die Likert-Skala

2.) Die Varianz in Bezug auf die inhaltliche Ausgestaltung der Items.

Zur ersten Varianz: Weist die erste Version (Originalversion in deutscher Sprache von 2002) eine vierstufige Likert-Skala auf (S. 5),

4. Antwortskala
Jede Stellungnahme wird mit Hilfe einer 4-Punkte-Skala eingestuft, die von 4 = "trifft uneingeschränkt zu" bis 1 _ "trifft überhaupt nicht zu" über zwei mittlere Werten: 3 = "trifft zu" und 2 = "trifft nicht zu" (keine Alternative – GO) reicht. Die Skala misst das Ausmaß, in dem ein Kriterium (Stellungnahme) erfüllt wurde.

so weist das AGREE-II-Instrument (Version in deutscher Sprache von 2014) eine siebenstufige Likert-Skala auf (S. 19).

Alle Items des AGREE-II-Instruments werden auf der folgenden 7-Punkte-Skala bewertet:

1 trifft überhaupt nicht zu	2	3	4	5	6	7 trifft vollständig zu

Aufgrund des Ziels, durch die Delphi-Befragungen eine möglichst große und eindeutige Annäherung in Bezug auf eine Aussage, in Bezug auf einen Aspekt zu erlangen, orientiert sich die Delphi-Befragung im hiesigen Projekt auf die vierstufige Likert-Skala der Originalversion (2002).

Zur zweiten Varianz: Hier geht es um begriffliche Veränderungen in Bezug auf die Bewertung der einzelnen Domänen. So wurde in der deutschen Originalversion (2002) vielfach der Begriff »spezifisch« verwendet (Beispiel von S. 7),

Geltungsbereich und Zweck

1. Das / die Gesamtziel (e) der Leitlinie wird / werden spezifisch beschrieben.

| Trifft uneinge-schränkt zu | 4 | 3 | 2 | 1 | Trifft überhaupt nicht zu |

der in der deutschen Version des AGREE-II-Instruments (2014, S. 23) hin zu dem Begriff »eindeutig« verändert wurde.

Geltungsbereich und Zweck						
1. Das / die Gesamtziel(e) der Leitlinie ist / sind eindeutig beschrieben.						
1 trifft überhaupt nicht zu	**2**	**3**	**4**	**5**	**6**	**7** trifft vollständig zu

In der Gegenüberstellung wird diese Veränderung nochmals deutlich (AGREE-II-Instrument, 2014, S. 7):

Tabelle 1: Vergleich der Items aus dem ersten AGREE-Instrument mit dem AGREE-II-Instrument

Items aus der ersten Fassung des AGREE-Instruments	Items aus AGREE II
Domäne 1. Geltungsbereich und Zweck	
1. Das / die Gesamtziel(e) der Leitlinie wird / werden spezifisch beschrieben.	Das / die Gesamtziel(e) der Leitlinie ist / sind eindeutig beschrieben.[a]

Aufgrund der begrifflichen Klarheit wird in der Delphi-Befragung zur Bewertung des Ziels der Ethik-Leitlinie »Palliative Sedierung im stationären Hospiz« der Begriff »eindeutig« gegenüber dem Begriff »spezifisch« präferiert.

Zur Operationalisierung der Kriterien für die Einzelfragen im Fragebogen erfolgt des Weiteren der Rückgriff auf Forschungsarbeiten, die ausgewählte Ethik-Policies/Ethik-Leitlinien/Ethik-Richtlinien analysieren und evaluieren (Frolic & Drolet, 2013; Winkler et al., 2012a; Winkler et al., 2012b; Strech & Schildmann, 2011; Bartels et al., 2005), auf Empfehlungen für die Diskussion eines Ethik-Leitlinienentwurfs (Neitzke et al., 2015) sowie auf Publikationen, die die Entwicklung und Implementierung einer Ethik-Leitlinie reflektieren (Jox, 2014; Jox & Borasio, 2011; Winkler, 2011). Dieser Rückgriff ermöglicht eine fundierte inhaltliche und strukturelle Orientierung für die Generierung relevanter Items wie auch für die Kriterien der Bewertung und Beurteilung (vgl. Riedel, 2014, S. 73–74). Die Anlehnung sichert zugleich die empirisch gestützte

Ausrichtung der Delphi-Befragung ab. Einschränkend hinsichtlich der Bezugnahme auf die oben genannten Untersuchungen ist zu konstatieren, dass nur eine der Studien den Fokus auf den »Ethikgehalt« legt, die anderen Studien primär den Prozess der Entwicklung und Implementierung untersuchen und reflektieren. Dennoch werden die zentralen Elemente, Ziele und Gegenstände einer Ethik-Leitlinie in den Studien wiederholt aufgegriffen, sodass diese der Konzeption des Fragebogens der Delphi-Befragung grundgelegt werden können. Nachfolgend werden die in der Literatur ausgeführten Kriterien tabellarisch dargelegt. Die Darstellung bezieht sich ausschließlich auf die erfassbaren (Struktur-)Kriterien, die in Bezug auf die zu entwickelnde Ethik-Leitlinie Palliative Sedierung im Rahmen einer quantitativen Delphi-Befragung standardisiert bewert- und beurteilbar sind und somit der angestrebten Delphi-Befragung grundgelegt werden können.[305] Der Rückbezug auf die (Prüf-)Kriterien und (Prüf-)Fragen der Studien sichert die inhaltsbezogene Ausrichtung des Fragebogens ab.[306] Grundlage der inhaltlichen Ausgestaltung und der Konkretion der zu bewertenden/konsentierenden Elemente beziehungsweise Eckpunkte bilden indes die Ergebnisse aus den Fokusgruppen. So wird nachfolgend zum Beispiel ganz allgemein von Werten und Wertekonflikten gesprochen. Welche Werte und Wertekonflikte sodann konkret Gegenstand der Bewertung und Konsentierung sind, eröffnet der Rückgriff auf die Auswertung der Fokusgruppe. Da sich die Kriterien zur Evaluation und Erstellung einer Ethik-Leitlinie in der Literatur wiederholen, treten nachfolgend die jeweils zugeordneten Fragestellungen mehrfach auf. Die Wiederkehr der Fragen kann als ein Indikator dafür stehen, welche Fragen in der Bewertung und Konsentierung der Elemente und Eckpunkte der zu entwickelnden Ethik-Leitlinie evident sind.

Grundgelegte Kriterien als Orientierung für die Ausgestaltung der Delphi-Befragung:

---

305 Die zur Orientierung dienenden Studien weisen z. T. ergänzend Prozess- und Ergebniskriterien aus (Frolic & Drolet, 2013; Winkler et al., 2012b), die nicht Gegenstand der hier geplanten Delphi-Studie sein können. Zu den Kriterien zur Evaluation von Leitlinien und Rahmenwerken vgl. Abarshi et al. (2014).

306 Die vielfach für die Evaluation herangezogenen Eckpunkte können auch bei der inhaltlichen Ausgestaltung einer theoriebasierten Ethik-Leitlinie rahmend wirken (Riedel, 2014). An dieser Stelle dienen die aktualisierten, ergänzten grundgelegten Kriterien der inhaltlichen Ausrichtung der Delphi-Befragung.

Literatur	Benannte Kriterien in der Literatur (direkt entnommen)	Übergreifende Kriterien, die konkreten Fragestellungen zur Bewertung und Beurteilung im Rahmen der Delphi-Befragung grundgelegt werden können[a]
Neitzke et al. (2015)	Wird der Gegenstandsbereich durch die Ethik-Leitlinie angemessen abgebildet und geklärt?	Ist das für die zu entwickelnde Ethik-Leitlinie formulierte Ziel verständlich? Ist der Gegenstandsbereich eindeutig beschrieben? (vgl. AGREE-II-Instrument, 2014) Runde 1: trifft uneingeschränkt zu – trifft zu – trifft nicht zu – trifft überhaupt nicht zu (vgl. The AGREE Collaboration, 2002) Runde 2: Bei Bedarf Anpassungen vornehmen trifft uneingeschränkt zu – trifft zu – trifft nicht zu – trifft überhaupt nicht zu (vgl. The AGREE Collaboration, 2002) Ist das für die zu entwickelnde Ethik-Leitlinie formulierte Ziel eindeutig? (vgl. AGREE-II-Instrument, 2014) Runde 1: trifft uneingeschränkt zu – trifft zu – trifft nicht zu – trifft überhaupt nicht zu (vgl. The AGREE Collaboration, 2002) Runde 2: Bei Bedarf Anpassungen vornehmen trifft uneingeschränkt zu – trifft zu – trifft nicht zu – trifft überhaupt nicht zu (vgl. The AGREE Collaboration, 2002) Ist die Zielgruppe der zu entwickelnden Ethik-Leitlinie eindeutig? (vgl. AGREE-II-Instrument, 2014) Runde 1: trifft uneingeschränkt zu – trifft zu – trifft nicht zu – trifft überhaupt nicht zu (vgl. The AGREE Collaboration, 2002) Runde 2: Bei Bedarf Anpassungen vornehmen trifft uneingeschränkt zu – trifft zu – trifft nicht zu – trifft überhaupt nicht zu (vgl. The AGREE Collaboration, 2002) Entspricht der im Rahmen der Fokusgruppen erfasste Wertekonflikt dem zentralen, wiederkehrenden ethischen Konflikt/dem zentralen wiederkehrenden ethischen Dilemma in Bezug auf die Behandlungsoption Palliative Sedierung im stationären Hospiz? Runde 1: trifft uneingeschränkt zu – trifft zu – trifft nicht zu – trifft überhaupt nicht zu (vgl. The AGREE Collaboration, 2002)

(Fortsetzung)

Literatur	Benannte Kriterien in der Literatur (direkt entnommen)	Übergreifende Kriterien, die konkreten Fragestellungen zur Bewertung und Beurteilung im Rahmen der Delphi-Befragung grundgelegt werden können[a]
		Runde 2: Rangfolgen bilden Repräsentieren die im Kontext des ethischen Dilemmas beteiligten Personen für Sie die zentralen Personen/die zentralen Beteiligten im Zusammenhang ethischer Probleme/ethischer Fragestellungen in Bezug auf die Behandlungsoption Palliative Sedierung im stationären Hospiz? Runde 1: trifft uneingeschränkt zu – trifft zu – trifft nicht zu – trifft überhaupt nicht zu (vgl. The AGREE Collaboration, 2002) Runde 2: Bei Bedarf Anpassungen vornehmen
Jox (2014)	»Orientierung für schwierige Entscheidungen« »Klärung ethischer Entscheidungskriterien«	Hierzu können im Rahmen der Delphi-Befragung keine Fragestellungen formuliert werden, da die hierzu notwendigen Elemente/Inhalte einer Ethik-Leitlinie nicht Gegenstand der Befragung sind. Entspricht der im Rahmen der Fokusgruppen erfasste Wertekonflikt dem zentralen, wiederkehrenden ethischen Konflikt/dem zentralen wiederkehrenden ethischen Dilemma in Bezug auf die Behandlungsoption Palliative Sedierung im stationären Hospiz? Runde 1: trifft uneingeschränkt zu – trifft zu – trifft nicht zu – trifft überhaupt nicht zu (vgl. The AGREE Collaboration, 2002) Runde 2: Rangfolgen bilden Welche der folgenden Werte leiten Sie, um eine ethisch begründete Entscheidung in Bezug auf die Behandlungsoption Palliative Sedierung zu treffen? Runde 1: Runde 1: trifft uneingeschränkt zu – trifft zu – trifft nicht zu – trifft überhaupt nicht zu (vgl. The AGREE Collaboration, 2002) Runde 2: Rangfolgen bilden

(Fortsetzung)

Literatur	Benannte Kriterien in der Literatur (direkt entnommen)	Übergreifende Kriterien, die konkreten Fragestellungen zur Bewertung und Beurteilung im Rahmen der Delphi-Befragung grundgelegt werden können[a]
	»ethische Brisanz«	Entspricht der im Rahmen der Fokusgruppen erfasste Wertekonflikt dem zentralen, wiederkehrenden ethischen Konflikt/dem zentralen wiederkehrenden ethischen Dilemma in Bezug auf die Behandlungsoption Palliative Sedierung im stationären Hospiz? Runde 1: trifft uneingeschränkt zu – trifft zu – trifft nicht zu – trifft überhaupt nicht zu (vgl. The AGREE Collaboration, 2002) Runde 2: Rangfolgen bilden Repräsentieren die im Kontext des ethischen Dilemmas beteiligten Personen für Sie die zentralen Personen/die zentralen Beteiligten im Zusammenhang ethischer Probleme/ethischer Fragestellungen in Bezug auf die Behandlungsoption Palliative Sedierung im stationären Hospiz? Runde 1: trifft uneingeschränkt zu – trifft zu – trifft nicht zu – trifft überhaupt nicht zu (vgl. The AGREE Collaboration, 2002) Runde 2: Bei Bedarf Anpassungen vornehmen Sind Pflegende und Gast/Patient im stationären Hospiz für Sie die beiden zentralen Personengruppen/die zentralen Beteiligten, in Bezug auf die ethischen Probleme/ethischen Fragestellungen im Zusammenhang der Palliativen Sedierung? Runde 1: trifft uneingeschränkt zu – trifft zu – trifft nicht zu – trifft überhaupt nicht zu (vgl. The AGREE Collaboration, 2002) Runde 2: Bei Bedarf Anpassungen vornehmen Sind unterschiedliche Positionen innerhalb des Pflegeteams im stationären Hospiz für Sie der Grund für ethische Probleme/ethische Fragestellungen im Zusammenhang der Palliativen Sedierung? Runde 1: trifft uneingeschränkt zu – trifft zu – trifft nicht zu – trifft überhaupt nicht zu (vgl. The AGREE Collaboration, 2002) Runde 2: Bei Bedarf Anpassungen vornehmen

(Fortsetzung)

Literatur	Benannte Kriterien in der Literatur (direkt entnommen)	Übergreifende Kriterien, die konkreten Fragestellungen zur Bewertung und Beurteilung im Rahmen der Delphi-Befragung grundgelegt werden können[a]
Winkler et al. (2012a, S. 221–234)	Reflexion und Meinungsbildung zu einem ethisch relevanten Themenbereich	Entspricht der im Rahmen der Fokusgruppen erfasste Wertekonflikt dem zentralen, wiederkehrenden ethischen Konflikt/dem zentralen wiederkehrenden ethischen Dilemma in Bezug auf die Behandlungsoption Palliative Sedierung im stationären Hospiz?
	Diskussionsgrundlage	Runde 1: trifft uneingeschränkt zu – trifft zu – trifft nicht zu – trifft überhaupt nicht zu (vgl. The AGREE Collaboration, 2002) Runde 2: Rangfolgen bilden Repräsentieren die im Kontext des ethischen Dilemmas beteiligten Personen für Sie die zentralen Personen/die zentralen Beteiligten im Zusammenhang ethischer Probleme/ethischer Fragestellungen in Bezug auf die Behandlungsoption? Palliative Sedierung im stationären Hospiz? Runde 1: trifft uneingeschränkt zu – trifft zu – trifft nicht zu – trifft überhaupt nicht zu (vgl. The AGREE Collaboration, 2002) Runde 2: Bei Bedarf Konstellationen verändern
	Werteorientierung/ Prinzipienorientierung	Welche der folgenden Werte leiten Sie, um eine ethisch begründete Entscheidung in Bezug auf die Behandlungsoption Palliative Sedierung zu treffen? Runde 1: Runde 1: trifft uneingeschränkt zu – trifft zu – trifft nicht zu – trifft überhaupt nicht zu (vgl. The AGREE Collaboration, 2002) Runde 2: Rangfolgen bilden Entspricht der im Rahmen der Fokusgruppen erfasste Wertekonflikt dem zentralen, wiederkehrenden ethischen Konflikt/dem zentralen wiederkehrenden ethischen Dilemma in

(Fortsetzung)

Literatur	Benannte Kriterien in der Literatur (direkt entnommen)	Übergreifende Kriterien, die konkreten Fragestellungen zur Bewertung und Beurteilung im Rahmen der Delphi-Befragung grundgelegt werden können[a]
	Kenntnisstand erhöhen, rechtliche und ethische Unsicherheit reduzieren	Bezug auf die Behandlungsoption Palliative Sedierung im stationären Hospiz? Runde 1: trifft uneingeschränkt zu – trifft zu – trifft nicht zu – trifft überhaupt nicht zu (vgl. The AGREE Collaboration, 2002) Runde 2: Rangfolgen bilden
	Für ethische Dimensionen sensibilisieren	Hierzu können im Rahmen der Delphi-Befragung keine Fragestellungen formuliert werden, da die hierzu notwendigen Elemente/Inhalte einer Ethik-Leitlinie nicht Gegenstand der Befragung sind.
	Beitrag zur Qualitätssicherung	
Winkler et al. (2012b, S. 1–5)	The decision model contributes substantive criteria for a systematic deliberation; it integrates the relevant arguments	

(Fortsetzung)

Literatur	Benannte Kriterien in der Literatur (direkt entnommen)	Übergreifende Kriterien, die konkreten Fragestellungen zur Bewertung und Beurteilung im Rahmen der Delphi-Befragung grundgelegt werden können[a]
	A defined process for conflict resolution Procedural approaches for conflict resolution Combine the relevant ethical arguments in a structured way (algorithm)	Hierzu können im Rahmen der Delphi-Befragung keine Fragestellungen formuliert werden, da die hierzu notwendigen Elemente/Inhalte nicht Gegenstand einer Ethik-Leitlinie nicht Gegenstand der Befragung sind.
Strech & Schildmann (2011, S. 390–396; Items of AGREE: S. 391)	The ethical question(s) covered by the guideline is (are) specifically described	Entspricht der im Rahmen der Fokusgruppen erfasste Wertekonflikt dem zentralen, wiederkehrenden ethischen Konflikt/dem zentralen wiederkehrenden ethischen Dilemma in Bezug auf die Behandlungsoption Palliative Sedierung im stationären Hospiz? Runde 1: trifft uneingeschränkt zu – trifft zu – trifft nicht zu – trifft überhaupt nicht zu (vgl. The AGREE Collaboration, 2002) Runde 2: Rangfolgen bilden Repräsentieren die im Kontext des ethischen Dilemmas beteiligten Personen für Sie die zentralen Personen/die zentralen Beteiligten im Zusammenhang ethischer Probleme/ethischer Fragestellungen in Bezug auf die Behandlungsoption Palliative Sedierung im stationären Hospiz? Runde 1: trifft uneingeschränkt zu – trifft zu – trifft nicht zu – trifft überhaupt nicht zu (vgl. The AGREE Collaboration, 2002) Runde 2: Bei Bedarf Konstellation verändern Welche der folgenden Werte leiten Sie, um eine ethisch begründete Entscheidung in Bezug auf die

(Fortsetzung)

Literatur	Benannte Kriterien in der Literatur (direkt entnommen)	Übergreifende Kriterien, die konkreten Fragestellungen zur Bewertung und Beurteilung im Rahmen der Delphi-Befragung grundgelegt werden können[a]
	The views and preferences of patients or other groups affected by the guideline have been sought	Behandlungsoption Palliative Sedierung zu treffen? Runde 1: trifft uneingeschränkt zu – trifft zu – trifft nicht zu – trifft überhaupt nicht zu (vgl. The AGREE Collaboration, 2002) Runde 2: Rangfolgen bilden Sind Pflegende und Gast/Patientin/Patient im stationären Hospiz für Sie die beiden zentralen Personengruppen/die zentralen Beteiligten, in Bezug auf die ethischen Probleme/ethischen Fragestellungen im Zusammenhang der Palliativen Sedierung? Runde 1: trifft uneingeschränkt zu – trifft zu – trifft nicht zu – trifft überhaupt nicht zu (vgl. The AGREE Collaboration, 2002) Runde 2: Bei Bedarf Konstellation anpassen Sind unterschiedliche Positionen innerhalb des Pflegeteams im stationären Hospiz für Sie der Grund für ethische Probleme/ethische Fragestellungen im Zusammenhang der Palliativen Sedierung? Runde 1: trifft uneingeschränkt zu – trifft zu – trifft nicht zu – trifft überhaupt nicht zu (vgl. The AGREE Collaboration, 2002) Runde 2: Rangfolgen bilden Ist das für die zu entwickelnde Ethik-Leitlinie formulierte Ziel verständlich? Runde 1: trifft uneingeschränkt zu – trifft zu – trifft nicht zu – trifft überhaupt nicht zu (vgl. The AGREE Collaboration, 2002) Runde 2: Bei Bedarf Anpassungen vornehmen trifft uneingeschränkt zu – trifft zu – trifft nicht zu – trifft überhaupt nicht zu (vgl. The AGREE Collaboration, 2002)

(Fortsetzung)

Literatur	Benannte Kriterien in der Literatur (direkt entnommen)	Übergreifende Kriterien, die konkreten Fragestellungen zur Bewertung und Beurteilung im Rahmen der Delphi-Befragung grundgelegt werden können[a]
	The overall objective(s) of the guideline is (are) specifically described	Ist das für die zu entwickelnde Ethik-Leitlinie formulierte Ziel eindeutig? Runde 1: trifft uneingeschränkt zu – trifft zu – trifft nicht zu – trifft überhaupt nicht zu (vgl. The AGREE Collaboration, 2002) Runde 2: Bei Bedarf Anpassungen vornehmen trifft uneingeschränkt zu – trifft zu – trifft nicht zu – trifft überhaupt nicht zu (vgl. The AGREE Collaboration, 2002)
	The target users of the guideline are clearly defined	Ist die Zielgruppe der zu entwickelnden Ethik-Leitlinie eindeutig? Runde 1: trifft uneingeschränkt zu – trifft zu – trifft nicht zu – trifft überhaupt nicht zu (vgl. The AGREE Collaboration, 2002) Runde 2: Bei Bedarf Anpassungen vornehmen trifft uneingeschränkt zu – trifft zu – trifft nicht zu – trifft überhaupt nicht zu (vgl. The AGREE Collaboration, 2002)
	The patients/other relevant groups to whom the guideline is meant to apply are specifically described	Hierzu können im Rahmen der Delphi-Befragung keine Fragestellungen formuliert werden, da die hierzu notwendigen Elemente/Inhalte einer Ethik-Leitlinie nicht Gegenstand der Befragung sind.
	The recommendations are specific and unambiguous	

(Fortsetzung)

Literatur	Benannte Kriterien in der Literatur (direkt entnommen)	Übergreifende Kriterien, die konkreten Fragestellungen zur Bewertung und Beurteilung im Rahmen der Delphi-Befragung grundgelegt werden können[a]
	Key recommendations are easily identifiable	
Bartels, et al. (2005, S. 203)	Klare Definition der Zielsetzung und der Zielgruppe	Ist das für die zu entwickelnde Ethik-Leitlinie formulierte Ziel verständlich? Runde 1: trifft uneingeschränkt zu – trifft zu – trifft nicht zu – trifft überhaupt nicht zu (vgl. The AGREE Collaboration, 2002) Runde 2: Bei Bedarf Anpassungen vornehmen trifft uneingeschränkt zu – trifft zu – trifft nicht zu – trifft überhaupt nicht zu (vgl. The AGREE Collaboration, 2002)
	Verdeutlichung der Notwendigkeit, jeden Einzelfall stets nach Kriterien zu entscheiden	Ist das für die zu entwickelnde Ethik-Leitlinie formulierte Ziel eindeutig? Runde 1: trifft uneingeschränkt zu – trifft zu – trifft nicht zu – trifft überhaupt nicht zu (vgl. The AGREE Collaboration, 2002) Runde 2: Bei Bedarf Anpassungen vornehmen trifft uneingeschränkt zu – trifft zu – trifft nicht zu – trifft überhaupt nicht zu (vgl. The AGREE Collaboration, 2002) Ist die Zielgruppe der zu entwickelnden Ethik-Leitlinie eindeutig? Runde 1: trifft uneingeschränkt zu – trifft zu – trifft nicht zu – trifft überhaupt nicht zu (vgl. The AGREE Collaboration, 2002) Runde 2: Bei Bedarf Anpassungen vornehmen trifft uneingeschränkt zu – trifft zu – trifft nicht zu – trifft überhaupt nicht zu (vgl. The AGREE Collaboration, 2002)

(Fortsetzung)

Literatur	Benannte Kriterien in der Literatur (direkt entnommen)	Übergreifende Kriterien, die konkreten Fragestellungen zur Bewertung und Beurteilung im Rahmen der Delphi-Befragung grundgelegt werden können[a]
	Klärung der Auslöser und Gründe für die Entwicklung	Entspricht der im Rahmen der Fokusgruppen erfasste Wertekonflikt dem zentralen wiederkehrenden ethischen Konflikt/dem zentralen wiederkehrenden ethischen Dilemma in Bezug auf die Behandlungsoption Palliative Sedierung im stationären Hospiz? Runde 1: trifft uneingeschränkt zu – trifft zu – trifft nicht zu – trifft überhaupt nicht zu (vgl. The AGREE Collaboration, 2002) Runde 2: Rangfolgen bilden
	Verdeutlichung der kontrovers diskutierten Aspekte	Repräsentieren die im Kontext des ethischen Dilemmas beteiligten Personen für Sie die zentralen Personen/die zentralen Beteiligten im Zusammenhang ethischer Probleme/ethischer Fragestellungen in Bezug auf die Behandlungsoption Palliative Sedierung im stationären Hospiz? Runde 1: trifft uneingeschränkt zu – trifft zu – trifft nicht zu – trifft überhaupt nicht zu (vgl. The AGREE Collaboration, 2002) Runde 2: Bei Bedarf Anpassungen vornehmen
	bzw. wie mit der Pluralität der Positionen umgegangen wird	Hierzu können im Rahmen der Delphi-Befragung keine Fragestellungen formuliert werden, da die hierzu notwendigen Elemente/Inhalte nicht Gegenstand der Befragung sind.
Jox & Borasio (2011)	»Orientierung für schwierige Entscheidungen«	Hierzu können im Rahmen der Delphi-Befragung keine Fragestellungen formuliert werden, da die hierzu notwendigen Elemente/ Inhalte einer Ethik-Leitlinie nicht Gegenstand der Befragung sind.

(Fortsetzung)

Literatur	Benannte Kriterien in der Literatur (direkt entnommen)	Übergreifende Kriterien, die konkreten Fragestellungen zur Bewertung und Beurteilung im Rahmen der Delphi-Befragung grundgelegt werden können[a]
Winkler (2011, S. 225)	»Es muss einen Prozess des Nachdenkens geben, der (…) die Verantwortung der Organisation (…) in den Blick nimmt«	Ist das für die zu entwickelnde Ethik-Leitlinie formulierte Ziel verständlich? Runde 1: trifft uneingeschränkt zu – trifft zu – trifft nicht zu – trifft überhaupt nicht zu (vgl. The AGREE Collaboration, 2002) Runde 2: Bei Bedarf Anpassungen vornehmen trifft uneingeschränkt zu – trifft zu – trifft nicht zu – trifft überhaupt nicht zu (vgl. The AGREE Collaboration, 2002) Ist das für die zu entwickelnde Ethik-Leitlinie formulierte Ziel eindeutig? Runde 1: trifft uneingeschränkt zu – trifft zu – trifft nicht zu – trifft überhaupt nicht zu (vgl. The AGREE Collaboration, 2002) Runde 2: Bei Bedarf Anpassungen vornehmen trifft uneingeschränkt zu – trifft zu – trifft nicht zu – trifft überhaupt nicht zu (vgl. The AGREE Collaboration, 2002) Ist die Zielgruppe der zu entwickelnden Ethik-Leitlinie eindeutig? Runde 1: trifft uneingeschränkt zu – trifft zu – trifft nicht zu – trifft überhaupt nicht zu (vgl. The AGREE Collaboration, 2002) Runde 2: Bei Bedarf Anpassungen vornehmen trifft uneingeschränkt zu – trifft zu – trifft nicht zu – trifft überhaupt nicht zu (vgl. The AGREE Collaboration, 2002)
Frolic & Drolet (2013, S. 98–103)	»Identify the Ethical Issue(s) raised by the Policy«: Does the policy involve a potentially controversial moral or social issue?	Mögliche Fragestellung für die Delphi-Befragung: Entspricht der im Rahmen der Fokusgruppen erfasste Wertekonflikt dem zentralen, wiederkehrenden ethischen Konflikt/dem zentralen wiederkehrenden ethischen Dilemma in Bezug auf die Behandlungsoption Palliative Sedierung im stationären Hospiz? Runde 1: trifft uneingeschränkt zu – trifft zu – trifft nicht zu – trifft überhaupt nicht zu (vgl. The AGREE Collaboration, 2002) Runde 2: Rangfolgen bilden[b]

(Fortsetzung)

Literatur	Benannte Kriterien in der Literatur (direkt entnommen)	Übergreifende Kriterien, die konkreten Fragestellungen zur Bewertung und Beurteilung im Rahmen der Delphi-Befragung grundgelegt werden können[a]
		Repräsentieren die im Kontext des ethischen Dilemmas beteiligten Personen/die zentralen Beteiligten im Zusammenhang ethischer Probleme/ethischer Fragestellungen in Bezug auf die Behandlungsoption Palliative Sedierung im stationären Hospiz? Runde 1: trifft uneingeschränkt zu – trifft zu – trifft nicht zu – trifft überhaupt nicht zu (vgl. The AGREE Collaboration, 2002) Runde 2: Konstellationen bei Bedarf ändern.
	Is there a clear statement of the relevant principles and values that underlie the policy?	Welche Bedeutung haben folgende Werte für Sie, um eine ethisch begründete Entscheidung in Bezug auf die Behandlungsoption Palliative Sedierung zu treffen (Mehrfachnennungen möglich)? Runde 1: von großer Bedeutung – von Bedeutung – zumeist ohne Bedeutung – ohne Bedeutung Runde 2: Rangfolge bilden
	Goal of the Policy	Runde 1: Ist das für die zu entwickelnde Ethik-Leitlinie formulierte Ziel verständlich? trifft uneingeschränkt zu – trifft zu – trifft nicht zu – trifft überhaupt nicht zu (vgl. The AGREE Collaboration, 2002) Ist das für die zu entwickelnde Ethik-Leitlinie formulierte Ziel eindeutig? trifft uneingeschränkt zu – trifft zu – trifft nicht zu – trifft überhaupt nicht zu (vgl. The AGREE Collaboration, 2002) Runde 2: Bei Bedarf veränderte Formulierungen Erneute Nachfrage: trifft uneingeschränkt zu – trifft zu – trifft nicht zu – trifft überhaupt nicht zu (vgl. The AGREE Collaboration, 2002)

(Fortsetzung)

Literatur	Benannte Kriterien in der Literatur (direkt entnommen)	Übergreifende Kriterien, die konkreten Fragestellungen zur Bewertung und Beurteilung im Rahmen der Delphi-Befragung grundgelegt werden können[a]
	Does the policy consider the interests of all affected parties?	Sind die Pflegenden und Gast/Patientin/Patient im stationären Hospiz für Sie die beiden zentralen Personengruppen/die zentralen Beteiligten, in Bezug auf die ethischen Probleme/ethischen Fragestellungen im Zusammenhang der Palliativen Sedierung? Runde 1: trifft uneingeschränkt zu – trifft zu – trifft nicht zu – trifft überhaupt nicht zu (vgl. The AGREE Collaboration, 2002) Sind unterschiedliche Positionen innerhalb des Pflegeteams im stationären Hospiz für Sie der Grund für ethische Probleme/ethische Fragestellungen im Zusammenhang der Palliativen Sedierung? Runde 1: trifft uneingeschränkt zu – trifft zu – trifft nicht zu – trifft überhaupt nicht zu (vgl. The AGREE Collaboration, 2002) Runde 2: Rangfolgen bilden
	Could the policy trigger moral distress and/or conflict amongst staff/patients/families? Are the policy statements and procedures clear? What is the potential »good« or the potential »harm« inherent in this po-	Hierzu können im Rahmen der Delphi-Befragung keine Fragestellungen formuliert werden, da die hierzu notwendigen Elemente/Inhalte einer Ethik-Leitlinie nicht Gegenstand der Befragung sind.

(Fortsetzung)

Literatur	Benannte Kriterien in der Literatur (direkt entnommen)	Übergreifende Kriterien, die konkreten Fragestellungen zur Bewertung und Beurteilung im Rahmen der Delphi-Befragung grundgelegt werden können[a]
	licy for various stakeholders (including the potential for moral distress)	

Tabelle 8: Orientierende und grundgelegte Kriterien

[a] Nicht alle der genannten Kriterien können Gegenstand der Delphi-Befragung sein, da diese sich ausschließlich auf die in den Fokusgruppen generierten Elemente und Eckpunkte bezieht. Somit werden nicht zu allen Kriterien Fragestellungen formuliert.

[b] Bei den geplanten Rangfolgen handelt es sich um die Aufforderung an die Befragten, die vorgegebenen Items einer Fragestellung in eine bestimmte Reihenfolge zu bringen (Mayer, 2015, S. 200).

Die dargelegten – wiederkehrenden – Kriterien formieren zum einen den relevanten Gegenstand der Delphi-Befragungen, da sie die Ausgestaltung und Konzeptualisierung einer Ethik-Leitlinie konstituieren, zum anderen konkretisieren sie die inhaltliche Ausrichtung der Befragung. Die Kriterien bilden somit die Grundlage für die Selektion der notwendigen Elemente und Eckpunkte, deren Bewertung und Beurteilung im Rahmen der Delphi-Befragung bedeutsam sind. Zusammenfassend können vier Kategorien gefasst werden, die es zu konsentieren gilt:

– Das klar definierte Ziel, die eindeutige Zielsetzung und die Zielgruppe der Ethik-Leitlinie
– Die definitorische Grundlegung (der Gegenstandsbereich der Ethik-Leitlinie): Palliative Sedierung im stationären Hospiz[307]
– Die kontrovers diskutierten ethischen Aspekte in Bezug auf die Einleitung einer Palliativen Sedierung im Hospiz (die ethisch reflexionswürdigen Fragestellungen, das ethische Problem)
– Die ethischen Entscheidungskriterien im Rahmen der mit der Ethik-Leitlinie intendierten ethischen Reflexion (die Werte und Werteorientierung[308] und der Wertekonflikt)

Richtungsweisend hinsichtlich der Bestimmung der jeweiligen Elemente und Eckpunkte, leitend in Bezug auf die inhaltliche Ausgestaltung und die Gesamtkonzeption der schriftlichen Befragung ist ferner das Ziel der Delphi-Befragung. So geht es darum, die im Rahmen der Fokusgruppe erfassten Elemente und Eckpunkte zum Thema Palliative Sedierung im Hospiz in dem Fragebogen in der Form zu operationalisieren, dass diese aus der Perspektive der befragten Expertinnen und Experten der beteiligten Hospize entsprechend schriftlich bewertet, beurteilt und konsentiert werden können (Niederberger & Renn, 2018, S. 8–9).[309]

Mit diesen theoretischen Bezugspunkten liegt eine umfassende Grundlage vor, um die Bewertungs- und Beurteilungskriterien im Fragebogen – unter Rückbezug auf die erfassten Ergebnisse aus den Fokusgruppen – zu identifizieren und schließlich zu operationalisieren. Diese Kombination repräsentiert

---

307 Auf die Bedeutsamkeit einer klaren definitorischen Grundlegung von Palliativer Sedierung verweist die Studie von Patel et al. (2012), die sich auf eine Befragung von Pflegenden bezieht (Fokusgruppen), wie auch die Studie von Schildmann et al. (2018).
308 Auf die Signifikanz, im Kontext der Palliativen Sedierung konsequent die involvierten Werte und Werteorientierungen zu bedenken, verweisen u. a. auch Kassim & Alias (2015).
309 Die Bewertung und Beurteilung dahingehend, inwieweit die entwickelte Ethik-Leitlinie handlungsleitend für das hospizliche Setting ist, bedarf einer weiteren Überprüfung im Kontext der Anwendung – zum Beispiel im Rückgriff auf die anerkannten Kriterien einer Face-Validierung/Augenscheinvalidierung beziehungsweise im Rückgriff auf die in der oben stehenden Tabelle ausgeführten Kriterien der summativen Evaluation.

die Intention, das formulierte Erkenntnissinteresse/ das Ziel der Delphi-Befragung zu erreichen: die partizipative Erlangung einer maximalen Annäherung an die zentralen Elemente und Eckpunkte der zu entwickelnden Ethik-Leitlinie »Palliative Sedierung im stationären Hospiz« und eine größtmögliche Konsentierung des konstitutiven *Gegenstandes* der zu entwickelnden Ethik-Leitlinie, hier insbesondere die Identifikation des *wiederkehrenden ethischen Problems* wie auch des damit verbundenen *Wertekonfliktes* im Kontext der Behandlungsoption. Die nächsten Planungs- und Entwicklungsschritte der Delphi-Befragung sind demzufolge die konkrete Entwicklung des Fragebogens sowie die Konzeption der ersten Befragungsrunde. Die nachfolgenden Ausführungen orientieren sich am Vorgehen des »klassischen Delphi-Designs« (Häder & Häder, 2019, S. 702; Häder, 2014, S. 24–25; vgl. Niederberger & Renn, 2018, S. 8–18; vgl. Stewart & Shamdasani, 2015, S. 170–171) und leiten das weitere Vorgehen:

- »Ausarbeiten des standardisierten Fragebogens« – zentral ist die Verwendung eines formalisierten Fragebogens
- »Aufarbeitung der Befragungsergebnisse« – es geht um die Ermittlung einer statistischen Gruppenantwort auf der Basis der pluralen Urteile der Expertinnen und Experten
- »Wiederholung der Befragung auf der Grundlage der von den Experten über diese Rückinformation gewonnenen (neuen) Erkenntnisse bis zum Erreichen eines vorher festgelegten Abbruchkriteriums« – charakteristisch ist eine (mehrfache) Wiederholung der Befragung

Die Konstruktion des formalisierten Fragebogens erfolgt nach den identischen Kriterien, die der Entwicklung jedes Fragebogens in der empirischen Sozialforschung grundgelegt werden.

3.3.3 Entwicklung des Fragebogens und Eckpunkte der Befragung (Runde 1)

Der »Konsens-Delphi« hat das Ziel, ein möglichst hohes Maß an Konsens/ Übereinstimmung bei den Teilnehmenden zu schaffen (Häder & Häder, 2019, S. 704; Häder, 2014, S. 34, S. 37). Dieses Ziel im Blick werden im Verlauf der Delphi-Befragung – durch standardisierte schriftliche Befragungen und anonymisiertes Feedback – Gruppendiskussionsprozesse ausgelöst, die die Ergebnisse sukzessive qualifizieren. Die Befragung ist quantitativ angelegt und es erfolgt eine standardisierte Bewertung des zu beurteilenden Sachverhaltes (Niederberger & Renn, 2018, S. 8; Häder & Häder, 2019, S. 705). Hierfür ist eine weitgehende Operationalisierung der Fragestellungen zu erarbeiten. Das heißt: Im folgenden Schritt geht es darum, den Fragebogen so zu entwickeln, dass die jeweiligen Elemente der Ethik-Leitlinie seitens der Expertinnen und Experten systematisch, eindeutig und präzise bewertet beziehungsweise beurteilt werden können. In der Delphi-Befragung geht es nicht darum, neue Aspekte zu erheben. Der Grad der Strukturiertheit kann demgemäß sehr hoch sein. In Bezug auf die zu bewertenden Eckpunkte und Elemente dominieren somit geschlossene Fragen (Niederberger & Renn, 2018, S. 8; Häder & Häder, 2019, S. 705; Häder, 2014, S. 131). Der Sachverhalt soll einerseits daraufhin bewertet werden, ob es bestimmte Prioritäten gibt, und andererseits dahingehend bewertet und beurteilt werden, inwieweit eine Zustimmung beziehungsweise eine Übereinstimmung mit den Gegebenheiten der praktizierten und erlebten hospizlichen Praxis besteht. Offene Fragen soll es indes nur auf einem beigefügten Blatt geben, um eine übergreifende Stellungnahme, um Hinweise oder Kommentare zu ermöglichen (Niederberger & Renn, 2018, S. 8). Das heißt, Ziel der quantitativen Befragung sind möglichst eindeutige und klare Positionierungen, präzise Einschätzungen und bewertbare Rückmeldungen. Durch die sukzessive Verdichtung der Items und durch eine zweite Befragungsrunde wird eine Annäherung der Bewertungen angestrebt, »so dass am Ende konsensfähige (Teil-)Ergebnisse erreicht werden und dissent bleibende Ergebnisse festgehalten werden können« (Ammon, 2009, S. 467).

Der Fragebogen für die erste Befragungswelle greift bezüglich seiner inhaltlichen und formalen Ausgestaltung die zuvor konturierten Strukturelemente und Rahmungen auf. Zusammenfassend ergibt sich die folgende Gesamtstruktur:

1. Übergreifende, hinführende Fragestellung – Ethik-Leitlinie als Instrument
2. Zielsetzung und Zielgruppe der Ethik-Leitlinie »Palliative Sedierung im stationären Hospiz«[310]
3. Gegenstand der Ethik-Leitlinie: Einleitung einer tiefen, kontinuierlichen Sedierung[311]
4. Ethisch reflexionswürdige Dimensionen und Aspekte, die sich in Bezug auf die Einleitung einer Palliativen Sedierung als Behandlungsoption im Hospiz zeigen – im Sinne der fachlich-hospizlichen und professionell-ethischen Dimension (wiederkehrende Fragestellungen)
5. Ethisch reflexionswürdige Dimensionen und Aspekte, die sich in Bezug auf die Einleitung einer Palliativen Sedierung als Behandlungsoption im Hospiz

---

310 Basierend auf der Auswertung der Fokusgruppen wurde bereits eine Zielbeschreibung für die Ethik-Leitlinie formuliert, die an dieser Stelle aufgegriffen wird und im Rahmen des Delphi-Prozesses konsentiert wird.

311 Basierend auf der literatur- und studienbasierten Auseinandersetzung erfolgte bereits eine definitorische Konturierung von Palliativer Sedierung die an dieser Stelle aufgegriffen wird, um der Befragung ein leitendes, fundiertes Verständnis der Behandlungsoption im stationären Hospiz voranzustellen, das zugleich der Ethik-Leitlinie grundgelegt wird.

zeigen – im Sinne der individuell-ethischen und gesellschaftlich-ethischen Dimension (Werte und Werteorientierungen)

6. Ethikfokus – der Wertekonflikt

7. Bedeutsamkeit einer Ethik-Leitlinie für die Entscheidungen im stationären Hospiz – im Sinne der ethisch-systematisierenden Dimension (ethische Orientierungshilfe, Entscheidungs- und Handlungsorientierung)

Die Fragen selbst werden im Fragebogen so formuliert, dass für die Befragten eine möglichst eindeutige Bewertung des jeweiligen Bezugspunktes möglich ist. Für die Befragung wurde hierzu sowohl ein dichotomes Antwortformat gewählt (Ja/Nein), um eine klare Bewertung und Rückmeldung zu erlangen, als auch eine vierstufige Likert-Skala vorgegeben[312], um Tendenzen zu erfassen. Somit sind folgende Antwortoptionen möglich:

a. Ja ⟵⟶ Nein – Ziel: eindeutige Positionierung
b. trifft uneingeschränkt zu (1)/trifft zu (2) ⟵⟶ trifft nicht zu (3)/trifft überhaupt nicht zu (4)[313] – Ziel: Bedeutsamkeit erfassen
c. immer (1)/häufig (2) ⟵⟶ selten (3)/nie (4) – Ziel: Häufigkeiten/Wiederkehrendes erfassen

Der Grad des Konsenses ist *im Vorfeld* der Delphi-Befragung festzulegen, um nach Erlangen der Ergebnisse diesen nicht mehr (willkürlich) zu verändern. Die Festlegung im Vorfeld verhindert dadurch die Gefahr der Einflussnahme auf die Ergebnisse beim Vorliegen der Auswertung. Diese Vorabfestlegung ist ferner bedeutsam, um im Rahmen der Auswertung sodann den jeweiligen Grad des Konsenses eindeutig bestimmen und transparent darlegen zu können. Dies wiederum ist grundlegend dafür, nachvollziehbare Folgerungen für die weitere Befragungsrunde treffen zu können (Niederberger & Renn, 2018, S. 10; Mayer, 2015, S. 150; Häder, 2014, S. 124). Leider liegen in der einschlägigen Literatur keine konkreten Empfehlungen zur Festlegung dieser Werte vor. Die erfolgte Festlegung im Vorfeld orientiert sich somit ausschließlich an dem Ziel, eine größtmögliche Annäherung der Ergebnisse abzubilden sowie eine Reduktion der Fragestellungen in der zweiten Befragungswelle zu erlangen. Das heißt in Bezug auf die hiesige Delphi-Befragung, die Ausrichtung mit einer klaren Tendenz zu der Antwortkategorie »trifft zu« beziehungsweise zu der Antwortkategorie »häufig«. Der Konsens wird somit quantitativ mithilfe statistischer Methoden bestimmt und anhand bestimmter Werte (hier: dem Mittelwert als Maß

---

312 Vgl. hierzu auch die Empfehlungen im AGREE-Instrument (The AGREE Collaboration, 2002, S. 5).

313 Antwortskala aus dem AGREE-Instrument, die bewusst mehrfach eingesetzt wird (The AGREE Collaboration, 2002, S. 5).

der zentralen Tendenz und der Standardabweichung als Streuungsmaß) kon-kretisiert. Mit der Festlegung dieser Werte im Vorfeld der ersten Welle der Delphi-Befragung wird bereits an dieser Stelle fixiert, welche Items oder gar welche Fragestellungen in der zweiten Befragungswelle ausscheiden bezie-hungsweise in die zweite Befragungswelle erneut einbezogen werden. Nachfol-gend werden die beiden Werte beschrieben und festgesetzt.

Der Mittelwert beschreibt in der Statistik ganz allgemein den statistischen Durchschnittswert. Der Mittelwert wird dadurch gebildet, dass den vier Ab-stufungen der Ordinalskalen Zahlenwerte zugewiesen werden (van der Donk et al., 2014, S. 255; Müller, 2011, S. 24). Das heißt, der jeweiligen Antwort (z. B. »trifft uneingeschränkt zu«) wird eine Zahlenangabe/ein Zahlenwert zugewie-sen (zum Beispiel 1). Bei der jeweils gewählten Vier-Punkte-Skala stehen die vier Punkte für die Zahlen 1, 2, 3 und 4. Dabei wird der größtmöglichen Zustimmung (»trifft uneingeschränkt zu« beziehungsweise »immer«) der niedrigste Zah-lenwert zugeordnet (die 1) und der fehlenden Zustimmung (»trifft überhaupt nicht zu« beziehungsweise »nie«) der höchste Zahlenwert zugewiesen (die 4). Weil die Antworten der Befragten somit in Zahlen ausgedrückt werden können, lassen sich die angestrebten Berechnungen des Mittelwertes anstellen (als ein Maß der zentralen Tendenz). Ein weiterer wichtiger Wert, um eine Annäherung der erfolgten Einzelaussagen abzulesen, ist die Standardabweichung (Müller, 2011, S. 28). Die Standardabweichung beschreibt in der Statistik die Streubreite der Werte beziehungsweise die Verteilung der Werte eines Merkmals rund um dessen Mittelwert. Das heißt, hier geht es darum zu erfassen, wie breit sich das Feld der Aussagen um den Mittelwert herum streut – oder anders formuliert, wie groß die Entfernung aller erfassten Ausprägungen einer Aussage vom jeweiligen Durchschnitt ist beziehungsweise wo die meisten Werte zu finden sind und wie weit sie vom Mittelwert abweichen. Die Standardabweichung ist demnach die durchschnittliche Entfernung aller gemessenen Ausprägungen einer Antwort vom Durchschnitt. Im Rahmen der Delphi-Befragung ist insbesondere die möglichst geringe Streubreite von Interesse, um dadurch die größtmögliche Annäherung der Bewertungen und Einschätzungen der Expertinnen und Ex-perten zu erschließen. Größere Abweichungen beziehungsweise sogar Ausreißer müssen identifiziert werden, sie werden indes in der zweiten Befragungswelle nicht mehr aufgegriffen. Das heißt, im Rahmen dieser Studie wird ein Kon-sensgrad anhand eines festgelegten Mittelwertes (mw) und anhand einer fest-gelegten Standardabweichung (s) konkretisiert und fixiert. Das heißt auch, eine erste Annäherung im Rahmen der Bewertungen und Einschätzungen der Ex-pertinnen und Experten in der ersten Befragungswelle wird quantitativ mithilfe einer statistischen Methode bestimmt.[314]

---

314 Vgl. hierzu auch Niederberger & Renn (2018, S. 11–18).

Für die erste Welle der Delphi-Befragung wird hinsichtlich der Einstufung des erreichten Grads an Konsens der Mittelwert (mw) $\leq$ 1,7 festgelegt. Anders formuliert heißt das, dass auf der vierstufigen Likert-Skala eine Aussage/Einschätzung/Bewertung der Expertinnen und Experten einem Mittelwert/ mw $\leq$ 1,7 entsprechen muss, um in der zweiten Befragungswelle erneut aufgegriffen und weiter konsentiert zu werden. Die Antwortoptionen betrachtend repräsentiert sich der Mittelwert als sogenannter Lageparameter. Die Auswertung betreffend würde sich bei dem festgelegten Mittelwert zeigen, dass sich die größte Anzahl der Angaben zwischen den Antwortmöglichkeiten »trifft uneingeschränkt zu« oder »trifft zu« (als Tendenz für die Zustimmung) beziehungsweise zwischen »immer« oder »häufig« (als Tendenz für die Häufigkeit) findet. Somit ist eine klare Annäherung, eine erste Tendenz zum Konsens erfassbar. Für den Wert der Standardabweichung (s) wird der Wert s $\leq$ 0,8 festgelegt[315], um eine allzu große Streuung der Antwortkategorien auszuschließen, das heißt, um die Streubreite um den Mittelwert einzugrenzen. Es wird demnach *kein Konsens* erreicht, wenn die Bewertungen bei einem Mittelwert mw $>$ 1,7 und einer Standardabweichung s $>$ 0,8 liegen. Mittelwert und Standardabweichung sind sodann die leitenden Orientierungswerte für die Auswahl der Items und Fragestellungen, die in der zweiten Befragungswelle erneut aufgegriffen werden beziehungsweise in der ersten Befragungswelle bereits konsentiert sind. Sie sind die Grundlage für die Verdichtung der Ergebnisse (insbesondere Zustimmung zu einer Aussage und Häufigkeit einer Angabe), für eine weitere Annäherung und Konsentierung der Eckpunkte und Elemente für die angestrebte Ethik-Leitlinie »Palliative Sedierung im stationären Hospiz«. Das heißt konkret, in der zweiten Befragungswelle ist es möglich, Aussagen mit einem Mittelwert von mw $\leq$ 1,7 und einer Standardabweichung s $\leq$ 0,8 erneut und dezidiert begründet einzuschließen, da deren Gegenstand beziehungsweise auch deren Aussagen – aus der Perspektive der Expertinnen und Experten – als *bedeutsam* beziehungsweise als *wiederkehrend* charakterisiert wurden.

Der Fragebogen richtet sich ausschließlich an Expertinnen und Experten (Mitarbeiter/innen des multiprofessionellen Teams stationärer Hospize). Somit kann von der Kenntnis kontext- und inhaltsbezogener Fachtermini ausgegangen werden (z. B. hinsichtlich des Begriffs/der Behandlungsoption »Palliative Sedierung«). Indes kann nicht davon ausgegangen werden, dass allen Teilnehmenden der Befragung bekannt ist, was eine Ethik-Leitlinie ist, was deren Besonderheit begründet – zum Beispiel in Abgrenzung zu anderen im stationären Hospiz etablierten (S3-)Leitlinien oder auch in Abgrenzung zu (Experten-)Standards – und was den Nutzen einer Ethik-Leitlinie in Bezug auf die hospizliche Praxis markiert. Entsprechend ist dem Fragebogen einführend eine

---

315 s = 0, wenn alle Werte/Aussagen identisch sind.

aussagekräftige, schnell erfassbare Definition grundzulegen, um die Anknüpfung zum Kontext der Befragung und zur Ausrichtung der angestrebten Konsentierung klarzulegen und abzusichern.

Ferner sind in Bezug auf die Befragung die Multiprofessionalität und der Qualifikationsmix im Blick. Die Hospize haben die Möglichkeit, den Fragebogen als Einzelpersonen, als Tandem oder im Team auszufüllen. Die Zeitdauer der standardisierten Befragung sollte für Einzelpersonen 30 Minuten nicht überschreiten. Wird der Fragebogen indes im Tandem oder Team ausgefüllt, kann sich durch die ausgelösten und durchaus intendierten Diskussionen der zeitliche Umfang erhöhen. Die Anonymität der Auswertung und die Vertraulichkeit im Umgang mit den erfassten Daten werden im Anschreiben zum Fragebogen schriftlich zugesichert. Ebenfalls wird der Kontext der Befragung im Rahmen der Gesamtstudie klargelegt. Das Prinzip der Freiwilligkeit wird mehrfach herausgestellt. So wird auf die Freiwilligkeit der Befragungsteilnahme im Rahmen der parallel versendeten Information explizit hingewiesen. Ergänzend ist nochmals auf jedem Fragebogen der Hinweis auf die Freiwilligkeit der Teilnahme formuliert. Die Befragung wird bewusst auf konventionelle Weise durchgeführt, die Fragebögen werden postalisch an die Hospize versendet. Hintergrund hierfür ist die Vermutung, dass auf diese Weise die komplexe und vielfach neue Thematik besser transportiert werden kann. Zugleich ist damit die Hoffnung verbunden, dass so eine höhere Rücklaufquote abgesichert wird. Neben den Delphi-Fragebögen und den jeweils dazugehörigen Umschlägen enthält der Versand an die Hospize jeweils ein persönliches Anschreiben mit Erläuterungen, näheren Hinweisen und Darlegungen zum Hintergrund und zum Ablauf der Delphi-Befragung sowie ein frankiertes und adressiertes Rückkuvert, in dem alle Einzelumschläge gesammelt zurückgesendet werden können.

Zusammenfassend enthält die erste Befragungswelle die folgenden Elemente:

1. Anschreiben
   a. Hinweise zur Freiwilligkeit und Anonymität, zum Aufbau und Ausfüllen des Fragebogens
   b. Kurze Erläuterung zur Methode »Delphi-Befragung« (Was ist das Besondere der Methode?)
   c. Wichtige definitorische Grundlegungen zum Instrument »Ethik-Leitlinie« (Was ist, was will, was kann eine Ethik-Leitlinie?)

1. Fragebogen
   a. Definitorische Grundlegung dessen, was unter Palliativer Sedierung im stationären Hospiz verstanden wird (Gegenstand der Ethik-Leitlinie)

b. Übergreifende Fragestellungen zur bisherigen Nutzung/zum Bekanntheitsgrad von Ethik-Leitlinien in der hospizlichen Praxis (Punkt 1) (Bezugnahme zur gelebten Praxis)

c. Fragestellungen zu den Dimensionen und den zentralen, jeweils inhärenten Perspektiven im Kontext der Einleitung einer Palliativen Sedierung als Behandlungsoption im Hospiz
   – Fragestellungen in Bezug auf die fachlich-hospizliche Dimension – professionelle Perspektive (Punkt 2)
      – Zeitpunkt für die Einleitung der palliativen Sedierung
      – Letzte Behandlungsoption – Therapierefraktärität – unerträgliches Leiden
      – Konsens mit Gast/Patientin/Patient
      – Konsens mit An-/Zugehörigen
      – Konsens im Team
      – Umfassende Aufklärung – insbesondere hinsichtlich der Konsequenzen
      – Klarheit über die Tiefe der Sedierung
      – Klarheit über das Ziel der Sedierung
   – Fragestellungen in Bezug auf die professionell-ethische Dimension – professionelle Perspektive (Punkt 3)
      – Leiden als individuelle Erfahrung – Perspektive auf das Leid(en)
      – Thema Handlungsfolgen (z. B. Einstellung der Ernährung, der Flüssigkeitszufuhr)
      – Negative Nebenfolgen (z. B. Verlust/Reduktion der Interaktion, der Kommunikation, der Teilhabe)
      – Negative Nebenfolgen (Beschleunigung des Sterbeprozesses)
      – Negative Nebenfolgen (Zustände paradoxer Agitiertheit)
      – Werteorientierung: Fürsorge, Verantwortung, Respekt der Vorstellungen und Wünsche der Gäste/Patientinnen/Patienten, Würde, Respekt vor der Autonomie der Gäste/Patientinnen/Patienten, Lebensqualität der Gäste/Patientinnen/Patienten, Selbstfürsorge
   – Fragestellungen in Bezug auf die individuell-ethische und gesellschaftlich-ethische Dimension – Perspektive Gast/Patientin/Patient sowie An- und Zugehörige (Punkt 4)[316]

---

316 Obgleich die Angehörigen gemäß den Fokusgruppen nicht primär Gegenstand der wiederkehrenden ethischen Konflikte waren beziehungsweise dort nicht im Mittelpunkt standen, soll deren Perspektive in der Delphi-Befragung aufgegriffen werden. Die Unsicherheiten der Angehörigen spielen im Kontext der Behandlungsoption eine wichtige Rolle, vor allem in Bezug auf unerwartete Ereignisse/Nebenfolgen; vgl. hierzu u. a. die Studie von Bruinsma et al. (2014) sowie die Studie von Seinhauser et al. (2000).

- Negative Nebenfolgen (z. B. Verlust/Reduktion der Interaktion, der Kommunikation, der Teilhabe)
- Nebenfolgen (z. B. vorzeitiger Tod)
- Zeitpunkt/Beginn der Einleitung einer Palliativen Sedierung
- Konsens mit den An-/Zugehörigen
- Werteorientierung: Selbstbestimmung, Lebensqualität, Verantwortung für meine An-/Zugehörigen
- Fragestellungen in Bezug auf die Werteorientierungen der Beteiligten (Punkt 3 und Punkt 4)
  - Selbstbestimmung (Gast/Patientin/Patient) verstanden als Abwehrrecht gegenüber möglichen Fremdentscheidungen, wenn man selbst nicht mehr entscheidungsfähig ist (»die eigene Situation in der Hand zu behalten«)
  - Selbstbestimmung (Gast/Patientin/Patient) verstanden als Anspruchsrecht im Sinne dessen, das subjektiv als unerträglich eingestufte Leiden nicht mehr (länger) ertragen zu müssen/zu können und den damit verbundenen Anspruch auf eine Leidlinderung durch eine Palliative Sedierung (»Sterben nicht bewusst erleben wollen/müssen«/»Erlösung in jeglicher Hinsicht«/»Wunsch nach Leidenslinderung«)
  - Selbstbestimmung (Gast/Patientin/Patient), Beeinflussungsgrad durch Umgebungsbedingungen (z. B. durch An-/Zugehörige/»Verantwortung für Angehörige/Zugehörige«)
- Fragestellungen in Bezug auf die Wertekonflikte im Kontext der Einleitung einer Palliativen Sedierung im stationären Hospiz (Punkt 5)
  - Verantwortung (Mitarbeiter/in) ⇔ Selbstbestimmung (Gast/Patient/in)
  - Fürsorge (Mitarbeiter/in) ⇔ Selbstbestimmung (Gast/Patient/in)
  - Selbstfürsorge (Mitarbeiter/in) ⇔ Selbstbestimmung (Gast/Patient/in)
- Fragestellungen in Bezug auf die Bedeutsamkeit einer Ethik-Leitlinie »Palliative Sedierung im stationären Hospiz« (ethisch-systematisierende Dimension) (Punkt 6)
- Darlegung des Gesamtziels der zu entwickelnden Ethik-Leitlinie »Palliative Sedierung im stationären Hospiz« – Fragestellungen in Bezug auf das formulierte Ziel der Ethik-Leitlinie und die Zielgruppe der Ethik-Leitlinie (Punkt 7)
  - Insbesondere die (Bewertungs-)Kriterien aus dem AGREE-Instrument (The AGREE Collaboration, 2002, S. 7–10)
d. Abschließende Fragestellung, Dank und Ausblick auf zweite Befragungsrunde (Punkt 8)

Der Fragebogen wird mit dem Programm EvaSys erstellt.

In die Delphi-Befragung werden sowohl die an den Fokusgruppen beteiligten Hospize einbezogen wie auch weitere Hospize rekrutiert. Um die Hospize des Hospiz- und PalliativVerbandes in Baden-Württemberg e.V. für die Delphi-Befragung zu gewinnen, wurde den stationären Hospizen des Verbandes das Vorhaben im Rahmen einer Klausurtagung vorgestellt und ein Informationsblatt für die Mitarbeiter/innen in den Einrichtungen übergeben. An 28 stationäre Hospize (27 stationäre Hospize in Baden-Württemberg, 1 stationäres Hospiz in Nordrhein-Westfalen) wurden jeweils 10 Fragebögen versendet, inklusive 10 kleine frankierte und adressierte Rückumschläge sowie 1 großer frankierter und adressierter Rückumschlag (falls die Fragebögen des Hospizes gesammelt zurückgesendet werden). In dem Anschreiben wurde das Rücksendedatum festgelegt.

3.3.4 Befragungsergebnisse und Feedback zur ersten Befragungsrunde

Im Rahmen der ersten Befragungswelle wurden an 28 stationäre Hospize (an 27 stationäre Hospize in Baden-Württemberg, an 1 stationäres Hospiz in Nordrhein-Westfalen) jeweils 10 Fragebögen versendet. Bei der ersten Befragungswelle war es möglich, den Fragebogen als Einzelperson, als Tandem oder auch als Team auszufüllen. Hier sollte es den Hospizen ermöglicht werden, eigene Präferenzen der Beteiligung zu wählen. Der Rücklauf lässt sich wie folgt darstellen:

Ausfüllende	Einzelpersonen	Tandems	Teams
Zurückgesendete Fragebögen	83,9 %	12,5 %	3,6 %
Summe/Rücklaufquote	56 Fragebögen – Rücklaufquote von 20 % (bei 280 versendeten Fragebögen an 28 Hospize)		

Tabelle 9: Rücklauf Delphi-Befragungswelle 1

Kritisch anzumerken ist an dieser Stelle, dass es auf dieser Basis nicht möglich ist darzulegen, wie viele Hospize sich absolut an der Befragung beteiligt haben. Dies wäre möglicherweise eine Begründung für eine breitere Varianz an Rückmeldungen. Da das Ziel der Delphi-Befragung indes die Annäherung von Expertinnen/Experten-Meinungen, -Bewertungen und -Einschätzungen ist (Niederberger & Renn, 2018, S. 8, S. 24), kann die Vielzahl der Einzelpositionen höher bewertet werden als die Anzahl der beteiligten Institutionen. Anderweitig hätte den einzelnen Hospizen willkürlich eine Nummer zugewiesen werden müssen, die anschließend keinerlei Rückschlüsse auf die Institution selbst hätte eröffnen dürfen. Davon wurde bewusst – trotz der oben formulierten Begrenzung – abgesehen, nicht zuletzt auch aus dem Grund, da diese Zuweisungen nicht Gegenstand des ethischen Clearings waren.

Die nachfolgende deskriptive Auswertung (Niederberger & Renn, 2018, S. 13, S. 24; Häder & Häder, 2019. S. 705) repräsentiert die Antworten der Teilnehmenden an der Befragung[317] und somit nicht die Haltungen, Meinungen, Bewertungen der Hospize in Baden-Württemberg beziehungsweise in Nordrhein-Westfalen.

Die Analyse und Bewertung der Daten orientiert sich an der formulierten Zielsetzung für die Delphi-Befragung: die partizipative Erlangung einer maximalen Annäherung an die zentralen Elemente und Eckpunkte der zu entwickelnden Ethik-Leitlinie »Palliative Sedierung im stationären Hospiz« und eine größtmögliche Konsentierung des konstitutiven *Gegenstandes* der zu entwickelnden Ethik-Leitlinie, hier insbesondere die Identifikation des *wiederkehrenden ethischen Problems* wie auch des damit verbundenen *Wertekonfliktes* im Kontext der Behandlungsoption. Der angestrebte Konsens repräsentiert sich hierbei nicht in »richtigen« Antworten, sondern in einer nachweisbaren Stabilität der Urteile, die sich in der *maximalen Annäherung* hinsichtlich der zu bewertenden Items (in der zweiten Welle der Delphi-Befragung figuriert sich diese in »Rang 1«) offenbart. Die Ergebnisdarstellung wie auch das Feedback[318] orientieren sich an der Struktur des Fragebogens und den zentralen vier Dimensionen (fachlich-hospizliche Dimension, professionell-ethische Dimension, individuell- (Gast/ Patientin/Patient) gesellschaftliche Dimension und ethisch-systematisierende Dimension). Die Ergebnisdarstellung und das Feedback erfolgen im Rahmen der ersten Befragungswelle in Form von deskriptiven statistischen Aussagen (Niederberger & Renn, 2018, S. 13, S. 24; Mayer, 2015, S. 149; Häder, 2014, S. 162). In Bezug auf die Konvergenz- beziehungsweise Konsensbildung richtet sich die Perspektive auf die Teilnehmenden. Im Mittelpunkt der Ergebnissicherung steht – neben der Grundlegung des zweiten Fragebogens – die angemessene Rückkoppelung der Befragungsergebnisse an die Teilnehmer/innen der zweiten Befragungswelle. Die Teilnehmenden werden

---

317 Bei den Expertinnen und Experten steht bei der Beantwortung der spezifischen Fragestellungen insbesondere die Palliative Care-Expertise im Vordergrund. Indes spielen bei der Beantwortung von Fragen stets auch persönliche Merkmale und Meinungen eine beeinflussende Rolle. So ist es für die Expertinnen und Experten im Rahmen der Delphi-Befragung nicht möglich, die eigenen Erfahrungen und erlangten Bezüge gänzlich zurückzustellen (Niederberger & Renn, 2018, S. 9–10). Gerade im Kontext ethischer Analyse und Reflexion sind diese Facetten bedeutsam und somit als bereichernder und nicht als limitierender Faktor zu bewerten.

318 »Die Rückinformation an die Teilnehmer ist (…) wichtiger Grundbestandteil von Delphi-Befragungen..« (Häder, 2014, S. 155; vgl. Häder & Häder, 2019, S. 702; Häder & Häder, 2000, S. 20 wie auch Häder & Häder, 1998, S. 26; vgl. Niederberger & Renn, 2018, S. 21; vgl. Mayer, 2015, S. 151).

durch die Rückkoppelung der Ergebnisse aus der ersten Runde angestoßen und aufgefordert, »sich noch einmal dazu zu äußern oder sogar zu widersprechen« (Ammon, 2009, S. 471), sie können sich bezüglich ihrer eigenen Positionierung »verorten«, ihre eigene Meinung der Gruppenmeinung gegenüberstellen, diese reflektieren, revidieren oder akzentuieren und sich in der zweiten Befragungs- welle entsprechend (neu) positionieren.[319] Durch das Feedback wie auch durch die zweite Befragungswelle werden gezielt Gruppenprozesse ausgelöst (Häder, 2014, S. 34) beziehungsweise modifiziert (Häder, 2014, S. 61; Häder & Häder, 2019, S. 702, S. 705), da durch eine Veränderung und/oder Reduktion der Ant- wortoptionen neue beziehungsweise veränderte Reflexions- und Bewertungs- aspekte generiert werden. Die anonyme Darlegung der Ergebnisse bezie- hungsweise Tendenzen einer sich bereits abzeichnenden Annäherung zu ein- zelnen Items und/oder Fragestellungen schafft zudem Transparenz im weiteren Verlauf und kann zugleich zur Teilnahme an der zweiten Befragungsrunde motivieren. Die Ausführung des Feedbacks fordert folglich die Balance zwischen sensibler Ergebnisrückkoppelung und dem Interessewecken für die neuen Fra- gestellungen.

Die nachfolgende vornehmlich deskriptive Darlegung der Ergebnisse und deren Auswertung fokussiert sich auf die wesentlichen, an den festgelegten quantitativen Eckwerten zu erfassenden Items und Fragestellungen und somit beschränkend auf die für den weiteren Verlauf relevanten (Zwischen-)Ergeb- nisse (Ammon, 2009, S. 467). Das heißt: Es geht um die Ergebnisse, die grundlegend dafür sind, den Fragebogen für die zweite Befragungswelle zu entwickeln. Im Folgenden werden demnach ausschließlich die Ergebnisse aus- geführt, die den – im Vorfeld der Befragung definierten – Einschlusskriterien entsprechen: ein Mittelwert (mw) $\leq$ 1,7 und eine Standardabweichung (s) $\leq$ 0,8 festgelegt. In der nachfolgenden deskriptiven Darstellung der Ergebnisse wer- den Mittelwert und Standardabweichungen nochmals anschaulich gemacht, prozentuale Besonderheiten und Auffälligkeiten werden herausgestellt.

Die ersten Bewertungen beziehen sich auf die Frage: »Welche fachlich-hos- pizliche Dimensionen beeinflussen aus Ihrer Perspektive die Entscheidung zur Einleitung einer Palliativen Sedierung?« Diese Fragestellung betreffend sind – Bezug nehmend auf die Einschlusskriterien – 3 (von ursprünglich 10) Items bedeutsam.

---

319 Ein Kritikpunkt an Delphi-Befragungen begründet sich darin, dass die »Begründungs- und Bewertungshorizonte der Experten« hierbei unberücksichtigt bleiben. »Damit bleibt bei- spielsweise unklar, warum manche Experten ihre Urteile revidieren und andere nicht.« (Niederberger, 2015, S. 118; vgl. Niederberger & Renn, 2018, S. 25; vgl. Häder & Häder, 2019, S. 705)

Die Frage nach dem Zeitpunkt der Einleitung der
Palliativen Sedierung.

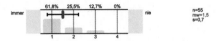

Abbildung 8: Die Frage nach dem Zeitpunkt der Einleitung (1)

Bei diesem Item lohnt sich – ergänzend zu Mittelwert und Standardabweichung – der Blick auf die prozentuale Verteilung der Antwortangaben. So zeigt sich, dass sich bei knapp 62 % der Teilnehmenden die Frage nach dem »Zeitpunkt der Einleitung einer Palliativen Sedierung« »immer« stellt, bei 0 % stellt sich die Frage indes »nie«. Diese Antwort in Bezug auf die fachlich-hospizliche Dimension, die der Entscheidung zur Einleitung einer Palliativen Sedierung vorausgeht, repräsentiert eine Unsicherheit in Bezug auf die Behandlungsoption selbst. Der Frage: Wann ist der (richtige) Zeitpunkt, die Palliative Sedierung einzuleiten? ist die folgende Frage implizit: In welcher Situation soll die Palliative Sedierung eingeleitet werden? Diese Frage stellt sich bei knapp 95 % der Teilnehmenden immer oder häufig, bei 0 % »nie«.

Die Frage, in welcher Situation die Palliative Sedierung
eingeleitet werden soll.

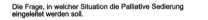
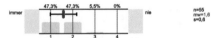

Abbildung 9: Die Frage nach der Situation

Die sich in den beiden Fragen spiegelnde Unsicherheit deckt sich mit der Feststellung in der Literatur: »Eine der schwierigsten Fragen in der klinischen Praxis ist, in welcher Erkrankungsphase eines Patienten/einer Patientin eine Palliative Sedierung infrage kommen soll« (Alt-Epping et al., 2015, S. 223). Der Frage nach dem (richtigen) Zeitpunkt der Einleitung einer Palliativen Sedierung und der Frage, in welcher Situation die Palliative Sedierung eingeleitet werden soll, ist ferner die Frage implizit, »ob es sich in der Situation um unerträgliches Leid(en) handelt, welches eine Palliative Sedierung legitimiert«, die sich bei knapp 91 % der Teilnehmenden »immer« oder »häufig« stellt, sich bei 0 % der Befragten indes »nie« stellt.

Die Frage, ob es sich in der Situation um „unerträgliches
Leid(en)" handelt, welches eine Palliative Sedierung
legitimiert.

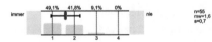

Abbildung 10: Die Frage nach dem unerträglichen Leiden

Übergreifend können hier die Prämissen der »Proportionalität« (Weixler et al., 2017, S. 34; Alt-Epping et al., 2016, S. 858) wie auch der »Nutzen-Risiko-Abwägung« (Alt-Epping et al., 2015, S. 224) assoziiert werden. Ferner ist hier zugleich die Frage der Legitimität einer Palliativen Sedierung inhärent (Weixler et al., 2017, S. 37; Oechsle et al., 2017; SAMW, 2019a; Alt-Epping et al., 2015, S. 222; Alt-Epping et al., 2016, S. 853, S. 854–855).

Die nachfolgenden Bewertungen beziehen sich auf die Frage: »Welche professionell-ethischen Dimensionen beeinflussen aus Ihrer Perspektive die Entscheidung zur Einleitung einer Palliativen Sedierung?« Diese Fragestellung betreffend, sind – Bezug nehmend auf die Einschlusskriterien – 2 (von ursprünglich 5) Items bedeutsam.

Bei den Antwortkategorien in Bezug auf die »Frage nach der Perspektive auf das Leiden: Steht bei der Entscheidung explizit das subjektive Leid(en) des Gastes/des Patienten/der Patientin im Vordergrund?« zeigt sich, dass diese professionell-ethische Dimension bei knapp 54 % der Befragungsteilnehmenden die Entscheidung zur Einleitung einer Palliativen Sedierung »immer« beeinflusst.

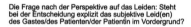
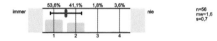

Abbildung 11: Die Frage nach der Perspektive auf das Leiden

Bei dieser eindeutigen Bewertung in Bezug auf das Leiden ist zu vermuten, dass den Antwortenden bewusst ist, dass das Phänomen Leid(en) einerseits vielfältige Ursachen hat, mit vielfältigen Themen und Emotionen einhergeht, sich in unterschiedlichen Symptomen repräsentiert, sich individuell ausdrückt und somit das subjektive Leid(en) die konstitutive Perspektive bei der Entscheidung darstellt.[320]

Die professionell-ethische Dimension der »negativen Nebenfolgen«: Bei über 49 % der Befragungsteilnehmenden stellt sich im Vorfeld der Einleitung einer Palliativen Sedierung die Frage nach den »negativen Nebenfolgen« »immer«, bei 32 % »häufig«. Auch bei dieser Dimension ist der Aspekt der »Proportionalität« (Weixler et al., 2017, S. 35; Alt-Epping et al., 2016, S. 858) beziehungsweise der »Nutzen-Risiko-Abwägung« (Alt-Epping et al., 2015, S. 224) in Bezug auf die unbeabsichtigten Nebenwirkungen, negativen Nebenfolgen oder Komplikationen (Alt-Epping et al., 2016, S. 856) der Behandlungsoption evident.

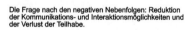
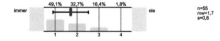

Abbildung 12: Die Frage nach den negativen Nebenfolgen

Sowohl die Abwägung der Nebenfolgen als auch die Frage nach dem »subjektiven Leid(en) des Gastes/der Patientin/des Patienten« repräsentiert die *wie-*

---

320 »Suffering is personal, individual« (Cassell & Rich, 2010, S. 436).

derkehrende implizite und explizite Unsicherheit dahingehend, wann der »richtige« Zeitpunkt ist, die Palliative Sedierung einzuleiten.

Die nachfolgenden Bewertungen beziehen sich auf die Frage: »Welche ethischen Dimensionen beeinflussen aus der Perspektive der Gäste/ Patientinnen/ Patienten die Entscheidung zur Einleitung einer Palliativen Sedierung?« Diese Fragestellung betreffend ist – Bezug nehmend auf die Einschlusskriterien – 1 Item (von ursprünglich 4 Items) bedeutsam. Die Unsicherheit in Bezug auf den Zeitpunkt zeigt sich auch dann, wenn die Befragten die Perspektive des Gastes/ der Patientin/des Patienten einnehmen. In den Antworten der Befragten wird deutlich: Die »Frage nach dem Zeitpunkt der Einleitung der Palliativen Sedierung« stellt sich aus der Perspektive der Gastes/der Patientin/des Patienten für knapp 44 % der Antwortenden »immer«, für knapp 42 % »häufig«.

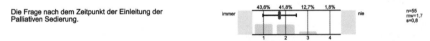

Die Frage nach dem Zeitpunkt der Einleitung der Palliativen Sedierung.

Abbildung 13: Die Frage nach dem Zeitpunkt der Einleitung (2)

Diese dargelegten Bewertungen der Teilnehmenden in Bezug auf die fachlichen und ethischen Dimensionen zentrieren sich auf die schwierigste Frage in der Praxis der Palliativen Sedierung: Die Frage nach dem »richtigen« Zeitpunkt, die zugleich die Frage impliziert in welcher Situation, in welcher Phase des Erkrankungsverlaufs die Palliative Sedierung infrage kommt beziehungsweise wann eine Palliative Sedierung als Behandlungsoption legitimiert ist (Weixler et al., 2017, S. 37–38; Alt-Epping et al., 2015, S. 223). Zugleich repräsentieren die Antworten die ethischen Implikationen in Bezug auf die komplexe Einschätzung des individuellen (therapierefraktären, unerträglichen) Leid(en)s (Alt-Epping et al., 2015, S. 222–223; Alt-Epping et al., 2016, S. 853–855; Weixler et al., 2017, S. 34, S. 42–45; Oechsle et al., 2017; SAMW, 2019a, S. 22–23; vgl. Rodrigues, 2018).

Die nachfolgenden Bewertungen beziehen sich auf die Frage: Welche Werte leiten die Entscheidungsfindung zur Einleitung einer Palliativen Sedierung? Folgende professionell-ethischen Werte stehen aus der Perspektive der Mitarbeiter/innen im stationären Hospiz im Fokus:

Die Lebensqualität des Gastes/der Patientin/des Patienten: Für mehr als 98 % der Befragten trifft dieser leitende Wert »uneingeschränkt« zu (46 %) beziehungsweise »trifft zu« (knapp 52 %). Bei 0 % der Befragten trifft der Wert »überhaupt nicht zu«.

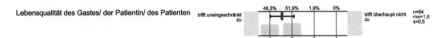

Lebensqualität des Gastes/ der Patientin/ des Patienten

Abbildung 14: Lebensqualität

Der Respekt der Autonomie des Gastes/der Patientin/des Patienten: Für mehr als 96 % der Befragten trifft dieser leitende Wert »uneingeschränkt« zu (knapp 52 %) beziehungsweise »trifft zu« (knapp 45 %). Bei 0 % der Befragten trifft der Wert »überhaupt nicht zu«.

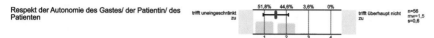

Abbildung 15: Respekt der Autonomie

In Bezug auf den Respekt der Vorstellungen und Wünsche des Gastes/der Patientin/des Patienten wird deutlich: Für knapp 54 % der Befragten trifft der leitende Wert »uneingeschränkt« zu, knapp 43 % der Teilnehmenden setzten ihr Kreuz bei »trifft zu«. Bei 0 % der Befragten trifft der Wert »überhaupt nicht zu«.

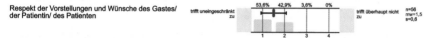

Abbildung 16: Respekt der Vorstellungen und Wünsche

Die Fürsorge für den Gast/die Patientin/den Patienten: Knapp 54 % der Befragten leitet dieser Wert »uneingeschränkt«, 41 % bewerten den Einfluss des Wertes mit »trifft zu«. Keine Ergebnisse in der Antwortkategorie »trifft überhaupt nicht zu« bedeutet, dass für alle an der Befragung Teilnehmenden, die Fürsorge ein mehr oder weniger stark leitender Wert ist (knapp 95 %).

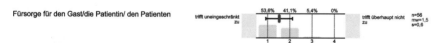

Abbildung 17: Fürsorge

Die Verantwortung für den Gast/die Patientin/den Patienten: Für 41 % der Befragten trifft dieser leitende Wert »uneingeschränkt« zu, 48 % der Teilnehmenden geben »trifft zu« an. Für knapp 90 % der Befragten spielt dieser Wert bei der Entscheidungsfindung zur Einleitung einer Palliativen Sedierung eine Rolle.

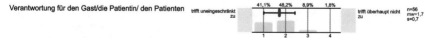

Abbildung 18: Verantwortung

Nehmen die befragten Mitarbeiter/innen in den stationären Hospizen in Bezug auf die Fragestellung: »Welche individuellen Werte leiten die Entscheidungsfindung der Gäste/Patientinnen/Patienten zur Einleitung einer Palliativen Sedierung?« die Perspektive des Gastes/der Patientin/des Patienten ein, wird dem

Wert der »Selbstbestimmung als Anspruchsrecht« die höchste Bedeutung zugewiesen. Hervorhebenswert ist, dass sich bei diesem Item 100 % der Antworten im Bereich der Zustimmung befinden.

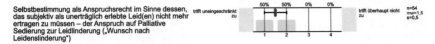

Abbildung 19: Selbstbestimmung

Die leitenden Werteorientierungen im Rahmen der Entscheidungsfindung zur Einleitung einer Palliativen Sedierung spiegeln sich zugleich in den Wertekonflikten wider. Im Rahmen dieser Bewertung ging es um die Frage: »Welcher Wertekonflikt in Bezug auf die Einleitung einer Palliativen Sedierung ist zentral?«

Der Wertekonflikt zwischen der Verantwortung der Mitarbeitenden und der Selbstbestimmung des Gastes/der Patientin/des Patienten wird wie folgt bewertet: Für 58,2 % der Befragten »trifft zu«, dass dieser Wertekonflikt der zentrale, wiederkehrende ethische Konflikt in Bezug auf die Einleitung einer Palliativen Sedierung ist, für 23,6 % der Befragten trifft das »uneingeschränkt« zu, für 1,8 % der Befragten trifft dieser Wertekonflikt als zentraler, wiederkehrender ethischer Konflikt »überhaupt nicht« zu.

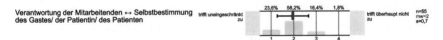

Abbildung 20: Wertekonflikt (1)

Der Wertekonflikt zwischen der Fürsorge der Mitarbeitenden und der Selbstbestimmung des Gastes/der Patientin/des Patienten wird wie folgt bewertet: Für über 56 % der Befragten »trifft zu«, dass dieser Wertekonflikt der zentrale, wiederkehrende ethische Konflikt in Bezug auf die Einleitung einer Palliativen Sedierung ist, für 27 % der Befragten trifft das »uneingeschränkt« zu, bei 0 % der Befragten trifft dieser Wertekonflikt als zentraler, wiederkehrender ethischer Konflikt »überhaupt nicht« zu.

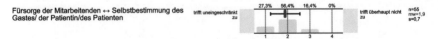

Abbildung 21: Wertekonflikt (2)

Gegenstand der ersten Befragungswelle war ebenfalls die Bewertung des Ziels der zu entwickelnden Ethik-Leitlinie »Palliative Sedierung«.

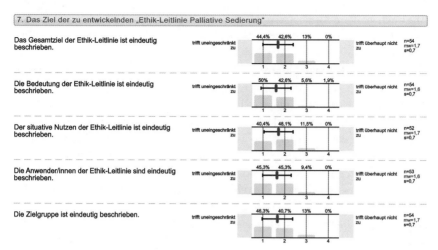

Abbildung 22: Ziel der Ethik-Leitlinie

Die Zustimmung zur Zielbeschreibung wird in dieser Grafik evident, dies in Bezug auf alle 5 Items der Fragestellung. Eine Anpassung der Zielformulierung wird angesichts dieser Werte als nicht relevant betrachtet. Das formulierte Ziel – als zentraler Gegenstand der zu entwickelnden Ethik-Leitlinie – kann somit bereits nach der ersten Befragungswelle als konsentiert eingestuft werden.

Die Antworten aus den übergreifenden Fragestellungen zum Instrument der Ethik-Leitlinie (unter Punkt 6 im Fragebogen) werden zu einem späteren Zeitpunkt aufgegriffen. Diese Ergebnisse – wie auch die Rückmeldungen aus den Fokusgruppen – haben Einfluss auf die Ausgestaltung der Ethik-Leitlinie sowie auf den dazugehörigen einleitenden beziehungsweise hinführenden Text und sind aufgrund dessen verknüpfend an späterer Stelle verortet.

Unter Bezugnahme auf die im Vorfeld der Befragung festgelegten Orientierungswerte zur Auswertung der ersten Befragungswelle kann von der ersten zur zweiten Befragungsrunde eine begründete, transparente und nachvollziehbare Reduktion der Items und der Fragestellungen und somit eine »Reduktion der Informationsfülle und der Menge der notwendigen Entscheidungen« realisiert werden (Häder & Häder, 1998, S. 21; vgl. Häder & Häder, 2019, S. 702).

3.3.5 Entwicklung des Fragebogens und Befragung (Runde 2)

Ziel der zweiten Runde der Delphi-Befragung ist es, »die Varianz der möglichen Antworten zu reduzieren und die kollektive Urteilssicherheit zu erhöhen« (Schulz & Renn, 2009, S. 12; vgl. Niederberger & Renn, 2018, S. 11–12; vgl. Häder & Häder, 2019, S. 702, S. 704). Das heißt, die zweite Befragungswelle muss eine noch größere Annäherung an den angestrebten Konsens ermöglichen. Um eine größtmögliche Annäherung der Aussagen zu erlangen, müssen zentrale, zu konsentierende Aspekte in der zweiten Befragungsrunde eindeutiger bewertet werden. Dieses Bestreben wird dadurch verfolgt, dass Antwortoptionen reduziert und damit klare Positionierungen provoziert werden. Methodisch erfolgt dies in der zweiten Befragungswelle durch das Bilden von Rangfolgen beziehungsweise durch Rankingskalen anstatt einer erneuten vierstufigen Likert-Skala. Rankingskalen fordern die Reihung der einzelnen Items zu einer Fragestellung. Das heißt, die Befragten werden gebeten, eine Rangordnung zwischen den verschiedenen Antwortalternativen zu erstellen (Mayer, 2015, S. 200). »Der Vorteil von Rankingskalen ist die relative Einschätzung eines Items zu anderen. Damit können gerade im Hinblick auf die übliche Zielsetzung eines Gruppendelphis Prioritäten gemessen werden.« (Schulz et al., 2009, S. 30) Die kognitiven Anforderungen an die Befragten sind höher als bei einer Likert-Skala, da die Alternativen bei einer Reihung stets mitgedacht werden müssen. Mayer (2015, S. 200) weist darauf hin, dass es für die Befragten schwierig ist, zu viele Optionen in eine Rangreihe, in ein Ranking zu bringen. Dennoch wird an dieser Stelle bewusst auf den erneuten Einsatz von Ratingskalen verzichtet, auch vor dem Hintergrund, dass bereits bei den Ergebnissen der ersten Befragungswelle ersichtlich wurde, dass die Anzahl der zu reihenden Möglichkeiten zumeist nicht hoch ist. In Bezug auf die Erstellung der Rangreihen ist darauf zu achten, dass die Antwortmöglichkeiten in sich ausgewogen sind. Um die vorgegebenen Antwortalternativen in eine entsprechende Reihenfolge bringen zu können, müssen die Antworten wie auch die Kriterien des Rankings dezidiert und eindeutig sein. Wichtig ist ferner, das obere und das untere Ende des Rankings klar abgrenzend zu definieren. Die Auswahl der Kriterien für die Hierarchisierung der einzelnen Items einer Fragestellung orientiert sich nachfolgend am Ziel der zweiten Welle der Delphi-Befragung: die partizipative Erlangung einer maximalen Annäherung an die zentralen Elemente und Eckpunkte der zu entwickelnden Ethik-Leitlinie »Palliative Sedierung im stationären Hospiz«. Diese Annäherung wird durch das Ranking selbst angestrebt. Die Konkretion und Bezeichnung des oberen und des unteren Endes des Rankings lässt sich indes aus den Elementen und Merkmalen einer Ethik-Leitlinie ableiten. So bezieht sich eine Ethik-Leitlinie nach Neitzke et al. (2015, S. 241, S. 246) auf:

– wiederkehrende ethische Fragestellungen
– die für die spezifische Situation ethisch relevanten Fragestellungen

Hier wird deutlich, dass in Bezug auf die Entwicklung einer Ethik-Leitlinie »Häufigkeiten« und das Merkmal »wiederkehrend« von besonderer Relevanz sind. Das heißt, die Festlegung der Hierarchien, in deren Rahmen das Ranking in der zweiten Befragungswelle erfolgen soll, muss diese Kriterien erfassen. Konkret formuliert bezieht sich das auf die wiederkehrenden Fragestellungen/ Konflikte in Bezug auf die Einleitung einer Palliativen Sedierung.

Das in der zweiten Befragungswelle angestrebte Ranking basiert auf der Hypothese, dass sich durch die Reihung der Items/der Antwortkategorien in den verbliebenen Fragestellungen – in Bezug auf die beiden Merkmale »Häufigkeit« und »wiederkehrend« – eine weitere Annäherung/Konsentierung konturieren lässt. Ziel der zweiten Befragungswelle ist es, eine weitere Konvergenz hinsichtlich der ethisch maßgeblichen Eckpunkte beziehungsweise Konfliktpunkte klarzulegen. Signifikant ist ferner in Bezug auf die Entwicklung einer Ethik-Leitlinie (Neitzke et al., 2015, S. 242, S. 246):

– Ein essenzieller Gegenstand der Ethik-Leitlinie sind die »betroffene(n) ethische(n) Werte«

– Die Ethik-Leitlinie bietet eine »Orientierungshilfe« für die spezifische Entscheidungssituation in Bezug auf das wiederkehrende ethische Problem und den damit verbundenen Wertekonflikt

Hieraus leitet sich der Anspruch ab, dass im Rahmen der zweiten Befragungswelle eine weitere Annährung an die wiederkehrenden Werte(orientierungen) und Wertekonflikte abzubilden ist, da diese beiden Eckpunkte das sich wiederkehrend stellende ethische Problem repräsentieren. Ferner ist in der zweiten Welle die Konkretion der spezifischen Entscheidungssituation – die sich in Bezug auf die Einleitung einer Palliativen Sedierung im stationären Hospiz wiederkehrend als reflexions-/diskussionswürdig zeigt – elementar, da diese Situation den Gegenstandsbereich der Ethik-Leitlinie konturiert. Bezüglich der zentralen Elemente der zu entwickelnden Ethik-Leitlinie (wiederkehrendes ethisches Problem und Gegenstandsbereich) wird ebenfalls davon ausgegangen, dass die Annäherung/Konkretion durch die Bildung von Rangreihen erreicht werden kann. Denn so ist es das Ziel von Rangreihen, eine »Rangordnung zwischen verschiedenen Antwortalternativen zu erstellen« und somit eine »relative Einschätzung« einer Antwortkategorie zu den anderen/zur anderen Antwortkategorie(n) zu eröffnen. Dadurch können »Prioritäten gemessen« werden (Schulz et al., 2009, S. 30).

Der Entwicklung des Fragebogens für die zweite Befragungswelle geht die Auswertung der ersten Befragungsrunde voraus (Niederberger & Renn, 2018, S. 11–12). In dem zweiten Fragebogen werden zur anstehenden Bewertung und Beurteilung nur die Fragen erneut aufgegriffen, bei denen durch die erste Befragungswelle bereits eine Annäherung konstatiert wurde. Angelehnt an den Fragebogen der ersten Befragungswelle richtet sich der Fragebogen der zweiten Delphi-Befragung an der folgenden Struktur und den folgenden Fragegruppen aus (bewusst wird der identische Aufbau angestrebt, um einen Wiedererkennungseffekt zu eröffnen und den direkten Zusammenhang der beiden Befragungswellen herauszustellen):

1. Anschreiben
   a. Hinweise zur Freiwilligkeit, Anonymität, zum Aufbau und Ausfüllen des zweiten Fragebogens, Hinweis für die Teilnahme an der zweiten Befragung ohne die Teilnahme an der ersten Befragung
   b. Kurze Erläuterung zur Methode »Delphi-Befragung« und die Besonderheit der zweiten Befragungsrunde
   c. Hinweis zu den zwei vorliegenden Elementen: Feedback und Charakteristika des zweiten Fragebogens wie auch dessen Entwicklungshintergrund
   d. Wichtige definitorische Grundlegungen[321] (Rückseite des Anschreibens: Palliative Sedierung, Ethik-Leitlinie und das bereits konsentierte Ziel der Ethik-Leitlinie)

2. Fragebogen
   a. Hinweise zum Fragebogen (einleitend)
   b. Fragestellungen zu den Dimensionen und den zentralen, jeweils inhärenten Perspektiven in Bezug auf die Einleitung einer Palliativen Sedierung als Behandlungsoption im stationären Hospiz
   – Fachliche Dimension – fachlich-hospizliche Perspektive auf die wiederkehrend beeinflussenden, primär fachlichen Fragestellungen in Bezug auf die Einleitung einer Palliativen Sedierung im stationären Hospiz (Fragestellung 1)
   – Reflexionswürdige ethische Dimension – professionell-ethische Perspektive auf die wiederkehrend beeinflussenden, primär ethischen Fragestellungen in Bezug auf die Einleitung einer Palliativen Sedierung im stationären Hospiz (Fragestellung 2)
   – Ethische Werte – professionelle Perspektive auf die wiederkehrend leitende Werteorientierung in Bezug auf die Einleitung einer Palliativen Sedierung im stationären Hospiz seitens der Mitarbeiter/innen (Fragestellung 3)
   – Ethische Werte – Perspektive auf die wiederkehrend leitende Werteorientierung seitens der Gäste/Patientinnen/Patienten in Bezug auf die

---

321 Zur Relevanz der definitorischen Klarlegung vgl. die Studie von Patel et al. (2012). Das erneute Aufgreifen der definitorischen Eckpunkte und Definitionen erscheint insbesondere auch aufgrund der definitorischen Diskrepanzen in den Leitlinien und Rahmenwerken als relevant und bedeutsam.

Einleitung einer Palliativen Sedierung im stationären Hospiz (Fragestellung 4)

– Wertekonflikte – Perspektive auf den wiederkehrenden ethischen Wertekonflikt im Kontext der Einleitung einer Palliativen Sedierung im stationären Hospiz (Fragestellung 5)

c. Abschließende Fragestellung dahingehend, wer den Fragebogen ausgefüllt hat, Dank (Punkt 6).

Der zweite Fragebogen ist bereits in seiner Struktur und in seinem Umfang an Fragegruppen – im Vergleich zum Fragebogen der ersten Befragungsrunde – erheblich reduziert (von sechs auf drei Seiten). So wurden die übergreifenden Fragestellungen zum Instrument der Ethik-Leitlinie (ehemals Punkt 1) und die Fragestellung nach den Anforderungen an eine Ethik-Leitlinie (ehemals Punkt 6) in der zweiten Befragungsrunde herausgenommen. Bei diesen Fragestellungen stand in der ersten Befragungsrunde nicht primär die Konsentierung im Fokus, sondern eine Datenerhebung, die das Vorhaben der Ethik-Leitlinienentwicklung bestenfalls abstützt. Ebenfalls finden sich die Fragen nach dem Ziel (ehemals Punkt 7) der zu entwickelnden Ethik-Leitlinie »Palliative Sedierung« nicht mehr in der zweiten Befragungswelle, da dieses bereits als konsentiert bewertet wurde. Die konsentierte Zielformulierung wird indes direkt bei den definitorischen Grundlegungen auf der Rückseite des Anschreibens der zweiten Delphi-Befragungswelle aufgegriffen. Der zweite Befragungsbogen wird an den identischen postalischen Verteiler der ersten Delphi-Befragungsrunde versendet (je 10 Fragebögen an 28 stationäre Hospize). Denn: Aufgrund des anonymen Rückversandes der Fragebögen ist nicht erfassbar, welche Hospize/welche Mitarbeiter/innen der angeschriebenen Hospize sich an der ersten Runde beteiligt haben. Ferner ist eine Beteiligung an der zweiten Runde auch dann möglich, wenn ein Hospiz bei der ersten Befragungsrunde keine Bewertung abgesendet hat.

3.3.6 Ergebnisse und Erkenntnisse aus der zweiten Delphi-Befragungswelle

Im Rahmen der zweiten Befragungswelle wurden – identisch zur ersten Befragung – jeweils 10 Fragebögen an 28 stationäre Hospize (27 stationäre Hospize in Baden-Württemberg, 1 stationäres Hospiz in Nordrhein-Westfalen) versendet. Bei der zweiten Befragungsrunde war es wiederum möglich, wahlweise den Fragebogen als Einzelperson, als Tandem oder als Team auszufüllen. Mit dieser Wahloption sollte es den Hospizen eröffnet werden, eigene Präferenzen der Beteiligung zu wählen.

Der Rücklauf lässt sich wie folgt darstellen:

	von Einzelpersonen	von Tandems	von Teams
Zurückgesendete Fragebögen	81,1 %	16,2 %	2,7 %
Summe/Rücklaufquote	74 Fragebögen – das entspricht einer Rücklaufquote von 26 % (bei 280 versendeten Fragebögen an 28 Hospize)		

Tabelle 10: Rücklauf Delphi-Befragungswelle 2

Kritisch anzumerken ist an dieser Stelle, dass es auf der Basis der Daten nicht möglich ist, explizit darzulegen, wie viele Hospize sich absolut an der Befragung beteiligt haben. Die Entscheidung gegen die Vergabe von Einzelcodes für die angeschriebenen Hospize basiert auf der begründeten Abwägung, der umfassenden (institutionellen) Anonymität den Vorrang einzuräumen. Zugleich stand bei der Befragung nicht die institutionelle Varianz im Fokus, sondern vielmehr eine maximale Annäherung an die Meinungen und Bewertungen der Expertinnen und Experten in den stationären Hospizen.

Die Ausrichtung auf personelle (versus institutionelle) Rückmeldungen erscheint auch vor dem Hintergrund legitim, dass ethische Konflikte innerhalb der Hospizteams möglicherweise gerade auf die disparaten Positionierungen und konfligierenden Werteorientierungen der Mitarbeiter/innen innerhalb eines Hospizteams zurückzuführen sind.

Die nachfolgende Tabelle weist übergreifend die Grundelemente beider durchgeführter Delphi-Befragungen aus. Die Darlegung dient der Transparenz und der Zusammenfassung, bevor im Folgenden der Fokus ausschließlich auf den Ergebnissen der zweiten Befragungswelle liegt. Indes ist die Affinität beider Befragungsrunden zu assoziieren: Die zweite Befragung knüpft an den Ergebnissen aus der ersten Befragung an, verbunden mit dem Ziel, durch eine zweite Befragung eine weitere Annäherung der Positionen, Bewertungen und Zuordnungen zu erlangen und den Gegenstand der zu entwickelnden Ethik-Leitlinie »Palliative Sedierung im stationären Hospiz« durch die an der Befragung Teilnehmenden weitestmöglich zu konsentieren.

	1. Delphi-Befragungsrunde	2. Delphi-Befragungsrunde
Teilnehmer/innen	Mitarbeiter/innen in den Hospizen und Hospizteams	
Zeitraum	20. Oktober bis 06. Dezember 2016	08. Februar bis 31. März 2017
Versendete Fragebögen	280	280
Rücklauf	56 Fragebögen/ 20 %	74 Fragebögen/ 26 %
Einzelfragebögen	83,9 %	81,1 %
Tandemfragebögen	12,5 %	16,2 %
Teamfragebögen	3,6 %	2,7 %

(Fortsetzung)

	1. Delphi-Befragungsrunde	2. Delphi-Befragungsrunde
Festgelegter Mittelwert	mw ≤ 1,7	
Festgelegte Standardabweichung	s ≤ 0,8	
Orientierung an dem zugewiesenen Ranking		»Rang 1« als höchstes Maß der Konsentierung

Tabelle 11: Übersicht zu beiden Delphi-Befragungswellen

Die Analyse und Bewertung der Daten der zweiten Befragungsrunde orientiert sich erneut an der übergreifenden Zielsetzung für die Delphi-Befragung: Die partizipative Erlangung einer maximalen Annäherung an die zentralen Elemente und Eckpunkte der zu entwickelnden Ethik-Leitlinie »Palliative Sedierung im stationären Hospiz« und eine größtmögliche Konsentierung des konstitutiven *Gegenstandes* der zu entwickelnden Ethik-Leitlinie, hier insbesondere die Identifikation des *wiederkehrenden ethischen Problems* wie auch des damit verbundenen *Wertekonfliktes* im Kontext der Behandlungsoption. Der angestrebte Konsens repräsentiert sich hierbei nicht in »richtigen« Antworten, sondern in einer nachweisbaren Stabilität der Urteile, die sich in der *maximalen Annäherung* hinsichtlich der zu bewertenden Items (in der zweiten Welle der Delphi-Befragung figuriert sich diese in »Rang 1«) offenbart.

Des Weiteren wird in der nachfolgenden Analyse der Ergebnisse auf die nach der ersten Befragungswelle formulierte Annahme Bezug genommen, die wie folgt formuliert wurde: Das in der zweiten Befragungswelle angestrebte Ranking basiert auf der Hypothese, dass sich durch die Bitte einer Reihung der verbliebenen Items/Antwortkategorien eine weitere Annäherung/Konsentierung – in Bezug auf die beiden Merkmale »Häufigkeit« und »wiederkehrend« – konturieren lässt. Ziel der zweiten Befragungswelle ist es somit, durch die Bildung von Rangfolgen eine weitere Konvergenz hinsichtlich der ethisch maßgeblichen Eckpunkte beziehungsweise Konfliktpunkte – in Bezug auf die Einleitung einer tiefen, kontinuierlichen Palliativen Sedierung im Praxisalltag stationärer Hospize – klarzulegen.

Die nachfolgende Ergebnisdarstellung orientiert sich an der Systematik des Fragebogens der zweiten Befragungswelle und den strukturierenden, zentralen Dimensionen (fachlich-hospizliche Dimension, professionell-ethische Dimension und ethisch-systematisierende Dimension). Die Darlegung der erfassten Ergebnisse erfolgt deskriptiv. In Bezug auf die Konvergenz- beziehungsweise Konsensbildung richtet sich die Perspektive auf die Teilnehmenden (Mitarbeitende in stationären Hospizen), denn sie wurden in der zweiten Befragungsrunde durch die Rückkoppelung der Ergebnisse aus der ersten Runde angestoßen und aufgefordert, »sich noch einmal dazu zu äußern oder sogar zu widersprechen« (Ammon, 2009, S. 471; Häder & Häder, 2019, S. 705). Diese erneute Positionierung erfolgte in der zweiten Befragungswelle über die Bitte, Rangfolgen zu bilden. Die bei der ersten Befragungswelle im Vorfeld festgelegten Auswahlwerte (mw $\leq$ 1,7 und s $\leq$ 0,8) können in der zweiten Befragungswelle in Bezug auf die Bewertung der Annäherung nicht mehr leitend sein, da sich die Antwortoptionen und -formate in den Fragekategorien der beiden Befragungswellen konzeptionell unterscheiden. In der ersten Befragungswelle wurde allen Antwortoptionen eine vierstufige Likert-Skala hinterlegt, die zweite Befragungswelle kennzeichnet indes eine Varianz zwischen zwei, drei und fünf Antwortoptionen, sodass die Mittelwerte und Standardabweichungen nicht über alle Kategorien hinweg identisch und in der Folge in der zweiten Befragung per se nicht vergleichbar sind. Bezogen auf die angestrebte Annäherung repräsentieren in der zweiten Befragungswelle die zugewiesenen »Ränge« den Grad der jeweils subjektiv beigemessenen Bedeutsamkeit. Wird einer Antwortoption der Rang 1 zugeschrieben, entspricht das dem jeweils höchsten Rang, dem höchsten Stellenwert und der größten Gewichtigkeit. Jeder Rang war im Rahmen der vorgegebenen Rangfolgen jeweils nur einmal zu vergeben. Der Bitte um Gewichtung und den jeweiligen Antwortoptionen vorangestellt war der einschlägige Rückbezug auf die Ergebnisse der ersten Befragungswelle, als genuines und charakteristisches Feedbackelement einer Delphi-Befragung (Niederberger & Renn, 2018, S. 11; Häder & Häder, 2019, S. 702, S. 705; Häder, 2014, S. 22; Mayer, 2015, S. 147). Dieser Rückbezug repräsentiert das diskursive und dialogische Potenzial von Delphi-Befragungen (Niederberger & Renn, 2018, S. 7; Ammon, 2009, S. 471). Bezogen auf die Items, die sich auf der Basis dieser Befragungswelle als Eckpunkte für die zu entwickelnde Ethik-Leitlinie ableiten lassen, wird in den einzelnen Fragekategorien die prozentuale Verteilung der einzelnen Ränge analysiert und interpretiert. Leitend ist bei dieser Analyse die mit der Delphi-Befragung verbundene Intention der Generierung der Eckpunkte, die der zu entwickelnden Ethik-Leitlinie »Palliative Sedierung im stationären Hospiz« grundgelegt werden können. Zentrales Kriterium ist diesbezüglich wiederum die größtmögliche Konsentierung, die sich in der zweiten Befragungswelle an Rang 1 ausrichtet. Komplementär werden in einem zweiten Schritt die als weitestgehend konsentiert identifizierten Ergebnisse (maximale Annäherung) einer theoretisch fundierten Diskussion und Reflexion unterzogen. Hierbei leitet das Ziel, die erfasste Annäherung mit dem aktuellen fachlichen und ethischen Diskurs rund um das Thema »Einleitung einer Palliativen Sedierung« zu kontextualisieren. Unter Rückbezug auf die aktuellen Diskurse in Palliativmedizin und Palliative Care können die im Rahmen der vorliegenden Empirie generierten und konsentierten Ergebnisse als Eckpunkte der zu entwickelnden Ethik-Leitlinie legitimiert und abgestützt werden. Hierdurch wird

die Forderung aufgegriffen, dass Ethik-Leitlinien den aktuellen ethischen Forschungsstand reflektieren (Neitzke et al., 2015, S. 243).

Um die Eckpunkte für die Ethik-Leitlinie im nächsten Schritt zu identifizieren, werden nachfolgend die prozentualen Zuweisungen in Bezug auf die Antwortoptionen betrachtet, da diese besonders aussagekräftig und eindrücklich
sind.[322] Hierbei werden alle fünf Fragekategorien ausgeführt.

1.) Reflexionswürdige fachliche Dimension
Für die Bewertung mittels der Bildung von Rangfolgen standen hier drei Antwortoptionen »in Bezug auf deren Einfluss auf die Entscheidung zur Einleitung
einer Palliativen Sedierung« zur Disposition. Diese Antworten sollten entweder
dem Rang 1 (»am häufigsten«), dem Rang 2 oder dem Rang 3 (»seltener«)
zugeordnet werden.

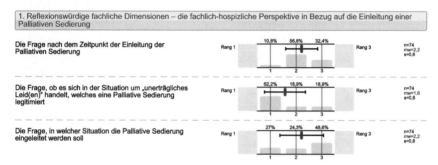

Abbildung 23: Wiederkehrende reflexionswürdige fachliche Dimensionen

Hier zeigt sich in der Betrachtung der relativen Häufigkeiten der Antworten zu
Rang 1 eindrücklich die Varianz zwischen den drei Fragestellungen (10,8 %;
62,2 %; 27 %). Somit lässt sich prägnant (mit 62,2 %) die wiederkehrende
fachliche Fragestellung in Bezug auf die Einleitung einer Palliativen Sedierung
erfassen, die der Ethik-Leitlinie zugrunde gelegt werden kann (wiederkehrende
fachliche Konfliktsituation):
– Handelt es sich in der Situation »um unerträgliches Leid(en)«, welches eine
  Palliative Sedierung legitimiert?

---

322 Die Darstellung der absoluten Häufigkeiten wäre angesichts der Anzahl der Teilnehmenden
   zwar ebenfalls angemessen, dies würde allerdings an dieser Stelle zu einer verfälschten
   Darlegung führen, da die Fragebögen nicht nur von Einzelpersonen ausgefüllt wurden
   sondern auch von Tandems und Teams.

2.) Reflexionswürdige ethische Dimension

Für diese Bewertung standen zwei Antwortoptionen »in Bezug auf deren Einfluss auf die Entscheidung zur Einleitung einer Palliativen Sedierung« zur Disposition, die entweder dem Rang 1 (»am häufigsten«) oder dem Rang 2 (»weniger häufig«) zuzuordnen waren.

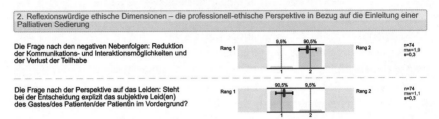

Abbildung 24: Wiederkehrende reflexionswürdige ethische Dimensionen

Bezüglich der Reihung der beiden Antwortoptionen zeigt sich in den Prozentwerten zu Rang 1 ein eindeutiges Ergebnis: Mit 90,5 % der Zuweisungen zu Rang 1 lässt sich die folgende *wiederkehrende ethische Fragestellung* in Bezug auf die Einleitung einer Palliativen Sedierung identifizieren, die der Ethik-Leitlinie zugrunde gelegt werden kann (wiederkehrende ethische Konfliktsituation/ wiederkehrendes ethisches Problem):

– Steht bei der Entscheidung explizit das subjektive Leid(en) des Gastes/des Patienten/der Patientin im Vordergrund?

3.) Leitende Werteorientierung seitens der Mitarbeitenden in Bezug auf die Einleitung einer Palliativen Sedierung im stationären Hospiz

Bei dieser Kategorie standen, die ethischen Werte betreffend, aus der ersten Befragungswelle noch fünf Antwortoptionen »in Bezug auf deren leitenden Einfluss auf die Entscheidung zur Einleitung einer Palliativen Sedierung« zur Disposition, die in eine Rangfolge gebracht werden sollten: Von Rang 1 (»am häufigsten«) bis zu Rang 5 (»seltener«).

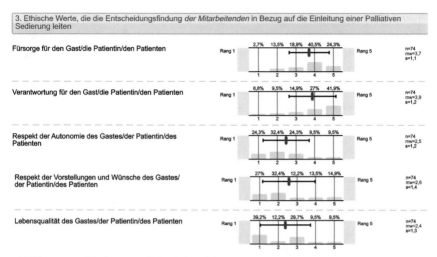

Abbildung 25: Ethische Werte (Mitarbeitende)

Die Vielfalt der Antwortoptionen lässt – möglicherweise in der Konsequenz – kein derart klares und scharf abgrenzbares Ergebnis zu, wie das bei den vorausgehenden Fragestellungen möglich war. Betrachtet man ausschließlich den Rang 1, so zeigt die »Lebensqualität des Gastes/der Patientin/des Patienten« mit 39,2 % der Zuordnungen eine klare Abgrenzung zu den anderen relativen Häufigkeiten der Zuweisungen von Rang eins (27 %; 24,3 %; 6,8 %; 2,7 %). Schaut man indes die Summe der Ränge 1 und 2 an, so muss dem »Respekt der Vorstellungen und Wünsche des Gastes/der Patientin/ des Patienten« mit 59,4 % ein hoher Stellenwert zugewiesen werden (weitere Summen: 16,2 %; 16,3 %; 56,7 %; 51,4 %). Da indes der Rang 1 als der höchste Rang in dem Fragebogen ausgewiesen wurde, wird folgende Wertepräferenz der Mitarbeitenden als die *Werteorientierung* herausgestellt, deren Einfluss auf die Entscheidung zur Einleitung einer Palliativen Sedierung »*am häufigsten*« ist:

– die »Lebensqualität des Gastes/der Patientin/des Patienten«

dies im verantwortungsvollen Bewusstsein dessen, dass an dieser Stelle die erhoffte maximale Annäherung, der intendierte Konsens vage und unpräzise bleibt. Die verbleibende (Rest-)Unsicherheit wird nachfolgend im Rahmen der Diskussion der Ergebnisse aufgegriffen.

4.) Leitende Werteorientierung seitens der Gäste/der Patientinnen/der Patienten in Bezug auf die Einleitung einer Palliativen Sedierung im stationären Hospiz

Für die Bildung einer Rangfolge bezüglich der Werteorientierung seitens der Gäste/der Patientinnen/der Patienten standen aus der ersten Delphi-Befragung noch zwei Antwortoptionen »in Bezug auf deren leitenden Einfluss auf die Entscheidung zur Einleitung einer Palliativen Sedierung« zur Disposition, die entweder dem Rang 1 (»am häufigsten«) oder dem Rang 2 (»weniger häufig«) zuzuordnen waren.

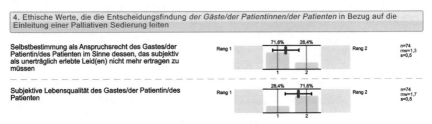

Abbildung 26: Ethische Werte (Gäste/Patientinnen/Patienten)

Die beiden Antwortoptionen hinsichtlich deren Reihung betrachtend zeigt sich in den Prozentwerten ein eindeutiges Ergebnis: Mit 71,6 % der Zuweisungen auf Rang 1 lässt sich die folgende, am *häufigsten leitende Werteorientierung* seitens der Gäste/der Patientinnen/der Patienten in Bezug auf die Einleitung einer Palliativen Sedierung identifizieren:

– »Selbstbestimmung als Anspruchsrecht im Sinne dessen, das subjektiv als unerträglich erlebte Leid(en) nicht mehr ertragen zu müssen«

5.) Wertekonflikt in Bezug auf die Einleitung einer Palliativen Sedierung im stationären Hospiz

Für die intendierte Annäherung an *den* ethischen Wertekonflikt, der im Rahmen der Entscheidung zur Einleitung einer Palliativen Sedierung wiederkehrend ethisch reflexionswürdig ist, standen in der zweiten Befragungswelle noch zwei Optionen zur Disposition, die entweder dem Rang 1 (am häufigsten wiederkehrender ethischer Wertekonflikt) oder dem Rang 2 (häufig wiederkehrender ethischer Wertekonflikt) zuzuweisen waren.

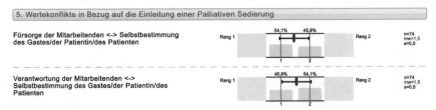

Abbildung 27: Wiederkehrende Wertekonflikte

Hier zeigt sich die erwünschte Annäherung, der intendierte Konsens nicht eindeutig. Obgleich 54,1 % der Antwortenden dem ersten Wertekonflikt den Rang 1 zuweisen, ist zu konstatieren, dass knapp 46 % den zweiten Wertekonflikt als den am häufigsten wiederkehrenden Wertekonflikt einstufen. Hier ist eine Diskussion der Ergebnisse evident, um das knappe Ergebnis in einen theoretischen Diskurs einzubinden und mit den vorausgehenden Ergebnissen (insbesondere die Ergebnisse zu den Werteorientierungen) zu kontextualisieren. An dieser Stelle lässt sich zunächst der Wertekonflikt

– »Fürsorge der Mitarbeitenden ⇔ Selbstbestimmung des Gastes/der Patientin/des Patienten«

als der am *häufigsten wiederkehrende Wertekonflikt* benennen.

Nach der rein deskriptiven Darlegung der erfassten Ergebnisse werden diese nachfolgend unter Rückbezug auf die aktuellen Diskurse in der Palliativmedizin und Palliative Care reflektiert und diskutiert. Auf dieser theoretisch fundierten Grundlage (Neitzke et al., 2015, S. 243) ist es sodann legitim, den empirisch generierten Konsens – auf der Basis der Fokusgruppen und der beiden Wellen der Delphi-Befragung – und damit die Eckpunkte und den Gegenstand der zu entwickelnden Ethik-Leitlinie zu konturieren und festzulegen.

3.3.7 Kontextualisierung und Diskussion der Ergebnisse

Im Folgenden werden die erfassten Ergebnisse unter Rückbezug auf die aktuelle Literatur diskutiert und mit den theorethischen Grundlegungen in Kapitel 2 kontextualisiert. Dieser Schritt ermöglicht ein ergänzendes, verantwortungsvolles Abwägen der Positionen aus der Praxis unter relationaler Rückbindung an die Theorie wie auch an die aktuellen ethischen und fachlichen Diskurse im Kontext der Thematik. Dieser Schritt intendiert nicht, die erlangten Ergebnisse zu generalisieren, vielmehr steht die Absicht dahinter – durch die Verknüpfung der empirisch erlangten Ergebnisse aus der Praxis mit den theoretischen Diskussionen beziehungsweise den empirischen Erkenntnissen aus der Literatur – den jeweiligen Gehalt der Einzelergebnisse zu akzentuieren. Die Struktur lehnt sich hierbei wiederum an die fünf Kategorien des Fragebogens an.

Als maximale Annäherung im Rahmen der zweiten Delphi-Befragung wurde die Frage danach

– »ob es sich in der Situation um unerträgliches Leid(en) handelt, welches eine Palliative Sedierung legitimiert«

als die – bei der Entscheidung zur Einleitung einer Palliativen Sedierung – am »häufigsten« beeinflussende, *primär fachliche Frage* identifiziert.

Dieser – seitens der Befragten als wiederkehrend kategorisierten – Fragestellung ist eine zentrale Voraussetzung zur Indikation und demzufolge auch zur Einleitung einer Palliativen Sedierung inhärent: das »unerträgliche Leiden« (Bozzaro & Schildmann, 2018; Weixler et al., 2017, S. 42, S. 43; Oechsle et al., 2017; SAMW, 2019a, S. 23; Alt-Epping et al., 2010; Cherny et al., 2009; Radbruch et al., 2015, Punkt 12).[323] »Leiden zu lindern« ist indes genuiner Auftrag der hospizlichen Palliative Care-Versorgung (den Hartogh, 2017; SAMW, 2019b; Deutsche Gesellschaft für Palliativmedizin et al., 2016; Leitlinienprogramm Onkologie, 2019, S. 37; Kirk, 2014, S. 46; Radbruch et al., 2009), unabhängig von dessen Genese und dessen subjektiv charakterisierter Qualität. »Leiden zu lindern« entspricht ferner dem Anspruch und dem Wunsch des Gastes/der Patientin/des Patienten im Kontext der Palliative Care-Versorgung (den Hartogh, 2017; de Lima et al., 2017; Kirk, 2014) – auch im Sinne der erhofften »Letztverlässlichkeit« (vgl. Fleßa, 2014, S. 11, S. 14, vgl. Deutsche Gesellschaft für Palliativmedizin et al., 2016, S. 11, S. 15; vgl. Müller-Busch, 2015) verstanden als Vertrauen in eine bedingungslose Verlässlichkeit der Versorgung und Begleitung (Müller-Busch, 2015, S. 10; vgl. Fleßa, 2014, S. 81; Galushko & Voltz, 2012, S. 201) und als Element einer »Comfort Care« (Blinderman & Billings, 2015).

»Unerträgliches Leiden« als definierte Voraussetzung für die fachliche Legitimation einer Palliativen Sedierung[324] provoziert im Vorfeld der Einleitung wiederkehrend die oben formulierte Frage, insbesondere aufgrund dessen, dass »unerträgliches Leiden« in den Rahmenwerken als *Voraussetzung für die ärztliche Indikation* einer Palliativen Sedierung ausgewiesen wird (z. B. Weixler et al., 2017; Oechsle et al., 2017; SAMW, 2019a, S. 23; EAPC/Alt-Epping et al., 2010; Cherny et al., 2009). Erschwerend ist diesbezüglich zu konstatieren, dass »unerträgliches Leiden« in diesen Rahmenwerken und Leitlinien vielfach nicht dezidiert konkretisiert und/oder operationalisiert wird, sodass die Qualität des Leidens zwar durch das Suffix »unerträglich« beschrieben wird, allerdings »unerträglich« als subjektive Erlebensqualität selbst nicht charakterisiert ist.[325]

---

323 In der österreichischen Leitlinie wird ein intensives Leiden vorausgesetzt, das unzweifelhaft refraktär ist (Weixler et al., 2017, S. 35). Im Weißbuch der EAPC ist zu lesen: »Bei der palliativen Sedierung ist es die Absicht, unerträgliches Leiden zu lindern« (Radbruch et al., 2015, Punkt 12).

324 Vgl. hierzu die Ausführungen in Weixler (2017, S. 42–44), in Oechsle et al. (2017), in der medizin-ethischen Richtlinie der SAMW (2019a, S. 11–12), aber auch die Ausführungen in Alt-Epping et al. (2015, S. 222) sowie in EAPC/Alt-Epping et al. (2010).

325 Vgl. Bozzaro & Schildmann (2018), Sterckx & Raus (2016), Bozzaro (2015a), Bozzaro (2015b), Schildmann & Schildmann (2014; 2013), Weichselbaumer & Weixler (2014), Papavasiliou et al. (2013; 2014), Juth et al. (2010), Cassall & Rich (2010). In dem Review von Henry (2016) wird die enorme begriffliche Varianz und die kontroverse Diskussion erneut

Eine Ausnahme bildet die »Leitlinie zur Palliativen Sedierungstherapie« der Österreichischen Palliativgesellschaft (Weixler et al., 2017), in der »Leiden«, »intolerables/unerträgliches Leiden« und »intraktables Leid« im Vorfeld der Ausführungen des Expertenkonsenses definiert (S. 34) und in einem Exkurs weiter vertieft und ausgeführt werden (S. 42–44). Definitorische Unschärfen und in der Folge auch Handlungsunsicherheit sind insbesondere bezüglich des existenziellen Leidens/des nichphysischen Leidens zu konstatieren. So formulieren Rodrigues et al. (2018): »While unanimity exists on using palliative sedation (PS) for controlling refractory phsysical suffering in end-of-life situations, using it for controlling refractory existential suffering (PS-ES) is controversial. Complicating the debate is that definitions and terminology for existential suffering are unclear, ambiguous, and imprecise, leading to a lack of consensus for clinical practice.«

Das Weißbuch der EAPC (2015) formuliert hinsichtlich der Palliativen Sedierung, dass es deren »Absicht« ist, »unerträgliches Leiden zu lindern« (Radbruch et al., 2015, Punkt 12; vgl. Alt-Epping et al., 2016, S. 858). Hier ist die *Zielperspektive, die Zielorientierung* im Blick. Zum Zeitpunkt der Einleitung der Palliativen Sedierung (bei bestehender ärztlicher Indikation!) muss allerdings wiederum die Klärung vorausgehen, ob es sich per se um »unerträgliches Leiden« handelt, dessen Linderung mit der Einleitung intendiert ist. Das Ziel beziehungsweise die Absicht ist hier ultimativ von anderen Absichten, Interessen und Wünschen abzugrenzen, um die Einleitung der Palliativen Sedierung in einer ethisch akzeptablen Weise zu realisieren (EAPC/Alt-Epping et al., 2010, S. 113; Radbruch et al., 2015, Punkt 11 und Punkt 12; SAMW, 2019a, S. 22–23; Alt-Epping, 2017; Alt-Epping et al., 2016; Alt-Epping et al., 2015; Benze et al., 2017, S. 67; Voeuk et al., 2017; Gamblin et al., 2017).[326] Die potenzielle Unsicherheit in der Entscheidungssituation selbst entsteht ferner, weil die »Unerträglichkeit« des Leid(en)s als Regulativ gegen Missbrauch fungiert (Alt-Epping et al., 2015, S. 222) und somit das »unerträgliche Leiden« – als Voraussetzung einer Indikation für die Einleitung einer Palliativen Sedierung – situativ angemessen objektiviert beziehungsweise differenziert beurteilt werden muss.[327] Die Komplexität des Kriteriums »unerträgliches Leiden« dominiert die Bemühungen der geforderten, möglichst objektiven Einschätzung des jeweils individuell

---

aufgezeigt (vgl. hierzu auch die vorausgehenden Ausführungen von Henry, 2015). Auch das Review von Rodrigues et al. (2018) – zur Palliativen Sedierung bei existenuiellem Leiden – verweist auf die fehlende definitorische Präzision.

326 Zu den Herausforderungen, den »richtigen« Zeitpunkt zur Einleitung einer Palliativen Sedierung zu erfassen, vgl. auch das Review von van Deijck et al. (2013).

327 So liegt es gemäß der österreichischen »Leitlinie zur palliativen Sedierungstherapie« (Weixler et al., 2017) »in der Verantwortung des Behandlungsteams, zuverlässige und valide Bewertungsmethoden zu verwenden, um den Grad des Leidens, welches der Patient/ die Patientin durchlebt, zu erfassen« (S. 34).

empfundenen Leid(en)s und erschwert durch die Vielfalt der Dimensionen (physisch, psychisch, sozial, spirituell[328])/existenziell dessen verantwortungsvolle, achtsame situative Beurteilung (Bozzaro & Schildmann, 2018; Weixler et al., 2017, S. 42–44; Lam et al., 2017; Oechsle et al., 2017; Voeuk et al., 2017; SAMW, 2019a, S. 11–12; Henry, 2016, S. 204; Sterckx & Raus, 2016, S. 120; Weichselbaumer & Weixler, 2014; EAPC/Alt-Epping et al., 2010, S. 118–119). Das zugleich höchst normative Suffix »unerträglich« verweist ferner auf den genuin subjektiven Duktus. Das Leiden kann in der Folge nur von der/dem Betroffenen selbst charakterisiert und qualitativ bewertet werden. Das heißt, hier kommen – bestenfalls seitens der/des Betroffenen situativ und aussagekräftig formuliert – subjektive Bewertungsmaßstäbe zum Tragen. Diese subjektive Bewertung der als leidvoll empfundenen Situation oder eines als unerträglich empfundenen Symptoms stimmt möglicherweise mit der angestrebten objektiven Fremdbeurteilung nicht überein, denn das »subjektive Leiden entzieht sich einer direkten und objektiven Beurteilung durch andere« (Weixler et al., 2017, S. 43; vgl. Staudacher, 2017, S. 399; vgl. Gamblin et al., 2017, S. 346; vgl. SAMW, 2019a, S. 11–12; vgl. Riedel, 2018; vgl. Cassell, 2016, S. 218; vgl. Weichselbaumer & Weixler, 2014, S. 175–176). Selbst bei bestehender ärztlicher Indikation für die Palliative Sedierung eines Gastes/einer Patientin/eines Patienten ist es demgemäß nachvollziehbar, dass sich in der Praxis – im Rahmen der Frage nach dem angemessenen Zeitpunkt der Einleitung der Palliativen Sedierung – wiederholt die Frage stellt: »ob es sich in der Situation um unerträgliches Leid(en) handelt, welches eine Palliative Sedierung legitimiert?« Diese seitens der Befragten als wiederkehrend charakterisierte, primär fachliche Frage lässt sich auch in der Literatur als wiederkehrende Frage und Diskussion identifizieren (Bozzaro & Schildmann, 2018; Lokker et al., 2018; Gamblin et al., 2017; SAMW, 2019a; Alt-Epping et al., 2016; Alt-Epping et al., 2015; Sterckx & Raus, 2016; Weichselbaumer & Weixler, 2014). Die Indikation einer Palliativen Sedierung zur Linderung des »unerträglichen Leidens« (EAPC/Alt-Epping et al., 2010, S. 115; Weixler et al., 2017; Alt-Epping et al., 2015; Alt-Epping et al., 2016) ist zugleich wiederkehrend Gegenstand *ethischer* Diskurse und Kontroversen (de Vries & Plaskota, 2017[329]; Benze et al., 2017, S. 67; de Lima et al., 2017; Lam et

---

328 Vgl. hierzu auch die Ausführungen in der S3-Leitlinie Palliativmedizin für Patienten mit einer nicht heilbaren Krebserkrankung (Leitlinienprogramm Onkologie, 2019, S. 435, S. 462, S. 363).

329 Die Interviewstudie von de Vries & Plaskota (2017) bezieht sich explizit auf »Ethical dilemmas faced by hospice nurses when administering palliative sedation to patients with terminal cancer« und kommt zu dem zentralen Ergebnis: »Hospice nurses in the U.K. frequently encounter ethical and emotional dilemmas when administering palliative sedation. Making such decisions about using palliative sedation causes general discomfort for them.« (S. 148) Wenngleich die pflegeprofessionellen Aufträge und Kompetenzen in England und Deutschland nicht identisch sind, zeigt sich dennoch, dass die ethischen Konflikte

al., 2017; Gamblin et al., 2017, S. 346; SAMW, 2019a; Alt-Epping, 2017; Alt-Epping et al., 2016; Knight et al., 2016; Sterckx & Raus, 2016; Wirth et al., 2016; Schur et al., 2015; Alt-Epping et al., 2015; Weichselbaumer & Weixler, 2014; Dean et al., 2014; Zinn & Moriarty, 2012[330]), möglicherweise auch aufgrund der begrifflichen Unschärfen (Rodrigues, 2018; Bozzaro & Schildmann, 2018). Somit ist es – auch angesichts der erfassten *primär ethischen Frage* – nicht erstaunlich, dass sich bei der Annäherung an den wiederkehrenden ethischen Konflikt/an das wiederkehrende ethische Problem im Rahmen der Entscheidung zur Einleitung einer Palliativen Sedierung die Frage ebenfalls auf das Leiden ausrichtet:

- »Steht bei der Entscheidung explizit das subjektive Leid(en) des Gastes/der Patientin/des Patienten im Vordergrund?«

Die erfasste ethische Fragestellung rekurriert erneut auf die Subjektivität des Leidens und immanent – wenngleich auch latent – auf die potenziell beeinflussende Bewertung des Leidens durch die Außenstehenden beziehungsweise aus der Perspektive der Außenstehenden. Mit dieser Fragestellung wird die Gefahr antizipiert, dass die Einschätzung des »unerträglichen Leidens« (z. B. durch das Erleben und Empfinden der Mitarbeitenden des stationären Hospizes) beeinflusst wird, dass die wiederkehrende, belastende Konfrontation mit dem Leiden des Gastes/der Patientin/des Patienten die situative Bewertung färbt. Die Frage weist so verstanden implizit einen appellativen Charakter auf, nochmals einen Schritt zurückzutreten und die wirkenden Effekte und leitenden Emotionen sowie die möglicherweise empfundenen »Provokationen« (Bozzaro, 2015a, S. 14; vgl. Bozzaro & Schildmann, 2018; vgl. Bozzaro, 2015b, S. 94; vgl. Gamblin et al., 2017, S. 346) zu reflektieren. Und: Die Fragestellung verweist ein weiteres Mal auf das Grundverständnis der Subjektivität des Leidens, das heißt, dem Gast/der Patientin/dem Patienten obliegt die Definition, was als »unerträglich« zu charakterisieren ist und ab wann das Leiden »unerträglich« ist (Cassell & Rich, 2010; Cassell, 2016; Kirk, 2014).

Diese Bewertung von Leiden als genuin subjektives Phänomen (Cassell, 2016; Cassell, 2015; Cassell, 2014; Cassell, 2004; Bozzaro & Schildmann, 2018; Riedel, 2018; SAMW, 2019a; Reed, 2013; Milton, 2013; Weichselbaumer & Weixler, 2014) fordert situativ die verantwortliche Selbstvergewisserung, die bewusste Reflexion und gewissenhafte Abwägung ein, wessen Leiden für die Einleitung

---

in beiden Ländern vergleichbar sind, was zu der Schlussfolgerung führen kann, dass es weniger an den pflegeberuflichen Kompetenzen und genuin beruflichen Aufträgen liegt als an der Komplexität und den vielfältigen ethischen Implikationen der Therapieoption Palliative Sedierung im hospizlichen Setting.

330 Diese Studie bezieht sich auf Pflegende in einem schottischen Hospiz.

der Palliativen Sedierung situativ – möglicherweise auch unterschwellig – leitend ist. Hierbei kann der Leidensdruck der Mitarbeitenden genauso wirksam werden wie die wiederholten Forderungen der An- und Zugehörigen,[331] die eine Entscheidung potenziell beeinflussen können. An dieser Stelle ist die ultimative Prämisse zu akzentuieren, dass Befindlichkeiten von Mitarbeitenden und von Angehörigen (hier konkret deren Einschätzung von »Unerträglichkeit«) wie auch die durch das Leid erlebte »Provokation« (Bozzaro, 2015a, S. 14; vgl. Bozzaro & Schildmann, 2018; vgl. Gamblin et al., 2017, S. 346) weder die Indikationsstellung beeinflussen dürfen noch »für sich genommen bereits bestimmte therapeutische Maßnahmen rechtfertigen« dürfen (Alt-Epping et al., 2015, S. 222; vgl. SAMW, 2019a, S. 22–23; vgl. Bozzaro, 2015b, S. 103). Hieraus begründet sich die Bedeutsamkeit der ethischen Sensibilität[332] und der besonderen Sorgsamkeit in der achtsamen Abwägung der beeinflussenden Faktoren, die in der oben formulierten Fragestellung eingefordert wird. Diese Frage kann als Regulativ und/oder als Korrektiv verstanden werden, indem die Dimension der Subjektivität in Bezug auf die Bewertung des als »unerträglich« erlebten Leidens als Entscheidungskriterium explizit eingefordert wird. Deutlich werden an dieser Stelle zentrale Implikationen, die im Kontext der Einleitung einer tiefen, kontinuierlichen Palliativen Sedierung evident sind: Im Spannungsfeld ethischer Überlegungen muss die Entscheidung eine Teamentscheidung (Oechsle et al., 2017, S. 469; Weixler et al., 2017, S. 41; Radbruch et al., 2015, Punkt 12; EAPC/Alt-Epping et al., 2010, S. 116) sein, die unter Wahrung der Patientenautonomie abzuwägen ist, die die Proportionalität konsequent antizipiert und die (ausschließliche) Intention der Linderung des Leidens fokussiert. Die als wiederkehrend erfasste ethische Fragestellung verweist ferner auf das

---

331 Zumal der Perspektive der Angehörigen gemäß der Definition der WHO zu Palliative Care wie auch darauf rekurrierend in der S3-Leitlinie Palliativmedizin (Leitlinienprogramm Onkologie, 2019, S. 35, S. 36, S. 37, S. 40, S. 43, S. 44) und in der Charta (Deutsche Gesellschaft für Palliativmedizin et al., 2016, S. 7) ein zentraler Stellenwert zugewiesen wird. »Dies wird jedoch eher in dem Sinne zu verstehen sein, dass die Palliativmedizin sich auch um die Sorgen und Belange der Angehörigen direkt zu kümmern hat, nicht jedoch in dem Sinne, dass am Patient Handlungen auf Bestreben und zugunsten von Angehörigen vorgenommen werden.« (Alt-Epping et al., 2015, S. 222; vgl. hierzu auch Leitlinienprogramm Onkologie, 2019; vgl. SAMW, 2019 wie auch die Diskussionen in Berger, 2017)

332 Unter ethischer Sensitivität (ethical sensitivity) verstehen Milliken & Grace (2017) die situative Bedeutsamkeit, to »recognize the ethical content« (S. 523). Ethische Sensibilität/ »ethical sensitivity« (Milliken & Grace, 2017; Milliken, 2018; Hemberg & Bergdahl, 2019) – vielfach synonym verwendet zur »moral sensitivity« (Amiri et al., 2019; Lützén et al., 2003) bezeichnet ferner die Sensibilität für die situative Vulnerabilität der Betroffenen sowie das Bewusstsein ethischer Implikationen in (komplexen) Versorgungssituationen. Ethische Sensibilität stellt somit ein zentrales Konzept im Kontext der (Pflege-)Ethik dar (Amiri et al., 2019; Lützén et al., 2003) und ist zugleich fundamental für eine qualitäts- und würdevolle Palliative Care-Versorgung (Hemberg & Bergdahl, 2019).

Erfordernis eines extrem hohen Maßes an kritischer und ethischer Reflexion der leitenden und beeinflussenden Faktoren wie auch der avisierten Therapieziele im Kontext der Palliativen Sedierung, um diese letztendlich auch als »ethisch akzeptable« Therapieoption legitimeren zu können (Alt-Epping et al., 2016, S. 858; EAPC/Alt-Epping et al., 2010, S. 112; vgl. Sterckx & Raus, 2016; vgl. Benze et al., 2017; vgl. Alt-Epping, 2017; vgl. Oechsle et al., 2017; vgl. Weixler et al., 2017; vgl. Gamblin et al., 2017) beziehungsweise moralischem Stress entgegenzuwirken (Lokker et al., 2018).[333]

Der nachfolgende Punkt bezieht sich auf eine der Werteprämissen der Mitarbeitenden im stationären Hospiz in Bezug auf die Einleitung einer Palliativen Sedierung. Das Ergebnis der befragten Mitarbeitenden im Hospiz repräsentiert als die »am häufigsten« leitende Werteorientierung der Mitarbeitenden:

– die »Lebensqualität des Gastes/der Patientin/des Patienten«.

Die Werthaltungen werden hier als eine individuelle Direktive verstanden, die Entscheidungen beeinflussen, die dieser eine Richtung und Intensität verleihen, aber auch Orientierungssicherheit induzieren. Um die Werteorientierung der Befragten nochmals zu konturieren und zu fundieren, ist ein Blick in den ICN-Ethikkodex (Stand 2014) hilfreich wie auch in die einschlägigen Rahmenwerke zum Auftrag und zu den Prämissen von Palliative Care, wie z. B. die WHO-Definition (2002), die S3-Leitlinie Palliativmedizin (Leitlinienprogramm Onkologie, 2019), die Positionierungen der EAPC (European Association for Palliative Care; Radbruch et al., 2009) und die Forderungen im Rahmen der Nationalen Strategie (Deutsche Gesellschaft für Palliativmedizin et al., 2016). »Leiden zu lindern« wird in der Präambel des ICN-Ethikkodexes (Stand Juli 2014) als ein grundlegender Auftrag für die Pflegenden formuliert. Die Tätigkeiten selbst sollen u. a. »zum Wohle des Einzelnen« ausgeübt werden (Deutscher Berufsverband für Pflegeberufe, 2014, S. 1). Das heißt, der Auftrag, das Leiden zu lindern, orientiert sich am individuellen, am subjektiven Wohl des Gastes/der Patientin/des Patienten. An dieser Stelle ist die Assoziation zur Lebensqualität nahe liegend, die im Kontext der Palliative Care essenziell und maßgebend ist. Die medizin-ethische Richtlinie der SAMW (2019a) akzentuiert ebenfalls die Bedeutsamkeit der dezidierten Berücksichtigung der individuellen

---

333 Lokker et al. (2018) erfassen in ihrer qualitativen Studie »Palliative sedation and moral distress« folgende Situationen, in denen die Pflegenden retrospektiv betrachtend zu dem Schluss kamen »This was not in the patient's best interest: (1) starting palliative sedation, when the nurse felt not all options to relieve suffering had been explored yet; (2) family requesting an increase of the sedation level where the nurse felt that this may involve unjustified hastening of death; (3) a decision by the physician to start palliative sedation where the patient has previously expressed an explicit wish for euthanasia.«

Lebensqualität in der letzten Lebensphase. Den damit verbundenen Auftrag an die Betreuenden und Begleitenden formuliert die Richtlinie folgendermaßen: »das subjektive Erleben der Patienten, insbesondere ihre Bewertung von Symptomen sowie das Leiden an beziehungsweise die Zufriedenheit mit ihrer Lebenssituation in den Vordergrund zu stellen« und »zu beachten, dass in der Konfrontation mit Sterben und Tod nicht nur die Leidenslinderung, sondern auch die Stärkung von Hoffnung und Freude die Lebensqualität verbessern kann« (SAMW, 2019a, S. 10). In diesen Ausführungen werden Leiden wie auch Leidenslinderung in einen direkten Kontext mit der Lebensqualität gestellt. Das heißt, ist die Lebensqualität leitend, so sind sowohl das subjektive Leiden wie auch die Leidenslinderung genuine Elemente, die in ihrer jeweils situativen Bedeutsamkeit Beachtung und Abwägung erfahren müssen.

Lebensqualität hat in der WHO-Definition zu Palliative Care (WHO, 2002) einen prominenten Stellenwert und sie findet sich als Direktive auch in den einschlägigen Rahmenwerken zur Palliativversorgung wieder. So basieren die »Handlungsempfehlungen im Rahmen einer Nationalen Strategie« (Deutsche Gesellschaft für Palliativmedizin et al., 2016) »auf dem Anspruch auf bestmögliche Lebensqualität« (S. 7), allerdings wird in den nachfolgenden Ausführungen nicht operationalisiert, was explizit unter Lebensqualität subsumiert und verstanden wird. Die S3-Leitlinie »Palliativmedizin für Patienten mit einer nicht heilbaren Krebserkrankung« (Leitlinienprogramm Onkologie, 2019) akzentuiert als »konsensbasiertes Statement«: »Palliativversorgung stellt die Lebensqualität der Patienten (…) und ihrer Angehörigen in das Zentrum aller Bemühungen« (S. 40; vgl. S. 36, S. 37). Dieses Grundanliegen der Verbesserung beziehungsweise der Erhaltung der Lebensqualität ist durch Linderung und Prävention von Leiden anzustreben (S. 35). Hier ist wiederum die explizite Verbindung zwischen Lebensqualität und Linderung von Leiden hervorzuheben. Die EAPC (Radbruch et al., 2009) formuliert in ihrem »White Paper« unter der Überschrift »Philosophy of palliative care«: »A central goal of palliative care is to achieve, to support, to preserve and to enhance the best possible quality of life.« (S. 283) Hier wird ebenfalls deutlich, dass die Lebensqualität ein zentraler handlungsleitender Wert ist, der sich indes nur dann am subjektiven Wohl des Gastes/der Patientin/des Patienten orientieren kann, wenn die Perspektive des Betroffenen leitend ist: »Care is guided by the quality of life defined by the individual« (Radbruch et al., 2009, S. 283). Das heißt, repräsentiert die Lebensqualität für die Mitarbeitenden im stationären Hospiz die zentrale Wertepräferenz bei der Bewertung und Entscheidungsfindung zur Einleitung einer Palliativen Sedierung, dann muss sich die situative Operationalisierung der Lebensqualität an der subjektiven Lebensqualität des Gastes/der Patientin/des Patienten ausrichten, versus einer fremdbeurteilten Lebensqualität. Einem »subjektivistischen Konzept von Lebensqualität« wird eine hohe ethische Bedeutung beigemessen (Woopen, 2014, S. 140, S. 141–142, S. 145).[334] Zugleich ist die Verbesserung des Wohlbefindens als ein wesentlicher Bestandteil der Lebensqualität des Gastes/der Patientin/des Patienten zu akzentuieren. In der Folge ist ein enger Zusammenhang zwischen dem genuinen Palliative Care/dem genuinen hospizlichen Auftrag, das subjektive Wohlbefinden zu verbessern (Deutsche Gesellschaft für Palliativmedizin et al., 2016, S. 137) und der subjektiv empfundenen Lebensqualität des Betroffenen zu konstatieren. Aus der ethisch-normativen Perspektive betrachtend hat die Perspektive auf die Lebensqualität somit eine zentrale Bedeutung: einerseits bezüglich anstehender (ethischer) Entscheidungen (hier die Einleitung einer Palliativen Sedierung) und andererseits in ihrer Ausrichtung auf das Wohl des Gastes/der Patientin/des Patienten. Bezug nehmend auf das Ergebnis der zweiten Delphi-Befragung heißt das, dass die Lebensqualität als zentrale Werteprämisse der Befragten den genuinen hospizlichen Auftrag repräsentiert und als »Bewertungskriterium und Handlungsziel« sogar »ethisch geboten ist« (Woopen, 2014, S. 140, S. 141, S. 145; vgl. Fumincelli et al., 2019; vgl. Benze et al., 2017, S. 62; vgl. Stadelbacher, 2017, S. 57). Grundlegend hierfür ist, dass sich die Lebensqualität bei anstehenden Entscheidungen am Gegenüber ausrichtet, das heißt, die Lebensqualität konsequent als hochgradig subjektives Konzept verstanden wird (Riedel, 2016a, S. 347–349; Linde, 2018; Aulbert, 2012; Radbruch et al., 2009, S. 283–284; Leitlinienprogramm Onkologie, 2019, S. 45; King & Baker Hines, 2012, S. 312) und somit die Definitionsmacht und Deutungshoheit beim Gast/bei der Patientin/beim Patienten liegt.

Die nachfolgenden Ausführungen beziehen sich auf die Wertepräferenz der Gäste/Patientinnen/Patienten in Bezug auf die Einleitung einer Palliativen Sedierung im stationären Hospiz. Die befragten Mitarbeitenden bewerteten hier in Bezug auf die Einleitung einer Palliativen Sedierung

– die »Selbstbestimmung als Anspruchsrecht des Gastes/der Patientin/des Patienten im Sinne dessen, das subjektiv als unerträglich erlebte Leid(en) nicht mehr ertragen zu müssen«,

als den »am häufigsten« leitenden Wert seitens der Gäste/Patientinnen/Patienten.

Cave: Der Wert der Selbstbestimmung wird im Rahmen der Delphi-Befragung seitens der Befragten – das heißt aus deren Perspektive (Fremdperspek-

---

334 Die genuin subjektivistischen Ausrichtungen zeigen sich darin, »dass sie Lebensqualität als das Empfinden von Lebenszufriedenheit oder subjektivem Wohlbefinden verstehen und damit die Perspektive des betreffenden Individuums in den Vordergrund stellen« (Woopen, 2014, S. 141).

tive!) heraus – als die für die Gäste/Patientinnen/Patienten leitende Werteorientierung beurteilt. Diese Einschränkung ist konsequent mit zu (be-)denken, wie auch, dass die hier zugewiesene Wertepräferenz möglicherweise von der tatsächlich leitenden, situativen Werteorientierung der Gäste/Patientinnen/Patienten im Rahmen anstehender Entscheidungen abweichen kann.[335] Die Bewertungen der Befragten rekurrieren an dieser Stelle auf die eigenen Erfahrungen im Kontext retrospektiver oder auch aktueller Entscheidungssituationen und konturieren sich demnach aus einer genuin erfahrungsbegründeten Praxis, mit all den immanenten Begrenzungen der Fremdperspektive (vgl. Behrens & Langer, 2016),[336] die hier zu Recht als Grenzen deklariert werden müssen. Umso triftiger erscheint an dieser Stelle die komplementäre theoretische Einbettung und Kontextualisierung. Angesichts der zu entwickelnden Ethik-Leitlinie ist das Ziel leitend, an den wiederkehrenden ethischen Konflikten und ethischen Problemen der Praxis anzusetzen und diesbezüglich eine systematisierte, normativ-ethische Entscheidungshilfe zu konstituieren. Angesichts dessen erscheint es angemessen und legitim, dass im Rahmen der Sondierung der wiederkehrenden Wertekonflikte und deren inhärenten konfligierenden Werte(orientierungen), die Perspektive der Praxis ausschlaggebend ist. Es geht um »typische Konfliktsituationen« in der Praxis (Neitzke et al., 2015, S. 245), die ihrerseits ausschließlich durch die Mitarbeitenden in den stationären Hospizen expliziert werden können.

Bereits im Rahmen der Diskussion der Ergebnisse der Fokusgruppen wurde die Selbstbestimmung weiter operationalisiert, mit dem Ziel, den Interpretationsspielraum in der nachfolgenden Delphi-Studie zu reduzieren.[337] Ansatzpunkt war hier die Kategorisierung nach Rothhaar (2015), der zwischen der Selbstbestimmung als Anspruchsrecht und der Selbstbestimmung als Abwehrrecht (S. 105) unterscheidet. Die Selbstbestimmung als »Anspruchsrecht« (Rothhaar, 2015, S. 105; vgl. auch Bobbert, 2015, S. 77, S. 87; vgl. Bobbert & Werner, 2014, S. 110) wurde in den Delphi-Befragungsrunden durch die Ergänzung operationalisiert: »im Sinne dessen, das subjektiv als unerträglich

---

335 Zu den Schwierigkeiten eines deskriptiven Zugangs zu den individuellen Wertkonzepten der Gäste/Patienten/Patientinnen vgl. auch die Ausführungen bei Remmers (2000, S. 271).

336 Auch im Sinne einer sogenannten internen Evidenz mit all den damit verbundenen Beschränkungen (vgl. Behrens & Langer, 2016, S. 29–46).

337 Hier wird stets von einwilligungsfähigen Personen, von einer bestehenden Selbstbestimmungsfähigkeit ausgegangen, mit der Fähigkeit, eine evaluative Einstellung einzunehmen, und der Fähigkeit einen autonomen Willen – im Sinne von »Intentionalität, Verständnis und das Freisein einer Handlung von determinierenden Einflüssen« (Salloch & Breitsameter, 2011, S. 218) – zu bilden. Ferner wird stets eine informierte Zustimmung (im Rahmen des informed consent) vorausgesetzt (vgl. Bundesärztekammer, 2019; vgl. SAMW, 2019a).

eingestufte Leid(en) nicht mehr ertragen zu müssen«.[338] Dieses potenzielle Anspruchsrecht rekurriert auf das Verlangen nach Leid(ens)linderung durch eine Palliative Sedierung. Renz (2015) folgend kann eine derartige »Ansprüchlichkeit« einen »atmosphärischen Druck« provozieren (S. 98, S. 100), der in Kombination mit den nachfolgenden ethischen Verpflichtungen vermeintlich noch zunimmt.

Der Selbstbestimmung und dem Selbstbestimmungsrecht wird am Lebensende (SAMW, 2019a; Beckmann, 2017; Birnbacher, 2017a; Schnell et al., 2009; Nationaler Ethikrat, 2006) und im Kontext der hospizlichen Palliative Care-Versorgung ein besonders hoher Stellenwert zugewiesen, im Sinne eines zentralen, handlungsleitenden Prinzips (Salloch & Breitsameter, 2011; vgl. Rehmann-Sutter & Lehnert 2016, S. 950; vgl. Leitlinienprogramm Onkologie, 2019, S. 445), im Sinne eines »Grundwertes« (Siegmann-Würth, 2012, S. 48). So formuliert die Charta zur Betreuung schwerstkranker und sterbender Menschen in Deutschland, dass der begleitete Mensch darauf vertrauen kann, dass er mit seinen »Vorstellungen, Werten und Wünschen respektiert wird, und dass Entscheidungen unter Achtung seines Willens getroffen werden« (Deutsche Gesellschaft für Palliativmedizin et al., 2016, S. 9). In der S3-Leitlinie Palliativmedizin wird Vergleichbares reklamiert: »Die Wertewelten und Ziele der Patienten (…) sind Grundlage jeglichen Palliativversorgungsangebotes« (Leitlinienprogramm Onkologie, 2019, S. 43, vgl. S. 35, vgl. S. 105) und unter Punkt 19.3 in der Leitlinie (»Grundsätze und praktische Belange in der Begleitung während der Sterbephase«) wird die Orientierung an den »Bedürfnissen« des Sterbenden herausgestellt »unter Wahrung der Würde des Sterbenden« (Leitlinienprogramm Onkologie, 2019, S. 443; vgl. S. 41; vgl. S. 126). In diesen Forderungen und Prämissen ist die Handlungsorientierung derer angesprochen, die den Gast/die Patientin/den Patienten begleiten: Die ethische Prämisse ist der Respekt und die Orientierung an den Vorstellungen, Wünschen und Werten des Gastes/der Patientin/des Patienten.[339] Das heißt, für die Mitarbeitenden im Hospiz stellt sich in ethischen Konfliktsituationen dann die Frage: Wenn ich mich an den Vorstellungen, Werten und Wünschen des Gastes/der Patientin/des Patienten ausrichte, welche ethischen Probleme sind – aus der professionellen Perspektive

---

338 Rothhaar (2015, S. 104–105) nimmt diese Abgrenzung im Kontext der Sterbehilfe-Diskussion vor. Hier soll indes *keinerlei* Verbindung zur Sterbehilfe hergestellt werden; vielmehr soll die Differenzierung – im Sinne einer schlüssigen Operationalisierung – der Selbstbestimmung in diesen beiden Kategorien aufgegriffen werden. In der ersten Welle der Delphi-Befragung befand sich (noch) als weitere Kategorie: »Selbstbestimmung als Abwehrrecht gegenüber möglichen Fehlentscheidungen, wenn man selbst nicht mehr entscheiden kann« (im dortigen Fragebogen Punkt 4.2).

339 Hier erfolgt die beachtliche Differenzierung des Begriffs der (Gast-/Patienten-)Autonomie und dem moralischen Prinzip des Respekts vor dieser Autonomie!

heraus betrachtend – damit verbunden beziehungsweise welche Anforderungen an ethische Abwägung/Reflexion sind mit dem Anspruch des Gastes/der Patientin/des Patienten verbunden?[340] Das ethische Problem bezeichnet hier eine Situation, »die durch Unsicherheit bezüglich der ethisch angemessenen Handlungsweise« gekennzeichnet ist (Salloch et al., 2016, S. 274). Hierbei handelt es sich um Situationen, in denen kein Konsens dahingehend besteht, welche potenzielle Handlungsoption aus ethischer Perspektive zu präferieren ist, denn es gibt jeweils gewichtige Argumente, die für und gegen die jeweils alternativen Handlungsoptionen sprechen. Es stellt sich somit die Frage: Was ist zu tun? Bezogen auf den hiesigen Kontext – die Entscheidung zur Einleitung einer tiefen, kontinuierlichen Palliativen Sedierung – kann auch die folgende dahinter stehende Frage assoziiert werden: Wann ist der Zeitpunkt erreicht/ab wann ist es ethisch legitim, sich ganz und ausschließlich an den Vorstellungen, Wünschen und Wertepräferenzen des Gastes/der Patientin/des Patienten auszurichten und diese als handlungsleitend zu deklarieren? Hierbei geht es nicht – das sei an dieser Stelle herausgestellt – um die Frage, ab wann die Vorstellungen, Wünschen und Werte des Gastes/der Patientin/des Patienten mit denen der Mitarbeitenden im Einklang stehen. Vielmehr ist an dieser Stelle der Rückbezug zu den vorausgehend ausgeführten, wiederkehrenden fachlichen und ethischen Fragestellungen substanziell: Die Mitarbeitenden können die »Selbstbestimmung als Anspruchsrecht des Gastes/der Patientin/des Patienten im Sinne dessen, das subjektiv als unerträglich erlebte Leid(en) nicht mehr ertragen zu müssen« aus fachlicher und auch aus professionell-ethischer Perspektive erst dann als Umsetzung der Autonomie respektieren, wenn das Leid auch wirklich »unerträglich« ist.[341] Das heißt dann, wenn das Leiden therapierefraktär ist und

---

340 »Das Selbstbestimmungsrecht, so wie es im Kontext der Medizin überwiegend und ganz überwiegend auch in der Medizinethik verstanden wird, ist ein negatives Recht, das es dem Patienten erlaubt, eine bestimmte vorgeschlagene Behandlung und ein bestimmtes vorgeschlagenes Behandlungsziel abzulehnen, nicht aber, Ansprüche auf eine bestimmte Behandlung oder auf die Erreichung eines bestimmten Behandlungsziels geltend zu machen.« (Birnbacher, 2017a, S. 89) Das heißt, der Gast/die Patientin/der Patient kann bestimmte Behandlungen – hier die Palliative Sedierung – ablehnen oder ihnen zustimmen, wenn diese ärztlich indiziert sind – sie/er kann diese aber nicht per se verlangen beziehungsweise einfordern. Hier bedarf es neben der ärztlichen Indikation der Prüfung, ob das Leiden auch wirklich therapierefraktär und »unerträglich« ist, wo wir wieder bei den beiden bereits diskutierten Fragestellungen sind, sodass sich an dieser Stelle der Kreis schließt und die Relevanz der vorausgehenden fachlichen und ethischen Abwägung bei der Entscheidungsfindung evident wird.

341 »Es bedeutet nicht nur zu tun, was der Patient sagt, denn das würde der Vielschichtigkeit des Wünschens nicht gerecht. Wünsche betrachten heißt, den Menschen subjektiv ernst zu nehmen.« (Rehmann-Sutter & Lehnert, 2016, S. 950; vgl. Birnbacher, 2017a, S. 89; vgl. Maio, 2017, S. 230, S. 232; vgl. Bobbert, 2015, S. 69) Die Subjektivität des Leidens zu erfassen, fordert das Sich-Einlassen, das Ernstnehmen des Gastes/Patienten, es impliziert, die

die subjektiv durch- und erlebte »Unerträglichkeit« als stabil – im Sinne von wiederholt erfassbar und anhaltend wahrnehmbar – zu bewerten und als »möglichst sicher« (Weixler et al., 2017, S. 43) feststellbar ist. Das heißt auch, wenn das »Wohltun« gegenüber dem »Nichtschaden« überwiegt und das längerfristige Wohlergehen des Gastes/des Patienten/der Patientin eine Palliative Sedierung als Behandlungsoption ethisch begründet.[342] Diese Prämissen sind beachtlich, um die Einleitung der Palliativen Sedierung als ethisch akzeptable Therapieoption zu legitimeren (SAMW 2019a; Alt-Epping et al., 2016, S. 858; EAPC/Alt-Epping et al., 2010, S. 112; Benze et al., 2017, S. 67; vgl. Birnbacher, 2017a, S. 89–93; vgl. Oechsle et al., 2017; vgl. Gamblin et al., 2017).

Zusammenfassend ist zu konstatieren: Der Intention der Ermöglichung von Selbstbestimmung wie auch der Wahrung und dem Respekt der Autonomie sind zahlreiche komplexe und zum Teil disparate Aspekte und Ansprüche immanent. Dies insbesondere auch im Setting Hospiz (Rehmann-Sutter, 2016b; Salloch & Breitsameter, 2011, S. 228; vgl. Remmers, 2000), in der Palliativversorgung (Gamblin et al., 2017; Rehmann-Sutter & Lehnert, 2016; Reiter-Theil & Schürmann, 2016; Schnell et al., 2009) und in der letzten Lebensphase (Birnbacher, 2017a, S. 89–93). Die Prämisse der Orientierung an den Vorstellungen, Werten und Wünschen des Gastes/ der Patientin/ des Patienten (vgl. Deutsche Gesellschaft für Palliativmedizin et al., 2016, S. 9) provoziert moralische Fragen und ethische Probleme, die indes keine schnellen Zugeständnisse hinsichtlich des Respekts der Autonomie zulassen, sondern eine gewissenhafte ethische Abwägung unter Wahrung der Patientenautonomie einfordern.[343] Im Rahmen der zweiten Delphi-Befragung wurde auch eine Annäherung an den wiederkehrenden Wertekonflikt angestrebt, der sich in Bezug auf die Entscheidung zur Einleitung einer Palliativen Sedierung im Hospiz stellt. Die Teilnehmenden der zweiten Delphi-Befragung bewerteten den ethischen Konflikt zwischen

- Fürsorge der Mitarbeitenden ⇔ Selbstbestimmung des Gastes/der Patientin/ des Patienten

als den »am häufigsten wiederkehrenden« ethischen Wertekonflikt.

Dem Gast/der Patientin/dem Patienten wird hier ein weiteres Mal die Selbstbestimmung als Wertepräferenz zugeschrieben. Diesbezüglich besteht

---

Komplexität des Leidens zu konturieren und in Bezug auf die anstehende Entscheidungsfindung auch zu konkretisieren.

342 Vgl. hierzu auch die Ausführungen zur ethischen Abwägung und Bewertung bei Marckmann (2015a; 2015b). Vgl. hierzu auch die Prämisse der »Proportionalität« (vgl. u. a. in Alt-Epping, 2017; Weixler et al., 2017, S. 34; Weichselbaumer & Weixler, 2014, S. 175) sowie die sensibilisierenden Ausführungen bei Gamblin et al. (2017).

343 Vgl. hierzu auch die Ausführungen bei Birnbacher (2017a, S. 89–93).

somit eine Kongruenz dahingehend, dass die »am häufigsten« leitende Werteorientierung des Gastes/der Patientin/des Patienten zugleich die Werteprämisse
ist, die im Zusammenhang der Entscheidung zur Einleitung einer Palliativen
Sedierung der Werteprämisse der Mitarbeitenden möglicherweise konfligierend
gegenübersteht. An dieser Stelle sei wiederum auf den Gegenstand einer Ethik-
Leitlinie zu verweisen, der sich an wiederkehrenden ethischen Konflikten und
ethischen Problemen der Praxis ausrichtet. Demzufolge erscheint es begründbar
und gerechtfertigt, dass im Rahmen der Generierung des wiederkehrenden
Wertekonfliktes die Perspektive der Praxis ausschlaggebend ist. Es geht um
»typische Konfliktsituationen« in der Praxis (Neitzke et al., 2015, S. 245), die
ihrerseits ausschließlich durch die Mitarbeitenden in den stationären Hospizen
expliziert werden können. Somit wird der Wertekonflikt per se nicht diskutiert,
indes werden die bereits formulierten Prämissen und Diversitäten nochmals
pointiert und in Bezug auf den Wertekonflikt konturiert. Wie bereits herausgearbeitet, wird der Selbstbestimmung und dem Selbstbestimmungsrecht am
Lebensende (Beckmann, 2017; Birnbacher, 2017a; Rehmann-Sutter & Lehnert,
2016; Schnell et al., 2009) und im Kontext der hospizlichen Palliative Care-
Versorgung ein besonders hoher Stellenwert zugewiesen, im Sinne eines zentralen, handlungsleitenden Prinzips (Salloch & Breitsameter, 2011; vgl. Gamblin
et al., 2017; vgl. Rehmann-Sutter, 2016b), im Sinne eines »Grundwertes«
(Siegmann-Würth, 2012, S. 48). Diese Gültigkeit fordert die Achtung eines
weiteren ethischen Prinzips ein: der Respekt der Autonomie[344] beziehungsweise
die Wahrung der Autonomie des Gastes/der Patientin/des Patienten, der in der
Folge zur konzeptuellen Grundlage von Entscheidungen erwächst und diese
tangiert. An dieser Stelle wechselt die Perspektive: von der individuellen
Selbstbestimmung (als persönliche Werteorientierung des Gastes/der Patientin/
des Patienten) hin zur Wahrung/zum Respekt der Autonomie (als professionelle
Werteorientierung der Mitarbeitenden[345]). Der normativ geforderte Respekt der
Autonomie des Gastes/der Patientin/des Patienten und dessen/deren hier in-
härentes autonomes Interesse (die sie/er mit seinem Wohlergehen – beziehungsweise hier mit ihrer/seiner Leidenslinderung identifiziert und antizipiert)
können möglicherweise in Konflikt mit der situativen Wertepräferenz der Mit-

---

344 Selbstbestimmung hier verstanden als Umsetzung von Autonomie (Beckmann, 2017, S. 34).
Das heißt: Bevor die Selbstbestimmung realisiert werden kann, bedarf es des Respekts der
Autonomie.

345 Zum Respekt der Autonomie »als ethisches Prinzip« und dessen normativer Bedeutung vgl.
ausführlich bei Wiesemann (2012), vgl. Welsh (2017), vgl. Gamblin et al. (2017), vgl. Maio
(2017), vgl. Bobbert (2015). Das »Prinzip Respekt der Autonomie« richtet sich nicht nur
gegen die »wohlwollende Bevormundung«, sondern fordert auch die »Berücksichtigung der
Wünsche, Ziele und Wertvorstellungen« der Gäste/der Patientin/des Patienten ein
(Marckmann, 2015a, S. 11).

arbeitenden stehen. So kann die intendierte Beachtung des Wohlergehens[346], der Erhalt oder die Förderung der Lebensqualität des Gastes/der Patientin/des Patienten – denen sich die Mitarbeitenden verpflichtet und/oder entsprechend verantwortlich fühlen[347] – aus der professionellen Perspektive heraus eine andere Intervention/Handlung begründen als die, die der Betroffene aus seiner persönlichen Perspektive heraus begehrt. Ein weiterer Aspekt ist an dieser Stelle konstitutiv und denkwürdig – die Frage danach, ob und inwieweit »unerträgliches Leiden«[348] die Selbstbestimmung des Gastes/der Patientin/des Patienten beeinflusst oder gar einschränkt. So geht Bozzaro (2013) davon aus, dass die Person, die unerträglich leidet, in der Wahrnehmung ihrer Autonomie »eingeschränkt ist« (S. 305; vgl. Gamblin et al., 2017, S. 346; vgl. Klein et al., 2018). Diese Feststellung kann zwei Fragen nach sich ziehen: 1.) Verhindert das »unerträgliche« Leid die Möglichkeit einer autonomen Entscheidung (auch im Sinne des informed consent)? 2.) Was kann und muss zur Linderung des »unerträglichen« Leidens getan werden, um die Wahrnehmung der Autonomie wiederherzustellen? Bezieht man beide Fragen auf die hier übergreifende Entscheidung zur Einleitung einer Palliativen Sedierung, so sind wiederum drei Aspekte reflexionswürdig: Die Palliative Sedierung reduziert per se die Autonomie, da gerade die tiefe, kontinuierliche Palliative Sedierung – um die es hier geht – jegliche Kommunikation einschränkt (1). Und: Auch an dieser Stelle kommt die Grenze der Objektivierung der Unerträglichkeit des Leidens zum Tragen, die im Sinne des o. g. Anspruchsrechts die Voraussetzung zur Einleitung der Palliativen Sedierung ist (2). Der dritte Aspekt bezieht sich auf die notwendige Operationalisierung des »Respekts der Autonomie«: Was begründet diese Ausrichtung in Bezug auf die Einleitung einer Palliativen Sedierung? (3) Diesbezüglich kann argumentativ und konkretisierend an den o. g. ethisch-normativen Prämissen im Rahmen der Palliative Care-Versorgung angeknüpft werden (SAMW, 2019a; Leitlinienprogramm Onkologie, 2019; Deutsche Gesellschaft für Palliativmedizin et al., 2016), die indes nicht von der Verpflichtung entlasten, die Entschei-

---

346 So formulieren Gesang et al. (2013): »Ein unverzichtbarer Wegweiser zum Wohlergehen des Individuums sind seine autonomen Interessen. (…) Autonome Interessen sind in der Regel der beste verfügbare Maßstab für individuelles Wohlergehen, da das Individuum selbst oft am besten weiß, was gut für es ist.« (S. 331) Vgl. hierzu auch das »Prinzip des Wohltuns«, dem die Verpflichtung inhärent ist, Beschwerden zu lindern (Marckmann, 2015a, S. 11).

347 Zum Beispiel angesichts der berufsethischen Verpflichtung oder der Palliative Care-Verpflichtungen.

348 Unerträgliches Leiden – wie bereits in den vorausgehenden Ausführungen – wird hier verstanden als jenes Leid, das durch den Gast/die Patientin/den Patienten als unerträglich empfunden und erlebt wird. Ausschließlich die/der Betroffene kann für sich definieren, zu und ab welchem Zeitpunkt das Leid persönlich als »unerträglich« zu charakterisieren ist (Weixler et al., 2017, S. 34, S. 43; vgl. Gamblin et al., 2017; vgl. SAMW, 2019a, S. 11–12; Riedel, 2018; vgl. Cassell, 2016, S. 218; vgl. Weichselbaumer & Weixler, 2014, S. 175–176).

dung zur Einleitung der Palliativen Sedierung systematisiert abzuwägen und ethisch zu reflektieren.

Die ergänzende Abwägung zwischen »Wohltun und Nichtschaden« kann hier aufschlussreich und hilfreich sein. Bei dieser Bewertung ist zu prüfen, »welche der verfügbaren Behandlungsstrategien aus der Fürsorgeperspektive« (Marckmann, 2015b, S. 19) für den Gast/die Patientin/den Patienten am besten ist. An dieser Stelle tritt die Fürsorgeperspektive als normativer Orientierungspunkt bereits in den Fokus der ethischen Analyse und Reflexion. Maßgeblich ist hier – so Marckmann (2015b) – »weniger das aktuelle Wohlbefinden, sondern vielmehr das längerfristige Wohlergehen« (S. 19) der/des Betroffenen. Diese prospektive Ausrichtung kann die situative Entscheidung erschweren, sollte allerdings bei der Entscheidung leitend sein. Der Ansatz der »relationalen Autonomie«– das heißt, eine Autonomie, die Menschen durch getroffene Entscheidungen nicht isoliert, sondern miteinander verbindet – eröffnet – ergänzend zur professionell-fachlichen und ethischen Abwägung – eine weitere Ebene der Reflexion.[349] Ein dialogischer Prozess mit dem Gast/der Patientin/dem Patienten über ihren/seinen geäußerten Wunsch nach Einleitung der Palliativen Sedierung greift zentrale Elemente der individuellen Entscheidung und Abwägung auf und ermöglicht durch eine unterstützende Absicherung im Rahmen der Selbstbestimmung, zugleich Selbstverantwortung zu übernehmen. Dieser situative Prozess kann so den persönlichen, selbstbestimmten Wunsch zur Einleitung der Palliativen Sedierung aus der Perspektive des Gastes/des Patienten/der Patientin betrachtend, nochmals konturieren und abstützen. Aus der Sicht der Mitarbeitenden betrachtet kann dieses Gespräch die Selbstbestimmung(sfähigkeit) absichern und die anstehende Abwägung hinsichtlich des Respekts der Autonomie kontextualisieren. So verbleibt Autonomie als »Grundverfasstheit eines Menschen« im Fokus, die es indes in dem jeweils konkreten Kontext zu entfalten gilt, um sie letztendlich (als handlungsleitend) respektieren zu können. Die verantwortungsvolle Abwägung der Kontextfaktoren (wie z. B. die »Unerträglichkeit« des Leidens, der appellative Charakter des Leidens, der genuine Palliative Care-Auftrag, die professionellen fachlichen Pflichten und ethischen Verpflichtungen etc.) stellen demzufolge eine Grund-

---

349 Der Begriff der relationalen Autonomie sensibilisiert dahingehend, dass für autonome Entscheidungen Respekt, Anerkennung und Einfühlung konstitutiv sind und stets einen dialogischen Prozess einfordern (Wiesemann, 2013, S. 18–20), der verbindend wirkt (Beckmann, 2017, S. 32). Relationale Autonomie kann so verstanden zur autonomen Entscheidung befähigen beziehungsweise diese abstützen (Ach & Schöne-Seifert, 2013; vgl. hierzu auch die Ausführungen bei Neitzke, 2013 sowie bei Steinfath, 2016 und Miccinesi et al., 2019). Maio (2017) spricht hier ergänzend von der Relevanz eines »dialogischen Charakter(s)« der Autonomie, die darauf basiert, dass »Autonomie sich nur in der Wechselseitigkeit mit anderen realisieren lässt« (S. 224).

voraussetzung für den Respekt vor der Autonomie dar (Miccinesi et al., 2019; Neitzke, 2013, S. 450; vgl. Benze et al., 2017, S. 67; vgl. Rehmann-Sutter & Lehnert, 2016; vgl. Bobbert, 2015) beziehungsweise sind für die Mitarbeitenden ein weiterer Mosaikstein angesichts der Frage: Was ist zu tun?

Deutlich ist: Der Respekt der Autonomie als normativ-ethische Prämisse darf nicht zu einer leichtfertigen, vorschnellen Entscheidung führen – im Sinne der eingelösten Verpflichtung dahingehend, dass die Ansprüchlichkeiten, die »Vorstellungen, Werte und Wünsche« des Gastes/der Patientin/des Patienten (stets) umfassend respektiert werden und »dass Entscheidungen unter Achtung seines Willens getroffen werden« (Deutsche Gesellschaft für Palliativmedizin et al., 2016, S. 9) beziehungsweise die »Wertewelten und Ziele« des Gastes/der Patientin/des Patienten (stets) »die Grundlage jeglichen Palliativversorgungs-angebotes« (Leitlinienprogramm Onkologie, 2019, S. 43, vgl. S. 35, vgl. S. 105; vgl. Rehmann-Sutter, 2016b) sind. Vielmehr sollten die Wahrung und der Respekt der Autonomie in den Kontext der weiteren Prämissen der Palliative Care-Versorgung gestellt werden: die Lebensqualität, die Letztverlässlichkeit und die Linderung des Leidens. Es geht hier um das (möglichst längerfristige) Wohler-gehen des Gastes/der Patientin/des Patienten (welche negativen Konsequenzen der Behandlungsoption situativ überwiegen/mehr Nutzen als Schaden) und nicht um Wohltätigkeit (Riedel, 2018). Diese Kontextualisierung, die verant-wortungsvolle Abwägung der Entscheidungsgründe und die relationale Haltung tragen dazu bei, dass die Selbstbestimmung als wichtiges moralisches Gut sei-nen hohen Stellenwert – auch in dieser hochkomplexen Entscheidung – be-züglich der Einleitung einer Palliativen Sedierung nicht einbüßt, die subjektive Perspektive des Leidens wahr und ernst genommen wird, die Wahrung und der Respekt der Autonomie indes ethisch begründet erfolgen.[350]

Die Dialektik zwischen Fürsorge(überlegungen)[351] und Selbstbestimmung ist ein wiederkehrendes Spannungsverhältnis und ein häufig ausgeführtes ethi-

---

350 An dieser Stelle sei ergänzend auf die zentrale Rolle der Selbstbestimmung als »Korrektiv« (Remmers, 2000, S. 225) verwiesen, das insbesondere in ethisch reflexionswürdigen, emotional aufgeladenen Situationen beachtlich ist. Die sorgfältige ethische Reflexion, eine unvoreingenommene Abwägung, die beide Wertepräferenzen gleichwertig in den Ent-scheidungsprozess einbezieht, ist demzufolge evident. Bobbert (2015) formuliert diesbe-züglich übergreifend in Bezug auf das professionelle Pflegehandeln: »Autonomieansprüche können erst präzise gestellt werden, nachdem eine ethische Analyse der Entscheidungssi-tuation und der moralisch relevanten Güter stattgefunden hat.« (S. 87)

351 An dieser Stelle kann beim Lesen eine Fürsorgeverpflichtung assoziiert werden, da die hospizliche Versorgung sowohl moralische Konnotationen wie auch genuine Verbind-lichkeiten aufweist, die sich u. a. aus dem Palliative Care-Konzept ableiten lassen. Da indes Pflichten oder Verpflichtungen Vorrang gegenüber allen anderen Erwägungen gebührt (Almond, 2011, S. 464–469; Frankena, 2017, S. 43), wird an dieser Stelle bewusst nicht von der Fürsorgeverpflichtung gesprochen, da die Frage nach der ethisch gut begründeten Entscheidung, die Frage nach dem guten Handeln bestenfalls im Rahmen einer ethisch

sches Konfliktfeld im Gesundheitswesen (Remmers, 2000, S. 249–256; Winkler, 2015, S. 112; Beckmann, 2017, S. 29–30; Bobbert, 2015; Breitsameter, 2011; Schnell et al., 2009), insbesondere auch in der Debatte zur »Frage eines Sterbens unter würdigen Bedingungen« (Deutsche Gesellschaft für Palliativmedizin et al., 2016, S. 11, S. 142). Das Prinzip der Fürsorge wird als möglicher »Gegenbegriff der Selbstbestimmung« bezeichnet (Salloch & Breitsameter, 2011, S. 228), Fürsorge und Autonomie werden gar als »Gegenpaar« (Beckmann, 2017, S. 57; vgl. Bobbert, 2015, S. 69) deklariert.

Die Konturierung der Fürsorgeperspektive der Mitarbeitenden im stationären Hospiz erfolgt in der Koppelung an die professionelle Verantwortung. Denn: Verantwortung – verstanden als »ethische Grundorientierung« (Rabe, 2017, S. 120), als »ethische Kategorie«, Verantwortung verstanden als »fundamentale Orientierungsnorm professioneller Arbeit« (Remmers, 2000, S. 23) – und Fürsorge stehen in einer engen und vielfach nicht auflösbaren Wechselbeziehung.[352] Diese Interdependenz ist einerseits im Sinne einer »prospektiven Verantwortung«[353] (normativ-professionsspezifische Verantwortlichkeiten; deontologische Perspektive[354]) zu konstatieren (Werner, 2011, S. 542; vgl. Steigleder, 2017), dann, wenn sich die Perspektive im Kontext der anstehenden Entscheidung zur Einleitung einer Palliativen Sedierung konsequent auf das Wohl des Gegenübers, an seiner Würde und/oder an dessen Lebensqualität als handlungsleitende Prämissen/Prinzipien der Palliativversorgung ausrichtet.[355] Andererseits ist dem

---

systematisierten Abwägung/Reflexion und nicht durch eine Setzung abgeleitet werden soll. An vorausgehender und auch an späterer Stelle wird der Begriff der Fürsorgeverpflichtung indes bewusst genutzt und hinsichtlich der damit verbundenen Verpflichtungen explizit kontextualisiert.

352 Vgl. hierzu die Ausführungen in Remmers (2000, S. 256–257). Vgl. übergreifend die Ausführungen in Bobbert (2015) sowie in Riedel (2018). Vgl. hierzu auch die Ausführungen in Biller-Andorno & Jakovljevic (2009) in Bezug auf chronische Schmerzen.

353 Verantwortung hat sowohl einen vorwärts- als auch einen rückwärtsgerichteten Aspekt. »In der Vorwärtsrichtung geht es, (…) aus der Perspektive der (…) betrachteten deontologischen Theorien formuliert, darum, die Rechte oder die Würde der Menschen zu wahren, zu schützen und gegebenenfalls wiederherzustellen bzw. Verletzungen der Würde zu beheben.« (Steigleder, 2017, S. 173). Diese Forderung deckt sich mit dem pflegeprofessionellen Auftrag (vgl. ICN-Ethikkodex, 2014).

354 Hier auch: Im Sinne von »Fürsorgepflichten« wie zum Beispiel dem »Nichtschädigungsgebot« und den »Wohlerhaltenspflichten« (Heidbrink, 2013, S. 206).

355 In Bezug auf die Einleitung einer Palliativen Sedierung – als Handlungsoption – heißt das ferner: »Verantwortung zu übernehmen oder wahrzunehmen, bedeutet, bestimmte Verpflichtungen in Bezug auf die Zukunft zu übernehmen oder zu erfüllen. (…) dafür Sorge zu tragen, dass bestimmte positiv oder negativ bewertete *Ereignisse* eintreten oder nicht eintreten (…)« (Birnbacher, 2017b, S. 191; Herv. im Orig.). Bezogen auf die Person, die eine Palliative Sedierung erhalten soll, muss Rauen (2017) folgend den »handlungsbestimmenden Faktoren der Komplexität und der Ungewissheit zukünftiger Handlungsfolgen Rechnung getragen werden, um die Bedeutungsdimension ethischer Verantwortung gegenüber Anderen angemessen zu erfassen« (S. 555). Somit geht es einerseits um die Ver-

hiesigen Wertekonflikt ferner eine »retrospektive Verantwortung« immanent, im Sinne der verantwortlichen Sorge für die erfolgten Handlungen, der Sorge für die Handlungsergebnisse und Handlungsfolgen.[356] So fordern die jeweils durchdringende prospektive und retrospektive Ausrichtung der Verantwortung – angesichts der fürsorglichen Intention der Leidenslinderung – eine verantwortliche Prüfung der intendierten Handlung – gemäß einer »Rechtfertigungsverantwortung« (Werner, 2011, S. 542) – ein.[357] Der zu treffenden ethisch begründeten Entscheidung ist demzufolge zugleich eine deontologische wie auch eine konsequentialistische Perspektive inhärent. Konkret heißt das, die jeweils getroffene Entscheidung muss (auch) rückblickend betrachtet – dann zum Beispiel, wenn der Gast/die Patientin/der Patient kurze Zeit nach Einleitung der Palliativen Sedierung verstirbt – als ethisch verantwortbar und als verantwortlich getroffen rechtfertigbar sein.[358] Ob jemand verantwortlich gehandelt hat, repräsentiert sich dann nicht alleine in der Handlung selbst, sondern darin, ob die Handlung ethisch begründbar ist. Professionelle Verantwortung impliziert so verstanden eine gewisse ethische Rechtfertigungspflicht. Die ergänzende Perspektive auf die Verantwortungsdimensionen ermöglicht an dieser Stelle eine Operationalisierung der Fürsorgeperspektive – im Sinne einer deontologischen

---

antwortung in Bezug auf die Handlung selbst, aber auch um die ethische Verantwortung des handelnden Individuums (Subjekt der Verantwortung) gegenüber der/dem Anderen (Objekt der Verantwortung) (Rauen, 2017, S. 545, S. 546) – hier die Person, die eine Palliative Sedierung erhält/erhalten soll. Zur Komplexität und Mehrdimensionalität des Konstruktes »Verantwortung« wie auch zur »Eigenverantwortung« vgl. Enste (2019).

356 »Verantwortung lässt sich grundsätzlich definieren als das Einstehen eines Akteurs für die Folgen seiner Handlung in Relation zu einer geltenden Norm.« (Heidbrink, 2017, S. 5) Weiter formuliert Heidbrink (2017): »Aus der Perspektive der Verantwortung werden Handlungen nicht nur *in Hinblick* auf ihre Konsequenzen (*terminus ad quem*), sondern *im Ausgang* von den bewirkten Konsequenzen (*terminus a quo*) bewertet.« (S. 6; Herv. im Orig.) Neben der retrospektiven Ausrichtung erhält die Verantwortung somit auch eine prospektive Ausrichtung auf zukünftige Handlungsfolgen (Heidbrink, 2017, S. 7; vgl. Birnbacher, 2017b, S. 189, S. 191). Heidbrink (2013) spricht hier auch von »Ergebnisverantwortung« (S. 205). Heidbrink folgend richtet sich die Verantwortung von Akteuren »nicht nur auf die Handlungsfolgen, sondern auf die Handlungsorientierungen und -normen selbst« (S. 7). Diese wiederum können die ethischen Spannungsfelder in der Entscheidungssituation tangieren.

357 »Zwischen retrospektiver und prospektiver Verantwortung besteht eine Korrespondenzbeziehung« (Werner, 2011, S. 542–543).

358 Die retrospektive Verantwortung trifft auch für die Situation/die Konsequenzen zu, dann, wenn sich das Team verantwortlich gegen die Einleitung einer Palliativen Sedierung entschieden hat. Hier wird die »Korrespondenzbeziehung« (Werner, 2011, S. 542) zwischen retrospektiver und prospektiver Verantwortung explizit, denn das Team kann sich – bei bestehender Indikation und dem geäußerten Wunsch des Gastes/der Patientin/des Patienten nach einer Palliativen Sedierung – der ethisch begründeten Entscheidungsfindung nicht entziehen. Der Wunsch des Gastes/der Patienten/des Patienten verlangt indes eine Antwort, die fachlich und ethisch ver*antwortet* sein muss.

und einer teleologischen/konsequentialistischen Perspektive.[359] Unterdessen ist zu konstatieren: Sowohl die prospektive wie auch die retrospektive Verantwortung können den Wertekonflikt gegenüber der Selbstbestimmung des Gastes/der Patientin/des Patienten begründen.[360]

Ein weiterer Aspekt ist an dieser Stelle beachtlich: In einer ersten Betrachtung des Konfliktfeldes zwischen den beiden Werteprämissen (Fürsorge der Mitarbeitenden ⇔ Selbstbestimmung des Gastes/der Patientin/des Patienten) kann die Assoziation aufkommen, dass sich die Fürsorgeverpflichtungen der Mitarbeitenden im Hospiz (Leiden zu lindern und das Wohlergehen zu fördern) und die Selbstbestimmung des Gastes (als Anspruchsrecht im Sinne dessen, das subjektiv als unerträglich erlebte Leid(en) nicht mehr ertragen zu müssen) in Bezug auf die Einleitung einer Palliativen Sedierung nicht per se entgegenstehen.[361] Richtet sich die Fürsorgeverpflichtung indes verantwortlich daran aus, eine fachlich akzeptable und ethisch gut begründete Behandlungsoption zu legitimieren, dann sind mögliche Konfliktpotenziale unterstellbar.[362] Zu assoziieren ist hier eine Fürsorge, die die Lebensqualität wie auch die Abschiedsqualität impliziert, die den hospizlichen Palliative Care-Anspruch nach »sterben lassen«[363] wie auch die Forderung nach Linderung von Leiden erwägt, eine Fürsorge, die die Letztverlässlichkeit berücksichtigt und auch die Würde des Gastes/der Patientin/des Patienten antizipiert[364], eine Fürsorge, die übergreifend und zusammenfassend verantwortlich Sorge dafür übernimmt, dass die Pallia-

---

359 Neuhäuser (2015) deklariert Verantwortung als »normativ-strukturierenden Begriff«, der hilft, über normative Fragen nochmals differenzierter nachzudenken (S. 164).

360 Zugleich kann hier der Bezug zu den Ergebnissen der Delphi-Befragung hergestellt werden: So wird in der zweiten Runde der Delphi-Befragung seitens der Befragten die Verantwortung als handlungsleitende/entscheidungsrelevante Werteorientierung der Mitarbeitenden im Rahmen des Wertekonfliktes mit knapp 46 % bewertet (siehe Frage 5).

361 Im Sinne einer Dialektik von Fürsorge und Selbstbestimmung (Remmers, 2000, S. 249).

362 Verantwortlich hier verstanden als Wertebegriff im Sinne der prospektiven und der retrospektiven Verantwortung (vgl. Werner, 2011; vgl. Steigleder, 2017).

363 So formuliert die S3-Leitlinie Palliativmedizin eine Grundhaltung, die »seit den Anfängen der Palliativ- und Hospizbewegung« durch das »Annehmen des Sterbens und des Todes als Teil des Lebens gekennzeichnet ist« (Leitlinienprogramm Onkologie, 2019, S. 42). Auch in der WHO Definition of Palliative Care (2002) ist zu lesen: »Palliative Care affirms life and regards dying as a normal process.« Hieraus ergibt sich die Kurzfassung »sterben lassen« – das heißt eine Palliative Care-Versorgung, die den Tod weder beschleunigt noch verzögert (vgl. WHO, 2002: »Palliative Care intends neither to hasten or postpone death«). Vgl. hierzu auch: Husebo & Mathis (2017, S. 3) sowie Rehmann-Sutter & Lehnert (2016, S. 951) und Bausewein (2016, S. 403). Das heißt möglicherweise für den Gast/ die Patientin/ den Patienten auch, »warten zu müssen«. »Nicht warten können« ist indes keine angemessene Begründung für die Einleitung einer Palliativen Sedierung.

364 »Diese Letztverlässlichkeit stellt eine wesentliche Grundlage dar, durch eine Perspektive der Fürsorge (…) ein Sterben unter würdigen Bedingungen zu ermöglichen« (Deutsche Gesellschaft für Palliativmedizin et al., 2016, S. 14).

tive Sedierung als würdevolle[365] und »ethisch akzeptable« (Alt-Epping et al., 2016, S. 858; vgl. EAPC/Alt-Epping et al., 2010, S. 112; vgl. Alt-Epping, 2017; vgl. SAMW, 2019a; vgl. Benze et al., 2017, S. 67; vgl. Oechsle et al., 2017; vgl. de Lima et al., 2017; vgl. Gamblin et al., 2017; vgl. Riedel, 2018) Therapieoption legitimiert werden kann. Verstanden als eine Fürsorge, die (als ethisch-normatives Korrektiv[366]) dafür sorgt, dass die Entscheidung der Einleitung einer Palliativen Sedierung erst dann erfolgt, wenn keine alternativen Formen der Leidenslinderung mehr wirksam sind (Therapierefrakterität), dann, wenn der Gast/die Patientin/der Patient die »Unerträglichkeit« ihres/seines Leidens unmissverständlich, beharrlich und stabil anzeigt.[367] Eine Fürsorgeperspektive, die verantwortungsvoll zwischen Wohltun und Nichtschaden prüft und abwägt (Proportionalität), nicht ausschließlich vom aktuellen Wohlbefinden ausgehend, sondern vielmehr das längerfristige Wohlergehen des Gastes/des Patienten/der Patientin als maßgeblich antizipierend (Marckmann, 2015b, S. 19) bewertet. Eine Fürsorge, die die Achtungswürdigkeit der Entscheidung der Gäste/der Patientinnen/der Patienten sensibel abwägt: zwischen der Wahrung/dem Respekt der Autonomie und dem Anspruch auf Leidenslinderung einerseits und der professionellen prospektiven wie auch retrospektiven Verantwortung – angesichts der Vulnerabilität der leidenden Betroffenen, angesichts der fachlichen Leitlinien wie auch angesichts der ethischen Implikationen bezüglich der Behandlungsoption Palliative Sedierung – andererseits.[368] Dieser Abwägung –

---

365 Das heißt auch: »Der Betroffene wird, wenn es sein Wunsch ist, weder alleine leben noch einsam sterben« im Sinne einer »würdevollen Präsenz« der An- und/oder Zugehörigen und der Professionellen während der Sedierung. »In Kontakt mit dem (sedierten) Sterbenden zu sein, erleichtert jenem, in Beziehung mit sich selbst zu bleiben und damit seinen höchstpersönlichen Tod zu sterben.« (Riedel, C., 2015, S. 149)

366 Versus dem vielfach kompensierenden Charakter bei eingeschränkter Autonomie am Lebensende (vgl. hierzu zum Beispiel Beckmann, 2017, S. 29–30).

367 »Im Begriff Care ist mit seiner Bedeutung von Sorge, Kummer, Pflege, Betreuung, Achtsamkeit und Sorgfalt, Anteilnahme und Empathie, Wohltun und Fürsorge bereits eine Haltung als auch ein Prinzip zur Begründung eines moralischen Anrechts auf Fürsorge in Situationen des Krankseins und Leidens enthalten.« (Siegmann-Würth, 2012, S. 48; vgl. Rehmann-Sutter, 2016b) Hier wird die Bedeutsamkeit der Fürsorge sowohl als Auftrag gegenüber dem Gast/der Patientin/dem Patienten wie auch als Anrecht des Gastes/der Patientin/des Patienten beschrieben und mit dem Leiden kontextualisiert. Fürsorge wird somit sowohl als Care-Haltung wie auch als Anspruch beschrieben.
    Haltungen der Fürsorge sind zum Beispiel: »Aufmerksamkeit gegenüber individuellen Bedürfnissen, Einfühlung in situative Lagen« (Remmers, 2000, S. 254–255) wie auch »Empathie« (Remmers, 2016b, S. 107). Die Haltung der Fürsorge begründet ethische Entscheidungen und fordert gleichzeitig eine ethisch begründete Entscheidung ein. Die ethische Reflexion ist im Kontext dieser Orientierung insbesondere angesichts dessen evident, dass die inhärenten Handlungsbeziehungen »stets auch durch nicht-symmetrische Strukturbeziehungen charakterisiert sind« (Remmers, 2000, S. 250; vgl. S. 341).

368 So definieren Gamblin et al. (2017) in Bezug auf die Palliative Sedierung als eine zentrale Prämisse: »availability as a necessary openness to otherness and vulnerability: to be

angesichts der bestehenden Fürsorgeverpflichtung und der inhärenten Verantwortung – sind die im Rahmen der zweiten Delphi-Befragung konsentierten Fragestellungen inhärent:
- »ob es sich in der Situation »um unerträgliches Leid(en)« handelt, welches eine Palliative Sedierung legitimiert« und:
- »steht bei der Entscheidung explizit das subjektive Leid(en) des Gastes/der Patientin/des Patienten im Vordergrund?«

Das heißt, hier geht es im Verständnis um eine Fürsorge, die sich den Forderungen einer würdevollen und qualitätsvollen Palliative Care-Versorgung, einem würdevollen Abschiednehmen und Sterben verpflichtet sieht, eine Fürsorge, die die ethischen Verpflichtungen im Zusammenhang der Einleitung der Palliativen Sedierung verantwortungsvoll antizipiert und diese Anforderungen angesichts des Wohlergehens des Gastes/der Patientin/des Patienten sorgfältig abwägt (versus der (reinen) Folgsamkeit gegenüber einer postulierten Fürsorgeverpflichtung). Demzufolge ist zu akzentuieren, dass die Fürsorge hinsichtlich der Palliative Care-Versorgung nicht als paternalistische Fürsorge zu verstehen ist, die eine Entfaltung der Selbstbestimmung verhindert, sondern als eine Fürsorge, die dafür sorgt, dass alle situativen Entscheidungs- und Kontextfaktoren verantwortungsvoll im Blick sind.[369]

Angesichts der Fürsorge der Mitarbeitenden ist unter ethischen Gesichtspunkten ergänzend zu konstatieren: In Bezug auf die Entscheidungen am Lebensende sind die situativ beeinflussenden normativen Vorstellungen, die eigenen und (professionell) leitenden Kriterien und Erwartungen an »die Akzeptanz des Sterbens als eine Einstellung zum Sterben«[370], die eigenen Vorstellungen bezüglich eines »guten Lebensendes«, die leitenden Prämissen an »gutes Sterben« (Streeck, 2017; Stadelbacher, 2017, S. 54, S. 63–64; Ohnsorge et

---

touched by others' pain, to let it resonate within oneself, without confusing it with one's own pain or that of the loved one's« (S. 347).

369 Zu den »schwerwiegenden Konsequenzen« einer paternalistischen Fürsorge ist die Aushöhlung der Selbstbestimmung zu assoziieren vgl. Remmers (2000, S. 205–206, S. 249), vgl. Remmers (2016b, S. 107, S. 113). Vgl. hierzu auch Riedel (2017a, 2018).

370 Die Erwartung an die Akzeptanz des Sterbens durch den Gast/die Patientin/den Patienten, verstanden als »ein Annehmen der gegebenen Situation, die das Kommen des Todes einschließt, ohne den Tod zu wünschen« (Ohnsorge et al., 2017, S. 146). Im Kontext der Frage nach der Einleitung einer Palliativen Sedierung könnte es die Akzeptanz »als eine normative Forderung« (Ohnsorge et al., 2017, S. 147) – möglicherweise im Sinne einer »offenen oder verdeckten normativen Erwartung« (S. 148) – sein, die einen Handlungsraum schafft oder vermeintlich legitimiert beziehungsweise die den »richtigen« Zeitpunkt zur Einleitung einer Palliativen Sedierung markiert. Zu den Herausforderungen, den »richtigen« Zeitpunkt zu erfassen, vgl. auch das Review von van Deijck et al. (2013). Vgl. zu den Haltungen/Einstellungen der Pflegenden zu Sterben und Tod auch Kaasa et al. (2018, S. e605–e606) und Ay & Öz (2019).

al., 2017, S. 149; Hutter et al., 2015; Duttge, 2013, S. 341–343; vgl. Jox, 2018a; vgl. Riedel, 2018) beziehungsweise »a good death« (Graven & Timm, 2019; Hold, 2017; Wilson & Hewitt, 2018[371]; Sterckx & Raus, 2016; Cottrell & Duggleby, 2016; Latham, 2015) oder »a peaceful death« (Zuleta-Benjumea et al., 2018; de Vries & Plaskota, 2017, S. 148, S. 149, S. 151, S. 154[372]; Hunt et al., 2012, S. 180), die Orientierung an implizit oder explizit leitenden »Sterbeidealen« (Saake et al., 2019; Streeck, 2018; Streeck, 2017; Streeck, 2016; Steffen-Bürgi, 2009; Dreßke, 2007) sowie die Vorstellungen, Konkretion und Definition von einem »guten Tod« (vgl. Kastbom et al., 2017; vgl. Birnbacher, 2017a; vgl. Kersting, 2017; vgl. den Hartogh, 2017; vgl. Streeck, 2016; vgl. Steinhauser & Tulsky, 2015; vgl. Duttge, 2013; vgl. Dekkers et al., 2002) und »Comfort Care« (Blinderman & Billings, 2015; Wright & Shaw, 2019), aber auch die Assoziationen zu einem »bad death« (Wilson & Hewitt, 2018) stets verantwortungsvoll zu reflektieren und zu hinterfragen (vgl. Jox, 2018a, S. 3) – insbesondere auch in Bezug auf die anti-zipierten Fürsorgeverpflichtungen der Leidenslinderung.[373] Evident ist hier das Augenmerk auf die signifikante umfassende ethische Verpflichtung zu lenken, die ein würdevolles Abschiednehmen und Sterben angesichts einer tiefen, kontinuierlichen Palliativen Sedierung eröffnet. Auf der Basis der erfassten und kontextualisierten Ergebnisse werden im nächsten Schritt die Eckpunkte und der Gegenstandsbereich der zu entwickelnden Ethik-Leitlinie »Palliative Sedierung im stationären Hospiz« klargelegt.

---

371 In einem Literatur-Review – unter Einbezug bereits bestehender Reviews – verfolgen Wilson & Hewitt (2018) das Ziel »to identify the factors that have been associated with bad deaths, so as to learn what contributes to or causes a bad death«. Sie erfassten in ihrem Review die folgenden Faktoren beziehungsweise Gründe für »bad deaths«: »(1) physical pain, (2) suffering, (3) sudden and unexpected deaths, (4) prolonged dying processes or terminal illnesses, (5) disrespect of the dying person, and (6) dying while experiencing a lack of dignity« (Wilson & Hewitt, 2018, S. 105). In dieser Liste wird das Leiden (suffering) als ein Grund/als ein Faktor für einen »schlechten Tod« benannt. Diese Assoziation be-ziehungsweise dieses Verständnis kann das Handeln und/oder Entscheiden implizit be-einflussen und sollte in gleicher Weise reflektiert werden, wie die Vorstellungen von einem »guten Tod« und das Bestreben, diesen für die Patientin/den Patienten/Gast zu ermögli-chen.
372 So konstatieren de Vries & Plaskota (2017) im Rahmen ihrer Interviewstudie: »Facilitating a peaceful death was interpreted as primary purpose of administering palliative sedation to a dying person in the hospice.« (S. 151; vgl. S. 148)
373 Zu den ethischen Konfliktpotenzialen und ethischen Herausforderungen angesichts des Anspruchs Pflegender, einen »good death« für Sterbende zu ermöglichen, vgl. hierzu Graven & Timm (2019) und dezidiert Hold (2017) wie auch de Vries & Plaskota (2017). Vgl. hierzu auch die Fokusgruppen-Studie von Karlsson et al. (2017), hier insbesondere S. 164. Die Bedeutsamkeit der persönlichen Perspektive der Gäste/der Patientinnen/der Patienten verdeutlicht die Auseinandersetzung mit entsprechenden Assessments zur Qualität des Sterbens (Stiel et al., 2018b). Zur Forderung in Bezug auf die Palliative Sedierung vgl. Rietjens et al. (2018).

3.3.8 Darlegungen zur Relevanz einer Ethik-Leitlinie

Verdeutlichend und ergänzend zu den vorausgehenden Ausführungen – sowohl zu den empirischen Erkenntnissen wie auch Bezug nehmend auf die in der Literatur erfassten Implikationen – repräsentiert die nachfolgende Gegenüberstellung die jeweiligen Eckpunkte und potenziellen Konfliktfelder, die sich aus den Ansprüchlichkeiten an eine gute Palliativversorgung einerseits und aufgrund der Konsequenzen durch die Einleitung einer Palliativen Sedierung andererseits ergeben können. Diese Spannungsfelder beeinflussen möglicherweise die ethischen Abwägungs- und Bewertungsprozesse, im Sinne von intuitiven Werturteilen und impliziten Vorentscheidungen. Die Gegenüberstellung verdeutlicht die Komplexität der ethischen Entscheidungsfindung in Bezug auf die Einleitung einer tiefen, kontinuierlichen Palliativen Sedierung. Diese Vielschichtigkeit ethischer (Einzel-)Entscheide verweist wiederum auf die Bedeutsamkeit einer systematisierten ethischen Reflexion.

Forderungen und Verpflichtungen an die Palliative Care-Versorgung (vgl. u. a. Kapitel 2.3)	Mögliche ethische Konfliktfelder in Bezug auf die Einleitung der Palliativen Sedierung	Konsequenzen der tiefen, dauerhaften Palliativen Sedierung (vgl. u. a. Kapitel 2.1)
Leiden lindern		Möglichst das unerträgliche/ therapierefraktäre Leiden lindern
Sterben lassen	⇔	Nahrung und Flüssigkeit einstellen
Kommunikation	⇔	Keine Kommunikation
Abschied nehmen	⇔	Keine Kommunikation
Situative Lebensqualität fördern/erhalten		Linderung von unerträglichem und therapierefraktärem Leiden
Letztverlässlichkeit		Unerträgliches und therapierefraktäres Leiden lindern Respekt vor den Vorstellungen, Werten und Wünschen

(Fortsetzung)

Forderungen und Verpflichtungen an die Palliative Care-Versorgung (vgl. u. a. Kapitel 2.3)	Mögliche ethische Konfliktfelder in Bezug auf die Einleitung der Palliativen Sedierung	Konsequenzen der tiefen, dauerhaften Palliativen Sedierung (vgl. u. a. Kapitel 2.1)
Vorstellung von »gutem« Sterben im Hospiz Normative Forderung in Bezug auf die Akzeptanz des Sterbens seitens des Gastes/ der Patientin/des Patienten[374]	⇔	Keine Kommunikation

Tabelle 12: Komplexität der Entscheidungsfindung

Die im Rahmen der Fokusgruppen wie auch im Rahmen der beiden Delphi-Befragungen erfassten und konsentierten ethischen Fragestellungen, Konflikt-felder, Werteprämissen und die implizit damit verbundenen Verunsicherungen begründen ein moralisches Unbehagen. Werden wiederkehrende moralische Konflikte nicht angemessen aufgearbeitet, werden ethische Entscheidungen nicht nachvollziehbar und unter Einbezug der situativ Beteiligten konsentiert, kann es langfristig bei einzelnen Mitarbeiter/innen im Hospiz zu »moral distress« kommen. Auf die mit der Palliativen Sedierung einhergehenden ethi-schen Herausforderungen, auf die damit verbundenen möglichen Auswirkun-gen auf das Wohlbefinden sowie auf das Potenzial von moral distress seitens der involvierten Gesundheitsfachkräfte verweisen ferner vorliegende Studien. So erfassen Lokker et al. (2018) in ihrer qualitativen Studie »Palliative sedation and moral distress« die folgenden Situationen, in denen die Pflegenden zu dem Schluss kamen: »this was not in the patient's best interest«: »(1) starting pal-liative sedation, when the nurse felt not all options to relieve suffering had been explored yet; (2) family requesting an increase of the sedation level where the nurse felt that this may involve unjustified hastening of death; (3) a decision by the physician to start palliative sedation where the patient has previously ex-pressed an explicit wish for euthanasia.« Das »systematic review« von Ziegler et al. (2017)[375] kommt zu folgendem Ergebnis: »There is an increased risk of emotional distress when healthcare professionals struggle with clinical and ethical justifications for CDS« (CDS = continuous deep sedation) (Ziegler et al., 2017). Obgleich die Studie zwar das stationäre Setting im Blick hat aber nicht das stationäre Hospiz, sind die Ergebnisse des Reviews zur ergänzenden Begrün-dung der Entwicklung einer Ethik-Leitlinie wie auch zur Kontextualisierung der

---

374 Vgl. hierzu Ohnsorge et al. (2017) wie auch Rehmann-Sutter (2016b).
375 »The impact of the inpatient practice of continuous deep sedation until death on healthcare professionals' emotional well-being« (Ziegler et al., 2017).

erfassten Ergebnisse essenziell. So verweisen die in der Studie erfassten Probleme im Umgang mit der ethischen Absicherung/Rechtfertigung auf den Bedarf ethischer Begründungsstrukturen, um dem erfassten Risiko des emotionalen Stress, der langfristig dem emotionalen Wohlbefinden entgegensteht, etwas entgegenzusetzen. Die zweite Studie von Leboul et al. (2017)[376] kommt u. a. zu dem Ergebnis: »ethical justification for sedation is a source of psychological burden and moral distress, and it has proved to be a major source of suffering in the workplace« (Leboul et al., 2017),[377] und verweist somit ebenfalls auf vorhandene Unsicherheiten wie auch auf das Potenzial von »moral distress«. Die Ergebnisse der qualitativen Studie in drei Palliative Care-Einheiten in zwei französischen Kliniken sind aufgrund der unterschiedlichen Rahmenbedingungen (länderspezifisch, settingspezifisch) nicht vollständig übertragbar auf stationäre Hospize in Deutschland. Indes verweist auch diese Studie auf die Bedeutsamkeit von unterstützenden Ethikstrukturen, die einerseits ethische Entscheidungen absichern, persönliche und professionelle Unsicherheiten durch konsentierte Teamentscheidungen reduzieren und andererseits Ethikkompetenzen in Bezug auf die Palliative Sedierung abstützen (Leboul et al., 2017; vgl. Ziegler et al., 2017). Die Prävention von moralischem Unbehagen, von belastendem »moral distress« kann somit die Relevanz der Ethik-Leitlinie begründen und verstärken, da mit dieser das Ziel verfolgt wird, wiederkehrende ethische Fragestellungen systematisch und lösungsorientiert zu bearbeiten, Entscheidungssicherheit zu gewährleisten und die Versorgungsqualität abzusichern (Neitzke et al., 2015, S. 243; SBK/ASI, 2018, S. 2; vgl. Schildmann et al., S. 3).[378] Im nachfolgenden begrenzten Exkurs wird das Phänomen des »moral distress« konturiert, davon ausgehend dass die Entscheidung darüber, wann eine Palliative Sedierung im hospizlichen Setting eingeleitet wird, Potenzial für »moral distress« enthält (vgl. auch Lokker et al., 2018; de Vries & Plaskota, 2017) wie auch die Behandlungsoption per se als moralisch belastend einzuordnen ist (Leboul et al., 2017; Ziegler et al., 2017; Walker & Breitsameter, 2015; 2013a;

---

376 »Palliative sedation challenging the professional competency of health care providers and staff: a qualitative focus group and personal written narrative study« (Leboul et al., 2017). Vgl. hierzu auch die Studie von Mehlis et al. (2018), die auf die Bedeutung von Ethik-Leitlinie bei »moral distress« explizit verweist.

377 Vgl. hierzu auch die Studie von Morita et al. (2004), die im Rahmen einer Befragung zu dem Ergebnis kommt: »A significant number of nurses felt serious emotional burden related to sedation« (S. 550, vgl. S. 555).

378 Die Bedeutung ethischer Abwägung fordern dezidiert Gamblin et al. (2017). Sie definieren in Bezug auf die Palliative Sedierung als eine zentrale Prämisse: »the constant attention to not reduce the ethical legitimacy of sedation to its decisional process« (S. 347). Und pointierter in der Zusammenfassung: »resisting the temptation of reducing the ethical legitimacy of sedation to its decisional process« (S. 343)

2013b; Swart et al., 2010; Rietjens et al., 2007; Morita et al., 2004).[379] Obgleich das Konzept des »moral distress« kontrovers diskutiert wird – auch hinsichtlich dessen theoretischer Fundierung[380] –, ist es indes hilfreich, die vorausgehend explizierten ethischen Konfliktpotenziale und die damit potentiell verbundenen moralischen Emotionen zu rahmen und deren Kontextfaktoren konzeptuell einzuordnen.[381] »Moral distress« wurde erstmals in den 1980-er Jahren von Andrew Jameton konkretisiert und definiert, seine Grundlegungen dienen auch den heutigen wissenschaftlichen Diskursen vielfach als Bezugspunkt.[382] Jameton definiert »moral distress« folgendermaßen: »when the nurse makes a moral judgment about a case in which he or she is involved and the institution or the co-workers make it difficult or impossible for the nurse to act on that judgment« (Jameton, 1984, S. 542). In dieser Definition wird der Konflikt, der dem »moral distress« inhärent ist, explizit. Neben den differierenden moralischen Bewertungen im Team zur Einleitung einer Palliativen Sedierung können auch die institutionellen Kontextfaktoren und Gegebenheiten den »moral distress« herausfordern – dann zum Beispiel, wenn in einer Einrichtung implizite Vorentscheidungen (»Das haben wir noch nie gemacht ...« oder »Das machen wir schon immer so ...«) die Entscheidungsprozesse begleiten und/oder maßgeblich beeinflussen. In den letzten Jahren lassen sich vermehrt Studien (Kleinknecht-Dolf et al., 2015; Burston & Tuckett, 2012; Varcoe et al., 2012) und Reviews (Lamiani et al., 2017; Schaefer et al., 2016; McCarthy & Gastmans, 2015; Oh & Gastmans, 2015) wie auch aktuelle Publikationen (z. B. Ulrich & Grady, 2018; SBK/ASI, 2018[383]) zu diesem komplexen Phänomen (Hamric, 2012) recherchieren. Der Fokus der Studien und Publikationen liegt insbesondere auf der definitorischen Konkretion (Musto & Rodney, 2018; Campbell et al., 2018; Ko et al., 2019; Morley et al., 2019; Mares, 2016; Morley, 2016; Campbell et al., 2016; Barlem & Ramons, 2015), auf der Erfassung der auslösenden Faktoren und Situationen sowie auf den Interventionsmöglichkeiten (Morley et al., 2019; Mehlis et al. 2018; Lamiani et al., 2017; Schaefer et al., 2016; Burston & Tucket,

---

379 Hinzu kommen die moralischen und emotionalen Belastungen im Umgang/in der Konfrontation mit Leiden – vgl. hierzu das Review von Georges & Grypdonck (2002). Vgl. ebenso die Studie von Walker & Breitsameter (2015). Birnbacher spricht im Kontext der Verantwortung von einem »moralischen Druck« (Birnbacher, 2017b, S. 201), der m. E. ebenfalls in moralischen Stress umschlagen kann.

380 Vgl. hierzu z. B. Barlem & Ramos (2015). Vgl. hierzu auch die Analyse von Young et al. (2017).

381 Übergreifende Ausführungen zum Konzept des »moral distress« finden sich auch bei Riedel & Linde (2017), dort bezogen auf den moralischen Stress von professionell Pflegenden in der Versorgung von Menschen mit Demenz im Setting Krankenhaus.

382 Vgl. hierzu Morley (2016) wie auch bei Musto & Rodney (2018).

383 Der ethische Standpunkt der schweizer Berufsverbände bezieht den moralischen Stress und den Umgang damit explizit auf die »Begleitung von Menschen am Lebensende« (SBK/ASI, 2018).

2012; Varcoe et al., 2012; vgl. SBK/ASI, 2018). So formulieren Barlem & Ramos (2015): »Nursing literature has characterized moral distress as one of the main ethical problems affecting nurses in all health systems« (S. 608). Des Weiteren findet sich in den Pflegediagnosen der NANDA (2016) eine Definition zu »moral distress«, die dort als »Reaktion auf die Unfähigkeit, die gewählte ethisch-moralische Entscheidung/Handlung auszuführen«, definiert wird (S. 401). Das heißt, moralischer Stress repräsentiert eine (belastende) Erfahrung der Pflegenden, die die Orientierung an situativ bedeutsamen, (professionell-)ethischen Werten als gefährdet einordnet oder als unerfüllbar erfährt (Riedel & Linde, 2017). Diese Eckpunkte spiegelt auch die pflegeberuflich bedeutsame Definition der ANA (American Nurses Association) wider, die »moral distress« wie folgt pointiert: »Moral distress is defined as the pain or anguish in response to a situation in which a nurse (1) recognizes an ethical problem, (2) realizes the professional obligation to take action to address that problem, and (3) considers the ethically correct action to take. (…) While any healthcare professional can experience moral distress, nurses more commonly encounter it in the course of their clinical practice due to the amount of time spent at the bedside caring for patients and families.« (ANA, 2015a, S. 4–5) Die in den beiden genuin pflegeberuflich bedeutsamen Definitionen – der ANA und der NANDA – genannten Elemente spiegeln sich wiederum in den Definitionen der Fachliteratur und in den generierten Definitionen aus Reviews wider und werden in den vorliegenden Studien wiederholt herausgestellt (Rathert et al., 2016, S. 40; Burston & Tucket, 2012) und zusammenfassend auch als »disjuncture between moral choice and moral action« pointiert (Musto et al., 2015, S. 92). Diese übergreifenden definitorischen Grundlegungen kontextualisieren sich in den Ergebnissen der qualitativen Studie »Palliative sedation and moral distress« von Lokker et al. (2018).

Im Rahmen der definitorischen Klarlegung erfolgt vielfach eine explizit eingeforderte Abgrenzung zu den definitorischen Grundlegungen des moralischen Dilemmas und des moralischen Konflikts – die bereits auch Jameton in den 1980-er Jahren vornahm (Fourie, 2015, S. 92; ANA, 2015a, S. 4; Rathert et al., 2016, S. 40) – indes sind ethische Dilemmata und ethische Konflikte auslösende Faktoren beziehungsweise die Ursache für »moral distress« (Rathert et al., 2016, S. 40–41).[384] Die Beteiligung von Emotionen in diesem Kontext konkretisiert sich in der Definition von Campbell et al. (2018): »Moral distress = one or more

---

384 So formulieren Morley et al. (2019, S. 660): »it seems necessary that the distress is directly causally related to a moral event«. Die Autorinnen/Autoren formulieren auf der Basis ihres Reviews folgende Definition von moral distress: »the combination of (1) the experience of moral event, (2) the experience of ›psychological distress' and (3) a direct causal relation between (1) und (2) together are necessary and sufficient conditions for moral distress« (Morley et al., 2019, S. 646, S. 660).

negative self-directed emotions or attitudes that arise in response to one's perceived morally undesirable involvement in a situation that one perceives to be morally undesirable.« (S. 75) Aufgrund der inhärenten Schwere und Wirkmacht dieses Phänomens sind die Auswirkungen auf die Betroffenen vielfältig und vielfach tiefgreifend. Sie erleben eine starke emotionale Belastung und Erschöpfung, die bis hin zu Burn-out-Syndromen führen kann (Riedel & Linde, 2017).[385] Als Gefühle werden Hilflosigkeit, Schuldgefühle, Machtlosigkeit, Verbitterung und Frustration in Verbindung mit »moral distress« gebracht (Rathert et al., 2016; Cherny et al., 2015; ANA, 2015a; SBK/ASI, 2018; Tanner et al., 2014; vgl. Lokker et al., 2018). Hinzu kommen physische und emotionale Distanz (Pauly et al., 2012; Oh & Gastmans, 2015; McCarthy & Gastmans, 2015; Tanner et al., 2014; de Veer et al., 2013), (Schutz-)Haltungen, die sich insbesondere für höchst vulnerable Personen in der Begegnung und Begleitung äußerst negativ auswirken (Riedel & Linde, 2017). So formulieren Pauly et al. (2012) in einem Übersichtsartikel als weitere mögliche Effekte: »Moral distress has implications for satisfaction, recruitment and retention of health care providers and implications for the delivery of safe and competent quality patient care.« (Pauly et al., 2012, S. 1; vgl. Heinze et al., 2017; vgl. SBK/ASI, 2018) Sie pointieren somit die (situativ erfassbaren) Auswirkungen auf die Versorgenden und konstatieren mögliche (nachhaltige) Qualitätseinbußen in der direkten Versorgung. Da insbesondere ethisch komplizierte Entscheidungssituationen – wie zum Beispiel die Frage danach, wann der »richtige« Moment zur Einleitung einer tiefen dauerhaften Palliativen Sedierung ist (Lokker et al., 2018; de Vries & Plaskota, 2017) – moralischen Stress auslösen können, sind Angebote und Verfahren hin zu einer teambezogenen, ethisch begründeten Entscheidungsfindung als eine zentrale Intervention wie auch zur Prävention evident (Ziegler et al., 2017; Leboul et al., 2017; Heinze et al., 2017; Rushton et al., 2013a; Rushton et al., 2013b; vgl. SBK/ASI, 2018; vgl. Schildmann et al., 2017). So konstatieren Rathert et al. (2016) auf der Basis ihres Surveys: »Although it may be impossible to eliminate all ethical dilemmas and conflicts, leaders and organizations may wish to help improve nurse's moral efficacy, which appears to give rise to voice, and reduced moral distress. Increasing organizational ethics support may be a key approach.« (S. 39). Es geht um die explizite Unterstützung im Umgang mit moralischem Stress (Mehlis et al., 2018) und bestenfalls um die Stärkung der moralischen Resilienz/»moral resilience« (Rushton, 2018; Rushton et al., 2017; Heinze et al., 2017; Lachmann, 2016; Christen & Katsarov, 2016; Monteverde, 2014). »Moral resilience« ist hier zu verstehen als »an evolving concept that may help nurses and other providers to respond to moral distress and other ethical

---

385 Ergänzend oder gar potenzierend zu der bestehenden Burn-out-Gefahr im Palliative Care-Setting, vgl. hierzu die Studie von Mehta et al. (2016).

challenges« (Rushton et al., 2017, S. 2; vgl. Young & Rushton, 2017). Monteverde folgend unterstützt »moral resilience« dabei, die situative »moral complexity« zu bewältigen und mit dieser angemessen umgehen zu können (Monteverde, 2016, S. 107).[386]

Die zu entwickelnde Ethik-Leitlinie »Palliative Sedierung im stationären Hospiz« verfolgt aufgrund der formulierten Implikationen einerseits das Ziel, bezüglich der wiederkehrenden ethischen Fragestellung im Kontext der Einleitung einer tiefen, kontinuierlichen Palliativen Sedierung eine systematisierende Orientierungs- und ethische Entscheidungshilfe zu unterbreiten (Mehlis et al., 2018; Neitzke et al., 2015; vgl. Sandman et al., 2017; vgl. de Vries & Plaskota, 2017; vgl. Kangasniemi et al., 2017; vgl. Hunt et al., 2012) und andererseits, als erhofften Paralleleffekt, den moralischen Disstress der Mitarbeiter/innen in den stationären Hospizen zu reduzieren, ethische Sensitivität[387] zu lancieren und bestenfalls die moralische Resilienz zu stärken. Das Instrument der Ethik-Leitlinie soll hierbei den Prozess der ethischen Reflexion nicht per se beschleunigen oder primär effizienter gestalten, im Sinne einer »fast ethics« (Gallagher, 2013), sondern dazu beitragen, in »Situationen moralischer Ungewissheit nach ethisch gültigen Argumenten zu suchen« (Monteverde, 2018, S. 99).

Durch die empirisch generierten Eckpunkte wird zwar der ethische Begründungsrahmen inhaltlich und normativ definiert, durch einen Algorithmus/ein Flussdiagramm wird die ethische Analyse und Reflexion situationsbezogen strukturiert, sodass das Instrument eine ethische Orientierungshilfe bietet, der verantwortungsvolle Entscheidungsprozess wird indes per se nicht substituiert.[388] Vielmehr sind im Sinne einer »slow ethics« folgende Prämissen evident:

---

386 Zur Definition von »moral resilience« vgl. ausführlich die Studie von Holtz et al. (2017) wie auch Rushton (2018).

387 Hierzu finden sich differenzierte Konturierungen im Review von Milliken (2016): The concept of ethical sensitivity is defined as »the capacity or ability to recognize an ethical problem«, »the capacity to decide with intelligence and compassion«, »an understanding of the patient's situation«, »an awareness of the moral implications of decision«, »the awareness of how our actions affect other people« (Milliken, 2018). Vgl. hierzu auch Milliken & Grace (2017) sowie Hemberg & Bergdahl (2019).

388 So formulieren Gamblin et al. (2017) als relevanten Aspekt im Kontext der Palliativen Sedierung: »the constant attention to not reduce the ethical legitimation of sedation to its decisional process. Ethical responsibility« should not be reduced to the instant in which the decision is made: it is deployed before, during and after the decision. (…) Ethics are qualitative by essence and cannot be reduced to procedures of quantitative nature.« (S. 347–348) Obgleich die angestrebte Ethik-Leitlinie primär dem prospektiven Entscheid – im Vorfeld der Einleitung der Palliativen Sedierung – dient, können aufgrund der systematisch und ethisch begründeten Entscheidungsfindung mit dem Instrument der Ethik-Leitlinie die Abwägungs- und die Argumentationslinien sowohl im Verlauf überprüft als auch retrospektiv nachvollzogen und evaluiert werden.

»sensitivity interactions«, »to listen carefully and judge slowly«, »providing the time and space to reflect and the opportunity to learn from previous cases« (Gallagher, 2013, S. 102). Dies auch im Sinne der Professionalität, der situativen Entscheidungsqualität und in der Konsequenz auch im Sinne der hospizlichen Versorgungsqualität.

Nach der theoretischen Fundierung der Bedeutsamkeit eines Entscheidungs- und Handlungskorridors als genuiner Beitrag zur moralischen Entlastung der Mitarbeitenden im Hospiz erfolgt abschließend anhand der Rückmeldungen aus der Praxis – im Sinne der Einschätzung der zukünftigen potenziellen Nutzer/innen – deren Darlegungen zum Bedarf und zur Bedeutsamkeit einer Ethik-Leitlinie »Palliative Sedierung im stationären Hospiz«. Die Ergebnisse basieren auf der Befragung im Rahmen der Fokusgruppen (dort im schriftlichen Fragebogen die Fragen 3.1. und 3.2[389]) wie auch auf der Bewertung im Rahmen der ersten Delphi-Befragungswelle (dort Frage 6).

In den Fokusgruppen bildete sich hinsichtlich der möglichen Unterstützung durch eine Ethik-Leitlinie folgende Einschätzung ab.

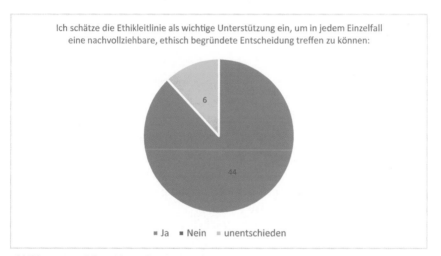

Ich schätze die Ethikleitlinie als wichtige Unterstützung ein, um in jedem Einzelfall eine nachvollziehbare, ethisch begründete Entscheidung treffen zu können:

6

44

▪ Ja ▪ Nein ▪ unentschieden

Abbildung 28: Ethik-Leitlinie als Unterstützung

Das heißt, 44 von 50 antwortenden Teilnehmer/innen an den Fokusgruppen schätzen die Ethik-Leitlinie als eine wichtige Unterstützung ein. Die Ergebnisse aus der offenen Fragestellung hinsichtlich der Wünsche und Forderungen an die Ausgestaltung einer Ethik-Leitlinie Palliative Sedierung – ebenfalls Gegenstand der Befragungen im Rahmen der Fokusgruppen – wurden kategorisiert und waren grundlegend für die Formulierung von Items für die erste Befragungs-

---

389 Der Fragebogen befindet sich in der Anlage 3.

welle der Delphi-Befragungen (dort Frage 6). Zentrale Aspekte waren hierbei die Transparenz der Entscheidungsfindung[390], die Sicherheit im Prozess der Entscheidungsfindung[391], aber auch die Unterstützung bei der ethischen Analyse und Reflexion[392], ohne diese langfristig zu relativieren[393].

In der ersten Delphi-Befragungswelle lag der Fokus auf der Einschätzung der übergreifenden, antizipierten Bedeutung einer »Ethik-Leitlinie Palliative Sedierung« angesichts der geforderten ethisch begründeten Entscheidungen in Bezug auf die Einleitung einer Palliativen Sedierung. Folgende Ergebnisse spiegeln die Einschätzung der Befragungsteilnehmer/innen wider:

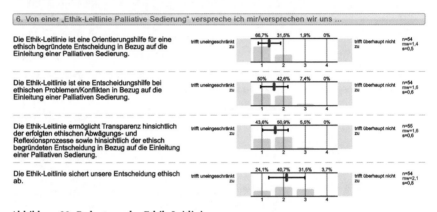

Abbildung 29: Bedeutung der Ethik-Leitlinie

Deutlich ist, dass knapp 67 % der Befragungsteilnehmer/innen eine Ethik-Leitlinie als eine Orientierungshilfe und 50 % diese als eine Entscheidungshilfe bei ethischen Problemen/Konflikten in Bezug auf die Einleitung einer Palliativen Sedierung bewerten. Bezüglich der Einschätzung dahingehend, ob die Ethik-Leitlinie die Entscheidung ethisch absichert, ist die Bewertung weniger optimistisch. An dieser Stelle zeigt sich möglicherweise eine Diskrepanz zwischen

---

390 So formuliert eine Teilnehmerin/ein Teilnehmer der Fokusgruppen: »deutliche Herausarbeitung und Darstellung der zu erwartenden Konflikte/Dilemmata; Hervorheben des »Individualismus« eines jeden Falls; Hilfestellung zur klaren Abgrenzung der eigenen Vorstellung/ Wünsche/ Bedürfnisse/ Sorgen/... und Transparenz für Angehörige und Team«.

391 So formuliert eine Teilnehmerin/ein Teilnehmer der Fokusgruppen: »Konflikte klarmachen, Auseinandersetzung im Team anregen, Sicherheit vermitteln.«

392 So formuliert eine Teilnehmerin/ein Teilnehmer der Fokusgruppen: »Eine Art Gerüst, die Grundlage für eine Entscheidungsfindung sind«, und ein/e weitere/r: »Ich wünsche mir eine Leitlinie, die uns unsere Entscheidung leichter macht beziehungsweise unterstützt«.

393 So formuliert eine Teilnehmerin/ein Teilnehmer der Fokusgruppen folgende Befürchtung: »Wenn die Ethikleitlinie missbraucht wird, um Palliative Sedierungen zu rechtfertigen, wäre dies tragisch.«

dem erhofften beziehungsweise dem antizipierten Nutzen und einer erfahrungsbasierten Einschätzung: 39,3 % der Befragungsteilnehmer/innen kennen das Instrument der Ethik-Leitlinie nicht und 81 % der Hospize arbeiten noch nicht mit Ethik-Leitlinien. Hierzu die Darlegung der Ergebnisse aus der Eingangsfrage der ersten Befragungswelle der Delphi-Befragungen:

1. Übergreifende Fragestellungen

1.1 Kennen Sie das Instrument der Ethik-Leitlinie?

Ja	60.7%	n=56
Nein	39.3%	

1.2 Arbeiten Sie im Hospiz mit Ethik-Leitlinien?

Ja	18.9%	n=53
Nein	81.1%	

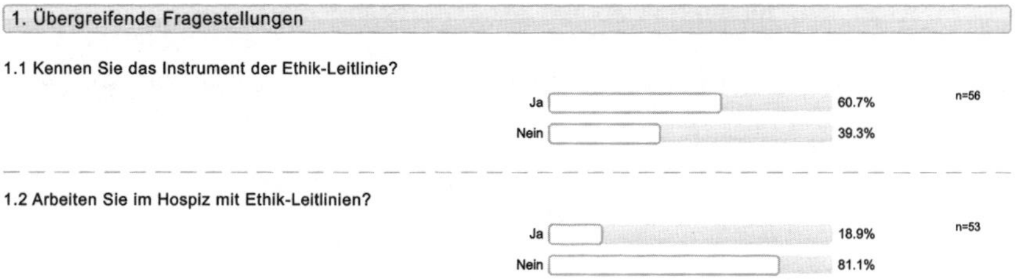

Abbildung 30: Ethik-Leitlinien in der hospizlichen Praxis

Im Rahmen der zweiten Befragungswelle der Delphi-Befragung wurde ein Bogen zur Interessensbekundung an der im Rahmen dieser Arbeit entwickelten Ethik-Leitlinie mitgesendet, der mit einem gesonderten frankierten und adressierten Rückumschlag zurückgesendet werden konnte. Von 28 angeschriebenen Hospizen sendeten 18 Hospize die entsprechende Interessensbekundung zurück, was als »reges« Interesse eingestuft werden darf. Diese Ergebnisse aus der Praxis, seitens der Teilnehmenden an den Fokusgruppen und der ersten Delphi-Befragungswelle, legitimieren – ergänzend zu den generierten wiederkehrenden ethischen Problemen – die Entwicklung einer Ethik-Leitlinie und stützen deren Bedarf ab.[394] Nachfolgend wird – auf der Basis der erfassten empirischen Ergebnisse – im Sinne einer Zusammenfassung, der Gegenstand der Ethik-Leitlinie konturiert. Diese Eckpunkte bilden sodann die Grundlage für die Entwicklung der Ethik-Leitlinie »Palliative Sedierung im stationären Hospiz«.

Das nachfolgende Schaubild fasst das Vorgehen und die erfolgten Schritte im Rahmen der beiden Wellen der Delphi-Befragungen zusammen.

---

394 Alternativ dazu wären ethische Fallbesprechungen eine mögliche Methode, ethische Fragestellungen im Palliative Care-Setting systematisiert zu reflektieren (Reiter-Theil & Schürmann, 2016; Sandman et al., 2017; Riedel, 2017a; Riedel, 2017b).

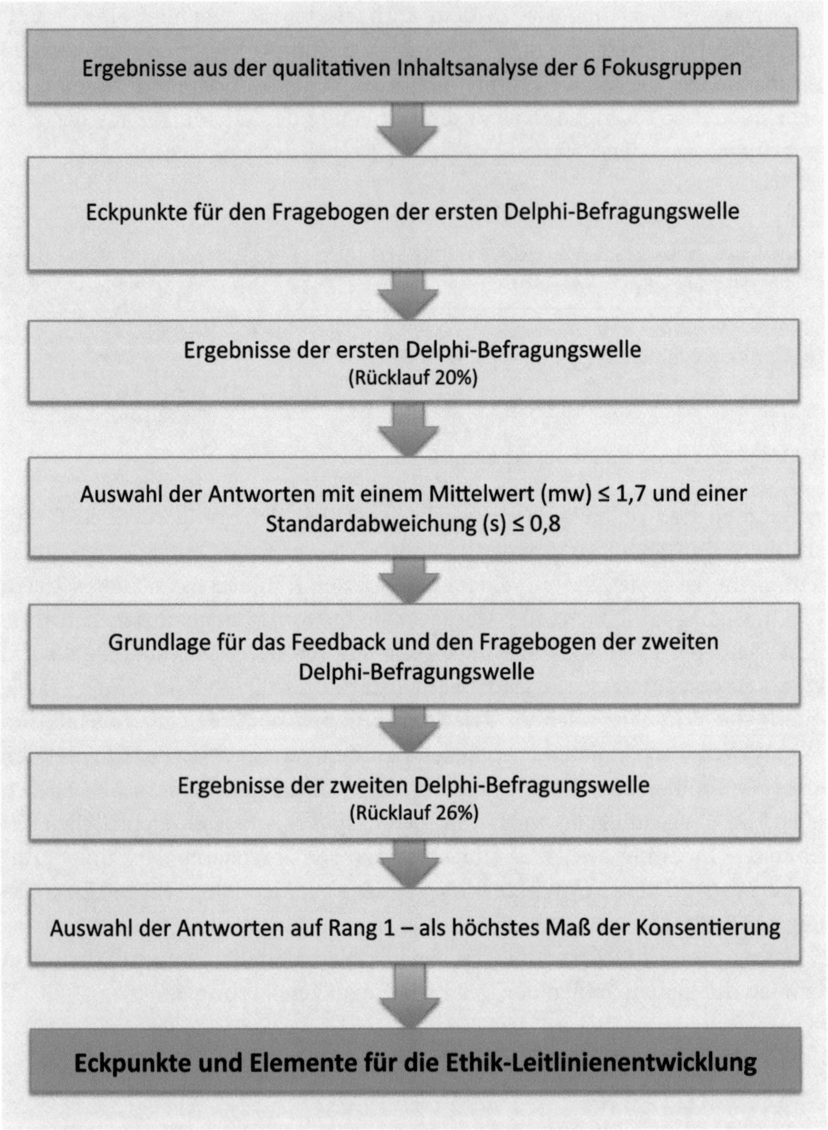

Ergebnisse aus der qualitativen Inhaltsanalyse der 6 Fokusgruppen

Eckpunkte für den Fragebogen der ersten Delphi-Befragungswelle

Ergebnisse der ersten Delphi-Befragungswelle
(Rücklauf 20%)

Auswahl der Antworten mit einem Mittelwert (mw) $\leq$ 1,7 und einer Standardabweichung (s) $\leq$ 0,8

Grundlage für das Feedback und den Fragebogen der zweiten Delphi-Befragungswelle

Ergebnisse der zweiten Delphi-Befragungswelle
(Rücklauf 26%)

Auswahl der Antworten auf Rang 1 – als höchstes Maß der Konsentierung

Eckpunkte und Elemente für die Ethik-Leitlinienentwicklung

Abbildung 31: Erfolgte Schritte im Rahmen der Delphi-Befragung

3.3.9 Erfasste Annäherung – Grundlegungen für den Gegenstand der Ethik-Leitlinie

Die zusammenfassende Darstellung der explorativ erfassten Erkenntnisse aus den Fokusgruppen sowie des quantitativ generierten Konsens aus den beiden Wellen der Delphi-Befragung rahmen und konstituieren den Gegenstand der zu entwickelnden Ethik-Leitlinie »Palliative Sedierung im stationären Hospiz«. Die beiden eingesetzten Methoden der empirischen Sozialforschung wurden konsequent als komplementär verstanden (qualitative Exploration und quantitative Assimilation sowie Konsentierung), um eine theoretisch fundierte, an der Praxis orientierte und – bezogen auf zentrale Eckpunkte – mit der Praxis konsentierte Ethik-Leitlinie zu entwickeln. So lag den Fokusgruppen das folgende Ziel zugrunde: interaktiv und diskursiv die vorherrschenden Meinungen und Einstellungen wie auch die normativen (Be-)Wertungen hinsichtlich der Behandlungsoption Palliative Sedierung im hospizlichen Setting (fokussierte Thematik) – strukturiert und methodisch initiiert – explorativ zu ergründen. Angestrebt wurden hierbei weder die Erfassung von Einschätzungen und Bewertungen einzelner Teilnehmer/innen noch die spezifischen Einstellungen und Bewertungen der einzelnen Fokusgruppen und somit der einzelnen beteiligten Hospize. Bedeutsam waren indes die übergreifend erfassbaren Erkenntnisse, Erfahrungen und Deutungen aller Fokusgruppen und somit übergreifend aller sechs beteiligten Hospize.[395] Im Rahmen der Fokusgruppen konnte die spezifische Situation, konnten wiederkehrende Fragestellungen, wiederkehrende Werteorientierungen und wiederkehrende Wertekonflikte erfasst werden. Diese Erkenntnisse bildeten die Grundlage für die Entwicklung der Items für die erste Welle der Delphi-Befragung. Diesem daran anknüpfenden Erhebungsprozess – zweite Welle der Delphi-Befragung – lag folgendes Ziel zugrunde: Die partizipative Erlangung einer maximalen Annäherung an die zentralen Elemente und Eckpunkte der zu entwickelnden Ethik-Leitlinie »Palliative Sedierung im stationären Hospiz« und eine größtmögliche Konsentierung des konstitutiven *Gegenstandes* der zu entwickelnden Ethik-Leitlinie, hier insbesondere die Identifikation des *wiederkehrenden ethischen Problems* wie auch des damit verbundenen *Wertekonfliktes* im Kontext der Behandlungsoption. Der angestrebte Konsens repräsentiert sich hierbei nicht in »richtigen« Antworten, sondern in einer nachweisbaren Stabilität der Urteile, die sich in der *maximalen Annäherung* hinsichtlich der zu bewertenden Items offenbart. Aus diesem Erhebungsprozess – unter Rückbezug auf die und unter konsequenter Reflexion der vorliegenden theoretischen Diskurse und Studienergebnisse – lassen sich die folgenden Eckpunkte für die angestrebte Ethik-Leitlinie »Palliative Sedie-

---

395 »Die Gruppeninteraktionen selbst stellen die Datenquelle dar« (Misoch, 2015, S. 140).

rung im stationären Hospiz« manifestieren, die den Kriterien an eine Ethik-Leitlinie gegenübergestellt werden:

Kriterien für die Entwicklung einer Ethik-Leitlinie (vgl. Neitzke et al., 2015)	Konsentierte Eckpunkte und Elemente der Ethik-Leitlinie »Palliative Sedierung im stationären Hospiz« Bezugspunkte und Gegenstand der zu entwickelnden Ethik-Leitlinie
– Die Ethik-Leitlinie bezieht sich auf eine spezifische Situation Die Ethik-Leitlinie bezieht sich auf die in der Situation wiederkehrenden ethisch relevanten Fragestellungen/Konfliktsituationen/auf ein wiederkehrendes ethisches Problem – Die Ethik-Leitlinie bezieht sich auf die für die spezifische Situation (Palliative Sedierung im stationären Hospiz) »ethisch relevanten Fragestellungen«	Explizit wiederkehrende Fragestellungen in der hospizlichen Praxis in Bezug auf die Einleitung einer tiefen, kontinuierlichen Palliativen Sedierung: – Handelt es sich bei der Situation um »unerträgliches Leid(en)«, welches eine Palliative Sedierung legitimiert? – Steht bei der Entscheidung explizit das subjektive Leid(en) des Gastes/der Patientin/des Patienten im Vordergrund?
– Gegenstand der Ethik-Leitlinie sind die betroffene(n) ethische(n) Werte => diese bedürfen noch einer Konkretisierung in der Ethik-Leitlinie	Wiederkehrende Werte der Mitarbeiter/innen (Wertepräferenzen): – Die Lebensqualität des Gastes/der Patientin/des Patienten – Fürsorge der Mitarbeitenden Wiederkehrender Wert, der den Gästen/Patientinnen/Patienten zugewiesen wurde (Wertepräferenzen): – Selbstbestimmung als Anspruchsrecht im Sinne dessen, das subjektiv als unerträglich erlebte Leid(en) nicht mehr ertragen zu müssen
– Die Ethik-Leitlinie bietet eine »Orientierungshilfe« für die spezifische Entscheidungssituation/ in Bezug auf den wiederkehrenden ethischen Konflikt	Wiederkehrender Wertekonflikt zwischen folgenden Werteprämissen Fürsorge (seitens der Mitarbeiter/innen) ⇔ Respekt der Selbstbestimmung (des Gastes/der Patientin/des Patienten)

(Fortsetzung)

Kriterien für die Entwicklung einer Ethik-Leitlinie (vgl. Neitzke et al., 2015)	Konsentierte Eckpunkte und Elemente der Ethik-Leitlinie »Palliative Sedierung im stationären Hospiz« Bezugspunkte und Gegenstand der zu entwickelnden Ethik-Leitlinie
Ziel der Ethik-Leitlinie **Das Ziel wird in der Ethik-Leitlinie von den fachlichen Vorgaben (hier: in Bezug auf die Einleitung einer tiefen, kontinuierlichen Palliativen Sedierung) gerahmt.**	Entscheidungen im Rahmen der Palliativen Sedierung im stationären Hospiz führen über fachliche Fragen hinausgehend zu ethischen Fragestellungen und (Werte)Konflikten. Die Ethik-Leitlinie »Palliative Sedierung im stationären Hospiz« bildet einen wiederkehrenden ethischen Konflikt mit den jeweiligen Konsequenzen ab. Das Instrument der Ethik-Leitlinie bietet für Pflegende und das interdisziplinäre Hospizteam eine ethische Orientierungs- und Entscheidungshilfe. Die Ethik-Leitlinie systematisiert und unterstützt – in der jeweils einmaligen Situation – die ethische Entscheidungsfindung in Bezug auf die Einleitung einer tiefen, kontinuierlichen Palliativen Sedierung im stationären Hospiz. Zentrales Ziel der Ethik-Leitlinie »Palliative Sedierung im stationären Hospiz« ist es, die verantwortungsvolle Abwägung der beteiligten Werte zu strukturieren und so eine ethisch begründete Entscheidung in Bezug auf die Einleitung einer tiefen, kontinuierlichen Palliativen Sedierung abzusichern, die möglichst von allen situativ Beteiligten und Betroffenen mitgetragen werden kann.

Tabelle 13: Kriterien und konsentierte Eckpunkte für die Ethik-Leitlinie

Den Abschluss des Kapitels bildet die Reflexion des Vorgehens und der Durchführung der Delphi-Befragungen.

3.3.10 Reflexion des Vorgehens

Der in den beiden Wellen der Delphi-Befragung standardisierte Fragebogen (ausschließlich geschlossene Fragen) hat sich als geeignete Methode erwiesen, um die angestrebte größtmögliche Annäherung an die einzelnen Items in den jeweiligen Fragekategorien zu erlangen. Mit dem festgelegten Mittelwert konnte eine Reduktion der Items erreicht werden, die den Umfang des Fragebogens der zweiten Befragungswelle erheblich verringerte (von 6 auf 3 Seiten). Die dezimierte Seitenzahl könnte möglicherweise der Grund dafür sein, dass der Rücklauf in der zweiten Befragungswelle von 20 % auf 26 % erhöht werden konnte.

Rückblickend erscheint der erste Fragebogen als sehr komplex. Es wäre retrospektiv betrachtet sinnvoller gewesen, die Bewertung des Ziels der angestrebten Ethik-Leitlinie Palliative Sedierung erst in der zweiten Welle aufzugreifen. Allerdings wäre dann bei einer tendenziell negativen Bewertung anhand der gewählten Items (trifft uneingeschränkt zu – trifft zu – trifft nicht zu – trifft überhaupt nicht zu (vgl. The AGREE Collaboration, 2002) keine weitere Bewertung mehr möglich gewesen. Bei einer erneuten Befragung wäre dieses Risiko abzuwägen, diese Verschiebung hätte den ersten Fragebogen inhaltlich entlastet, was der Reduktion des Umfangs und der Reduktion der Komplexität möglicherweise dienlich gewesen wäre.

Methodisch betrachtet kann die Kombination von Elementen aus den beiden Versionen des AGREE-Instruments (2002; 2014) kritisch bewertet werden. So wurde aus der Originalversion des AGREE-Instruments (2002) die vierstufige Skala zur Bewertung der Items in den Fragestellungen entnommen, aus dem AGREE-II–Instrument (2014) wurde die begriffliche Schärfung (»eindeutig« aus der Version 2014; statt »spezifisch« aus der Version 2002) in der Formulierung der Items zur Bewertung des Ziels der Ethik-Leitlinie entnommen. Retrospektiv betrachtend ist im Rahmen der zweistufigen Delphi-Befragung eine vierstufige Likert-Skala angemessen, dies insbesondere mit der Intention, von Anbeginn eine schärfere Abgrenzung der Bewertung zu erlangen. »Eindeutig« als Bewertungskriterium erscheint rückblickend in Bezug auf die Bewertung der Zielformulierung für die »Ethik-Leitlinie Palliative Sedierung« als der schärfere und für die befragten Expertinnen und Experten aus der Praxis der klarere Begriff als »spezifisch«.

Der geringe Rücklauf kann auf den Zeitmangel im dichten hospizlichen Alltag zurückzuführen sein. Ein weiterer Grund kann die Komplexität der Thematik sein wie auch die Unbekanntheit des Instrumentes der »Ethik-Leitlinie«. Sinnvoller wäre es diesbezüglich gewesen, die Frage nach der Bekanntheit des Instruments in der ersten Befragungswelle hinten anzustellen, um die Befragten nicht gleich mit einem »Defizit« dahingehend zu konfrontieren, das Instrument nicht zu kennen und mit diesem in der Folge bis dato auch nicht zu arbeiten.

Die Orientierung am Mittelwert (mw) und an der Standardabweichung (s) in Bezug auf die rahmenden Kriterien »Häufigkeit« und »wiederkehrend« sowie zur Identifikation der Items/Antwortkategorien, die von der ersten Befragungswelle auch in der zweiten Befragungswelle einer weiteren verdichteten

Bewertung zugeführt werden sollten, ist retrospektiv betrachtend als schlüssige Option einzustufen. Da in der Literatur bezüglich dieser Werte keine Empfehlungen zu finden waren, außer der Relevanz, diese *im Vorfeld* festzulegen (Mayer, 2015, S. 150; Häder, 2014, S. 124), war es schwierig, die Festlegung fundiert zu begründen, außer angesichts der angestrebten Annäherung im Rahmen des Konsens-Delphi. Die Festlegung *im Vorfeld* wurde allerdings berücksichtigt, sodass zumindest der Vorwurf der Willkür – angesichts der erlangten Ergebnisse beziehungsweise des Vorwurfs einer beschönigenden Festlegung nach Erhalt der Ergebnisse als EvaSys-Ausdruck – nicht gerechtfertigt ist.

Das in der zweiten Welle praktizierte Rankingverfahren – das höhere kognitive und möglicherweise auch zeitliche Anforderungen an die Befragten stellt (vgl. Schulz et al., 2009, S. 30, S. 33) als die Beantwortung anhand einer Likert-Skala – ist im Rahmen eines »Konsens-Delphi« als probat einzuordnen, um die angestrebte Annäherung zu erlangen. Hierbei ist zu konstatieren, dass der Anspruch an die Entwicklung des Fragebogens mit einer Rankingskala sehr anspruchsvoll und der durchgeführte Pretest obligat ist. Möglicherweise konnten die jeweiligen Grenzen der beiden Skalen (Schulz et al., 2009, S. 33) durch die Kombination von Likert-Skala und Rankingskala obendrein reduziert werden.

Als möglicher Kritikpunkt kann des Weiteren vorgetragen werden, dass Team- und Tandemfragebögen als gleichwertige Fragebögen in die Auswertung eingeflossen sind, dies, obgleich Tandemfragebögen stets auf zwei, Teamfragebögen auf mindestens jeweils zwei antwortende Personen zurückzuführen sind und demzufolge einen anderen Reflexionsprozess repräsentieren als Einzelfragebögen. Die Autorin hatte sich mit den drei Optionen erhofft, dass per se mehr Hospize den Fragebogen als Team ausfüllen. Dies hätte nochmals die Ziele und Intentionen der partizipativen Forschung untermauert. Zugleich wäre der Beantwortung/dem Ranking im Team ein intensiver Reflexions- und Auseinandersetzungsprozess vorausgegangen, der möglicherweise innerhalb des Teams bereits zu einer weiteren ethischen Sensibilisierung im Kontext der Einleitung einer Palliativen Sedierung im stationären Hospiz geführt hätte. Die Beantwortung in den Teams als Voraussetzung zu formulieren, hätte indes möglicherweise die Vielfalt der Antworten reduziert, die eine Einzelbeantwortung eröffnet. Zudem war es den Hospizen so möglich – orientiert an den eigenen Ressourcen und Möglichkeiten, orientiert an dem aktuellen Diskussions- und Reflexionsstand – sich für ein jeweils stimmiges Vorgehen zu entscheiden, was sich wiederum positiv auf die Teilnahme auswirken kann.

Kritikwürdig erscheint möglicherweise die Gegebenheit, dass es auf der Basis der erfassten Daten nicht möglich ist, explizit darzulegen, wie viele Hospize sich absolut an den beiden Befragungswellen beteiligt haben. Die Entscheidung gegen die Vergabe von Einzelcodes für die angeschriebenen Hospize basiert auf der begründeten Abwägung, der umfassenden Anonymität den Vorrang einzuräumen. Zugleich stand bei der Befragung nicht die institutionelle Varianz im Fokus, sondern die maximale Annäherung der Meinungen und Bewertungen von Expertinnen und Experten aus den stationären Hospizen. Die Ausrichtung auf personelle (versus institutionelle) Rückmeldungen erscheint auch vor dem Hintergrund legitim, dass ethische Konflikte innerhalb der Hospizteams möglicherweise gerade auf die disparaten Positionierungen und konfligierenden Werteorientierungen der Mitarbeiter/innen innerhalb eines Teams zurückzuführen sind.

Reflexionswürdig erscheinen von außen betrachtet eventuell ferner die fehlenden Möglichkeiten, Aussagen darüber treffen zu können, ob ein Hospiz an den beiden Befragungen teilgenommen hat oder nur an einer der beiden Befragungswellen. Bei der zweiten Befragungswelle wäre hier eine Frage nach der Teilnahme an der ersten Befragung möglich gewesen. Dies hätte indes gegebenenfalls die Assoziation geweckt, dass Vergleiche zur ersten Befragungswelle hergestellt werden. Aufgrund der Prämisse, dass die Anonymität als das zentrale Kriterium der Befragung abgesichert werden sollte, wurde auf jegliche Fragestellung verzichtet, die diesbezüglich Misstrauen erweckt.

Zu konstatieren ist an dieser Stelle ferner, dass die vorliegenden Ergebnisse ausschließlich die Einschätzungen der Expertinnen und Experten repräsentieren, die einen Fragebogen ausgefüllt haben. Das heißt im Umkehrschluss, die vorliegenden Einschätzungen und Positionierungen repräsentieren nicht die Meinung der angeschriebenen Hospize, denn möglicherweise haben sich einzelne Hospize nicht an der Befragung beteiligt. Auch ist darauf hinzuweisen, dass die Mitarbeiter/innen in den Hospizen, die keinen Fragebogen ausgefüllt haben, möglicherweise eine andere Meinung vertreten.

Die Erhebungszeitpunkte sowie der zeitliche Rahmen für den Rückversand der Fragebögen wurden in einer Sitzung (Klausurtagung der Hospize in Baden-Württemberg) mit den anwesenden Hospizen gemeinsam abgestimmt und festgelegt.

Eine Ethik-Leitlinie ist eine ethische Orientierungshilfe (Neitzke et al., 2015) und kein Handlungsstandard. Das heißt, die zunächst methodisch abgesicherte und empirisch ausgerichtete Konsentierung und Setzung der inhaltlichen Ausgestaltung sowie der ethisch-normativen Ausrichtung der Ethik-Leitlinie eröffnet im situativen Entscheidungsprozess selbst wiederum eine ethische Analyse und Reflexion beziehungsweise fordert diese sogar ein. Somit ist die Ethik-Leitlinie hoffentlich auch für die Hospize und Mitarbeiter/innen bedeutsam und hinsichtlich der ethischen Abwägungs- und Reflexionsprozesse unterstützend, die ihrerseits am Prozess der Konsentierung und somit an deren inhaltlicher Ausrichtung und Ausgestaltung im Rahmen dieser Studie nicht beteiligt waren.

Übergreifend kann indes konstatiert werden, dass das mit der Delphi-Befragung angestrebte Erkenntnisinteresse beziehungsweise angestrebte Ziel – die partizipative Erlangung einer maximalen Annäherung an zentrale Elemente und Eckpunkte der zu entwickelnden Ethik-Leitlinie »Palliative Sedierung im stationären Hospiz« und eine größtmögliche Konsentierung des formulierten *Ziels* der zu entwickelnden Ethik-Leitlinie, des *wiederkehrenden ethischen Problems* wie auch des damit verbundenen *Wertekonfliktes* im Kontext der Behandlungsoption Palliative Sedierung – erreicht wurde. Der angestrebte Konsens repräsentierte sich hierbei nicht in »richtigen« Antworten, sondern in der Stabilität der Urteile und in einer maximalen Annäherung an die inhaltliche Ausrichtung wie auch an die Elemente und den Gegenstand der zu entwickelnden Ethik-Leitlinie.

4.   Die Ethik-Leitlinie »Palliative Sedierung im stationären Hospiz«

Nachdem die übergreifenden Prämissen und Ziele der Ethik-Leitlinienentwicklung durch den partizipativen Forschungsprozess konturiert sind, erfolgt an dieser Stelle – im Vorfeld der eigentlichen Ethik-Leitlinie – zunächst eine zusammenfassende Klarlegung dessen, welche konkreten Prozesse, empirischen Erkenntnisse und theoretischen Grundlegungen in die Ethik-Leitlinienentwicklung integriert werden, diese rahmen und inhaltlich fundieren. Die entwickelte Ethik-Leitlinie bildet den vorläufigen Endpunkt des Forschungsprozesses und figuriert das Ziel des hiesigen Vorhabens.

4.1   Grundlagen der Ethik-Leitlinie

An dieser Stelle wird nochmals das Grundverständnis zum Instrument der Ethik-Leitlinie ausgeführt, das in Bezug auf die angestrebte Entwicklung vorausgehend wie folgt konkretisiert wurde:

Unter einer Ethik-Leitlinie wird im Rahmen dieser Arbeit ein Instrument verstanden, das als systematisierende ethische Orientierungshilfe – bei wiederkehrenden ethischen Problemen im Rahmen von Einzelfallentscheidungen – die geforderte Werteabwägung strukturiert und den Entscheidungsprozess systematisiert. Ziel der angestrebten Ethik-Leitlinie ist die ethische Unterstützung bei wiederkehrenden ethischen Entscheidungssituationen in Bezug auf die Einleitung einer tiefen, kontinuierlichen Palliativen Sedierung im stationären Hospiz. Es geht um die Absicherung der situativ ethisch angemessenen Entscheidung für den Gast/die Patientin/den Patienten wie auch um die Reduktion der ethischen (Entscheidungs-)Unsicherheit bei den Beteiligten (Mitarbeitende, aber auch An- und Zugehörige) und Betroffenen. Weitere intendierte Paralleleffekte sind die Transparenz, die Nachvollziehbarkeit und die Effizienz der Entscheidungsfindung durch die inhärente Systematik – dem Entscheidungs- und Handlungskorridor – sowie die Einheitlichkeit im Umgang mit dem wiederkehrenden ethischen Problem. Als übergreifende Ziele werden die Qualitätssicherung des situativ-einmaligen Entscheidungsprozesses, die Erhöhung der Entscheidungsqualität und die ethische Entscheidungssicherheit in Bezug auf die Einleitung einer tiefen, kontinuierlichen Palliativen Sedierung verfolgt. Hierdurch kann die Versorgungsqualität verbessert, die moralische Belastung reduziert wie auch die Professionalität und Zufriedenheit der Beteiligten und Betroffenen erhöht werden.

Die Entwicklung der Ethik-Leitlinie basiert im Rahmen der Arbeit auf theoretischen wie auch auf empirischen Grundlagen. Theorie und Empirie beeinflussen sich wechselseitig und verbinden sich wiederum in der Ethik-Leitlinie. Das nachfolgende Schaubild fasst den Prozess der Ethik-Leitlinienentwicklung zusammen.

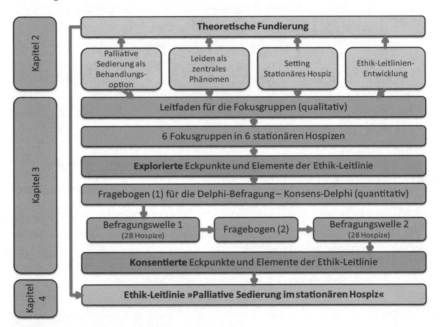

Abbildung 32: Prozess der Ethik-Leitlinienentwicklung

Die nachfolgend erstellte Ethik-Leitlinie »Palliative Sedierung im stationären Hospiz« bildet weder die Diversität der vielfältigen situativen Besonderheiten noch die Komplexität der Indikationsstellung zu einer tiefen, kontinuierlichen Palliativen Sedierung ab, sie inkludiert indes die damit verbundenen Direktiven. Die Ethik-Leitlinie greift – als ethische Begründungsstruktur – eine aus der Praxis stationärer Hospize *spezifische, wiederkehrende Situation, die damit verknüpften Fragestellungen* sowie den damit verbundenen *Wertekonflikt* auf. Die ethische Reflexion und Argumentation hat hierbei in Bezug auf die Einleitung einer tiefen, kontinuierlichen Palliativen Sedierung explizit die möglichen

Folgen – als Rekurs auf die potenziell positiven Folgen und die potenziell negativen Folgen für den Gast/die Patientin/den Patienten – im Blick. Die möglicherweise beteiligten und beeinflussenden Gefühle und Empfindungen sollen im Rahmen der ethischen Argumentation und Reflexion antizipiert werden, insbesondere die (Fremd-)Bewertung und (Fremd-)Einschätzung des Leid(en)s betreffend. Somit bildet die Ethik-Leitlinie theoriefundiert und aus der Praxis generiert die Kontext- und Einflussfaktoren in Bezug auf die Fragestellung ab: Wann ist der angemessene Zeitpunkt, eine tiefe, kontinuierliche Palliative Sedierung einzuleiten?

Bezüglich der im Rahmen der Fokusgruppen erfassten und in den Delphi-Befragungen konsentierten wiederkehrenden Fragestellungen und ethischen Probleme soll die Ethik-Leitlinie »Palliative Sedierung im stationären Hospiz« den Mitarbeiter/innen eine Orientierungshilfe bieten, um zu einer ethisch gut begründeten Entscheidung zu gelangen. In dieser Ausrichtung liegt der Fokus bewusst auf den Mitarbeiter/innen, deren wiederkehrenden ethischen Fragestellungen beziehungsweise ethischen Konflikten, die sich in der explorativen Erhebung (Fokusgruppen) offenbaren und mittels Konsentierung (Delphi-Befragungen) manifestierten. Die Ethik-Leitlinie soll bezüglich der spezifischen ethischen Fragestellung nicht nur den Entscheidungsfindungsprozess systematisieren und absichern (handlungsleitender Charakter), sondern zugleich den »moral distress« im Kontext der komplexen Behandlungsoption reduzieren und bestenfalls die moralische Sensibilität und Sensitivität wie auch die moralische Resilienz fördern (entlastender und förderlicher Charakter).[396] Ferner ist davon auszugehen, dass ethisch gut begründete Entscheidungen, dass eine verbesserte Qualität des Entscheidungsprozesses sowie eine im Team erfolgte, strukturierte Entscheidungsfindung stets auch zur Verbesserung der Versor-

---

396 So kommen de Vries & Plaskota (2017) im Rahmen ihrer Studie zu ethischen Dilemmata im Kontext der Palliativen Sedierung zu dem Ergebnis: »Hospice nurses in the U.K. frequently encounter ethical and emotional dilemmas when administering palliative sedation. Making such decisions about using palliative sedation causes general discomfort for them.« Im Rahmen der Interviewstudie kommen die Forscherinnen zur folgenden Schlussfolgerung: »There was a fundamental need for team support in decision making and emotionally managing the difficult and complex situations that were encountered by the nurses.« (S. 184, S. 151, vgl. S. 154–155) Die ethischen und emotionalen Belastungen der Mitarbeiterinnen und Mitarbeiter in den stationären Hospizen wurden ebenfalls in den sechs Fokusgruppen erfassbar und in den Delphi-Befragungen entsprechend bestätigt. Die Bedeutsamkeit einer Leitlinie »as key considerations for implementing PS« (Palliative Sedation) in Hospizen bestätigen auch Patel et al. (2012). Zur Bedeutung der moralischen/ ethischen Sensitivität (moral or ethical sensitivity) in Bezug auf ethisch gut begründete Entscheidungen im professionellen Handeln, vgl. Milliken & Grace (2017), vgl. Milliken (2018) und in Bezug auf eine qualitäts- und würdevolle Palliative Care-Versorgung (Hemberg & Bergdahl, 2019). Vgl. hier insbesondere auch die Untersuchungsergebnisse von Lokker et al. (2018). Vgl. ferner die Studie von Hernández-Marrero et al. (2018).

gungsqualität, zur Zufriedenheit der Gäste/der Patientinnen/der Patienten wie auch zur Ausgeglichenheit der Mitarbeitenden im Hospiz beiträgt und deren Professionalität stärkt (Winkler et al., 2012, S. 223; Neitzke et al., 2015, S. 253; Jox, 2014, S. 268). Ethisch gut begründete Entscheidungsprozesse können – wenn es vonseiten der Betroffenen erwünscht und situativ relevant ist – die An- und/oder Zugehörigen einbeziehen und für alle Beteiligten und Betroffenen die Entscheidungssicherheit erhöhen. Hierbei geht es um eine transparente Entscheidungsfindung, eine situativ schlüssige Begründung und auch um einen Entscheidungsprozess, der für alle Mitarbeiter/innen (retrospektiv) nachvollziehbar ist (Winkler et al., 2012, S. 230). Übergreifendes Ziel der Entwicklung der Ethik-Leitlinie ist es, mit deren Unterstützung die Prämisse zu verwirklichen, dass »Palliative Sedierung (…) eine akzeptierte und ethisch gerechtfertigte Vorgehensweise darstellt«, ethisch akzeptabel und gerechtfertigt für Gäste/Patientinnen/Patienten, An- und Zugehörige und für Mitarbeiter/innen im jeweiligen stationären Hospiz (EAPC/Alt-Epping et al., 2010, S. 112; vgl. Alt-Epping et al., 2016; vgl. Weixler et al., 2017; vgl. Alt-Epping, 2017; SAMW, 2019a).

Wichtig ist an dieser Stelle nochmals zu akzentuieren:

- Die Ethik-Leitlinie nimmt keine Entscheidungen vorweg, gibt keine Handlungsrichtung oder eindeutige Handlungsanweisungen vor, sondern systematisiert den Entscheidungsprozess unter ethischen Gesichtspunkten (vgl. Neitzke et al., 2015, S. 244).
- Die Ethik-Leitlinie ersetzt keine Teamentscheidungen, denn Entscheidungssicherheit und Entscheidungsqualität sind nur im Rahmen einer Teamentscheidung realisierbar (dialogisches Prinzip und deliberativer Prozess[397]).
- Die Ethik-Leitlinie lanciert keine »fast-ethics«[398] (Gallagher, 2013), denn eine verantwortungsvolle teamübergreifende Nutzung der Ethik-Leitlinie bedarf zeitlicher Ressourcen, impliziert sensible Interaktion, fordert kritische Analyse, geregeltes Nachdenken (über Handlungsgrundlagen) und eine abwägende ethische Reflexion (in Bezug auf die beteiligten und konfligierenden Werte), um so eine ethisch gut begründete Entscheidung zu konsentieren.
- Die Ethik-Leitlinie bezieht sich auf *eine* wiederkehrende ethische Fragestellung (Neitzke et al., 2015, S. 241) und systematisiert die damit verbundenen Prozesse der Abwägung und Reflexion.[399]
- Die nachhaltige Implementierung der Ethik-Leitlinie fordert qualifizierende Information, eine praxisbezogene und organisatorische Verortung im Team

---

397 Vgl. hierzu auch Winkler et al. (2012, S. 229).
398 Im Sinne einer »quick fix solution« (Gallagher, 2013, S. 102).
399 So formuliert Jox (2014, S. 268): »Sie (ethisch-rechtliche Policies, A. R.) begünstigen die faktengestützte Fundiertheit und diskursive Akzeptanz moralischer Entscheidungen durch sorgfältige Konsensbildung unter Einbeziehung wissenschaftlicher Erkenntnisse und variabler persönlicher Perspektiven.«

und in der Institution (Sandman et al., 2017) sowie bestenfalls einen wiederkehrenden Wertediskurs (Hunt et al., 2012) im Sinne einer evaluativen Absicherung der Werteorientierung.

Die entwickelte Ethik-Leitlinie repräsentiert zugleich das Ziel dieses Forschungsvorhabens, das wie folgt formuliert wurde: Das Ziel des Vorhabens ist es, für stationäre Hospize ein praxisorientiertes, systematisierendes, handlungsleitendes und entscheidungsbezogenes Verfahren – im Sinne eines ethischen Unterstützungs- und Orientierungssystems – zu entwickeln: eine Ethik-Leitlinie »Palliative Sedierung im stationären Hospiz«. Diese Entwicklung erfolgt nicht ausschließlich theoriebasiert und literaturgestützt, sondern unter empirisch-methodischem Einbezug der definierten Zielgruppe für die Ethik-Leitlinie: dem interdisziplinären Team im stationären Hospiz.

Diesem Ziel wurden folgende erkenntnisleitende Fragestellungen zugewiesen:
- Wie gestalten sich gegenwärtig die komplexen ethischen Entscheidungsprozesse in Bezug auf die Behandlungsoption (tiefe, kontinuierliche) Palliative Sedierung im stationären Hospiz? (Rekonstruktion der Prozesse der Entscheidungsfindung)
- Welche ethischen Implikationen, verankerten Wertvorstellungen und Werteorientierungen leiten und beeinflussen bis dato den Prozess der ethischen Reflexion und Entscheidungsfindung? Welche Perspektiven der an der Entscheidung beteiligten Akteure, welche Entscheidungsgegenstände und Entscheidungsrealitäten sind leitend? (Rekonstruktion der normativen und situativen Einflussfaktoren auf die Entscheiderinnen und Entscheider)
- Wie muss eine theoretisch fundierte und empirisch abgestützte Ethik-Leitlinie – als ausgewähltes systematisierendes, handlungsleitendes, entscheidungsbezogenes Verfahren für die hospizliche Praxis – ausgestaltet sein, so dass diese den strukturellen Anforderungen an eine Ethik-Leitlinie entspricht und den aktuellen wissenschaftlichen Diskurs zur (tiefen, kontinuierlichen) Palliativen Sedierung repräsentiert? (Konstruktion der Ethik-Leitlinie)
- Wie muss eine praxisorientierte, handlungsleitende Ethik-Leitlinie inhaltlich ausgestaltet sein, die eine ethisch reflektierte und ethisch gut begründete Entscheidung im Rahmen eines guten Entscheidungsprozesses im stationären Hospizsetting eröffnet und absichert? (Erstellung der Ethik-Leitlinie)

Die erkenntnisleitenden Fragestellungen und die damit verbundenen Forschungs- und Entscheidungsprozesse führten sukzessive zum angestrebten Ziel. Die Ethik-Leitlinie als Resultat figuriert die Zielerreichung.

Zusammenfassend lassen sich die Kontexte und Relationen der Ethik-Leitlinienentwicklung wie folgt darlegen:

Übergreifende Prämisse	– Die Einleitung einer tiefen, kontinuierlichen Palliativen Sedierung ist nur als eine »ethisch akzeptierte« (Weixler et al., 2017, S. 31) beziehungsweise eine »ethisch akzeptable« (Alt-Epping et al., 2016, S. 858; vgl. SAMW, 2019a) Behandlungsoption zu legitimieren.
Übergreifende Fragestellung	– Welche ethischen Konflikte/Fragestellungen treten in Bezug auf die Behandlungsoption *wiederkehrend* in der hospizlichen Praxis auf?
Rolle der Fokusgruppen	– Exploration der ethischen Konflikte/Fragestellungen in Bezug auf die Behandlungsoption in der hospizlichen Praxis
Rolle der Delphi-Befragungen	– Konkretion der und Konsentierung auf die *wiederkehrenden* Konflikte/Fragestellungen in Bezug auf die Behandlungsoption in der hospizlichen Praxis
Ethik-Leitlinie	– Greift die *wiederkehrenden* Konflikte/Fragestellungen unter Rückbezug auf die theoretische Fundierung in Kapitel 2 auf – Eröffnet einen *Orientierungsrahmen* für die Entscheidungsfindung – Ziel: Zu der spezifischen wiederkehrenden Fragestellung die Entscheidungsqualität und Entscheidungssicherheit – in Bezug auf die o. g. übergreifende Prämisse – absichern
Übergreifendes Ziel – Rückbezug auf die übergreifende Prämisse	– Für eine empirisch abgestützte, wiederkehrende ethische Konfliktsituation im Kontext der tiefen, kontinuierlichen Palliativen Sedierung, eine »ethisch akzeptierte« (Weixler et al., 2017, S. 31) beziehungsweise eine »ethisch akzeptable« (Alt-Epping et al., 2016, S. 858; vgl. SAMW, 2019a) Entscheidung lancieren

Tabelle 14: Kontexte und Relationen der Ethik-Leitlinienentwicklung

4.2 Kritische Reflexion

Zwei Aspekte sollen an dieser Stelle nochmals einer Reflexion unterzogen werden:
– Die letztendliche Entwicklung ohne Beteiligung der Praxis
– Die Gefahr eines »Sein-Sollen-Fehlschlusses«

Eine Ethik-Leitlinie wird optimalerweise von beziehungsweise mit den Personen erarbeitet, die mit dieser nachfolgend arbeiten, basierend auf einem diskursiv-abwägenden Prozess und begründeter Meinungsbildung (Winkler, 2012a; Winkler, 2012b; Winkler, 2005; Neitzke et al., 2015). Bestenfalls erfolgt die

Entwicklung in und mit dem Setting, in dem die ethisch reflexionswürdige Situation wiederkehrend zu ethischen Irritationen und Fragestellungen führt. Denn: Die situationsbezogene Entwicklung fordert insbesondere die Integration mehrerer ethischer und professioneller Wertepräferenzen zu den immanenten Wertefragen und den antizipierten Werteabwägungen ein. Zentrale Prozesse sind hierbei Phasen der ethischen Analyse und fachlichen Vertiefung, des interdisziplinären Nachdenkens, der Wertereflexion und -konkretion, der Meinungsbildung und schließlich der Konsensfindung. Ein konsequent diskursives und kooperatives Vorgehen sichert den Einbezug vielfältiger Perspektiven und Werte, den Reflexions- und Konsensprozess, die Akzeptanz sowie die nachfolgende Implementierung ab. Angesichts dessen, dass sich sowohl der Gegenstand der Ethik-Leitlinie, die inhärenten Fragestellungen als auch der Wertekonflikt in den sechs Fokusgruppen abzeichnete, diese Ergebnisse in einem nächsten Schritt den Mitarbeitenden in den stationären Hospizen im Rahmen der Delphi-Befragungen zur Bewertung und Konsentierung unterbreitet wurden (zwei Wellen) und daraus vielfach eindeutige Ergebnisse erfassbar waren, kann auch an dieser Stelle von einem konkreten Einbezug derer gesprochen werden, die die Zielgruppe der Ethik-Leitlinie repräsentieren: die Mitarbeiter/innen in stationären Hospizen. Das heißt, die postulierten Prämissen an die Entwicklung einer Ethik-Leitlinie wurden auch in diesem Prozess gewährleistet: der Einbezug der Zielgruppe der Ethik-Leitlinie (Fokusgruppe und Delphi-Befragungen), der diskursiv-abwägende Prozess (Fokusgruppe und Delphi-Befragungen), die Integration mehrerer ethischer und professioneller Perspektiven (Fokusgruppe und Delphi-Befragungen) wie auch die Wertereflexion und -konkretion (Fokusgruppe und Delphi-Befragungen). Der Gegenstand und die Inhalte wurden im Rahmen eines partizipativen Forschungsprozesses empirisch abgestützt. Der verbleibende, zielgruppenferne Prozess der Ethik-Leitlinienentwicklung bezieht sich somit ausschließlich auf die Verschriftlichung (im Sinne einer Verfahrensanweisung und theoretischen Fundierung) sowie auf die Erstellung der systematisierenden Flussdiagramme.

In der Begründung, die Ethik-Leitlinie aufgrund der im Rahmen der Fokusgruppen explorierten und in den beiden Runden der Delphi-Befragung konsentierten ethischen Konflikt- und Spannungsfelder zu entwickeln, besteht die Gefahr, einem »Sein-Sollen-Fehlschluss« zu unterliegen. Das heißt, in Bezug auf das Vorgehen an dieser Stelle einem Irrtum in der Form zu unterliegen, dass unter Bezugnahme auf die empirischen Erkenntnisse (faktische Aussagen) (»Sein«), die Entscheidung auf der Basis der Ethik-Leitlinie als das »Gute« klassifiziert wird beziehungsweise das »Sollen« repräsentiert. Das ist indes nicht so. Die Begründung dafür, die Ethik-Leitlinie zu entwickeln, ist an dieser Stelle die Prämisse, dass die Einleitung einer tiefen kontinuierlichen Palliativen Sedierung nur als eine »ethisch akzeptierte« (Weixler et al., 2017, S. 31) beziehungsweise eine »ethisch akzeptable« (Alt-Epping et al., 2016, S. 858; vgl. SAMW, 2019a) Behandlungsoption zu legitimieren ist, was sich aus den mit der Behandlungsoption verbundenen ethischen Implikationen und vielfältigen inhärenten ethischen Konfliktpotenzialen heraus begründet. In der Folge fordert die Einleitung einer tiefen, kontinuierlichen Palliativen Sedierung stets eine – bestenfalls systematisierte – ethische Reflexion und ethisch begründete Entscheidung ein. Diese Prämisse begründet die Intention, für die Praxis ein Instrument zu entwickeln, das in Bezug auf die hier erfassten *wiederkehrenden* ethischen Konflikte unterstützende Wirksamkeit entfaltet, das den Mitarbeitenden bei der empirisch erfassten *wiederkehrenden* ethischen Fragestellung – und nur für diese! – einen Orientierungsrahmen für die ethische Abwägung eröffnet. Folglich ist es die oben genannte Prämisse (evident sind ethisch akzeptable Entscheidungen), die die Ethik-Leitlinienentwicklung begründet, und nicht per se die erfassten Konflikte beziehungsweise die Intention, normative Vorgaben zu fixieren. Oder anders formuliert: Aufgrund des Stellenwerts normativer Bewertungen und ethischer Begründungsstrukturen, um eine »ethisch akzeptierte« (Weixler et al., 2017, S. 31) beziehungsweise eine »ethisch akzeptable« (Alt-Epping et al., 2016, S. 858; vgl. SAMW, 2019a) Behandlungsoption zu legitimieren, erscheint das Instrument der Ethik-Leitlinie – angesichts seiner genuinen Gestalt als konsequente, nachhaltig unterstützende Intervention – folgerichtig und opportun.

Ein unmittelbarer Schluss vom Sein (Tatsache vorliegender ethischer Konflikte in der hospizlichen Praxis) auf das Sollen (*die* ethisch gut begründete Entscheidung) erfolgt auch aufgrund dessen nicht, da über die Ethik-Leitlinie nicht expliziert wird, wie die Praxis zu handeln hat (normative Vorgaben), sondern vielmehr in welchem Rahmen sie zu einer reflektierten Entscheidung kommt.

Zusammenfassend: Leitend bei der Entscheidung zur Ethik-Leitlinienentwicklung ist die oben genannte Prämisse (Relevanz einer ethisch reflektierten Entscheidung in Bezug auf die Einleitung der Palliativen Sedierung). Sie begründet die Beziehung zwischen den empirisch erfassten, wiederkehrenden ethischen Konflikten/Fragestellungen und der Ethik-Leitlinie als unterstützendes Instrument. Die empirisch erfassten Konflikte/Fragestellungen sind zugleich deren Gegenstand (parallel fließen der aktuelle Stand der Wissenschaft und die rechtlichen Vorgaben ein). Die Ethik-Leitlinie ermöglicht, der oben genannten Prämisse Rechnung zu tragen und zu einer ethisch reflektierten Entscheidung zu kommen (Sollen).

Hierbei ist ferner zu konstatieren: Die Ethik-Leitlinie als Instrument repräsentiert keine eindeutige ethische Verpflichtung, da sie zwar einen Orientierungsrahmen für den Entscheidungsfindungsprozess vorgibt (um sodann eine ethisch akzeptable Behandlungsoption realisieren zu können), die Entscheidung erfolgt jedoch auf der Basis der geforderten ethischen Abwägung. So führt die Anwendung der Ethik-Leitlinie zwar zum »Sollen« im Sinne einer ethisch *gut begründeten* Entscheidung (gut im Sinne von systematisch reflektiert) – versus einer *ethisch guten* Entscheidung –, die aber bestenfalls eine »ethisch akzeptable« Entscheidung für die intendierte Einleitung der Palliativen Sedierung ist. So sind Analyse- und Reflexionsverfahren genuiner Gegenstand der Ethik-Leitlinie, die die erfassten wiederkehrenden Fragestellungen und Konflikte aus der Praxis mit dem Ziel aufgreifen, der oben genannten Prämisse gerecht zu werden (und nicht die ethische Entscheidung/das »gute« Handeln vorzugeben).

4.3 Die Ethik-Leitlinie »Palliative Sedierung im stationären Hospiz«

Auf den nachfolgenden Seiten findet sich die entwickelte Ethik-Leitlinie »Palliative Sedierung im stationären Hospiz« mit den folgenden sechs Gliederungspunkten[400]:

(1) *Einleitend* – hier werden in einer Kurzform das Ziel, die Relevanz, die Zielgruppe (Geltungsbereich der Ethik-Leitlinie) sowie die Entstehung und der Aufbau der Ethik-Leitlinie beschrieben.

(2) *Bezugspunkt der Ethik-Leitlinie und Voraussetzungen für die Einleitung einer tiefen, kontinuierlichen Sedierung* – hier wird die wiederkehrende Situation klargelegt, auf die sich die Ethik-Leitlinie bezieht (Bedarf der Ethik-Leitlinie), ferner werden die fachlichen Voraussetzungen zur Einleitung einer tiefen, kontinuierlichen Palliativen Sedierung präzisiert.

(3) *Ziel der Ethik-Leitlinie, zugrunde liegende Fragestellungen und Wertepräferenzen* – hier werden die wiederkehrenden ethischen Fragestellungen ausgeführt sowie der zugrunde liegende Wertekonflikt konkretisiert (Gegenstand der Ethik-Leitlinie).

(4) *Reflexionsprozesse und Reflexionsgegenstände im Rahmen der Entscheidungsfindung* – hier werden die Eckpunkte der Entscheidungsfindung definiert, die beteiligten Wertepräferenzen operationalisiert wie auch der Entscheidungsfindungsprozess in drei Flussdiagrammen veranschaulicht (Orientierungshilfe, Entscheidungskorridor).

---

400 Angelehnt an Neitzke et al. (2015, S. 246).

(5) *Dokumentation und Information* – hier finden sich Informationen zum konkreten Dokumentations- und Informationsbedarf.

(6) *Begriffliche Vertiefungen und Konkretion, Literatur* – das letzte Kapitel umfasst ein Glossar sowie Hinweise zur verwendeten beziehungsweise vertiefenden Literatur.

September
2019

Unterstützung

bei der verantwortungsvollen Abwägung

und

der ethischen Reflexion

im Vorfeld der Einleitung

einer tiefen, kontinuierlichen Palliativen Sedierung

Zusammenfassend und vorweg ...

Entscheidungen im Rahmen der tiefen kontinuierlichen Palliativen Sedierung im stationären Hospiz führen über fachliche Fragen hinausgehend wiederkehrend zu ethischen Fragestellungen.

Die Ethik-Leitlinie „Palliative Sedierung im stationären Hospiz" greift eine ethische Fragestellung auf und bildet die damit verbundenen Entscheidungsprozesse ab.

Das Instrument der Ethik-Leitlinie bietet für Pflegende und das interdisziplinäre Hospizteam eine ethische Orientierungs- und Entscheidungshilfe. Die vorliegende Ethik-Leitlinie systematisiert und unterstützt – in der jeweils einmaligen Situation – die ethische Entscheidungsfindung in Bezug auf die Einleitung einer tiefen, kontinuierlichen Palliativen Sedierung im stationären Hospiz.

Zentrales Ziel der Ethik-Leitlinie „Palliative Sedierung im stationären Hospiz" ist es, die verantwortungsvolle Abwägung der beteiligten und wirkenden Werteprämissen zu strukturieren und so eine ethisch gut begründete Entscheidung in Bezug auf die Einleitung einer tiefen kontinuierlichen Palliativen Sedierung abzusichern, die möglichst von allen in der Situation Beteiligten und Betroffenen mitgetragen werden kann.

Der nachfolgende Text konkretisiert die Bezugspunkte der Ethik-Leitlinie.
Die drei Flussdiagramme unterstützen Sie bei der fachlichen und ethischen
Abwägung und der gemeinsamen Entscheidungsfindung.

1

1. EINLEITEND   3

2. BEZUGSPUNKT DER ETHIK-LEITLINIE UND VORAUSSETZUNGEN
FÜR DIE EINLEITUNG EINER TIEFEN, KONTINUIERLICHEN
PALLIATIVEN SEDIERUNG   4

3. ZIEL DER ETHIK-LEITLINIE UND DIE ZUGRUNDE LIEGENDEN
FRAGESTELLUNGEN   5

4. REFLEXIONSPROZESSE UND REFLEXIONSGEGENSTÄNDE IM
RAHMEN DER ENTSCHEIDUNGSFINDUNG   7

5. DOKUMENTATION, INFORMATION UND EVALUATION   15

6. BEGRIFFLICHE VERTIEFUNGEN UND KONKRETION, LITERATUR   16

1. Einleitend

Die Einleitung einer Palliativen Sedierung im stationären Hospiz kann über fachliche Fragen hinausgehend zu ethischen Kontroversen im Team führen. Die vorliegende Ethik-Leitlinie „Palliative Sedierung im stationären Hospiz" greift einen in der Praxis *wiederkehrenden* ethischen Konflikt auf und bietet hierfür eine Entscheidungs- und Orientierungshilfe an.

Das Ziel der Ethik-Leitlinie ist es, den – in der jeweils einmaligen Situation – geforderten ethischen Entscheidungsprozess in Bezug auf die Einleitung einer tiefen, kontinuierlichen Palliativen Sedierung zu rahmen und zu strukturieren.

Die Ethik-Leitlinie unterstützt die an der Entscheidung Beteiligten und Betroffenen, eine ethisch gut begründete Entscheidung zu treffen. Sie ersetzt indes nicht den grundlegenden und wesentlichen Prozess der Abwägung und Reflexion!

Die Ethik-Leitlinie ist für interdisziplinäre Teams in stationären Hospizen entwickelt. Sie bezieht sich auf *eine* in der Praxis wiederkehrende ethische Fragestellung und kann demzufolge nicht bei allen ethischen Konflikten in Bezug auf die Einleitung einer tiefen, kontinuierlichen Palliativen Sedierung unterstützend wirken.

Die vorliegende Ethik-Leitlinie wurde auf der Basis von 6 Gruppendiskussionen (Fokusgruppen) mit 6 stationären Hospizen sowie auf der Grundlage eines Delphi-Prozesses (2 Befragungswellen) (mit 28 angeschriebenen Hospizen) entwickelt. Das heißt, der Gegenstand der Ethik-Leitlinie ist theoriefundiert und praxisorientiert. Und: Die Ethik-Leitlinie bildet eine wiederkehrende Fragestellung sowie einen ethischen Konflikt aus der Praxis ab.

Die Ethik-Leitlinie ist wie folgt aufgebaut:

Kapitel 2 konkretisiert den spezifischen Bezugspunkt, die tiefe, kontinuierliche Palliative Sedierung.

Kapitel 3 bis 5 präzisieren den Gegenstand wie auch das Ziel der Ethik-Leitlinie und beinhalten den unterstützenden Reflexions- und Entscheidungsrahmen.

Im abschließenden Kapitel 6 finden sich begriffliche Klärungen, fachliche und ethische Vertiefungen sowie Angaben zur verwendeten und weiterführenden Literatur.

2. Bezugspunkt der Ethik-Leitlinie und Voraussetzungen für die Einleitung einer tiefen, kontinuierlichen Palliativen Sedierung

Situativer Bezugspunkt der Ethik-Leitlinie ist die Einleitung einer **tiefen, kontinuierlichen Palliativen Sedierung** bei einem **Gast/einer Patientin/einem Patienten im stationären Hospiz.**[1] Palliative Sedierung am Lebensende ist eine Behandlungsoption zur Symptom- und Leidenslinderung, die im stationär-hospizlichen Setting dann realisiert wird, wenn keine anderen therapeutischen Maßnahmen für den Gast/die Patientin/den Patienten eine Linderung der belastenden Symptome beziehungsweise eine Linderung des subjektiv empfundenen Leid(en)s (physisch, psychisch, spirituell, existenziell und sozial) bewirken können (**Therapierefraktärität**).

Das heißt für die Praxis: Palliative Sedierung kommt als Behandlungsoption im stationären Hospiz erst dann zum Einsatz, wenn keine anderen Angebote zur Linderung der individuell unerträglichen Symptome und Beschwerden des Gastes/der Patientin/des Patienten wirksam sind. Die der Palliativen Sedierung vorausgehende Prüfung aller alternativen Optionen in Bezug auf die Leid- und Symptomlinderung bezieht sich sowohl auf Schmerzen (im Sinne des Total Pain Ansatzes), auf körperliche Beschwerden und belastende Symptome wie auch auf psychische, existenzielle und spirituelle Krisen beziehungsweise Belastungen.

Angesichts der nichtphysischen Symptome ist das Augenmerk auf die Möglichkeiten der psychosozialen Unterstützung und/oder spirituellen Palliative Care-Begleitung zu lenken und berufsgruppenübergreifend zu reflektieren. Bei **psycho-existenziellem und spirituellem Leid(en)** ist es besonders wichtig, einen unkritischen Einsatz der Palliativen Sedierung zu vermeiden beziehungsweise diesem entgegenzuwirken (vgl. Weixler et al., 2017; vgl. Oechsle et al., 2017; vgl. Radbruch et al., 2015, Punkt 11).

Zentrale Voraussetzung für die Einleitung einer Palliativen Sedierung ist die **ärztliche Indikation** und die **informierte Zustimmung** des einwilligungsfähigen Gastes/der einwilligungsfähigen Patientin/des einwilligungsfähigen Patienten.

Das Ziel der Palliativen Sedierung ist **ausschließlich die Linderung** des jeweils subjektiv erlebten, unerträglichen refraktären **Leid(en)s** in der letzten Lebensphase.

---

[1] Da einzelne Hospize die Bezeichnung Gäste, andere Hospize die Bezeichnung Patient/in präferieren, werden nachfolgend stets beide Bezeichnungen verwendet.

Die Palliative Sedierung ist eine wertvolle letzte Option für die letzte Lebensphase des Gastes/der Patientin/des Patienten im Hospiz, aber sie ist auch eine ethische Herausforderung, der sich das Hospizteam in jeder höchst individuellen Situation stellen muss (vgl. Weixler et al., 2017; vgl. Alt-Epping et al., 2016). Das heißt: Palliative Sedierung als „ethisch akzeptable" Therapieoption fordert eine fachlich fundierte und ethisch gut begründete Entscheidung (Alt-Epping et al., 2016, S. 858; SAMW, 2019a).

Gerade die Frage nach dem „richtigen" Zeitpunkt der Einleitung einer tiefen, kontinuierlichen Palliativen Sedierung ist wiederkehrend herausfordernd, vielfach moralisch belastend und in der Folge ethisch reflexionswürdig.

Die fachlich verantwortete und ethisch reflektierte Einleitung einer tiefen, kontinuierlichen Palliativen Sedierung, die sorgsame Durchführung wie auch die umsichtige psychosoziale Begleitung aller Beteiligten und Betroffenen sollte in einer möglichst für alle ethisch vertretbaren Weise erfolgen. Hierbei unterstützt die Leitlinie.

3. Ziel der Ethik-Leitlinie und die zugrunde liegenden Fragestellungen

Angesichts der komplexen, jeweils einmaligen Entscheidungsanforderungen beziehungsweise -herausforderungen bietet die Ethik-Leitlinie für die Mitarbeiter/innen in den stationären Hospizen eine systematisierende Unterstützung, eine ethische Orientierungs- und Entscheidungshilfe, ohne den geforderten, gemeinsamen Prozess der Abwägung und Reflexion in der jeweils einmaligen Situation zu ersetzen.

Übergreifend dient die Leitlinie der ethischen Entscheidungssicherheit, das heißt der Absicherung einer ethisch angemessenen Entscheidung für die/den Betroffenen (Gast/Patientin/Patienten) und der Reduktion der ethischen (Entscheidungs-)Unsicherheit bei den Beteiligten (Team, An- und Zugehörige). Wichtige Aspekte sind somit die Entscheidungsqualität sowie die Versorgungsqualität, aber auch die Transparenz und die Nachvollziehbarkeit der Entscheidungsfindung (vgl. Neitzke et al., 2015).

Das zentrale Ziel der Ethik-Leitlinie „Palliative Sedierung im stationären Hospiz" ist es, die verantwortungsvolle ethische Abwägung zu strukturieren und abzusichern. Die Ethik-Leitlinie unterstützt das Hospizteam darin, eine ethisch gut begründete Entscheidung in Bezug auf die Einleitung einer tiefen, kontinuierlichen Palliativen Sedierung zu treffen, die möglichst von allen situativ Beteiligten und Betroffenen mitgetragen werden kann.

Die nachfolgenden Darlegungen konkretisieren die begleitenden Fragen und die beteiligten Wertepräferenzen. Sie erläutern die Bedeutsamkeit der strukturierten Abwägungen mithilfe der drei Flussdiagramme. Die ersten beiden Flussdiagramme und die damit verbundene fachliche Absicherung sind grundlegend für die nachfolgende ethische Abwägung, bei der Sie das dritte Flussdiagramm unterstützt.

Den gesamten Entscheidungsprozess strukturieren somit drei Flussdiagramme.

⇨ Die ersten beiden Flussdiagramme dienen der **Absicherung,** ob eine ärztlich indizierte und vom Gast/der Patientin/dem Patienten gewünschte Palliative Sedierung in der Situation legitimiert ist:

- o Handelt es sich in der Situation um unerträgliches Leid(en), welches eine Palliative Sedierung legitimiert? (Flussdiagramm 1)

- o Steht bei der Entscheidung explizit das subjektive Leid(en) des Gastes/der Patientin/des Patienten im Vordergrund? (Flussdiagramm 2)

Ohne diese vorausgehende Absicherung ist die Einleitung einer tiefen, kontinuierlichen Palliativen Sedierung aus fachlicher und ethischer Perspektive nicht legitim.

⇨ Das dritte Flussdiagramm unterstützt die **ethische Abwägung und Reflexion** in Bezug auf die zugrundeliegende Fragestellung:

- o Wann ist der angemessene Zeitpunkt, die tiefe, kontinuierliche Palliative Sedierung in der letzten Lebensphase einzuleiten?

Im Rahmen des Entscheidungsprozesses nutzen Sie als Hospizteam alle drei Flussdiagramme in der Reihenfolge 1–3.

Darauf basierend ist eine ethisch gut begründete Entscheidung hinsichtlich der Frage: Wann ist der angemessene Zeitpunkt, die tiefe kontinuierliche Palliative Sedierung in der letzten Lebensphase einzuleiten?

im Hospizteam möglich und die Entscheidungssicherheit erhöht.

6

4. Reflexionsprozesse und Reflexionsgegenstände im Rahmen der Entscheidungsfindung

Das Flussdiagramm 1 unterstützt Sie bei folgender Fragestellung:

⇨ Handelt es sich in der Situation um unerträgliches, therapierefraktäres Leid(en), welches eine Palliative Sedierung legitimiert?

Diese Frage ist vor dem Hintergrund relevant, da eine tiefe, kontinuierliche Palliative Sedierung erst dann ärztlich indiziert und fachlich wie auch ethisch legitimiert ist, wenn **das Leid(en) als „unerträglich" zu charakterisieren ist.** Das heißt dann, wenn das Leiden therapierefraktär ist und die subjektiv durch- und erlebte „Unerträglichkeit" als stabil – im Sinne von wiederholt erfassbar und anhaltend wahrnehmbar – zu bewerten und als „möglichst sicher" feststellbar ist (Weixler et al., 2017, S. 43).

Für die hospizliche Praxis bedeutet das:

Die Komplexität des Kriteriums „unerträgliches Leiden" (insbesondere des psycho-existenziellen und spirituellen Leidens) fordert eine möglichst objektive Einschätzung des seitens des Gastes/der Patientin/des Patienten beklagten subjektiven Empfindens.

Die Einschätzung ist durch die Vielfalt der Dimensionen des Leid(en)s (physisch, psychisch, existenziell, spirituell und sozial) einerseits erschwert, andererseits fordert gerade diese Vielschichtigkeit wie auch die hohe situative Verletzlichkeit des Gastes/der Patientin/des Patienten diese verantwortungsvolle und achtsame Beurteilung im Vorfeld ein (Weichselbaumer & Weixler, 2014).

Die Bewertungen im Rahmen des Flussdiagramms 1 sind vor einem weiteren Hintergrund relevant: Eine tiefe kontinuierliche Palliative Sedierung in der letzten Lebensphase ist erst dann ärztlich indiziert und fachlich wie auch ethisch legitimiert, wenn **das Leid(en) als „therapierefraktär" zu charakterisieren ist.**

Für die hospizliche Praxis heißt das:

1) Im Vorfeld der Einleitung einer Palliativen Sedierung ist verantwortungsvoll – gemeinsam mit der behandelnden Ärztin/dem behandelnden Arzt – zu prüfen, ob andere Optionen der Symptom-/Leidlinderung zur Verfügung stehen, die in einem akzeptablen Zeitraum eine adäquate Linderung des Symptoms/Leid(en)s ermöglichen.

2) Eine wesentliche Voraussetzung ist, dass vor der Palliativen Sedierung ein umfassendes Aufklärungsgespräch erfolgt. Die Ärztin/ der Arzt muss die **Indikation** zur Intervention stellen. Der einwilligungsfähige Gast/die einwilligungsfähige Patientin/der einwilligungsfähige Patient (oder deren/dessen gesetzliche Vertretung) muss einer Palliativen Sedierung zustimmen (**informierte Zustimmung**).

Flussdiagramm 1 – Das Leiden »charakterisieren«

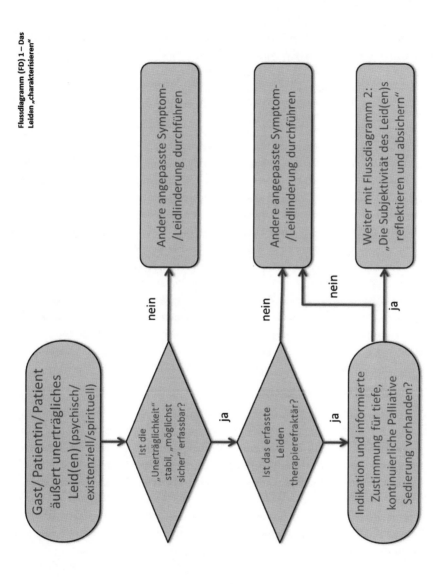

Flussdiagramm (FD) 1 – Das Leiden „charakterisieren"

Gast/ Patientin/ Patient äußert unerträgliches Leid(en) (psychisch/ existenziell/ spirituell)

Ist die „Unerträglichkeit" stabil, „möglichst sicher" erfassbar?

nein → Andere angepasste Symptom-/Leidlinderung durchführen

ja

Ist das erfasste Leiden therapierefraktär?

nein → Andere angepasste Symptom-/Leidlinderung durchführen

ja

Indikation und informierte Zustimmung für tiefe, kontinuierliche Palliative Sedierung vorhanden?

nein → Andere angepasste Symptom-/Leidlinderung durchführen

ja → Weiter mit Flussdiagramm 2: „Die Subjektivität des Leid(en)s reflektieren und absichern"

Das Flussdiagramm 2 unterstützt Sie bei folgender Fragestellung:

⇨ Steht bei der Entscheidung explizit das subjektive Leid(en) des Gastes/der Patientin/des Patienten im Vordergrund?

Die Fragestellung verweist ein weiteres Mal auf das Grundverständnis der exklusiven **Subjektivität des Leid(en)s: Alleine** dem Gast/der Patientin/dem Patienten obliegt die Definition, was subjektiv als „unerträglich" zu charakterisieren ist und ab wann das Leid(en) aus der persönlichen Perspektive heraus „unerträglich" ist (Cassell, 2016).

Die zweite Fragestellung bezieht sich ferner auf die **situativ-beeinflussende Bewertung des Leid(en)s** durch die Außenstehenden beziehungsweise aus der Perspektive der Außenstehenden. Mit dieser Fragestellung wird das Risiko aufgegriffen, dass die Einschätzung des „unerträglichen Leidens" möglicherweise durch das Erleben und Empfinden der Mitarbeitenden des stationären Hospizes beeinflusst wird. Hierbei ist die Reflexion bedeutsam, dass die wiederkehrende, belastende Konfrontation mit dem Leid(en) des Gastes/der Patientin/des Patienten die situative Bewertung als Außenstehende/r möglicherweise färbt. Hierbei kann der Leidensdruck der Mitarbeitenden genauso wirksam werden wie die wiederholten Forderungen der An- und Zugehörigen. Situativ können die vorherrschenden und beeinflussenden Vorstellungen von einem „guten" Abschied, einem „guten" Sterben und einem „Sterben in Würde" genauso wirksam werden wie die Ängste davor, wichtige Informationen und Signale zu übersehen. Die Frage weist so verstanden *einen appellativen Charakter* auf, nochmals einen Schritt zurückzutreten, die wirkenden Einflussfaktoren und leitenden Emotionen sowie die möglicherweise durch das Leid(en) des Gegenübers empfundenen „Provokationen" zu reflektieren (Bozzaro, 2015).

<u>Für die hospizliche Praxis heißt das:</u>

1) Die notwendige Einschätzung und Erfassung des „unerträglichen" Leid(en)s im Vorfeld der Einleitung einer tiefen, kontinuierlichen Palliativen Sedierung fordert situativ die **verantwortliche Selbstvergewisserung** wie auch die **bewusste Reflexion und gewissenhafte Abwägung** ein, wessen Leiden für die Einleitung der Palliativen Sedierung situativ – möglicherweise auch unterschwellig – leitend ist.

2) Diese beeinflussenden Faktoren, die wirkenden subjektiven Vorstellungen und persönlichen Emotionen begründen die mit der Frage eingeforderte **ethische Sensibilität und die besondere Sorgsamkeit in der achtsamen Abwägung der situativ-beeinflussenden Ansprüchlichkeiten und Forderungen.**

Aufgrund der Vielfalt der situativen Einflussfaktoren auf die Einschätzung des Leid(en)s ist es wichtig, diese vorausgehende Abwägung im **Team** zu realisieren. Hierbei unterstützt Sie das **Flussdiagramm 2.**

Flussdiagramm 2 – Die Subjektivität des Leid(en)s reflektieren und absichern

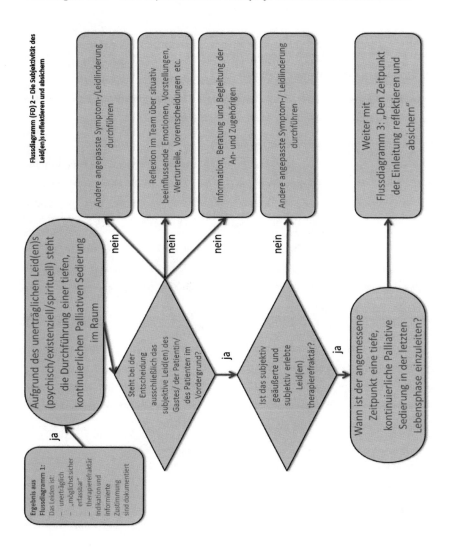

Flussdiagramm (FD) 2 – Die Subjektivität des Leid(en)s reflektieren und absichern

Ergebnis aus Flussdiagramm 1:
Das Leiden ist:
– unerträglich
– „möglichst sicher erfassbar"
– therapierefraktär
Indikation und informierte Zustimmung sind dokumentiert

Aufgrund des unerträglichen Leid(en)s (psychisch/existenziell/spirituell) steht die Durchführung einer tiefen, kontinuierlichen Palliativen Sedierung im Raum

ja

Steht bei der Entscheidung ausschließlich das subjektive Leid(en) des Gastes/ der Patientin/ des Patienten im Vordergrund?

nein → Andere angepasste Symptom-/Leidlinderung durchführen

ja

Ist das subjektiv geäußerte und subjektiv erlebte Leid(en) therapierefraktär?

nein → Reflexion im Team über situativ beeinflussende Emotionen, Vorstellungen, Werturteile, Vorentscheidungen etc.

ja

Wann ist der angemessene Zeitpunkt eine tiefe, kontinuierliche Palliative Sedierung in der letzten Lebensphase einzuleiten?

nein → Information, Beratung und Begleitung der An- und Zugehörigen

nein → Andere angepasste Symptom-/ Leidlinderung durchführen

Weiter mit Flussdiagramm 3: „Den Zeitpunkt der Einleitung reflektieren und absichern"

Das Flussdiagramm 3 unterstützt Sie bei der ethischen Abwägung und Reflexion des dieser Ethik-Leitlinie zugrunde liegenden ethischen Konflikts, zwischen folgenden – sich situativ, möglicherweise wechselseitig ausschließenden – Wertepräferenzen: **die Fürsorge der Mitarbeitenden** und **die Selbstbestimmung des Gastes/der Patientin/des Patienten**

Die beiden Werte sind an dieser Stelle – in Bezug auf den Gegenstand der Ethik-Leitlinie – wie folgt zu konkretisieren:

Die **Fürsorge der Mitarbeitenden** umfasst hier eine Fürsorge, die sich den Forderungen einer würdevollen und qualitätsvollen Palliative Care-Versorgung verpflichtet sieht. Diese Werteorientierung fordert eine fachlich verantwortungsvolle Grundhaltung sowie eine ethische Grundhaltung, die die beachtlichen Voraussetzungen und Anforderungen an die Einleitung einer Palliativen Sedierung im Blick hat:

⇨ Eine Fürsorge, die als Wertehaltung die **Lebensqualität**, das **Wohlbefinden** wie auch die **Abschiedsqualität** des Gastes/der Patientin/des Patienten bedenkt, die den hospizlichen Palliative Care-Anspruch nach „sterben lassen" wie auch die Forderung nach **Linderung von Leiden** abwägt (vgl. WHO, 2002; vgl. Rehmann-Sutter & Lehnert, 2016, S. 951; vgl. Leitlinienprogramm Onkologie, 2019, S. 11, S. 37, S. 40), eine Fürsorge, die die **Letztverlässlichkeit** berücksichtigt und ein Sterben unter würdigen Bedingungen anstrebt.

⇨ Eine Fürsorgeperspektive, die verantwortungsvoll zwischen Wohltun und Nichtschaden prüft beziehungsweise abwägt und somit die **Proportionalität** der Maßnahme in Bezug auf die Linderung des Leidens bedenkt.

⇨ Eine Fürsorge, die verantwortungsvoll die **Belastungen** und negativen **Konsequenzen** der tiefen, kontinuierlichen Palliativen Sedierung insbesondere für den Gast/die Patientin/den Patienten, aber auch für die An- und Zugehörigen im Blick hat.

⇨ Eine fürsorgliche Haltung, die **verantwortlich Sorge** dafür übernimmt, dass die eingeleitete tiefe, kontinuierliche Palliative Sedierung – angesichts der hohen Verletzlichkeit der leidenden Betroffenen, angesichts der fachlichen Leitlinien und auch angesichts der ethischen Herausforderungen – als **würdevolle und ethisch akzeptable** Option legitimiert werden kann.

11

Es ist herauszustellen, dass die hier konkretisierte Fürsorge **nicht als paternalistische, bevormundende Fürsorge zu verstehen ist,** die eine Entfaltung der Selbstbestimmung verhindert, sondern als eine Fürsorge, die dafür sorgt, dass alle zu beachtenden Faktoren und Forderungen aus professioneller Perspektive verantwortungsvoll im Blick sind, um eine fachlich angemessene und ethisch gut begründete Behandlungsoption zu legitimieren.

Diese **Wertepräferenz** kann dem situativen Wunsch des Gastes/der Patientin/des Patienten unvereinbar gegenüberstehen (ethisches Dilemma).

Die **Selbstbestimmung des Gastes/der Patientin/des Patienten** ist hier zu verstehen als Anspruchsrecht im Sinne dessen, das subjektiv als unerträglich erlebte Leid(en) nicht mehr ertragen zu müssen. Diese Werteorientierung kann sich aus der Hoffnung ableiten, dass im Hospiz jegliches Leid(en) gelindert wird. Der Anspruch kann sich aber auch aus dem Versprechen ableiten, das mit der Palliativversorgung verknüpft wird: „dem Recht auf ein Sterben unter würdigen Bedingungen" (Deutsche Gesellschaft für Palliativmedizin et al., 2016, S. 9; vgl. Leitlinienprogramm Onkologie, 2019, S. 443).

Die normativ-ethische Prämisse der **Orientierung an der Selbstbestimmung** darf an dieser Stelle nicht zu einer leichtfertigen, vorschnellen Reaktion führen – im Sinne einer eingelösten Verpflichtung dahingehend, dass die Ansprüchlichkeiten, die „Vorstellungen, Werte und Wünsche" des Gastes/der Patientin/des Patienten umfassend respektiert werden (Deutsche Gesellschaft für Palliativmedizin, 2016, S. 9) beziehungsweise dass die „Wertewelten" und Wertehaltungen des Gastes/der Patientin/des Patienten als „Grundlage jeglichen Palliativversorgungsangebotes" per se leitend sind (Leitlinienprogramm Onkologie, 2019, S. 43, vgl. S. 35, vgl. S. 105).

Bezogen auf die jeweils einmalige Situation ist im Team verantwortungsvoll abzuwägen ob in Bezug auf die Einleitung einer Palliativen Sedierung die Fürsorge – als mögliche Werteprämisse einerseits – oder die Orientierung an der Selbstbestimmung des Gastes und somit der Respekt der Selbstbestimmung – als Werteprämisse andererseits – die Entscheidung ethisch begründet.

An dieser Stelle wird der **ethische Abwägungs- und Reflexionsbedarf** offenkundig.

Ziel ist es, den angemessenen Zeitpunkt der Einleitung der ärztlich indizierten, tiefen, kontinuierlichen Palliativen Sedierung in der letzten Lebensphase **ethisch gut zu begründen und somit auch ethisch legitimieren zu können.**

Die Relevanz der Abwägung/potenzielle Konfliktfelder zwischen den beiden alternativen Werteprämissen (Fürsorge/Respekt der Selbstbestimmung) zeigen folgende Beispiele:

⇨ So kann die mit der tiefen, kontinuierlichen Palliativen Sedierung einhergehende, stark eingeschränkte oder fehlende Kommunikations-/Interaktionsfähigkeit aus der Fürsorgeperspektive heraus situativ einer Einleitung entgegenstehen, dann, wenn die negativen Konsequenzen (noch) überwiegen beziehungsweise die tiefe, kontinuierliche Palliative Sedierung dem aktuellen Wohlergehen (noch) entgegensteht.

⇨ Auch dann, wenn der Wunsch des Gastes/der Patientin/des Patienten nach einer ärztlich indizierten Palliativen Sedierung als nicht stabil eingeschätzt wird – dieser geäußerte Wunsch zum Beispiel tages- und/oder situationsabhängig schwankt (der Zeitpunkt der Einleitung ist noch nicht eindeutig) –, ist aus der Fürsorgeperspektive verantwortungsvoll abzuwägen, ob – in Bezug auf das Wohlergehen – in der aktuellen Situation die Palliative Sedierung (bereits) legitimiert ist.

Die Entscheidungsunsicherheit zeigt sich vielfach in einem „moralischen Unbehagen", das sich z. B. in Gefühlen der situationsbezogenen Verunsicherung oder der Ambivalenz ausdrückt.

> ⇨ Eine verantwortungsvolle Abwägung der Gründe und eine relationale Haltung tragen dazu bei, dass die Selbstbestimmung als wichtiges moralisches Gut seinen hohen Stellenwert nicht einbüßt und die subjektive Perspektive des Leid(en)s wahr- und ernst genommen wird.
>
> ⇨ Bezogen auf die leitende Fragestellung wird gleichsam die Fürsorge als Wertepräferenz wirksam.
>
> ⇨ Beide Wertepräferenzen (Fürsorge und Respekt der Selbstbestimmung) können sich dabei komplementär/ergänzend zueinander verhalten oder sich konflikthaft/in einem Spannungsfeld gegenüberstehen (ethisches Dilemma).
>
> ⇨ Moralisches Unbehagen oder ein identifiziertes ethisches Dilemma begründen die systematisierte ethische Reflexion und Abwägung in Bezug auf die situativ leitende Werteprämisse und somit auf die Frage: Was leitet in der Situation unsere Entscheidung: die Fürsorge oder der Respekt der Selbstbestimmung?

In Bezug auf diese Abwägung unterstützt Sie als Team das Flussdiagramm 3.

13

Flussdiagramm 3 – Den Zeitpunkt der Einleitung ethisch reflektieren und absichern

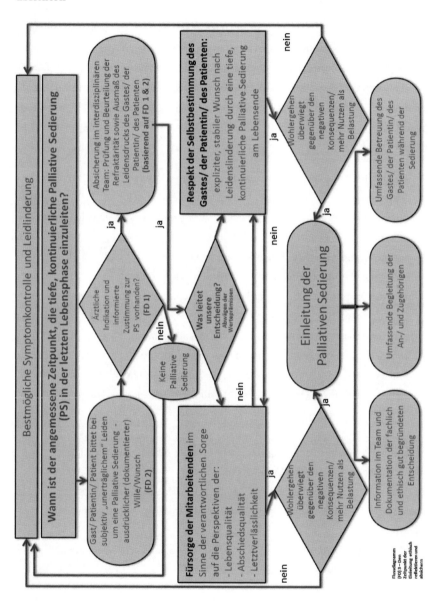

5. Dokumentation, Information und Evaluation

Um für alle in der Begleitung und Versorgung beteiligten Mitarbeiter/innen im Hospizteam den Prozess der ethischen Analyse, Reflexion und Entscheidungsfindung – auch retrospektiv – nachvollziehbar und transparent zu gestalten, ist die zeitnahe, sorgfältige und nachvollziehbare Dokumentation des Reflexions- und Entscheidungsprozesses wichtig. Dies erfolgt im Sinne einer Orientierungs- und Erinnerungsfunktion, aber auch im Sinne der Absicherung und Qualitätssicherung des jeweiligen Entscheidungsprozesses. Aufgrund dessen sollte die Dokumentation folgende Inhalte umfassen:

⇨ Kurzbeschreibung der Situation und der Beteiligten, Datum und Uhrzeit

⇨ Dokumentation des Vorliegens der Indikation des Arztes und der informierten Zustimmung des einwilligungsfähigen Gastes/Patienten/der einwilligungsfähigen Patientin

⇨ Ausführung der vorausgehenden Fragestellungen im Team

⇨ Darlegung der erfolgten ethischen Reflexion und des ethischen Entscheidungsprozesses zum Beispiel durch farbige Markierung im jeweiligen Flussdiagramm – dadurch wird die Ausrichtung der ethischen Reflexion und Entscheidung retrospektiv und auch für Nichtbeteiligte nachvollziehbar

⇨ Konkrete Dokumentation der getroffenen ethischen Entscheidung, der sich daraus ableitenden Handlungen und der jeweiligen Zuständigkeiten

⇨ Datum der Evaluation/der erneuten Reflexion, falls geplant

Die nachhaltige Implementierung der Ethik-Leitlinie fordert die praxisbezogene und organisatorische Verortung im Team und im Hospiz.

Deren Anwendung sollte eine regelmäßige Reflexion folgen und einen wiederkehrenden Wertediskurs – im Sinne einer evaluativen Absicherung der Werteorientierung – begleiten.

Aktuelle, veränderte Entwicklungen im Kontext der Palliative Care-Versorgung fordern möglicherweise eine Anpassung der Ethik-Leitlinie ein.

15

6. Begriffliche Vertiefungen und Konkretion, Literatur

Zentrale Begrifflichkeiten und theoretische Fundierungen (unter Einbezug von Weixler et al., 2017; Oechsle et al., 2017; Alt-Epping et al., 2016; SAMW, 2019) – thematisch gereiht.

Tiefe, kontinuierliche Palliative Sedierung

Eine kontinuierliche Sedierung am Lebensende wird für einen unbestimmten Zeitraum und ohne Unterbrechung verabreicht. Eine tiefe Sedierung impliziert einen veränderten Zustand des Wachbewusstseins, der es dem sedierten Gast/der sedierten Patientin/dem sedierten Patienten unmöglich macht zu kommunizieren. Eine tiefe, kontinuierliche Sedierung ist eine andauernde tiefe Sedierung bis zum Versterben des Gastes/der Patientin/des Patienten. Diese sollte nur eingesetzt werden, wenn die Beschwerden eindeutig refraktär sind, wenn der/die informierte, entscheidungsfähige Gast/Patientin/Patient das Vorgehen explizit wünscht, wenn das subjektive Leiden am Lebensende sehr ausgeprägt ist und die ärztliche Indikation vorliegt.

Proportionalität

Das Prinzip der Proportionalität basiert auf der Argumentation, dass der Vorteil einer Maßnahme die negativen Konsequenzen und Belastungen überwiegen soll. In Bezug auf die Palliative Sedierung heißt das, dass jeder Grad der Sedierung, der über dem durch den Gast/die Patientin/dem Patienten subjektiv definierten erträglichen Leid(en) liegt, ungerechtfertigt ist und somit nicht durchgeführt werden darf.

Therapierefraktärität

Therapierefraktär ist ein Symptom dann, wenn trotz intensiver Bemühungen alle anderen Optionen der Symptomlinderung/der Linderung unerträglicher Belastungen nicht erfolgreich waren, beziehungsweise dann, wenn keine Methode im zeitlichen Rahmen zur Linderung des Leid(en)s zur Verfügung steht, so dass eine adäquate Linderung der Symptome – bei zumutbaren Nebenwirkungen – situativ nicht möglich ist.

Unerträgliches Leid(en)

Unerträgliches Leid ist jenes Leid(en), welches durch den Gast/die Patientin/den Patienten wahrgenommen wird. Denn: Leid(en) ist höchst subjektiv und kann nur vom Betroffenen selbst in seiner Qualität, seinem Ausmaß und angesichts der situativen Belastung charakterisiert und bewertet werden. Dies betrifft auch die Intensität, ab wann das persönliche Leid(en) als „unerträglich" einzustufen ist.

16

Letztverlässlichkeit

Letztverlässlichkeit wird hier als ein Wert verstanden, der Vertrauen ermöglicht. Denn: „Vertrauen – als zentrales Element des Zusammenlebens – beruht auf Verlässlichkeit" (Deutsche Gesellschaft für Palliativmedizin et al., 2016, S. 11). Im hiesigen Kontext geht es um das Vertrauen des Gastes/der Patientin/des Patienten in ein würdiges Leben bis zuletzt und in ein Sterben unter würdigen Bedingungen. Sie/er ist in seiner situationsbedingten Verletzlichkeit auf diese Letztverlässlichkeit angewiesen.

Ethisches Problem

Das ethische Problem kennzeichnet eine Situation, die durch Unsicherheit und Verunsicherung (Gefühle, die ein moralisches Unbehagen charakterisieren) bezüglich der – in der jeweils einmaligen Situation – ethisch angemessenen Handlungsweise geprägt ist. Das heißt in der Konsequenz, die Gefühle der Unsicherheit und Verunsicherung verweisen nicht auf ein fachliches Defizit, sie dienen vielmehr als wichtiger Hinweis dafür, die Situation – ergänzend zur fachlichen Perspektive – aus der ethischen Perspektive heraus zu betrachten, um so das situative ethische Problem zu erfassen.

Wertekonflikt

Wertekonflikte sind schwierige Entscheidungssituationen, da zwei in der Situation nicht zu vereinbarende, sich gegenüberstehende Wertepräferenzen zwei Entscheidungsalternativen eröffnen, die sich wiederum wechselseitig ausschließen. Dieser Konflikt wird auch als moralisches Dilemma bezeichnet. In diesen Situationen bedarf es der verantwortungsvollen ethischen Abwägung, welche der beiden Werteprämissen (hier: Fürsorge oder Respekt der Selbstbestimmung) der jeweils anstehenden Entscheidung grundgelegt wird und die damit verbundene Handlungsmöglichkeit bestimmt (hier: Einleitung einer tiefen, kontinuierlichen Palliativen Sedierung oder (noch) nicht).

Ethik-Leitlinie

Ethik-Leitlinien sind Instrumente, die wiederkehrende ethische Fragestellungen/ ethische Probleme aufgreifen, um diese in einer systematisierten Weise abwägen und ethisch reflektieren zu können. Die unterstützende Systematik bilden die Flussdiagramme. Die Ethik-Leitlinie trägt in ihrer Ausgestaltung dazu bei, dass bei der Entscheidungsfindung keine wichtigen Aspekte und Kriterien übersehen werden. Hierbei geht es nicht darum, die Entscheidung vorwegzunehmen, sondern darum, den Entscheidungsprozess zu strukturieren und die Entscheidungsfindung zu unterstützen.

Literatur

Alt-Epping, B., Schildmann, E., Weixler, D. (2016). Palliative Sedierung und ihre ethischen Implikationen. Der Onkologe, 22, 852–859.

Bozzaro, C. (2015). Der Leidensbegriff im medizinischen Kontext: Ein Problemaufriss am Beispiel der tiefen palliativen Sedierung am Lebensende. Ethik in der Medizin, 27, 93–106.

Cassell, E. J. (2016). The Nature of Suffering. In S. J. Youngner & R. M. Arnold (Hrsg.), The Oxford Handbook of Ethics at the End of Life (S. 216–226). Oxford: University Press.

Deutsche Gesellschaft für Palliativmedizin, Deutscher Hospiz- und PalliativVerband & Bundesärztekammer (2016). Handlungsempfehlungen im Rahmen einer Nationalen Strategie. https://www.charta-zur-betreuung-sterbender.de/nationale-strategie_handlungsempfehlungen.html (letzter Aufruf am 01.09.2019).

Leitlinienprogramm Onkologie (2019). S3-Leitlinie Palliativmedizin für Patienten mit einer nicht heilbaren Krebserkrankung. Langversion 2.0 – August 2019. AWMF-Registernummer: 128/001–OL. https://www.awmf.org/uploads/tx_szleitlinien/128-001OLl_S3_Palliativmedizin_2019-08.pdf (letzter Aufruf am 01.09.2019).

Neitzke, G., Riedel, A., Brombacher, L., Heinemann, W. & Herrmann, B. (2015). Empfehlungen zur Erstellung von Ethik-Leitlinien in Einrichtungen des Gesundheitswesens. Ethik in der Medizin, 27, 241–248.

Oechsle, K., Radbruch, L., Wolf, C. & Ostgathe, C. (2017). SOP – Palliative Sedierung. Der Onkologe, 23, 469–475.

Radbruch, L. et al. im Namen der Mitglieder der EAPC (2015). Euthanasie und ärztlich assistierter Suizid: Ein Weißbuch der European Association for Palliative Care. Palliative Medicine, 30, 104–116. https://www.eapcnet.eu/Portals/0/PDFs/PM2015_Euthanasia%281%29.pdf (letzter Aufruf am 01.09.2019).

Rehmann-Sutter, C. & Lehnert, H. (2016). Ethische Aspekte der Palliativmedizin. Internist, 57, 946–952.

SAMW (Schweizerische Akademie der Medizinischen Wissenschaften) (2019). Umgang mit Sterben und Tod. https://www.samw.ch/de/Publikationen/Richtlinien.html (letzter Aufruf am 01.09.2019)

Weixler, D. et al. (2017). Leitlinie zur Palliativen Sedierungstherapie (Langversion). Ergebnisse eines Delphiprozesses der Österreichischen Palliativgesellschaft (OPG). Wiener medizinische Wochenschrift, 167, 31–48. http://www.patientenanwalt.com/download/Expertenletter/Palliativ_Care/Leitlinie_zur_Palliativen_SedierungstherapieLangversion.pdf (letzter Aufruf am 01.09.2019)

WHO (2002). WHO Definition of Palliative Care, inklusive der deutschen Übersetzung: https://www.dgpalliativmedizin.de/images/stories/WHO_Definition_2002_Palliative_Care_englisch-deutsch.pdf (letzter Aufruf am 01.09.2019).

5. Abschließende Reflexion

Palliative Sedierung – »Flucht oder Segen?« Diese Frage wurde in einer der Fokusgruppen von den Mitarbeiter/innen eines stationären Hospizes gestellt und intensiv diskutiert. Sie verweist auf Ambivalenzen, die mit der Palliativen Sedierung assoziiert werden. Die im Rahmen des Forschungsprozesses entwickelte und vorliegende Ethik-Leitlinie »Palliative Sedierung im stationären Hospiz« intendiert – durch eine ethisch gut begründete Entscheidung – die Ausrichtung der Einleitung einer tiefen, kontinuierlichen Palliativen Sedierung bei therapierefraktärem Leiden auf die Perspektive des »Segens«. Ein Segen für den leidenden Gast/die leidende Patientin/den leidenden Patienten. Segen versus Flucht! Flucht kann hier assoziiert werden mit der Flucht des Gastes/der Patientin/des Patienten aus der als unerträglich erlebten Situation, aus dem Leben, vor dem Leiden. Flucht vor dem, was möglicherweise noch bevorsteht, was nicht antizipierbar ist, aber Ängste und Unsicherheiten provoziert. Möglicherweise eine Flucht in die Ferne versus einer Flucht nach vorne angesichts der aktuellen Situation. Einer primären Flucht aus dem Leben, einer Flucht aus der Situation soll und darf die tiefe, kontinuierliche Palliative Sedierung indes nicht dienen! Interessanterweise haben die Mitarbeitenden nicht von »Fluch« gesprochen, sodass nicht die Behandlungsoption per se im Fokus der Frage steht, sondern deren Intention, deren Ausrichtung und deren Duktus. Wesentliche ethische Implikationen und zentrale Kontroversen der Behandlungsoption haben die Mitarbeiter/innen des Hospizes damit erfasst: Die Legitimation der Indikation, den Zeitpunkt der Einleitung, die Intention der Durchführung (de Lima et al., 2017; Alt-Epping, 2017; Benze et al., 2017; Oechsle et al., 2017; Weixler et al., 2017; SAMW, 2019a; Leitlinienprogramm Onkologie, 2019; de Vries & Plaskota, 2017; Alt-Epping et al., 2016; Alt-Epping et al., 2015). Bezogen auf die formulierte Fragestellung ist es wünschens- und erstrebenswert, dass der »Segen« die Entscheidung leitet. Segen mit der Perspektive auf das Wohlergehen, die Leidenslinderung des verletzlichen Menschen in seiner individuellen Leid(ens)situation und angesichts der Fragilität der Lebenssituation. Segen, der »Seele, Leib und Leben« im Blick hat (Leuenberger, 2015, S. 6, S. 214). Hervorzuheben ist: Der Segen ist hierbei auf die jeweils einzigartige Situation zu beziehen, die jeweils individuelle Leidenssituation des Gastes/der Patientin/des Patienten und nicht auf die Behandlungsoption per se. Letzteres Verständnis wie auch das Verständnis des Segens als »Selbstzweck« (Leuenberger, 2015, S. 217) würde in den ausgeführten Assoziationen einem möglichen Missbrauch den Boden bereiten. Das heißt, der Segen – verstanden als relationaler Segen – orientiert und formiert sich in seinem Schwerpunkt auf den Einzelnen, richtet sich an der jeweils einzigartigen Situation (Leuenberger, 2015, S. 8, S. 218) und an der Prämisse der Proportionalität aus. Somit bezieht sich die Fokussierung der Frage (Flucht oder Segen?) auf den Charakter der Behandlungsoption und nicht auf die Palliative Sedierung als Option per se.

Die Behandlungsoption selbst fordert einen ethisch reflektierten wie auch einen fachlich-professionellen Umgang.[401] Sowohl die Indikationsstellung, die Einleitung wie auch die Durchführung betreffend sind diese beiden Perspektiven professionellen Handelns evident (vgl. Weixler et al., 2017; vgl. Benze et al., 2017; vgl. Oechsle et al., 2017; SAMW, 2019a; vgl. Leitlinienprogramm Onkologie, 2019; vgl. de Lima et al., 2017; vgl. Gamblin et al., 2017; vgl. Radbruch et al., 2015; vgl. EAPC/Alt-Epping et al., 2010). Die vorliegende Ethik-Leitlinie »Palliative Sedierung im stationären Hospiz« greift diese Prämissen auf. Sie unterstützt – bei ethischen Fragestellungen im Rahmen der Einleitung einer ärztlich indizierten, tiefen, kontinuierlichen Palliativen Sedierung – situativ die ethische Abwägung und Entscheidungsfindung. Mit der – im Rahmen des partizipativen Forschungsprozesses – entwickelten Ethik-Leitlinie ist die leitende und rahmende Intention des Forschungsvorhabens erreicht: den stationären Hospizteams eine systematisierende ethische Orientierungs- und Entscheidungshilfe zu offerieren, die für die Betroffenen und Beteiligten im Rahmen des Entscheidungsprozesses konstruktiv-unterstützend wirksam ist, zur Entscheidungssicherheit beiträgt, parallel die signifikante moralische Entlastung anstrebt (vgl. Lokker et al., 2018; Mehlis et al., 2018; vgl. Sandman et al., 2017; vgl. de Vries & Plaskota, 2017; vgl. Ziegler et al., 2017; vgl. Leboul et al., 2017; vgl. Kangasniemi et al., 2017; vgl. Neitzke et al., 2015; vgl. Hunt et al., 2012) und bestenfalls moral distress entgegenwirkt.[402] Hierbei ist zu berücksichtigen, dass

---

401 Vgl. übergreifend zu den beiden parallelen Anforderungen an das professionelle Handeln z. B. Numminen et al. (2018, S. 879, S. 888), Monteverde (2017c) sowie Amiri et al. (2019) und Remmers (2000).

402 Moral distress hier verstanden als »one or more negative self-directed emotions or attitudes that arise in response to one's perceived morally undesirable involvement in a situation that one perceives to be morally undesirable« (Campbell et al., 2018, S. 75; vgl. auch Musto & Rodney, 2018) oder wie Monteverde (2016, S. 107) formuliert: moral distress is a »psychological response to morally challenging situations such as those of moral constraint or moral conflict, or both«. Werden nicht alle Mitglieder des Hospizteams in den ethischen Entscheidungsprozess einbezogen, ist der Entscheidungsprozess retrospektiv nicht (mehr)

die vorliegende Ethik-Leitlinie die Abwägung in Bezug auf *eine* spezifische wiederkehrende – im Rahmen der Studie erfasste – ethische Fragestellung ausrichtet. Möglicherweise sind für andere Hospize weitere oder variierende ethische Konflikte virulent, sodass es einer weiteren/anderen Ethik-Leitlinie bedarf, die anderweitige inhaltliche und normative Eckpunkte konturiert und einen anderen Entscheidungs- und Handlungskorridor definiert. Offen ist indes an dieser Stelle, wie die Ethik-Leitlinie letztendlich Eingang in die hospizliche Praxis findet, inwiefern sie als systematisierende Orientierungs- und Entscheidungshilfe situativ erlebt wird, die Entscheidungsqualität erhöht und zur Versorgungsqualität sowie zur intendierten moralischen Entlastung beiträgt.[403] Fragen, die in einer nachfolgenden, bestenfalls prozessbegleitenden formativen Evaluation untersucht werden müssen (Mitzscherlich & Reiter-Theil, 2017, S. 292; Neitzke et al., 2015, S. 248; vgl. Winkler et al., 2012a; vgl. Winkler et al., 2012b; vgl. Frolic & Drolet, 2013).

Die Diskrepanz zwischen der Bedeutung der grundsätzlich akzeptierten und weitgehend positiv konnotierten Handlungsoption im Rahmen anderweitig refraktärer Behandlungssituationen (Alt-Epping et al., 2015, S. 219) einerseits und den hemmenden Faktoren andererseits, eine Palliative Sedierung als Maßnahme der Symptomkontrolle, zur Linderung unerträglichen Leid(en)s beziehungsweise unerträglicher, belastender Symptome in der Palliative Care-Praxis einzuleiten, zeigt sich in der erheblichen Varianz der praktizierten Frequenz. So kommt die im Jahr 2012 durchgeführte Befragung in »German specialized PC institutions« zu einer erfassten Häufigkeit zwischen 0 und 80 % (Klosa et al., 2014). Andere Studien verweisen ebenfalls auf diese breite Varianz der Umsetzung in der Praxis (Jaspers et al., 2012; Klein et al., 2018). Das heißt, es gibt Einrichtungen – darunter fallen in der o. g. Befragung auch Hospize –, die Palliative Sedierung im Rahmen der Palliativversorgung nicht realisieren, wie auch Einrichtungen, die Palliative Sedierung wiederholt praktizieren. Die Gründe hierfür können vielfältig sein und sind an dieser Stelle nicht erfassbar. Allerdings ist zu konstatieren, dass sowohl Situationen, in denen bei unerträg-

---

nachvollziehbar, beziehungsweise sind die Kriterien der ethischen Abwägung und Entscheidung nicht (mehr) transparent, kann die professionelle Begleitung von Gästen/Patientinnen/Patienten sowie deren An- und Zugehörigen moral distress provozieren beziehungsweise potenzieren. Morley et al. (2019, S. 646) erfassen im Rahmen eines Reviews folgende Voraussetzungen für moral distress: »We suggest the combination of (1) the experience of moral event, (2) the experience of ›psychological distress‹ and (3) a direct causal relation between (1) und (2) together are necessary and sufficient conditions for moral distress.« Vgl. hierzu auch die Studie von Lokker et al. (2018) und Zuleta-Benjumea et al. (2018) sowie die Ausführungen bei Macauley (2018, S. 514–517).

403 Bestenfalls trägt die Ethik-Leitlinie auch zur Entwicklung beziehungsweise zur Stärkung von »moral resilience« bei, die sich wiederum auf andere ethisch komplexe Entscheidungen positiv und konstruktiv auswirkt (Monteverde, 2016, S. 107; vgl. Monteverde, 2014).

lichen therapierefraktären Symptomen/Leid(en) (wiederholt) keine Palliative
Sedierung durchgeführt wird, wie auch die Gegebenheit, dass die Handlungsoption sehr häufig realisiert wird, Auslöser für moralisches Unbehagen sein
können: immer dann, wenn Unsicherheit hinsichtlich der fachlichen und ethischen Angemessenheit der Entscheidung besteht (Lokker et al., 2018; Ziegler et
al., 2017; Leboul et al., 2017; vgl. de Vries & Plaskota, 2017; vgl. Karlsson et al.,
2017; vgl. Gamblin et al., 2017; vgl. SBK/ASI, 2018). Die vorliegende Ethik-
Leitlinie kann weder die Entscheidung abnehmen noch diese vorwegnehmen, sie
kann indes einen transparenten, im Team abgewogenen Entscheidungsprozess
absichern, der in Einzelfallentscheidungen zu vergleichbaren, ethisch reflektierten und ethisch gut begründeten Entscheidungen führt (Neitzke et al., 2015;
Riedel & Linde, 2018). Bestenfalls kann eine konsequent teambezogene, ethisch
strukturierte Abwägung dazu beitragen, die erhebliche Varianz in der Häufigkeit
der Durchführung einer Palliativen Sedierung in der Praxis positiv zu beeinflussen – dies in Bezug auf beide oben genannten Endpunkte der erfassten
Häufigkeit.

Wenngleich die Grundvoraussetzungen für die Einleitung einer Palliativen
Sedierung klar definiert sind, für die Einleitung situativ die Indikation vorhanden und der informed consent vorliegen muss, stellt sich die Frage, ob die
Auseinandersetzung mit der Behandlungsoption seitens der Palliativpatientin-
nen/-patienten nicht bereits im Vorfeld erfolgen sollte. So kann die Perspektive,
das Wissen um eine potenziell leidenslindernde Behandlungsoption in der
letzten Lebensphase bei (zukünftigen) Gästen/Patientinnen/Patienten (z. B. mit
einem HNO-Tumor oder ALS) möglicherweise entlastend wirksam werden.
Angesichts der Situationen, die krankheitsbedingt antizipierbar sind, angesichts
möglicher existenzieller Krisen, im Hinblick auf stark symptombelastete Ster-
besituationen (z. B. starke Blutungen, schwerste Atemnot), im Zusammenhang
der Gedanken an das eigene Sterben, den bevorstehenden Abschied, kann eine
Verlässlichkeit, ein Hoffen, aber auch das Vertrauen hinsichtlich der Leidenslinderung bestenfalls die Lebensqualität für den Augenblick erhöhen, zur per-
spektivischen Entlastung beitragen und günstigstenfalls die subjektive Bedrohung reduzieren. So empfiehlt die Schweizerische Akademie der Wissenschaften
(SAMW) in Bezug auf die Palliative Sedierung: »Eine andauernde Sedation ist
eine einschneidende Entscheidung. Sie wird, wann immer möglich, mit dem
Patienten oder seiner Vertretungsperson vorbesprochen (Advance Care Planning).« (2019b, S. 16; vgl. Leitlinienprogramm Onkologie, 2019, S. 116–119;
Radbruch, 2019, S. 22; vgl. Dahlin & Wittenberg, 2019, S. 66; vgl. Izumi, 2019;
vgl. Prince-Paul & Daly, 2019, S. 826–827; vgl. Mercadante et al., 2018, S. 918;
vgl. Ingravallo et al., 2019; Miccinesi et al., 2019; Miccinesi et al., 2017; vgl.

Rietjens et al., 2017; vgl. SAMW, 2019a, S. 16; vgl. van Deijck et al., 2016)[404] Die
vorausschauende Behandlungsplanung/vorausschauende Versorgungsplanung
dokumentiert individuelle Präferenzen und Behandlungswünsche für hypothetische künftige Szenarien wie auch persönliche Wertvorstellungen für die
letzte Lebensphase. Diese Aspekte werden gemeinsam mit den Betroffenen
konturiert und dokumentiert. Der jeweils individuellen, einmaligen palliativen
Situation ist die Lebensqualität übergeordnet (Leitlinienprogramm Onkologie,
2019, S. 36, S. 37, S. 40, S. 112, S. 117), aus der Perspektive des Betroffenen sind
die jeweils individuellen Wertvorstellungen leitend. Diese vorausschauende
Perspektive kann dazu beitragen, dass der Gast/die Patientin/der Patient in
ihrer/seiner letzten Lebensphase darauf vertrauen kann, »mit seinen Vorstellungen, Werten und Wünschen respektiert« zu werden, und dass anstehende
Entscheidungen unter Achtung ihres/seines Willens getroffen werden (Deutsche
Gesellschaft für Palliativmedizin et al., 2016, S. 9; vgl. Leitlinienprogramm
Onkologie, 2019, S. 116–119). Die gemeinsame Planung fokussiert insbesondere
die zukünftige Behandlungssituation und hat zugleich positive Effekte auf die
gegenwärtige Lebenssituation: Die vorausschauende Planung verbessert die
Lebensqualität und die Stimmung der Betroffenen, sie reduziert Angst und
Depression, Hoffnungen können angesprochen und bestenfalls erhalten werden
(Mehnert & Vehling, 2018; Winkler & Heußner, 2016, S. 395, S. 396; Schildmann
& Krones, 2015, S. 843). Das im Rahmen einer professionell begleiteten vor-
ausschauenden Planung geförderte Vertrauen in Bezug auf die Linderung von
therapierefraktärem, unerträglichen Leid(en) am Lebensende, kann in den
Kontext der Letztverlässlichkeit gestellt werden, die somit zu einem zentralen
Wert der Betroffenen und der Professionellen erwächst. Die Letztverlässlichkeit
als Grundlage dafür, »durch eine Perspektive der Fürsorge und des humanen

---

404 Die im Rahmen einer Delphi-Studie der EAPC (Rietjens et al., 2017) konsentierte Kurzform
einer Definition von Advance Care Planning (ACP) lautet: »Advance Care planning enables
individuals to define goals and preferences for future medical treatment and care, to discuss
the goals and preferences with family and healthcare providers, and to record and review
these preferences if appropriate.« ACP wird im Deutschen vielfach als vorausschauende
Versorgungsplanung oder auch als gesundheitliche Versorgungsplanung bezeichnet
(Leitlinienprogramm Onkologie, 2019, S. 116–119; vgl. Karzig et al., 2016; vgl. Deutscher
Hospiz- und PalliativVerband, 2016; vgl. SAMW, 2019a, S. 18; vgl. SAMW 2019b, S. 16; vgl.
Riedel et al., 2017). Sie eröffnet den Patientinnen/Patienten/Gästen die Möglichkeit, ihre
Wertvorstellungen zu reflektieren und persönliche Präferenzen für die letzte Lebensphase
im Voraus zu festzulegen/zu planen (Miccinesi et al., 2019; Kaasa et al., 2018, S. e614;
Mehnert & Vehling, 2018, S. 32; Cresswell et al., 2018, S. 854; Rietjens et al., 2017). Dieses
Angebot erfolgt (in einem Hospiz) möglichst frühzeitig und wiederholt (Alt-Epping, 2016;
Sturman Gordon, 2016, S. 49–51; Bausewein et al., 2015, S. 868). Parallel zu reflektieren sind
hierbei die Erkenntnisse der Studie von Johnson et al. (2018) wie auch die Ausführungen bei
Lob-Hüdepohl (2019 und Coors (2019) und die kritischen Anmerkungen bei Eychmüller &
Felber (2018).

Miteinanders ein Sterben unter würdigen Bedingungen zu ermöglichen«
(Deutsche Gesellschaft für Palliativmedizin et al., 2016, S. 14; vgl. Müller-Busch,
2015, S. 11; vgl. Fleßa, 2014, S. 81). Um diesem komplexen Anspruch Rechnung
tragen zu können, gilt die Fürsorge nicht nur den Gästen/Patientinnen/Patienten
und deren An- und Zugehörigen, sondern auch den Mitarbeitenden (Leitlinienprogramm Onkologie, 2019, S. 42, S. 44, S. 469) in den Hospizen. Im Rückbezug auf die vorliegende Ethik-Leitlinie fungiert die Fürsorge mit der Intention
moralischen Stress – bei der vielfach als moralisch belastend und verunsichernd
erlebten Behandlungsoption (Lokker et al., 2018; Ziegler et al., 2017; Leboul et
al., 2017; vgl. de Vries & Plaskota, 2017) – zu reduzieren, zumindest aber ab-
zumildern. Angesichts der Vielfalt der subjektiven Vorstellungen eines guten
Sterbens und der damit verbundenen moralischen Implikationen, angesichts
der bestehenden ethischen Spannungsfelder wie auch Unsicherheiten in Bezug
auf den Zeitpunkt der Einleitung einer tiefen kontinuierlichen Palliativen Sedierung sowie angesichts der damit verbundenen Entscheidungserfordernisse
ist mit der vorliegenden Ethik-Leitlinie die Hoffnung verbunden, die Lebensqualität der Betroffen (im Sinne der subjektiven Lebensqualität), die situative
Entscheidungsqualität (im Sinne einer »slow ethics« (Gallagher, 2013)), die
Versorgungsqualität (im Sinne der bestmöglichen Versorgung und Begleitung in
der letzten Lebensphase) und die Professionalität (im Sinne einer Grundhaltung), die durch »die ganzheitliche Wahrnehmung der Patienten und ihrer
Angehörigen als Personen«, durch das »Annehmen des Sterbens und des Todes
als Teil des Lebens« gekennzeichnet ist (Leitlinienprogramm Onkologie, 2019,
S. 42; vgl. Jox, 2018a, S. 3; vgl. ten Have & Welie, 2014, S. 133) und in der die
ethische Sensibilität handlungsleitend ist,[405] nachhaltig zu erhöhen und langfristig abzusichern. Es geht um Segen, als ethisch gut begründete Alternative zur
Flucht!

---

405 Insbesondere die ethische Sensibilität für die situative Vulnerabilität der Gäste/Patientin-
nen/Patienten sowie deren An- und Zugehörigen im Rahmen der Behandlungsoption
(Lützén et al., 2003, S. 319; vgl. Milliken & Grace, 2017, S. 520; vgl. Numminen et al., S. 886,
S. 887, S. 888; vgl. Amiri et al., 2019), aber auch die Bedeutsamkeit der ethischen Sensi-
bilität hinsichtlich einer qualitäts- und würdevollen Palliative Care-Versorgung (Hemberg
& Bergdahl, 2019).

Literaturverzeichnis

Abarshi, E. A., Rietjens, J., Robijn, L., Caraceni, A., Payne, S., Deliens, L., van den Block, L., on behalf of EURO IMPACT (2017). International variations in clinical practice guidelines for palliative sedation: a systematic review. BMJ Supportive & Palliative Care, 7, 223–229, doi: 10.1136/bmjspcare-2016-001159.

Abarshi, E. & Payne, S. (2014). Awareness of the EAPC recommendations on palliative sedation: a web-based survey. European Journal of Palliative Care, 21, 81–85.

Abarshi, E. A., Papavasiliou, E. S., Preston, N., Brown, J., Payne, S., on behalf of EURO IMPACT (2014). The Complexity of Nurses' Attitudes and Practice of Sedation at the End of Life: A Systematic Literature Review. Journal of Pain and Symptom Management, 47, 915–925.

Abarshi, E., Rietjens, J., Caraceni, A., Payne, S., Deliens, L. & van den Block, L. on behalf of EURO IMPACT (2014). Towards a standardized approach for evaluating guidelines and guidance documents on palliative sedation: study protocol. BMC Palliative Care, 13, 34, doi: 10.1186/1472-684X-13-34.

Ach, J. S. & Schöne-Seifert, B. (2013). »Relationale Autonomie«. Eine kritische Analyse. In C. Wiesemann & A. Simon (Hrsg.), Patientenautonomie. Theoretische Grundlagen – Praktische Anwendungen (S. 42–60). Münster: mentis.

Addington-Hall, J. M., Bruera, E., Higginson, I. J. & Payne, S. (Hrsg.) (2009). Research Methods in Palliative Care. Oxford: University Press.

Adorno, T. W. (1973). Negative Dialectics. Great Britain: Routledge and Kegan Paul.

AG Ethikberatung im Gesundheitswesen, Neitzke, G., Riedel, A., Dinges, S., Fhar, U. & May, A. T. (2013). Empfehlungen zur Evaluation von Ethikberatung in Einrichtungen des Gesundheitswesens. Ethik Med, 25, 149–156.

AG »Ethikberatung im Krankenhaus« in der Akademie für Ethik in der Medizin e. V. (AEM), Fahr, U., Hermann, B., May, A. T., Reinhard-Gilmour, A. & Winkler, E. C. (2011). Empfehlungen für die Dokumentation von Ethik-Fallberatungen. Ethik Med, 23, 155–159.

Albisser Schleger, H., Mertz, M., Meyer-Zehnder, B. & Reiter-Theil, S. (2012). Klinische Ethik – METAP. Leitlinie für Entscheidungen am Krankenbett. Berlin, Heidelberg: Springer-Verlag.

Aldridge Carlson, M. D. & Twaddle, A. L. (2013). What are the Eligibility Criteria for Hospice? In N. E. Goldstein & S. Morrison (Hrsg.), Evidence-Based Practice of Palliative Medicine (S. 443–447). Philadelphia: Elsevier.

Almond, B. (2011). Pflicht. In M. Düwell, C. Hübenthal & M. H. Werner, Handbuch Ethik (S. 464–470). Stuttgart/Weimar: J.B. Metzler.

Alt-Epping, B. (2018). Leidenslinderung am Lebensende. Erwartungen an die Palliativmedizin. Bioethica Forum, 11, 1, 20–23.

Alt-Epping, B. (2017). Palliative Sedierung. In F.-J. Bormann (Hrsg.), Lebensbeendende Handlungen. Ethik, Medizin und Recht zur Grenze von ›Töten‹ und ›Sterbenlassen‹ (S. 543–547). Berlin/Boston: Walter de Gruyter.

Alt-Epping, B. (2016). Vorausschauendes Planen in der Palliativmedizin. In M. Coors, R. J. Jox & J. in der Schmitten (Hrsg.), Advance Care Planning. Von der Patientenverfügung zur gesundheitlichen Vorausplanung (S. 302–310). Stuttgart: Kohlhammer.

Alt-Epping, B., Schildmann, E., Weixler, D. (2016). Palliative Sedierung und ihre ethischen Implikationen. Onkologe, 22, 852–859.

Alt-Epping, B. & Nauck, F. (2015). Palliative Care in Oncology. Berlin, Heidelberg: Springer.

Alt-Epping, B., Nauck, F. & Jaspers, B. (2015). Was ist das Problematische an der Palliativen Sedierung? – eine Übersicht. Ethik Med, 27, 219–231.

Alt-Epping, B. & Nauck, F. (2014). Forschungsethische Ansätze in der Palliativmedizin. In C. Lenk, C. Duttge & G. Fangerau (Hrsg.), Handbuch Ethik und Recht der Forschung am Menschen (S. 359–365). Berlin, Heidelberg: Springer.

Alt-Epping, B. & Nauck, F. (2012). Der Wunsch des Patienten – ein eigenständiger normativer Faktor in der klinischen Therapieentscheidung? Ethik Med, 24, 19–28.

Alt-Epping, B., Sitte, T., Nauck, F. & Radbruch, L. (2010). European Association for Palliative Care (EAPC). Sedierung in der Palliativmedizin. Leitlinie für den Einsatz sedierender Maßnahmen in der Palliativversorgung. Der Schmerz, 24, 342–354.

AMA (American Medical Association) (2013). The AMA Code of Medical Ethics' Opinion of Sedation at the End of Life. American Medical Association Journal of Ethics May 2013, Volume 15, 5, 428–429.

American Academy of Hospice and Palliative Medicine (2014). Statement on Palliative Sedation. Verfügbar unter http://aahpm.org/positions/palliative-sedation (29.07.2017).

American Nurses Association (ANA) (2015a). Moral Distress and You. Supporting Ethical Practice and Moral Resilience in Nursing. Silver Spring, Eigenverlag, 2015.

American Nurses Association (ANA) (2015b). Code of Ethics for Nurses with Interpretive Statements. Silver Spring, Eigenverlag.

American Nurses Association (ANA) (2015c). Guide to the Code of Ethics for Nurses with Interpretive Statements. Development, Interpretation and Application. Silver Spring, Eigenverlag.

Amiri, E., Ebrahimi, H., Vahidi, M., Jafarabadi, M. A. & Areshtanab, H. N. (2019). Relationship between nurses' moral sensitivity and the quality of care. Nursing Ethics, 26, 4, 1265–1273.

Ammon, U. (2009). Delphi-Befragung. In S. Kühl, P. Strodtholz, A. Taffertshofer (Hrsg.), Handbuch Methoden der Organisationsforschung. Quantitative und qualitative Methoden (S. 458–476). Wiesbaden: VS-Verlag für Sozialwissenschaften.

Anderheiden, M. & Eckart, W. U. (Hrsg.) (2012). Handbuch Sterben und Menschenwürde. Band 1–3. Berlin: De Gruyter.

Anneser, J. (2018). Palliative Sedierung: Anmerkungen zu einem strittigen Thema. Therapeutische Umschau, 75, 86–90.

Anneser, J., Jox, R. J., Thurn, T. & Borasio, G. D. (2016). Physician-assisted suicide, euthanasia and palliative sedation: attitudes and knowledge of medical students. GMS Journal of Medical Education, 33, doi: 10.320/zma001010.

Anquinet, L., Rietjens, J., Mathers, N., Seymour, J. van der Heide, A. & Deliens, L. (2015). Descriptions by General Practitioners and Nurses of Their Collaboration in Continuous Sedation until Death at Home: In-Depth Qualitative Interviews in Three European Countries. Journal of Pain and Symptom Management, 49, 98–109.

Anquinet, L., Rietjens, J., van der Heide, A., Bruinsma, S., Janssens, R., Deliens, Addington-Hall, J., Smithson, W. H. & Seymour, J. (2014). Physicians' experiences and perspectives regarding the use of continuous sedation until death for cancer patients in the context of psychological and existential suffering at the end of life. Psycho-Oncology, 23, 539–546.

Anquinet, L., Raus, K., Sterckx, S., Smets, T., Deliens, L. & Rietjens, J. (2013). Similarities and differences between continuous sedation until death and euthanasia – professional caregivers' attitudes and experiences: A focus group study. Palliative Medicine, 27, 553–561.

Anquinet, L., Rietjens, J. A., Seale, C., Seymour, J., Deliens, L. & van der Heide, A. (2012). The practice of continuous deep sedation until death in Flanders (Belgium), The Netherlands, and the U.K.: A comparative study. Journal of Pain and Symptom Management, 44, 33–43.

Anselm, R. (2004). Terminale Sedierung: ethisch problematisch oder rechtfertigbar? Eine theologische Perspektive. Ethik Med, 16, 342–348.

Arbeitsgemeinschaft der wissenschaftlichen medizinischen Fachgesellschaften, Ärztliches Zentrum für Qualität in der Medizin (2007). Leitlinien Glossar; äzq Schriftenreihe Band 30. Stand 30.06.2007.

Arbeitsgemeinschaft der wissenschaftlichen medizinischen Fachgesellschaften (AWMF), Ärztliches Zentrum für Qualität in der Medizin (ÄZQ) (Hrsg.) (2002). Entwicklung einer Methodik für die Ausarbeitung von Leitlinien für optimale medizinische Praxis. Empfehlungen Rec(2001)13 des Europarates und Erläuterndes Memorandum. Zeitschrift für ärztliche Fortbildung und Qualitätssicherung, 96, Supplement III, 1–60.

Arbeitsgemeinschaft der wissenschaftlichen medizinischen Fachgesellschaften (AWMF), Ärztliches Zentrum für Qualität in der Medizin (ÄZQ) (Hrsg.) (2001). Das Leitlinien-Manual von AWMF und ÄZQ. Zeitschrift für ärztliche Fortbildung und Qualitätssicherung, 95, Supplement I, 1–84.

Arevalo, J. J., Rietjens, J. A., Swart, S. J., Perez, R. S. & van der Heide, A. (2013). Day-to-day care in palliative sedation: Survey of nurses' experiences with decision-making and performance. International Journal of Nursing Studies, 50, 613–621.

Arnstein, P. R. & Robinson, E. M. (2011). Is palliative sedation right for your patient? Nursing, 41, 50–54.

Aubry, R. (2016). End-of-life, euthanasia, and assisted suicide: An update on the situation in France. Revue Neurologique, 172, 719–724.

Augustyn, B. (2009). Spiritual Care in der Pflege. In E. Frick & T. Roser (Hrsg.), Spiritualität und Medizin. Gemeinsame Sorge für den kranken Menschen (S. 159–162). Stuttgart: Kohlhammer.

Aulbert, E. (2012). Lebensqualität. In E. Aulbert, F. Nauck & L. Radbruch (Hrsg.), Lehrbuch Palliativmedizin (S. 13–41). Stuttgart: Schattauer.

Austin, W. (2012). Moral distress and the contemporary plight of health professionals. HEC Forum, 24, 27–38.

Ay, M. A. & Öz, F. (2019). Nurses attitudes towards death, dying patients and euthanasia: A descriptive study. Nursing Ethics, 26, 1442–1457.

Azoulay, D., Shahal-Gassner, R., Yehezkel, M., Eliyahu, E., Weigert, N., Ein-Mor, E. & Jacobs, J. M. (2016). Palliative sedation at the end of life: patterns of use in an Israeli hospice. American Journal of Hospice & Palliative Medicine, 33, 369–373.

Baines, M. (1993). Dem totalen Schmerz begegnen. In C. Saunders, Hospiz und Begleitung im Schmerz (S. 41–54). Freiburg im Breisgau: Herder.

Baird, P. (2010). Spiritual Care Interventions. In B. Ferrell & N. Coyle (Hrsg.), Oxford Textbook of Palliative Nursing (S. 663–671). Oxford: University Press.

Bakogiannis, A. & Papavasiliou, E. (2016). Language Barriers to Defining Concepts in Medicine: The Case of Palliative Sedation. American Journal of Hospice & Palliative Care, 33, 909–910.

Baldwin, M. A. (2014). Die Hospizbewegung und die Entwicklung in der Palliative Care. In M. A. Baldwin & J. Woodhouse (Hrsg.), Palliative-Care-Konzepte. Grundbegriffe der Palliative Care begreifen (S. 105–133). Bern: Hans Huber.

Ballentine, J. & Dalinis, P. (2014). Ethics Committees for Hospice: Moving Beyond the Acute Care Model. In T. W. Kirk & B. Jennings (Hrsg.), Hospice Ethics. Policy and Practice in Palliative Care (S. 250–281). Oxford: Oxford University Press.

Banerjee, C. & Freeman, B. (2019). Sedation for Refractory Symptoms. In B. R. Ferrell & J. A. Paice (Hrsg.), Oxford Textbook of Palliative Nursing. (S. 358–360). Oxford: University Press.

Barathi, B. & Chandra, P. S. (2013). Palliative sedation in advanced cancer patients: Does it shorten survival time? – A systematic review. Indian Journal of Palliative Care, 19, 40–47.

Barazzetti, G., Borreani, C., Miccinesi, G. & Toscani, F. (2010). What »best practice« could be in Palliative Care: An analysis of statements on practice and ethics expressed by the main health organizations. BMC Palliative Care, 9, 1, doi: 10.1186/1472-684X-9-1.

Bardenheuer, H. J. (2012). Beginn des Sterbens aus palliativmedizinischer Sicht. In M. Anderheiden & W. U. Eckart (Hrsg.), Handbuch Sterben und Menschenwürde (S. 87–91). Berlin: De Gruyter.

Baeroe, K., Ives, J., de Vries, M. & Schildmann, J. (2017). On classifying the field of medical ethcis. BMC Medical Ethics, 18, 30, doi: 10.1186/s12910-017-0193-x.

Bakogiannis, A. & Papavasiliou, E. (2016). Language Barriers to Defining Concepts in Medicine: The Case of Palliative Sedation. American Journal of Hospice & Palliative Medicine, 33. 9, 909–910.

Barlem, E. L. D. & Ramos, F. R. (2015). Constructing a theoretical model of moral distress. Nursing Ethics, 22, 608–615.

Bartels, S., Parker, M., Hope, T. & Reiter-Theil, S. (2005). Wie hilfreich sind »ethische Richtlinien« im Einzelfall? Ethik Med, 17, 191–205.

Barton, B. (2016). A Review of Palliative Sedation. Nursing Clinics of North America, 51, 449–457.

Battin, M. P. (2008). Terminal sedation: Pulling the sheet over our eyes. Hastings Center Report, 38, 27–30.

Battin, M. P. (2003). Euthanasia and Physician-Assisted Suicide. In H. LaFollette (Hrsg.), The Oxford Handbook of Practical Ethics (S. 673–704). Oxford: University Press.

Bauer, M., Riech, S., Brandes, I. & Waeschle, R.M. (2015). Vor- und Nachteile verschiedener Techniken zur Bereitstellung und Pflege von Standard Operating Procedures. Anaesthesist, 64, 874–883.

Baumann, A., Claudot, F., Audibert, G., Mertes, P.-M. & Puybasset, L. (2011). The ethical and legal aspects of palliative sedation in severely brain-injured patients: A French perspective. Philosophy, Ethics, and Humanities in Medicine, 6, 4.

Baumann, A., Salloch, S., Schildmann, J. & Vollmann, J. (2011). Empirische Methoden in der Medizinethik. In J. Vollmann & J. Schildmann (Hrsg.), Empirische Medizinethik. Konzepte, Methoden, Ergebnisse (S. 26–43). Berlin: LIT Verlag.

Bausewein, C. (2016). Palliativmedizin – mehr als nur Schmerzlinderung am Lebensende. Deutsche medizinische Wochenschrift, 141, 403–407.

Bausewein, C., Daveson, B. A., Currow, D. C., Downing, J., Deliens, L., Radbruch, L., Defilippi, K., Lopes Ferreira, P., Costantini, M., Harding, R. & Hogginson, I. J. (2016). EAPC White Paper on outcome measurement in palliative care: Improving practice, attaining outcomes and delivering quality services – Recommendations from the European Association for Palliative Care (EAPC) Task Force on Outcome Measurement.

Bausewein, C., Roller, S. & Voltz, R. (2015). Sedierung. In C. Bausewein, S. Roller & R. Voltz (Hrsg.), Leitfaden Palliative Care. Palliativmedizin und Hospizbetreuung (S. 370–372). München: Urban & Fischer.

Bausewein, C., Simon, S. T., Pralong, A., Radbruch, L., Nauck, F. & Voltz, R. (2015). Palliativmedizinische Behandlung von erwachsenen Krebspatienten. Klinische Leitlinie. Deutsches Ärzteblatt, 50, 863–870.

Bausewein, C. (2005). Symptome in der Terminalphase. Der Onkologe, 11, 420–426.

Beauchamp T. L. & Childress, J. F. (2019). Principles of Biomedical Ethics. New York, Oxford: Oxford University Press.

Beauchamp, T. L. & Faden, R. R. (2012). Bedeutung und Elemente des Informierten Einverständnisses. In U. Wiesing (Hrsg.), Ethik in der Medizin: Ein Studienbuch (S. 117–120). Stuttgart: Reclam.

Beauverd, M., Bernard, M., Currat, T., Ducret, S., Foley, R. A., Borasio, G. D., Blondeau, D. & Dumont, S. (2014). French Swiss physicians' attitude toward palliative sedation: Influence of prognosis and type of suffering. Palliative and Supportive Care, 12, 345–350.

Beck, D. (2004). Ist terminale Sedierung medizinisch sinnvoll oder ersetzbar? Ethik Med, 16, 334–341.

Beckmann, J. P. (2017). Autonomie und Selbstbestimmung auch am Lebensende. Überlegungen aus ethischer Sicht. In C. Welsh, C. Ostgathe, A. Frewer & H. Bielefeldt (Hrsg.), Autonomie und Menschenrechte am Lebensende (S. 27–43). Bielefeld: transcript Verlag.

Becker, G. & Xander, C. (2012). Zur Erkennbarkeit des Beginns des Sterbeprozesses. In F.-J. Bormann & G. D. Borasio (Hrsg.), Sterben. Dimensionen eines anthropologischen Grundphänomens (S. 116–136). Berlin, Boston: De Gruyter.

Beek, K. van, Siouta, N., Preston, N., Hasselaar, J., Hughes, S., Payne, S., Radbruch, L., Centeno, C., Csikos, A., Garralda, E., Eerden, M. van der, Hodiamont, F., Radvanyi, I. & Menten, J. (2016). To what degree is palliative care integrated in guidelines and pathways for adult cancer patients in Europe: A systematic literature review. BMC Palliative Care, 15, 26.

Beel, A. C., Hawranik, P. G., McClement, S. & Daeninck, P. (2006). Palliative Sedation: Nurses' perceptions. International Journal of Palliative Nursing, 12, 510–518.

Behrens, J. & Langer, G. (2016). Evidence based Nursing and Caring. Bern: Hogrefe.

Beller, E. M., van Driel, M. L., McGregor, L., Truong, S., Mitchell, G. (2017). Palliative pharmacological sedation for terminally ill adults (Review). Cochrane Database of Systematic Reviews, doi: 10.1002/14651858.CD010206.pub.2.

Benighaus C. & Benighaus L. (2012). Moderation, Gesprächsaufbau und Dynamik in der Fokusgruppe. In M. Schulz B. Mack & O. Renn (Hrsg.), Fokusgruppen in der empirischen Sozialwissenschaft. Von der Konzeption bis zur Auswertung (S. 111–132). Wiesbaden: Springer VS.

Benítez-Rosario, M. A. & Morita, T. (2019). Palliative sedation in clinical scenarios: result of a modified Delphi study. Supportive Care in Cancer, 27, 1647–1654.

Benítez-Rosario, M. A., Castillo-Padrós, M., Garrido-Bernet, B. & Ascanio-León, B. (2012). Quality of Care in Palliative Sedation: Audit and Compliance Monitoring of al Clinical Protocol. Journal of Pain and Symptom Management, 44, 532–541.

Benze, G., Alt-Epping, B. & Nauck, F. (2017). Spezielle medizinische Probleme am Lebensende. Bundesgesundheitsblatt – Gesundheitsforschung – Gesundheitsschutz, 60, 62–68.

Berger, J. T. (2017). The Limits of Surrogates' Moral Authority and Physician Professionalism: Can the Paradigm of Palliative Sedation Be Instructive? Hastings Center Report, 47, 20–23.

Berger, J. M. (2013). Ethics in palliative and end-of-life care. In N. Vadivelu, A. D. Kaye & J. M. Berger (Hrsg.), Essentials of Palliative Care (S. 483–500). New York: Springer.

Berger, J. T. (2010). Rethinking guidelines for the use of palliative sedation. Hastings Center Report, 40, 32–38.

Berlinger, N., Jennings, B. & Wolf, S. M. (2013). The Hastings Center Guidelines for Decisions on Life-Sustaining Treatment and Care near the End of Life. New York: Oxford University Press.

Bernhart-Just, A. (2015). Weiterleben oder sterben? Entscheidungsprozesse leidender Menschen. Osnabrück: V & R unipress, Universitätsverlag.

Best, M., Aldridge, L., Butow, P., Olver, I., Price, M. A. & Webster, F. (2015a). Treatment of holistic suffering in cancer: A systematic literature review. Palliative Medicine, 29, 885–898.

Best, M., Aldridge, L., Butow, P., Olver, I., Price, M. A. & Webster, F. (2015b). Conceptual analysis of suffering in cancer: A systematic review. Psycho-Oncology, 24, 977–986.

Bigorio (2005). Empfehlungen »Palliative Sedation«. Konsens einer Expertengruppe von palliative ch, der Schweiz. Gesellschaft für Palliative Medizin, Pflege und Begleitung zur best practice für Palliative Care in der Schweiz.

Biller-Andorno, N. & Jakovljevic, A.-K. (2009). Autonomie und Empathie. Komplementäre Schlüsselkonzepte in der Behandlung chronisch Schmerzkranker. PID, 20, 325–330.

Billings, J. A. (2016). Palliative sedation. In T. E. Quill & F. G. Miller (Hrsg.), Palliative Care and Ethics (S. 209–230). Oxford: University Press.

Billings, J. A. & Churchill, L. R. (2012). Monolithic moral frameworks: How are the ethics of palliative sedation discussed in the clinical literature? Journal of Palliative Medicine, 15, 709–713.

Billings, J. A. (2011). Double effect: A useful rule that alone cannot justify hastening death. J Med Ethics, 37, 437–440.

Birnbacher, D. (2017a). Tod. Berlin, Boston: Walter de Gruyter.

Birnbacher, D. (2017b). Teleologische Ethik: Utilitarismus und Verantwortung. In Heidbrink, L., Langbehn, C. & Loh, J. (Hrsg.), Handbuch Verantwortung (S. 189–204). Wiesbaden: Springer VS.

Birnbacher, D. (2015). Ist Sterbefasten eine Form von Suizid? Ethik Med, 27, 315–324.

Birnbacher, D. (2012). Vulnerabilität und Patientenautonomie – Anmerkungen aus medizinethischer Sicht. MedR, 30, 560–565.

Birnbacher, D. (2007). Analytische Einführung in die Ethik. Berlin, New York: de Gruyter.

Birnbacher, D. (2004). Terminale Sedierung, Sterbehilfe und kausale Rollen. Ethik Med, 16, 358–368.

Bittner, U. & Gebhardt, E. (2012). Zur Bedeutung von moralischen Intuitionen im (medizin-)ethischen Kontext. Zeitschrift für Evangelische Ethik, 56, 207–211.

Black, C. (2014). Forschung in der Palliative Care. In M. A. Baldwin & J. Woodhouse (Hrsg.), Palliative-Care-Konzepte (S. 77–83). Bern: Huber.

Blanker, M. H., Koerhuis-Roessink, M., Swart, S. J., Zuurmond, W. W.A., van der Heide, A., Perrez, R. S. & Rietjens, J. A.. (2012). Pressure during decision making of continuous sedation in end-of-life situations in Dutch general practice. BMC Family Practice, 13, 68, doi: 10.1186/1471-2296-13-68.

Bleisch, B. & Huppenbauer, M. (2011). Ethische Entscheidungsfindung: Ein Handbuch für die Praxis. Zürich: Versus.

Bleyer, B. (2019). Pragmatische Urteile in der unmittelbaren Patientenversorgung. Heidelberg: Springer.

Bleyer, B. & Pawlik, M. T. (2015). Die ethischen Kriterien zur Begründung eines palliativen Therapieziels in der Intensivmedizin. Ethik Med, 27, 197–206.

Blinderman, C. D. & Billings, A. (2015). Comfort Care for Patients Dying in the Hospital. The New England Journal of Medicine, 373, 2549–2561.

Bobb, B. (2016). A review of Palliative Sedation. The Nursing Clinics of North America, 51, 449–457.

Bobbert, M. (2017). Suizidwunsch und die Perspektive der Anderen: Zur Problematik impliziter Vorannahmen und der Hilflosigkeit Nahestehender. EthikJournal 4, 2, www.ethikjournal.de aufgerufen am 30.11.2017.

Bobbert, M. (2015). Keine Autonomie ohne Kompetenz und Fürsorge. Plädoyer für die Reflexion innerer und äußerer Voraussetzungen. In F. Mathwig, T. Meireis, R. Porz & M. Zimmermann (Hrsg.), Macht der Fürsorge? Moral und Macht im Kontext von Medizin und Pflege (S. 69–91). Zürich: Theologischer Verlag.

Bobbert, M. (2012). Ethische Fragen medizinischer Behandlung am Lebensende. In M. Anderheiden & W. U. Eckart, (Hrsg.), Handbuch Sterben und Menschenwürde (S. 1100–1114). Berlin: De Gruyter.

Bobbert, M. & Knapp, C. (2017). Tiefe kontinuierliche Sedierung als »verdeckte Euthanasie?« Praxisbezogene ethische und medizinische Unterscheidungen für die Palliativversorgung. ETHICA 25, 307–328.

Bobbert, M. & Werner, M. H. (2014). Autonomie/Selbstbestimmung. In C. Lenk, G. Duttge & H. Fangerau (Hrsg.), Handbuch Ethik und Recht der Forschung am Menschen (S. 105–114). Berlin, Heidelberg: Springer Verlag.

Bodnar, J. (2017). A Review of Agents for Palliative Sedation/Continuous Deep Sedation: Pharmacology and Practical Applications. Journal of Pain & Palliative Care Pharmacotherapy, 31, 16–37.

Bohnsack, R. (2014). Rekonstruktive Sozialforschung. Einführung in die qualitativen Methoden. Opladen & Toronto: Barbara Budrich.

Bohnsack, R., Przyborski, A. & Schäffer, B. (2010). Einleitung: Gruppendiskussionen als Methode rekonstruktiver Sozialforschung. In R. Bohnsack, A. Przyborski & B. Schäffer (Hrsg.), Das Gruppendiskussionsverfahren in der Forschungspraxis (S. 7–22). Opladen & Farmington Hills: Barbara Budrich.

Boldt, J. (2015). Vulnerabilität, Existenz und Ethik. In O. Müller & G. Maio (Hrsg.), Orientierung am Menschen. Anthropologische Konzeptionen und normative Perspektiven (S. 324–337). Göttingen: Wallstein.

Bondio, M. G. (2019). Was am Ende zählt. Deutsches Ärzteblatt, 116, 26, A1272–1273.

Boothe, B. & Frick, E. (2017). Spiritual Care. Über das Leben und das Sterben. Zürich: Orell Füssli.

Borasio, G. D. (2012). Das Patientenverfügungsgesetz und die medizinische Praxis. In G. D. Borasio, H.-J. Heßler, R. J. Jox & C. Meier (Hrsg.), Patientenverfügung: Das neue Gesetz in der Praxis (S. 26–35). Stuttgart: Kohlhammer.

Borasio, G. D., Jox, R. J., Taupitz, J. & Wiesing, U. (2014). Selbstbestimmung im Sterben – Fürsorge zum Leben. Stuttgart: Kohlhammer.

Borneman, T. & Saltzman, K. (2010). Meaning Illness. In B. Ferrell & N. Coyle (Hrsg.), Oxford Textbook of Palliative Nursing (S. 673–683). Oxford: University Press.

Bosshard G.; Zellweger, U., Bopp, M., Schmid, M., Hurst, S.A., Puhan, M.A. & Faissl, K. (2016). Medical End-of-Life Practices in Switzerland: A comparison of 2001 and 2013. JAMA Intern Med, 176, 555–556.

Bosshard, G., Stoutz, N. de & Bär, W. (2006). Eine gesetzliche Regulierung des Umgangs mit Opiaten und Sedativa bei medizinischen Entscheidungen am Lebensende? Ethik Med, 18, 120–132.

Boston, P. H., Bruce, A. & Schreiber, R. (2011). Existential suffering in the palliative care setting: An integrated literature review. Journal of Pain and Symptom Management, 41, 604–618.

Boston, P. H. & Mount, B. M. (2006). The Caregiver's Perspective on Existential and Spiritual Distress in Palliative Care. Journal of Pain and Symptom Management, 32, 13–26.

Boulanger, A., Chabal, T., Fichaux, M., Destandau, M., La Piana, J. M., Aquier, P., Baumstarck, K. & Salas, S. (2017). Opinions about the new law on end-of-life issues in a sample of French patients receiving palliative care. BMC Palliative Care, 16, 7, doi: 10.1186/s12904-016-0174-8.

Boyle, J. (2004). Medical ethics and double effect: The case of terminal sedation. Theoretical Medicine, 25, 51–60.

Bozzaro, C. & Schildmann, J. (2018). »Suffering« in palliative sedation: Conceptual Analysis and Implications for Decision-Making in Clinical Practice. Journal of Pain and Symptom Management, 56, 288–294.

Bozzaro, C. (2016a). Zum anthropologischen Stellenwert des Schmerzes. Der Schmerz, 30, 317–322.

Bozzaro, C. (2016b). Was bedeutet der Begriff des Leidens im Kontext der Medizin? Epd Dokumentation, 5, 10–14.

Bozzaro, C. (2015a). Schmerz und Leiden als anthropologische Grundkonstanten und als normative Konzepte in der Medizin. In G. Maio, C. Bozzaro & T. Eichinger (Hrsg.), Leid und Schmerz. Konzeptionelle Annäherungen und medizinethische Implikationen (S. 13–36). Freiburg, München: Karl Alber.

Bozzaro, C. (2015b). Der Leidensbegriff im medizinischen Kontext: Ein Problemaufriss am Beispiel der tiefen palliativen Sedierung am Lebensende. Ethik in der Medizin, 27, 93–106.

Bozzaro, C. (2015c). Assistierter Suizid zur Linderung unerträglichen Leidens? FORUM, 30, 389–392.

Bozzaro, C. (2015d). Ärztliche assistierter Suizid: Kann »unerträgliches Leiden« ein Kriterium sein? Dtsch Med Wochenschr, 140, 131–134.

Bozzaro, C. (2013). Terminale Sedierung – Königsweg zum würdigen Sterben? In H. Baranzke & G. Duttge (Hrsg.), Autonomie und Würde (S. 291–313). Würzburg: Königshausen & Neumann.

Bozarro, C. & Boldt, J. (2011). Palliative Sedierung am Lebensende. Ein Fallbericht aus der Ethikberatung. In A. Frewer, F. Bruns & W. Rascher (Hrsg.), Gesundheit, Empathie und Ökonomie – Kostbare Werte in der Medizin (S. 229–230). Würzburg: Königshausen & Neumann.

Branigan, M. (2015). Desire for hasten death: Exploring the emotions and the ethics. Current opinion in Supportive Palliative care, 9, 64–71.

Braun, T. C., Hagen, N. A. & Clark, T. (2003). Development of a clinical practice guideline for palliative sedation. Journal of Palliative Medicine, 6, 345–350.

Breaden, K., Hegarty, M., Swetenham, K. & Grbich, C. (2012). Negotiating uncertain terrain: A qualitative analysis of clinicians' experiences of refractory suffering. Journal of Palliative Medicine, 15, 896–900.

Breitsameter, C. (2011). Autonomie und Fürsorge – zwei gegensätzliche Prinzipien? In C. Breitsameter (Hrsg.), Autonomie und Stellvertretung in der Medizin. Entscheidungsfindung bei nichteinwilligungsfähigen Patienten (S. 60–78). Stuttgart: Kohlhammer.

Brinkkemper, T., Rietjens, J. A., Deliens, L., Ribbe, M. W., Swart, S. J., Loer, S. A., Zuurmond, W. W. & Perez, R. S. (2015). A Favorable Course of Palliative Sedation: Searching for Indicators Using Caregivers' Perspectives. American Journal of Hospice & Palliative Medicine, 32, 129–136.

Brinkman-Stoppelenburg, A., Onwuteaka-Philipsen, B. D. & van der Heide, A. (2015). Involvement of supportive care professionals in patient care in the last month of life. Support Care Cancer, 10, 2899–2906.

Broeckaert, B. & Leuven, K. U. (2011). Palliative sedation, physician-assisted suicide, and euthanasia: »Same, same but different?« American Journal of Bioethics, 11, 62–64.

Broeckaert, B. & Nunez Olarte, J. M. (2002). Sedation in palliative care: Facts and concepts. In H. ten Have & D. Clark (Hrsg.), The ethics of palliative care: European perspectives (S. 166–180). Buckingham/Philadelphia: Open University Press.

Bruce, A. & Boston, P. (2012). Relieving existential suffering through palliative sedation: discussion of an uneasy practice. Journal of Advanced Nursing, 67, 2732–2740.

Bruinsma, S. M., van der Heide, A., van der Lee, M. L., Vergouwe, Y. & Rietjens, J. A. C. (2016). No Negative Impact of Palliative Sedation on Relatives' Experience of the Dying Phase and their Wellbeing after the Patient's Death: An Observational Study. PLoS ONE 11, doi: 10.1371/journal.pone.0149250.

Bruinsma, S. M., Rietjens, J. A. C., Swart, S. J., Perez, R. S. G. M., van Delden, J. J. M. & van der Heide, A. (2014a). Estimating the potential life-shortening effect of continuous sedation until death: a comparison between two approaches. J med Ethics 40, 458–462.

Bruinsma, S. M., Brown, J., van der Heide, A., Deliens, L., Anquinet, L., Payne, S. A., Seymour, J. E. & Rietjens, J. A.; on behalf of UNBIASED (2014b). Making sense of continuous sedation in end-of-life care for cancer patients: an interview study with bereaved relatives in three European countries. Support Care Cancer, 22, 3243–3252.

Bruinsma, S., Rietjens, J. & van der Heide, A. (2013). Palliative Sedation: A Focus Group Study on the Experiences of Relatives. Journal of Palliative Medicine, 16, 349–355.

Bruinsma, S. M., Rietjens J. A., van der Heide A. (2013). Continuous sedation until death: state of the art. In S. Sterckx, K. Raus & F. Mortier (Hrsg.), Continuous Sedation at the End of Life. Ethical, Clinical and Legal Perspectives (S. 29–46). New York: Cambridge University Press.

Bruinsma, S. M., Rietjens, J. A. C., Seymour, J. E., Anquinet, L. & Heide, A. van der (2012). The experiences of relatives with the practice of palliative sedation: a systematic review. Journal of Pain and Symptom Management, 44, 431–445.

Bürki, R. (2000). Klimaänderung und Anpassungsprozesse im Wintertourismus. Publikation der Ostschweizerischen Geographischen Gesellschaft, Neue Folge, Heft 6. St. Gallen: Eigenverlag.

Bueno-Gómez, N. (2017). Conceptualizing suffering and pain. Philosophy, Ethics and Humanities in Medicine, 12, 7, doi: 10.1186/s13010-017-0049-5.

Bundesärztekammer (2019). Hinweise und Empfehlungen der Bundesärztekammer zum Umgang mit Zweifeln an der Einwilligungsfähigkeit bei erwachsenen Patienten (Stand 02.05.2019). Deutsches Ärzteblatt,22, A1133-A1134.

Burston, A. S. & Tucket, A. G. (2012). Moral distress in nursing: Contributing factors, outcomes and interventions. Nursing Ethics, 20, 3, 312–324.

Burzan, N. (2016). Methodenplurale Forschung. Chancen und Grenzen von Mixed Methods. Weinheim, Basel: Beltz Juventa.

Bush, S. H., Leonard, M. M., Agar, M., Spiller, J. A., Hosie, A., Wright, D. K., Meagher, D. J., Currow, D. C., Bruera, E. & Lawlor, P. G. (2014). End-of-life delirium: Issues regarding recognition, optimal management, and the role of sedation in the dying phase. Journal of Pain and Symptom Management, 48, 215–230.

Caestecker, S. de (2012). Ethical issues in Palliative Care. In C. Faull, S. de Caestecker, A. Nicholson & F. Black (Hrsg.), Handbook of Palliative Care (S. 52–64). Hoboken: Wiley-Blackwell.

Cain, C. L. (2015). Suffering and Identity: »Difficult Patients« in Hospice Care. In R. E. Anderson (Hrsg.), World Suffering and Quality of Life (S. 91–100). Heidelberg: Springer.

Camartin, C. (2019). Retrospektive Studie über die Anwendung der tiefen kontinuierlichen Sedierung bis zum Tod auf einer spezialisierten Palliativabteilung in der Schweiz. Z. Palliativmed, 20, 181–186.

Campbell, M., Ulrich, C. M. & Grady, C. (2018). A Broader Understanding of Moral Distress (revisited). In C. M. Ulrich & C. Grady (Hrsg.), Moral Distress in the Health Professions (S. 59–77). Cham: Springer International Publishing.

Campbell, M., Ulrich, C. M. & Grady, C. (2016). A Broader Understanding of Moral Distress. The American Journal of Bioethics, 16, 2–9.

Campbell, C. S. & Black, M. A. (2014). Dignity, Death, and Dilemmas: A Study of Washington Hospices and Physician-Assisted Death. Journal of Pain and Symptom Management, 47, 137–153.

Caperelli-White, L. (2012). Nursing considerations for sedation. In R. D. Urman & A. D. Kaye (Hrsg.), Moderate and Deep Sedation in Clinical Practice (S. 102–114). Cambridge: University Press.

Caplan, A. L. (2016). Will Assisted Suicide Kill Hospice? In B. Jennings (Hrsg.), Ethics in Hospice Care: Challenges to Hospice Values in a Changing Health Care Environment (S. 17–24). New York, London: Routledge.

Caraceni, A, Speranza, R., Spoldi, E., Ambroset, C. S., et al. (2018). Palliative Sedation in Terminal Cancer Patients Amitted to Hospice or Home Care Programs: Does the Setting Matter? Results from a National Multicenter Observational Study. Journal of Pain and Symptom Management, 56, 33–43.

Carnevale, F. A. (2019). A hermeneutical rapprochement framework for clinical ethics practice. Nursing Ethics, 26, 674–687.

Carnevale, F. A. (2009). A Conceptual and Moral Analysis of Suffering. Nursing Ethics, 16, 173–183.

Cassell, E. J. (2016). The Nature of Suffering. In S. J. Youngner & R. M. Arnold (Hrsg.), The Oxford Handbook of Ethics at the End of Life (S. 216–226). Oxford: University Press.

Cassell, E. J. (2015). The Nature of Clinical Medicine. Oxford: University Press.

Cassell, E. J. (2014). Suffering and Human Dignity. In M. Green & N. J. Palpant (Hrsg.), Suffering and Bioethics (S. 15–30). Oxford: University Press.

Cassell, E. J. (2004). The nature of suffering and the goals of medicine. New York: Oxford University Press.

Cassell, E. J. (1991). The nature of suffering and the goals of medicine. New York: Oxford University Press.

Cassell, E. J. (1982). The nature of suffering and the goals of medicine. The New England Journal of Medicine, 306, 639–645.

Cassell, E. J. & Rich, B. A. (2010). Intractable End-of-Life Suffering and the Ethics of Palliative Sedation. Pain Medicine, 11, 435–438.

Cellarius, V. (2014). A Pragmatic Approach to Palliative Sedation. Journal of Palliative Care, 30, 173–178.

Cellarius, V. (2011). »Early terminal sedation« is a distinct entity. Bioethics, 25, 46–54.

Chambaere, K. & Bernheim, J. (2018). In R. D. MacLeod & L. Block (Hrsg.), (S. Textbook of Palliative Care. Heidelberg: Springer, doi: 10.1007/978-3-319-31738-0_91-1.

Chao, Y.-S., Boivin, A., Marcoux, I., Garnon, G., Mays, N., Lehoux, P., Premont, M.-C., van Leeuwen, E. & Pineault, R. (2016). International changes in end-of-life practices over time: a systematic review. BMC Health Services Research, 16, 539, doi: 10.1186/s12913-016-1749-z.

Cherry, M. J. (2015). Medicine, Morality, and Mortality: The Challenges of Moral Diversity. Journal of Medicine and Philosophy, 40, 473–483.

Cherny, N. (2014). Pain Relief and Palliative Care. In T. E. Quill & F. G. Miller (Hrsg.), Palliative Care and Ethics (S. 91–105). Oxford: University Press.

Cherny, N. I., Werman, B. & Kearney, M. (2015). Burnout, compassion fatigue, and moral distress in palliative care. In N. I. Cherny, M. T. Fallon, S. Kaasa, R. K. Portenoy & D. C. Currow (Hrsg.), Oxford Textbook of Palliative Medicine (S. 253–259). Oxford: University Press.

Cherny N. I., Radbruch, L. & The Board of the European Association for Palliative Care (2009). European Association for Palliative Care (EAPC) recommended framework for the use of sedation in palliative care. Palliative Medicine, 23, 581–593.

Cholbi, M. (2015). No last resort: Pitting the right to die against the right to medical self determination. J Ethics, 19, 143–157.

Christen, M. & Katsarov, J. (2016). Moral Sensitivity as a Precondition of Moral Distress. The American Journal of Bioethics, 16, 19–21.

Christen, M., Ineichen, C. & Tanner, C. (2014). How »moral« are the principles of biomedical ethics? A cross-domain evaluation of the common morality hypothesis. BMC Medical Ethics, 15, 47, doi: 10.1186/1472-6939-15-47.

Ciancio, A. L., Mirza, R. M., Ciancio, A. A., Klinger, C. A. (2019). The Use of Palliative Sedation to Treat Existential Suffering: A Scoping Review on Practices, Ethical Considerations, and Guidelines. Journal of Palliative Care, doi: 10.1177/0825859719827585.

Claessens, P., Menten, J., Schotsmans, P. & Broeckaert, B. (2012). Level of consciousness in dying patients. The role of palliative sedation: A longitudinal prospective study. American Journal of Hospice & Palliative Medicine, 29, 195–200.

Claessens, P., Menten, J., Schotsmans, P. & Broeckaert, B. (2011). Palliative sedation, not slow euthanasia: A prospective, longitudinal study of sedation in Flemish palliative care units. Journal of Pain and Symptom Management, 41, 14–24.

Claessens, P., Menten, J., Schotsmans, P. & Broeckaert, B. (2008). Palliative Sedation: A Review of the Research Literature. Journal of Pain and Symptom Management, 36, 310–333.

Claessens, P., Genbrugge, E., Vannuffelen, R., Broeckaert, B., Schotsmans, P. & Menten, J. (2007). Palliative sedation and nursing: The place of palliative sedation within palliative nursing care. Journal of Hospice and Palliative Nursing, 9, 100–106.

Clark, D. (2016). Hospice and Palliative Care. Developments, Differences, and Challenges. In S. J. Youngner & R. M. Arnold (Hrsg.), The Oxford Handbook of Ethics at the End of Life (S. 410–424). Oxford: University Press.

Clark, D. (2016). To Comfort Always. A history of palliative medicine since the nineteenth century. Oxford: University Press.

Clark, J., Gardiner, C. & Bernes, A. (2016). International palliative care research in the context of global development: a systematic mapping review. BMJ Supportive & Palliative Care, doi: 10.1136/bmjspcare-2015-001008.

Clinical Practice Guidelines for Quality Palliative Care (2018). National Consensus Project for Quality Palliative Care. Richmond, VA: National Coalition for Hospice and Palliative Care.

Cohen-Almagor, R. & Ely E. W. (2018). Euthanasia and palliative sedation in Belgium. BMJ Supportive & Palliative Care, doi: 10.1136/bmjspcare-2017-001398.

Coors, M. (2019). Zur ethischen Bewertung von »Advance Care Planning« (ACP) aus evangelisch-theologischer Perspektive. In W. Höfling, T. Otten & J. in der Schmitten

(Hrsg.), Advance Care Planning/ Behandlung im Voraus Planen: Konzepte zur Förderung einer patientenzentrierten Gesundheitsversorgung (S. 153–169). Baden-Baden: Nomos.

Coors, M. (2018). Narrative des guten Sterbens. In S. Peng-Keller & A. Mauz (Hrsg.), Sterbenarrative. Hermeneutische Erkundungen des Erzählens am und vom Lebensende (S. 197–216). Berlin, Boston: De Gruyter.

Coors, M., Simon, A. & Alt-Epping, B. (Hrsg.) (2019). Freiwilliger Verzicht auf Nahrung und Flüssigkeit. Stuttgart: Kohlhammer.

Cottrell, L. & Duggleby, W. (2016). The »good death«: An integrative literature review. Palliative and Supportive Care, 14, 686–712.

Coyle, N. & Ferrell, B. R. (Hrsg.) (2016). Legal and Ethical Aspects of Care. Oxford: University Press.

Cranford, R. E. & Gensinger, R. (2002). Hospital Policy on Terminal Sedation and Euthanasia. HEC Forum, 14, 259–264.

Crenshaw, J. (2009). Palliative sedation for existential pain: an ethical analysis. Journal of Hospice and Palliative Nursing, 11, 101–106.

Cresswell, M. A., Robinson, C. A., Fyles, G., Bottorff, J. L. & Sudore, R. (2018). Evaluation of an advance care planning web-based resource: applicability for cancer treatment patients. Support Care Cance, 26, 853–860.

Cripe, L. D., Perkins, S. M., Cottingham, A., Tong, Y., Kozak, M. A. & Mehta, R. (2017). Physicians in Postgraduate Training Characteristics and Support of Palliative Sedation for Existential Distress. American Journal of Hospice & Palliative Medicine, 34, 697–703.

Cuhls, H., Radbruch, L., Brunsch-Radbruch, A., Schmidt-Wolf, G. & Rolke, R. (2013). Palliative Schmerztherapie. Der Internist, 54, 254–262.

Dabrock, P. (2015). Selbstbestimmungsalternativen zwischen ethischer Bewertung und rechtlicher Normierung. Zeitschrift für Evangelische Ethik, 59, 123–132.

Dahlin, C. M. (2019). Communication in Palliative Care. In B. R. Ferrell & J. A. Paice (Hrsg.), Oxford Textbook of Palliative Nursing. (S. 55–78). Oxford: University Press.

Dahmen, B. M., Vollmann, J., Nadolny, S. & Schildmann, J. (2017). Limiting treatment and shortening of life: data from a cross-sectional survey in Germany on frequencies, determinants and patients' involvement. BMC Palliative Care, 16, 3.

Daiker, A. & Riedel, A. (2010). Einführung von Ethikberatung im Hospiz. In T. Krobath & A. Heller (Hrsg.), Ethik organisieren. Handbuch der Organisationsethik (S. 806–826). Freiburg im Breisgau: Lambertus.

Daly, P. (2015). Palliative sedation, foregoing life-sustaining treatment, and aid-in-dying: what is the difference? Theor Med Bioeth, 36, 197–213.

Dasch, B., Blum, K., Gude, P. & Bausewein, C. (2015). Place of Death: Trends over the Course of a Decade. Deutsches Ärzteblatt, 112, 469–504.

DBfK (Deutscher Berufsverband für Pflegeberufe), Österreichischer Gesundheits- und Krankenpflegeverband, Schweizer Berufsverband der Pflegefachfrauen und Pflegefachmänner (SBK/ASI) (Hrsg.) (2014). ICN-Ethikkodex für Pflegende. Berlin.

de Lima, L., Woodruff, R., Pettus, K., Downing, J., Buitrago, R., Munyoro, E., Venkateswaran, C., Bhatnagar, S. & Radbruch, L. (2017). International Association for Hospice and Palliative Care Position Statement: Euthanasia and Physician-Assisted Suicide. Journal of Palliative Medicine, 20, 8–14.

de Veer, A. J., Francke, A. L., Struijs, A. & Willems, D. L. (2013). Determinants of moral distress in daily nursing practice: A cross sectional correlational questionnaire survey. International Journal of Nursing Studies, 20, 100–108.

de Vries, K. & Plaskota, M. (2017). Ethical dilemmas faced by hospice nurses when administering palliative sedation to patients with terminal cancer. Palliative and Supportive Care, 15, 148–157.

Dean, A., Miller, B. & Woodwark, C. (2014). Sedation at the end of life: a hospice's decision-making practices in the U.K. International Journal of Palliative Nursing, 20, 474–481.

Dean, M. M., Cellarius, V., Henry, B., Oneschuk, D. & Librach, S. L. (Canadian Society of Palliative Care Physicians Taskforce) (2012). Framework for Continuous Palliative Sedation Therapy in Canada. Journal of Palliative Medicine, 15, 870–876.

Dees, M. K., Vernooij-Dassen, M. J., Dekkers, W. J., Vissers, K. C. & Weel van, C. (2011). ›Unbearable suffering‹: A qualitative study on the perspectives of patients who request assistance in dying. J Med Ethics, 37, 727–734.

Dees, M., Vermooij-Dassen, M., Dekkers, W. & van Weel, C. (2010). Unbearable suffering of patients with a request for euthanasia or physician-assisted suicide: an integrative review. Psycho-Oncology, 19, 339–352.

Dekkers, W., Sandman, L. & Webb, P. (2002). Good death or good life as a goal of palliative care. In H. ten Have & D. Clark (Hrsg.), The Ethics of Palliative Care. European Perspectives (S. 106–125). Buckingham, Philadelphia: Open University Press.

den Hartogh, G. (2017). Suffering and dying well: on the proper aim of palliative care. Med Health Care and Philos, 20, 413–424.

den Hartogh, G. (2016). Continuous deep sedation and homicide: an unsolved problem in law and professional morality. Med Health Care and Philos, 19, 285–297.

den Hartogh, G. A. (2004). Zur Unterscheidung von terminaler Sedierung und Sterbehilfe. Ethik Med, 16, 378–391.

Dennis, M. K., Washington, K. T. & Koenig, T. L. (2014). Ethical Dilemmas Faced by Hospice Social Workers. Social Work in Health Care, 53, 950–968.

Deutsche Akademie der Naturforscher Leopoldina e.V.; Union der deutschen Akademien der Wissenschaften e.V. (Hrsg.) (2015). Palliativversorgung in Deutschland – Perspektiven für Praxis und Forschung. Stellungnahme, Februar 2015. Halle (Saale).

Deutsche Gesellschaft für Palliativmedizin (2014). Ärztlich assistierter Suizid. Reflexionen der Deutschen Gesellschaft für Palliativmedizin. Stand Januar 2014. www.palliativmedizin.de (20.08.2019). Vgl. auch Dtsch Arztebl (2014), 11, A 67–71.

Deutsche Gesellschaft für Palliativmedizin, Deutscher Hospiz- und PalliativVerband & Bundesärztekammer (2016). Handlungsempfehlungen im Rahmen einer Nationalen Strategie. https://www.charta-zur-betreuung-sterbender.de/files/bilder/neu2%20RZ_161004_Handlungsempfehlungen_ONLINE.pdf (20.08.2019).

Deutsche Gesellschaft für Palliativmedizin, Deutscher Hospiz- und Palliativverband & Bundesärztekammer (2015). Charta zur Betreuung schwerstkranker und Sterbender in Deutschland. www.charta-zur-betreuung-sterbender.de (16.10.2017).

Deutscher Berufsverband für Pflegeberufe (2014). ICN-Ethikkodex für Pflegende. www.icn.ch (20.08.2019).

Deutscher Hospiz- und Palliativverband (DHPV) (2016). Advance Care Planning (ACP). Stand: 23.02.2016. http://www.dhpv.de/tl_files/public/Service/Broschueren/Handreichung_ACP.pdf (20.08.2019)

Diekmann, A. (2010). Empirische Sozialforschung. Grundlagen, Methoden, Anwendung. Hamburg: Rowohlt.

Dietl, B. & Böhm, H. (2012). Die Indikation aus ärztlicher und juristischer Sicht. BtPrax, 21, 135–139.

Dierickx, S., Deliens, L., Cohen, J. & Chambaere, K. (2018). Involvement of palliative care in euthanasia practice in a context of legalized euthanasia: A population-based mortality follow-back study. Palliative Medicine, 32, 114–122.

Dietz, I., Plog, A., Jox, R. J. & Schulz, C. (2014). »Please Describe from Your Point of View a Typical Case of an Error in Palliative Care«: Qualitative Data from an Exploratory Cross-Sectional Survey Study among Palliative Care Professionals. Journal of Palliative Medicine, 17, 331–337.

Dieudonné-Rahm, N. & Morawska, G. (2018). How should sedation be responsibly practiced, with which drugs and to which depth? Bioethica Forum, 11, 50–55.

Dinc, L. & Gastmans, C. (2012). Trust and trustworthiness in nursing: an argument-based literature review. Nursing Inquiry, 19, 223–237.

Doberman, D. J. & Cobbs, E. L. (2017). Palliative Care and End-of-Life Issues. In J.R. Burton. et al. (Hrsg.), Geriatrics for Specialists (S. 49–65). Switzerland: Springer International Publishing.

Dodds, S. (2014). Dependence, Care and Vulnerability. In C. Mackenzie, W. Rogers, & S. Dodds (Hrsg.), Vulnerability (S. 181–203). New York: Oxford University Press.

Dörries, A. (2015). Die medizinische Indikation: Begriffsbestimmungen und Rahmenbedingungen. In A. Dörries & V. Lipp (Hrsg.), Medizinische Indikation. Ärztliche, ethische und rechtliche Perspektiven. Grundlagen und Praxis (S. 13–23). Stuttgart: Kohlhammer.

Dörries, A. & Lipp, V. (2015) Vorwort. In A. Dörries & V. Lipp (Hrsg.), Medizinische Indikation. Ärztliche, ethische und rechtliche Perspektiven. Grundlagen und Praxis (S. 7–9). Stuttgart: Kohlhammer.

Douglas, C. D., Kerridge, I. H. & Ankeny, R. A. (2014). Double meanings will not save the principle of double effect. Journal of Medicine and Philosophy, 39, 304–316.

Downar, J., Delaney, J. W., Hawryluck, L. & Kenny, L. (2016). Guidelines for the withdrawal of life-sustaining measures. Intensive Care Med, 42, 1003–1017.

Dreßke, S. (2012). Das Hospiz als Einrichtung des guten Sterbens. Eine soziologische Analyse der Interaktion mit Sterbenden. In D. Schäfer, C. Müller-Busch & A. Frewer (Hrsg.), Perspektiven zum Sterben. Auf dem Weg zu einer Ars moriendi nova? (S. 103–119). Stuttgart: Franz Steiner.

Dreßke, S. (2007). Interaktionen zum Tode. Wie Sterben im Hospiz orchestriert wird. In P. Gehring, M. Rölli & M. Sabarowski (Hrsg.), Ambivalenzen des Todes. Wirklichkeit des Sterbens und Todestheorien heute (S. 77–101). Darmstadt: Wissenschaftliche Buchgesellschaft.

Duttge, G. (2013). Menschenwürdiges Sterben. In H. Baranzke & G. Duttge (Hrsg.), Autonomie und Würde (S. 339–359). Würzburg: Königshausen & Neumann.

Duttge, G., Nauck, F. & Weber, A. K. (Hrsg.) (2013). Palliativmedizin und Betäubungsmittelrecht – Möglichkeiten und Grenzen. Göttingen: Universitätsverlag.

Düwell, M. (2011). Prinzipienethik. In R. Stoecker, C. Neuhäuser & M.-L. Raters (Hrsg.), Handbuch Angewandte Ethik (S. 23–26). Stuttgart, Weimar: Verlag J. B. Metzler.

EAPC Taskforce on Spiritual Care in Palliative Care. http://www.eapcnet.eu; Stand 12. Februar 2015.

EAPC/Alt-Epping, B., Sitte, T., Nauck, F., Radbruch, L. (2010). Sedierung in der Palliativmedizin – Leitlinie für den Einsatz sedierender Maßnahmen in der Palliativversorgung. Zeitschrift für Palliativmedizin, 11, 112–122.

Eierdanz, D. (2016). Die palliative Sedierung – Strafrecht versus Selbstbestimmung? Rechtsdepesche für das Gesundheitswesen (RDG 2016), S. 274–282.

Elger, B. & Engel-Glatter, S. (2014). Wissenschaftliche Integrität: Umgang mit Daten und Publikationsethik. In D. Demko & G. Brudermüller (Hrsg.), Forschungsethik (S. 25–41). Würzburg: Königshausen & Neumann.

Enck, R. E. (1991). Drug-induced terminal sedation for symptom control. Am J Hospice and Palliative Care, 8, 3–5.

Engeser, P. (2014). Palliative Sedierung – eine therapeutische Option. Praxis Palliative Care, 25, 4–6.

Engström, J., Bruno, E., Holm, B. & Hellzén, O. (2007). Palliative sedation at end of life – A systematic literature review. European Journal of Oncology Nursing, 11, 26–35.

Enste, P. (2019). Gesundheitliche Eigenverantwortung im Kontext der Lebensspanne. Wiesbaden: Springer VS.

Epstein, E. G. & Delgado, S. (2010). Understanding and addressing moral distress. The Online Journal of Issues in Nursing, 15, doi: 10.3912/OJIN.Vol15No03Man01.

Erbguth, F. J. & Erbguth, L. (2016). Therapieentscheidungen am Ende des Lebens. Deutsche Medizinische Wochenschrift, 141, 1484–1496.

Etkind, S. N., Bone, A. E., Gomes, B., Lovell, N., Evans, C. J., Higginson, I. J. & Murtagh, F. E. M. (2017). How many people will need palliative care in 2040? Past trends, future projections and implications for services. BMC Medicine, 15, 102, doi: 10.1186/s12916-017-0860-2.

Etkind, S. N. (2012). Terminal sedation: an emotional decision in end-of-life care. J Med Ethics, 38, 508–509.

Eun, Y., Hong, I.-W., Bruera, E. & Kang, J. H. (2017). Qualitative Study on the Perceptions of Terminally Ill Cancer Patients and Their Family Members Regarding End-of-Life Experiences Focusing on Palliative Sedation. Journal of Pain and Symptom Management, 53, 1010–1016.

European Association for Palliative Care (EAPC) (2010). Sedierung in der Palliativmedizin. Leitlinie für den Einsatz sedierender Maßnahmen in der Palliativversorgung. Übersetzt von Alt-Epping, B., Sitte, T., Nauck, F., Radbruch, L. Der Schmerz, 24, 342–354.

Eychmüller, S. (2017). Zu den Grenzen von Töten und Sterbenlassen: Die medizinisch-klinische Perspektive. In F.-J. Bormann (Hrsg.), Lebensbeendende Handlungen. Ethik, Medizin und Recht zur Grenze von >Töten< und >Sterbenlassen< (S. 519–530). Berlin/Boston: Walter de Gruyter.

Eychmüller, S. (2014). Lebensqualität in der letzten Lebensphase. In V. Schulte & C. Steinebach (Hrsg.), Innovative Palliative Care. Für eine neue Kultur der Pflege, Medizin und Betreuung (S. 71–79). Bern: Hans Huber.

Eychmüller, S. & Felber, S. (2018). Vorausplanungen am Lebensende – eine kritische Reflexion für die Praxis. Therapeutische Umschau, 75, 117–122.

Eychmüller, S., Zwahlen, D. & Fliedner, M. (2018). The Oncological Patient in the Palliative Situation. In U. Goerling & A. Mehnert (Hrsg.), Psycho-Oncology, Recent Results in Cancer Research (S. 67–85). Berlin: Springer.

Farin, E., Glattacker, M. & Jäckel, W.H. (2011). Leitlinien und Leitlinienforschung. Bundesgesundheitsbl, 54, 429–435.

Fearon, D., Hughes, S. & Brearley, S. G. (2018). A philosophical critique of the UK's National Institute for Health and Care Excellence guideline ›Palliative care for adults: strong opioids for pain relief‹ (2018). British Journal of Pain, 12, 183–188.

Fegg, M., Lehner, M., Simon, S. T., Gomes, B., Higginson, I. J. & Bausewein, C. (2015). Was beeinflusst Entscheidungen am Lebensende? Ergebnisse einer repräsentativen Umfrage in Deutschland. Bundesgesundheitsbl, 58, 1118–1123.

Feichtner, A. Weixler, D. & Birklbauer, A. (2018). Freiwilliger Verzicht auf Nahrung und Flüssigkeit um das Sterben zu beschleunigen. Eine Stellungnahme der österreichischen Palliativgesellschaft (OPG). Wien Med Wochenschr, doi: org/20.1007/s10354-018-0629-z.

Feikema, L. (2004). Terminale Sedierung im Sinne des niederländischen »Poldermodells«. Ethik in der Medizin, 16, 392–400.

Feldmann, K. (2012). Sterben in der modernen Gesellschaft. In F.-J. Bormann & G. D. Borasio (Hrsg.), Sterben. Dimensionen eines anthropologischen Grundphänomens (S. 23–40). Berlin/Boston: De Gruyter.

Ferrell, B. R. & Coyle, N. (2008). The Nature of Suffering and the Goals of Nursing. Oxford: University Press.

Fischer, S. (2016). Vertrauen in Gesundheitsangebote im Internet. Baden-Baden: Nomos.

Fiumara, G. C. (2015). Psychic Suffering. London: Karnac Books.

Fleckinger, S. (2018). Hospizarbeit und Palliative Care, Sozialwissenschaftliche Gesundheitsforschung. Wiesbaden: Springer.

Fleßa, S. (2014). Letztverlässlichkeit als Ressource – Der Wert der Palliativmedizin für die Volkswirtschaft. Zeitschrift für Palliativmedizin, 15, 78–83.

Flick, U. (2019). Gütekriterien qualitativer Forschung. In N. Baur & J. Blasius (Hrsg.), Handbuch Methoden der empirischen Sozialforschung (S. 473–487). Wiesbaden: Springer.

Flick, U. (2012). Qualitative Sozialforschung. Eine Einführung. Hamburg: Rowohlt Verlag.

Foley, R.-A., Johnston, W. S., Bernard, M., Canevascini, M., Currat, T., Borasio, G. D. & Beauverd, M. (2015). Attitudes regarding palliative sedation and death hastening among Swiss physicians: a contextually sensitive approach. Death Studies, 39, 473–482.

Fourie, C. (2015). Moral distress and moral conflict in clinical ethics. Bioethics, 29, 91–97.

Frankena, W. K. (2017). Ethik. Eine analytische Einführung. Wiesbaden: Springer VS.

Frick, E. (2017). Sterbetrauer beginnt mitten im Leben. In E. Frick & R. T. Vogel (Hrsg.), Den Abschied vom Leben verstehen (S. 30–45). Stuttgart: Kohlhammer.

Frick, E. (2014). Wohin dreht der »Spiritual Turn«? In E. Frick & A. Hamburger (Hrsg.), Freuds Religionskritik und der »Spiritual Turn« (S. 19–33). Ein Dialog zwischen Philosophie und Psychoanalyse. Stuttgart: Kohlhammer.

Frick, E. & Roser, T. (2012) »Spritual care« – zur spirituellen Dimension des Sterbens und der Sterbebegleitung. In F.-J. Bormann & G. D. Borasio (Hrsg.), Sterben. Dimensionen eines anthropologischen Grundphänomens (S. 529–538). Berlin, Boston: De Gruyter.

Friedrich, O. & Tambornino, L (2016). Schmerz als Leib und Identität konstituierendes Erlebnis. Der Schmerz, 30, 323–326.

Friedrichs, J. (2019). Forschungsethik. In N. Baur & J. Blasius (Hrsg.), Handbuch Methoden der empirischen Sozialforschung (S. 67–75). Wiesbaden: Springer.

Fringer, A., Hechinger, M. & Schnepp, W. (2018). Transitions as experienced by persons in palliative care circumstances and their families – a qualitative meta-synthesis. BMC Palliative Care 17, 22, doi: 10.1186/s12904-018-0275-7.

Fröhlich, G. (2014). Theorie der ethischen Beratung im Klinischen Kontext. Würzburg: Königshausen & Neumann.

Frolic, A. N. & Drolet, K. (2013). Ethics policy review: A case study in quality improvement. J Med Ethics, 39, 98–103.

Früh, W. (2015). Inhaltsanalyse. Konstanz: UVK Verlagsgesellschaft.

Fumincelli, L.; Mazzo, A.; Martins, J. C. A. & Mendes, I. A. C. (2019). Quality of life and ethics: A concept analysis. Nursing Ethics, 26, 61–70.

Gallagher, A. (2013). Slow ethics: A sustainable approach to ethical care practices? Clinical Ethics, 8, 98–104.

Gallagher, A. & Wainwright, P. (2007). Terminal sedation: promoting ethical nursing practice. Nursing Standard, 21, 42–46

Galushko, M., Frerich, G., Perrar, K. M., Golla, H., Radbruch, L., Nauck, F., Ostgathe, C. & Voltz, R. (2016). Desire for hastened death: How do professionals in specialized palliative care react? Psycho-Oncology, 25, 536–543.

Galushko, M. & Voltz, R. (2012). Todeswünsche und ihre Bedeutung in der palliativmedizinischen Versorgung. In F.-J. Bormann & G. D. Borasio (Hrsg.), Sterben. Dimensionen eines anthropologischen Grundphänomens (S. 200–210). Berlin, Boston: De Gruyter.

Gamblin, V., da Silva, A., Chevalier, L., Pierrat, M., Villet, S. & Touzet, L. (2017). Sedation or the limits of palliative care – ethical questions. Ethics, Medicine and Public Health, 3, 343–348.

Garetto, F., Cancelli, F., Rossi, R. & Maltoni, M. (2018). Palliative Sedation for the Terminally Ill Patient. CNS Drugs, 32, 951–961.

Gastmans, C. (2013). Dignity-enhancing nursing care: A foundational ethical framework. Nursing Ethics, 20, 142–149.

Gastmans, C. (2012). Nursing ethics perspectives on end-of-life care. Nursing Ethics, 19, 603–604.

Gaudine, A., LeFort, S. M., Lamb, M. & Thorne, L. (2011). Clinical ethical conflicts of nurses and physicians. Nursing Ethics, 18, 9–19.

Gavaghan, C. & King, M. (2016). Can facilitated aid in dying be permitted by ›double effect‹? Some reflections from a recent New Zealand case. J Med Ethics, 42, 361–366.

Gavela, K. (2013). Ärztlich assistierter Suizid und organisierte Sterbehilfe. Berlin, Heidelberg: Springer.

George, W. & Banat, C.-A. (2015). Sterbeort Hospiz. Deutsche Zeitschrift für Onkologie, 47, 111–113.

Georges, J.-J. & Grypdonck, M. (2002). Moral problems experienced by nurses when caring for terminally ill people: A literature review. Nursing Ethics, 9, 155–178.

Gerhard, C. (2015). Praxiswissen Palliativmedizin. Konzepte für unterschiedlichste palliative Versorgungssituationen. Stuttgart: Thieme.

Gesang, B., Mertz, M., Meyer-Zehnder, B. & Reiter-Theil, S. (2013). Starke und schwache Autonomie – eine hilfreiche Unterscheidung für die Vorbeugung von Unter- und Überbehandlung. Ethik in der Medizin, 25, 329–341.

Gessert, C. E., Baines, B. K., Kuross, S. A., Clark, C. & Haller, I. V. (2004). Ethical Wills and Suffering in Patients with Cancer: A Pilot Study. Journal of Palliative Medicine, 7, 517–526.

Ghafoor, V. L. & Silus, L. S. (2011). Developing policy, standard orders, and quality-assurance monitoring for palliative sedation therapy: case study. Am J Health-Syst Pharm, 68, 523–527.

Gielen, J., van den Branden, S., van Iersel, T. & Broeckaert, B. (2012). Flemish palliative-care nurses' attitudes to palliative sedation: A quantitative study. Nursing Ethics, 19, 692–704.

Glahn, J. A. (2010). Über Verantwortung – Für die Sterbenden und die Toten. In: M. Rosentreter, D. Groß & S. Kaiser (Hrsg.), Sterbeprozesse – Annäherungen an den Tod (S. 93–102). Kassel: University Press.

Gómez-Batiste, X, Amlàs, J, Costa, X., Lasmarías, C. et al. (2019). Development of Palliative Care: Past, Present, and Future. In R. D. MacLeod & L. Block (Hrsg.), S. Textbook of Palliative Care. Heidelberg: Springer, doi: 10.1007/978-3-319-31738-0_2-1.

Graeff, A. de & Dean, M. (2007). Palliative sedation therapy in the last weeks of life: A literature review and recommendations for standards. Journal of Palliative Medicine, 10, 67–85.

Granda-Cameron, C. & Houldin, A. (2012). Concept Analysis of Good Death in Terminally Ill Patients. American Journal of Hospice & Palliative Medicine, 29, 632–639.

Granek, L., Nakash, O., Ariad, S., Chen, W., Birenstock-Cohen, S., Shapira, S. & Ben-David, M. (2017). From will to live to will to die: Oncologists, nurses, and social workers identification of suicidality in cancer patients. Support Care Cancer, 25, 3691–3702.

Graven, V. & Timm, H. (2019). Hospice Philosophy in Practice – Toward an Authentic Death. OMEGA – Journal of Death and Dying, doi: 10.1177/0030222819852850.

Grech, A. & Marks, A. (2017). Existential Suffering Part 1: Definition und Diagnosis. Journal of Palliative Medicine, 20, 93–94.

Grech, A. & Marks, A. (2017). Existential Suffering Part 2: Clinical Response and Management. Journal of Palliative Medicine, 20, 95–96.

Green, R. M. (2014). The Evil of Suffering. In R. M. Green & N. J. Palpant (Hrsg.), Suffering and Bioethics (S. 451–465). Oxford: University Press.

Gulland, A. (2016). French parliament passes law to allow sedation at end of life. BMJ, 352, i576.

Gurschick, L., Mayer, D. K. & Hanson, L. C. (2015). Palliative Sedation: An analysis of International Guidelines and Position Statements. American Journal of Hospice and Palliative Medicine, 32, 660–671.

Hasselaar, J. (2018). Palliative Sedation: A Medical-Ethical Exploration. In R. D. MacLeod & L. Block (Hrsg.), (S. Textbook of Palliative Care. Heidelberg: Springer, doi: 10.1007/978-3-319-31738-0_92-1.

Häder, M. & Häder, S. (2019). Delphi-Befragung. In N. Baur & J. Blasius (Hrsg.), Handbuch Methoden der empirischen Sozialforschung (S. 701–707). Wiesbaden: Springer.

Häder, M. (2014). Delphi-Befragungen. Ein Arbeitsbuch. Wiesbaden: Springer VS.

Häder, M. & Häder, S. (2000). Die Delphi-Methode als Gegenstand methodischer Forschungen. In M. Häder & S. Häder (Hrsg.), Die Delphi-Technik in den Sozialwissenschaften (S. 11–31). Wiesbaden: Westdeutscher Verlag.

Häder, M. & Häder, S. (1998). Neuere Entwicklungen bei der Delphi-Methode, Literaturbericht II. ZUMA Arbeitsbericht 98/05.

Hahn, M. P. (2012). Review of palliative sedation and its distinction from euthanasia and lethal injection. Journal of Pain and Palliative Care Pharmacotherapy, 26, 30–39.

Hales, S., Zimmermann, C. & Rodin, G. (2008). The Quality of Dying and Death. Arch Intern Med 168, 912–918.

Hallenbeck, J. L. (2000). Terminal Sedation: Ethical Implications in Different Situations. Journal of Palliative Medicine, 3, 313–320.

Hamano, J., Morita, T., Ikenaga, M., Abo, H., Kizawa, Y. & Tunetou, S. (2018). A Nationwide Survey about Palliative Sedation Involving Japanese Palliative Care Specialists: Intentions and Key Factors Used to Determine Sedation as Proportionally Appropriate. Journal of Pain and Symptom Management, 55, 785–791.

Hamric, A. B. (2012). Empirical Research on Moral Distress: Issues, Challenges, and Opportunities. HEC Forum, 24, 39–49.

Handzo, G. & Meyerson, E. (2013). What are Sources of Spiritual and Existential Suffering for Patients with Advanced Disease? In N. E. Goldstein & S. Morrison (Hrsg.), Evidence-Based Practice of Palliative Medicine (S. 480–483). Philadelphia: Elsevier.

Hardy, J. (2000). Sedation in terminally ill patients. The Lancet, 356, 1866–1867.

Heidbrink, L. (2017). Definitionen und Voraussetzungen der Verantwortung. In L. Heidbrink, C. Langbehn & J. Loh (Hrsg.), Handbuch Verantwortung (S. 3–33). Wiesbaden: Springer VS.

Heidbrink, L. (2013). Verantwortung. In R. Gröschner, A. Kapust & O. W. Lembcke (Hrsg.), Wörterbuch der Würde (S. 205–206). München: Wilhelm Fink.

Heil, J. & Zimmermann, B. (2016). Medizinethik als Ethik der Pflege. Auf dem Weg zu einem klinischen Pragmatismus. Berlin, Boston: Walter de Gruyter.

Heinze, K. E., Holtz, H. K. & Rushton, C. H. (2017). Strategies for Promoting High-Quality Care and Personal Resilience in Palliative Care. AMA Journal of Ethics, 19, 601–607.

Heller, A. & Pleschberger, S. (2015). Geschichte der Hospizbewegung in Deutschland. Hintergrundfolie für Forschung in Hospizarbeit und Palliative Care. In M. W. Schnell, C. Schulz, A. Heller & C. Dunger (Hrsg.), Palliative Care und Hospiz. Palliative Care und Forschung (S. 61–74). Wiesbaden: Springer VS.

Hemberg, J. & Bergdahl, E. (2019) Ethical sensitivity and perceptiveness in palliative home care trough co-creation. Nursing Ethics, doi: 10.1177/0969733019849-464.

Henking, T. & Vollmann, J. (2016). Rechtliche Verbotsvorschläge der ärztlichen Unterstützung bei der Selbsttötung von schwerkranken Patienten. Kritische Überlegungen aus rechtlicher und ethischer Sicht. Ethik in der Medizin, 28, 121–134.

Henry, B. (2016). A systematic literature review on the ethics of palliative sedation: an update (2016). Current opinion in supportive and palliative care, 10, 201–207.

Henry, B. (2015). Clinical Guidelines for the Use of Palliative Sedation: Moving from Contention to Consensus. In P. Taboado (Hrsg.), Sedation at the End-of-life: An Interdisciplinary Approach (S. 121–141). Dordrecht: Springer.

Hernández-Marrero, P., Fradique, E. & Pereira, S. M. (2018). Palliative care nursing involvement in end-of-life decision-making: Qualitative secondary analysis. Nursing Ethics, doi: 10.1177/0969733018774610.

Hilpert, J., Benighaus, L. & Scheel, O. (2012). Auswertung von Fokusgruppen mit MAX-QDA am Beispiel des Projektes »Wahrnehmung der Fusionsenergie bei ausgewählten Bevölkerungsteilen«. In M. Schulz, B. Mack & O. Renn (Hrsg.), Fokusgruppen in der empirischen Sozialwissenschaft. Von der Konzeption bis zur Auswertung (S. 170–194). Wiesbaden: Springer VS.

Hockley, J., Froggatt, K. & Heimerl, K. (2013). Participatory Research in Palliative Care. Actions and Reflections. Oxford: Oxford University Press.

Höver, G. (2012). Auf ein Versprechen vertrauen – Fragen hospizlicher Begleitung im Sterben. In F.-J. Bormann & G. D. Borasio (Hrsg.), Sterben. Dimensionen eines anthropologischen Grundphänomens (S. 428–443). Berlin, Boston: De Gruyter.

Hoffmann, M. (2011). »Sterben? Am liebsten plötzlich und unerwartet« – Die Angst vor dem »sozialen Sterben«. Wiesbaden: Springer VS.

Hofmann, B. (2017). Suffering: Harm to Bodies, Minds and Persons. In T. Schramme & S. Edwards (Hrsg.), Handbook of the Philosophy of Medicine, Volume 1 (S. 129–158). Dordrecht: Springer.

Holahan, T., Carroll, T., Gonzalez, C. & Quill, T. E. (2012). Palliative sedation, consciousness and personhood. In S. Sterckx, K. Raus & F. Mortier (Hrsg.), Continuous Sedation at the End of Life. Ethical, Clinical and Legal Perspectives (S. 202–217). Cambridge: University Press.

Hold, J. L. (2017). A good death: Narratives of experiential nursing ethics. Nursing Ethics, 24, 9–19.

Holder-Franz, M. (2012). »… dass du bis zuletzt leben kannst« Spiritualität und Spiritual Care bei Cicely Saunders. Zürich: Theologischer Verlag.

Holtz, H., Heinze, K. & Rushton, C. (2017). Inter-professionals' Definitions of Moral Resilience. J Clin Nurs, doi: 10.111/Jonc.13989.

Hopprich, A., Günther, L. D., Laufenberg-Feldmann, R., Reinholz, U. & Weber, M. (2016). Palliative Sedierung auf einer universitären Palliativstation. Deutsche Medizinische Wochenschrift, 141, e60–e66.

Hörfarter, B. & Weixler, D. (2006). Symptomkontrolle und ethische Aspekte im terminalen Verlauf einer COPD. Wien Med Wochenschr, 156, 275–282.

Horn, R. (2018). The ›French exception‹: the right to continuous deep sedation at the end of life. J Med Ethics, 44, 204–205.

Hui, D., de la Cruz, M., Mori, M., Parsons, H. A., Kwon, J.H., Torres-Vigil, I., Kim, S. H., Dev, R., Hutchins, R., Liem, C., Kang, D.-H. & Bruera, E. (2013). Concepts and definitions for »supportive care«, »best supportive care«, »palliative care«, and »hospice care« in the published literature, dictionaries, and textbooks. Support Care Cancer, 21, 659–685.

Hunt, G., Merzeder, C. & Bischofberger, I. (2018). A tool for the consensual analysis of decision-making scenarios. Nursing Ethics, 25, 359–375.

Hunt, G., Gannon, C. & Gallagher, A. (2012). Elements of an engaged clinical ethics: A qualitative analysis of hospice clinical ethics committee discussions. Clinical Ethics, 7, 175–182.

Husebo, S. & Mathis, G. (Hrsg.) (2017). Palliativmedizin. Heidelberg: Springer.

Hutter, N., Stößel, U., Meffert, C., Körner, M., Bozzaro, C., Becker, G. & Baumeister, H. (2015). Was ist »gutes Sterben«? Begriffsklärung und Stand der Forschung. Deutsche medizinische Wochenschrift, 140, 1269–1301.

Hynes, G. & Higgins, A. (2019). Supportive Decision Making. In D. B. Cooper & J. Cooper (Hrsg.), Palliative Care within Mental Health (S. 277–291).New York, London: Routledge.

ICN-Ethikkodex für Pflegende (2014). www.icn.ch; Original: International Council of Nurses (ICN) (2012). ICN Code of Ethics for Nurses. Genf.

Igoe, S. E. & Goncalves, S. A. (1997). Nursing Ethics Committees and Policy Development. HEC Forum, 9, 20–26.

Imai, K., Morita, T., Yokomichi, N., Mori, M., Naito, A. S., Tsukuura, H., Yamauchi, T., Kawaguchi, T., Fukuta, K. & Inoue, S. (2018). Efficacy of two types of palliative sedation therapy defined using intervention protocols: proportional vs. deep sedation. Supportive Care in Cancer, 26, 1763–1771.

Inghelbrecht, E., Bilsen, J., Mortier, F. & Deliens, L. (2011). Continuous deep sedation until death in Belgium: A survey among nurses. Journal of Pain and Symptom Management, 41, 870–879.

Ingravallo, F., de Nooijer, K., Pucci, V., Casini, C., Miccinesi, G., Rietjens, J. A. & Morini, P. (2019). Discussions about palliative sedation in hospice: Frequency, timing and factors associated with patient involvement. Eur J Cancer Care, e13019, doi: 10.1111/ecc.13019.

Maeda, I., Morita, T., Yamaguchi, T., Inoue, S., Ikenaga, M., Matsumoto, Y., Sekine, R. & Yamaguchi, T. et al. (2016). Effect of continuous deep sedation on survival in patients with advanced cancer (J-Proval): a propensity score-weighted analysis of a prospective cohort study. The Lancet Oncology, 17, 115–122.

Izumi, S (2019). Advance Care Planning. In B. R. Ferrell & J. A. Paice (Hrsg.), Oxford Textbook of Palliative Nursing. (S. 79–86). Oxford: University Press.

Izumi, S., Nagae, H., Sakurai, C. & Imamura, E. (2012). Defining end-of-life care from perspectives of nursing ethics. Nursing Ethics, 19, 608–618.

Jackson, W. C. (2002). Palliative sedation vs. terminal sedation: What's in a name? American Journal of Hospice & Palliative Care, 19, 81–82.

Jäger, E. (2018). … um Leben und Tod – Hoffnung und Mut … Forum, 33, 16–18.

Jameton, A. (1984). Nursing practice: The Ethical Issue. New York, Englewood Cliffs: Prentice-Hall.

Jansen, L. A. (2010). Disambiguating Clinical Intentions: The Ethics of Palliative Sedation. Journal of Medicine & Philosophy, 35, 19–31.

Jansky, M., Jaspers, B., Radbruch, L. & Nauck, F. (2017). Einstellungen zu und Erfahrungen mit ärztlich assistiertem Suizid. Bundesgesundheitsblatt, 60, 89–98.

Janssens, R. (2001). Palliative Care. Concepts and Ethics. Nijmegen: Nijmegen University Press.

Janssens, R., Delden, J. J. & Widdershoven, G. A. (2012). Palliative sedation: not just normal medical practice. Ethical reflections on the Royal Dutch Medical Association's guideline on palliative sedation. J Med Ethics, 38, 664–668.

Janssens, R., Have, H. ten, Broeckaert, B., Clark, D., Gracia, D., Illhardt, F.-J., Lantz, G. Privitera, S. & Schotsmans, P. (2002). Moral values in palliative care: A European comparison. In H. ten Have & D. Clark (Hrsg.), The Ethics of Palliative Care: European Perspectives (S. 72–86). Buckingham, Philadelphia: Open University Press.

Jaspers, B. (2011). Ethische Entscheidungen am Lebensende bei Palliativpatienten in Deutschland – eine prospektive Untersuchung anhand von Daten aus der Kerndokumentation 2005 und 2006. Aachen: Shaker Verlag.

Jaspers B., Nauck, F., Lindena, G., Elsner, F., Ostgathe, C. & Radbruch, L. (2012). Palliative sedation in Germany: How much do we know? A prospective survey. Journal of Palliative Medicine, 15, 672–680.

Johnson, S. B., Butow, P. N., Kerridge, I. & Tattersall, M. H. N. (2018). Patient autonomy and advance care planning: a qualitative study with oncologist and palliative care physicians' perspectives. Support Care Cancer, 26, 565–574.

Jonsen, A. R., Siegler, M. & Winslade, W. J. (2010). Clinical ethics: A practical approach to ethical decisions in clinical medicine. New York: Mc Graw Hill Medical.

Jox, R. J. (2018a). Aktuelle Herausforderungen der Ethik am Lebensende. Ethik in der Medizin, 30, 1–4.

Jox, R. J. (2018b). Ethische Herausforderungen in der End-of-Life Care. In M. Trachsel (Hrsg.), End-of-Life Care (43–54). Bern: Hogrefe.

Jox, R. J. (2017). Perspektiven deutscher Patienten und Bürger auf den assistierten Suizid. In G. D. Borasion, R. J. Jox, J. Taupitz & U. Wiesing (Hrsg.), Assistierter Suizid: Der Stand der Wissenschaft (S. 51–60). Berlin: Springer.

Jox, R. J. (2014). Entwicklung einer ethisch-rechtlichen Klinik-Policy. Hessisches Ärzteblatt, 5, 268–281.

Jox, R. J. (2011). Sterben lassen: Über Entscheidungen am Ende des Lebens. Hamburg: Edition Körber-Stiftung.

Jox, R., Winkler, E. C. & Borasio, G. D. (2012). Änderung des Therapieziels am Lebensende: Effekte einer Klinik-Leitlinie. Dtsch Med Wochenschr, 137, 829–833.

Jox, R. J. & Borasio, G. D. (2011). Entwicklung einer ethisch-rechtlichen Klinik-Policy. In R. Stutzki, K. Ohnsorge & S. Reiter-Theil (Hrsg.), Ethikkonsultation heute – vom Modell zur Praxis (S. 199–215). Wien: LIT.

Jünger, S., Payne S. A., Brine, J., Radbruch, L. & Brearley, S. G. (2017). Guidance on Conducting and REporting DElphi Studies (CREDES) in palliative care: Recommendations based on a methodological systematic review. Palliative Medicine, 31, 684–706.

Juth, N., Lindblad, A., Lynoe, N., Sjöstrand, M. & Helgesson, G. (2010). European Association for Palliative Care (EAPC) framework for palliative sedation: An ethical discussion. BMC Palliative Care, 9, 20.

Kaasa S. et al. (2018). Integration of oncology and palliative care: a Lancet Oncology Commission. Lancet Oncol, 19, e588–653.

Kaiser, R. (2014). Qualitative Experteninterviews. Wiesbaden: Springer VS.

Kamprad, M. & Helm, U. (2019). Palliative Sedierung – trotz Leitlinien ein schwieriger Entscheidungsprozess. Tumordiagnostik und Therapie, 40, 308–315.

Kamprad, M. & Helm, U. (2018). Palliative Sedierung – trotz Leitlinien ein schwieriger Entscheidungsprozess. Dtsch Med Wochenschr, 143, 574–581.

Kangasniemi, M., Arala, K., Becker, E., Suutarla, A., Haapa, T. & Korhonen, A. (2017). The development of ethical guidelines for nurses' collegiality using the Delphi method. Nursing Ethics, 24, 538–555.

Käppeli, S. (1998). Zwischen Leiden und Erlösung. Religiöse Motive in der Leidenserfahrung von krebskranken Juden und Christen. Bern: Hans Huber.

Karlsson, M., Kasén, A. & Wärna-Furu, C. (2017). Reflecting on one's own death: The existential questions that nurses face during end-of-life care. Palliative and Supportive Care, 15, 158–167.

Karsoho, H., Fishman, J. R., Wright, D. & Mcdonald, M. E. (2016). Suffering and medicalization at the end of life: The case of physician-assisted dying. Social Science & Medicine, 170, 188–196.

Karzig, I., Otto, T., Loupatatzis, B. & Krones, T. (2016). Advance Care Planning: One size does not always fit all. Bioethica Forum, 9, 106–108.

Kassim, P. N. & Alias, F. (2015). Religious, ethical and legal considerations in end-of-life issues: Fundamental requisites for medical decision making. J Relig Health, 55, 119–134.

Kastbom, L., Milberg, A. & Karlsson, M. (2017). A good death from the perspective of palliative cancer patients. Support Care Cancer, 25, 933–939.

Kerkovius, T. (2014). Palliative Sedierung als Schlussakt im Lebensmanagement. »Die meisten werden hier eingeschläfert«. Praxis Palliative Care, 25, 18–20.

Kersting, D. (2017). Tod ohne Leitbild? Philosophische Untersuchungen zu einem integrativen Todeskonzept. Münster: mentis.

Khader, M. M. & Mrayyan, M. T. (2015). The Use of Palliative Sedation for Terminally Ill Patients: Review of the Literature and an Argumentative Essay. Journal of Palliative Care & Medicine, 5, 4, doi: 10.4172/2165-7386.1000226.

Kieselbach, K., Schiltenwolf, M. & Bozzaro, C. (2016). Versorgung chronischer Schmerzen. Wirklichkeit und Anspruch. Der Schmerz, 30, 351–357.

Kim, H., Deatrick, J. A. & Ulrich, C. M. (2017). Ethical frameworks for surrogates' end-of-life planning experiences: A qualitative systematic review. Nursing Ethics, 24, 46–69.

Kimsma, G. (2016). Physician-Assisted Death in The Netherlands. In S. J. Youngner & R. M. Arnold (Hrsg.), The Oxford Handbook of Ethics at the End of Life (S. 343–365). Oxford: Oxford University Press.

Kind, C. (2014). Gefährliche Forschung – Unnötige Forschung – Fehlende Forschung. Wie gefährdet Fehlverhalten in der klinischen Forschung den Patienten und wie lässt sich das vermeiden? In D. Demko & G. Brudermüller (Hrsg.), Forschungsethik (S. 43–53). Würzburg: Königshausen & Neumann.

King, C. R. & Baker Hines, A. (2012). Clinical Implications of Quality of Life. In C. R. King & P. S. Hinds (Hrsg.), Quality of Life. From Nursing and Patient Perspectives. Theory – Research – Practice (S. 307–317). Sudbary: Jones & Bartlett.

Kirby, J. (2017). Morally-relevant similarities and differences between assisted dying practices in paradigm and non-paradigm circumstances: Could they inform regulatory decisions? Bioethical Inquiry, 14, 4, 475–483.

Kirby, J. (2015). Managing Profound Suffering at the End-of-Life: Should expanding access to continuous deep sedation be the priority? BioéthiqueOnline, 4/2.

Kirby, J. (2010). Accessing the Ethics of Complex Health Care Practices: Would a »Domains of Ethics Analysis« Approach Help? HEC Forum, 22, 133–143.

Kirk, T. W. (2014). Hospice Care as a Moral Practice: Exploring the Philosophy and Ethics of Hospice Care. In T. W. Kirk & B. Jennings (Hrsg.), Hospice Ethics. Policy and Practice in Palliative Care (S. 35–57). Oxford: Oxford University Press.

Kirk, T. W. & Jennings, B. (2014). Hospice Ethics. Policy and Practice in Palliative Care. Oxford: Oxford University Press.

Kirk. T. W. & Mahon, M. M.; Palliative Sedation Task Force of the National Hospice and Palliative Care Organization Ethics Committee (2010). National Hospice and Palliative Care Organization (NHPCO) Position Statement and Commentary on the Use of Palliative Sedation in Imminently Dying Terminally Ill Patients. Journal of Pain and Symptom Management, 39, 5, 914–923.

Kizawa, Y, Tsuneto, S., Tanba, K., Takamiya, Y., Morita, T., Bito, S. & Otaki, J. (2011). Development of a nationwide consensus syllabus of palliative medicine for undergraduate medical education in Japan: A modified Delphi method. Palliative Medicine, 26, 744–752.

Klein, C., Wittmann, C., Wendt, K.N., Ostgathe, C. & Stiel, S. (2018). Palliative Sedierung. Entwicklung und Konsentierung einer deutschsprachigen Dokumentationsvorlage. Anaesthesist, 67, 504–511.

Kleinknecht-Dolf, M. (2015). Wie erleben Pflegefachpersonen moralischen Stress in einem Schweizer Universitätsspital? Pflege & Gesellschaft, 20, 115–132.

Kleinknecht-Dolf, M., Frei, I. A., Spichiger, E., Müller, M., Martin, J. S. & Spirig, R. (2015). Moral distress in nurses at an acute care hospital in Switzerland: Results of a pilot study. Nursing Ethics, 22, 77–90.

Klinkhammer, G. (2014). Mit großer Sorgfalt und klinischer Erfahrung. Über eine Behandlungsoption, die die Zeit bis zum Eintritt des Todes erträglicher gestalten kann. Deutsches Ärzteblatt, 111, A 1552-A 1553.

Klosa, P. R. (2017). Die EAPC Leitlinie für palliative Sedierung und deren Behandlungspraxis in Deutschland – eine fragebogenbasierte Untersuchung. Dissertation, Friedrich-Alexander-Universität Erlangen-Nürnberg, 2017.

Klosa, P., Klein, C, Heckel, M., Bronnhuber, A. C., Ostgathe, C. & Stiel, S. (2014). The EAPC framework on palliative sedation and clinical practice – a questionnaire-based survey in Germany. Support Cancer Care, 22, 2621–2628.

Knight, P., Espinosa, L. A. & Freeman, B. (2016). Sedation for Refractory Symptoms. In J. A. Paice & B. R. Ferrell (Hrsg.), Care of the Imminently Dying (S. 61–74). Oxford: University Press.

Knight, P., Espinosa, L. A. & Freeman, B. (2015). Sedation for refractory symptoms. In B. R. Ferrell, B. Coyle & J. A. Paice (Hrsg.), Oxford Textbook of Palliative Nursing (S. 440–448). Oxford: University Press.

Knoppers, B. M. (2014). Does policy grow on trees? BMC Medical Ethics, 15: 87.

Ko, H.-K., Chin, C.-C., Hsu, M-T. & Lee, s.-L. (2019). Phenomenon of moral distress through the aspect of interpretive interactionism. Nursing Ethics, 26, 1484–1493.

Köberl, K. (2019). Die medizinische Indikation, Leitfaden oder Hindernis? MedR, 37, 203–207.

Koenig, H. A. (2012). Spiritualität in den Gesundheitsberufen. Ein praxisorientierter Leitfaden. Stuttgart: Kohlhammer.

Körtner, U. H. (2015). Beihilfe zur Selbsttötung – eine Herausforderung für eine christliche Ethik. Zeitschrift für Evangelische Ethik, 59, 89–103.

Körtner, U. H. (2013). Menschenwürde am Lebensende. In J. C. Joerden, E. Hilgendorf & F. Thiele (Hrsg.), Menschenwürde und Medizin. Ein interdisziplinäres Handbuch (S. 669–685). Berlin: Duncker & Humblot.

Kohlen, H. (2016). Sterben als Regelungsbedarf, Palliative Care und die Sorge um das Ganze. Ethik Med, 28, 1–4.

Koksvik, G. H. (2018). Medically Timed Death as an Enactment of Good Death: An Ethongraphic Study of Three European Intensive Care Units. OMEGA – Journal of Death and Dying, doi: 10.1177/0030222818756555.

Kon, A. A. & Ablin, A. R. (2010). Palliative Treatment: Redefining Interventions to Treat Suffering Near the End of Life. Journal of Palliative Medicine, 13, 643–646.

Koper, I., van der Heide, A., Janssens, R., Swart, S., Perez, R. & Rietjens, J. (2014). Consultation with specialist palliative care services in palliative sedation: considerations of Dutch physicians. Support Care Cancer, 22, 225–231.

Kopp, I., Encke, A. & Lorenz, W. (2002). Leitlinien als Instrument der Qualitätssicherung in der Medizin. Bundesgesundheitsbl-Gesundheitsforsch-Gesundheitsschutz, 45, 223–233.

Kotalik, J., Covino, C., Doucette, N., Henderson, S., Langlois, M., McDaid, K. & Pedri, L. M. (2014). Framework for Ethical Decision-Making Based on Mission, Vision and Values of the Institution. HEC Forum, 26, 125–133.

Kozlowski, D., Hutchinson, M., Hurley, J., Rowley, J. & Sutherland, J. (2017). The role of emotion in clinical decision making: an integrative literature review. BMC Med Educ, 177: 255, doi: 10.1186/s12909-017-1089-7.

Krafft, A. M. (2018). Die Psychologie der Hoffnung. In: A. M. Krafft & A. M. Walker, Positive Psychologie der Hoffnung (S. 109–173). Berlin: Springer.

Krakauer, E. L. (2015). Sedation at the end of life. In N. I. Cherny, M. T. Fallon, S. Kaasa, R. K. Portenoy & D. C. Currow (Hrsg.), Oxford Textbook of Palliative Medicine (S. 1134–1141). Oxford: Oxford University Press.

Kränzle, S. (2018). Geschichte, Selbstverständnis und Zukunftsstrategien von Palliative Care. In S. Kränzle, U. Schmid & C. Seeger (Hrsg.), Palliative Care (S. 3–16). Heidelberg: Springer.

Kreß, H. (2016). Normative Basis von Patientenverfügungen: Das Grundrecht auf Selbstbestimmung in ethischer und interkultureller Hinsicht. In A. T. May, H. Kreß, T. Verrel & T. Wagner (Hrsg.), Patientenverfügungen. Handbuch für Berater, Ärzte und Betreuer (S. 5–18). Berlin, Heidelberg: Springer.

Kreß, H. (2015). Suizid und Suizidbeihilfe unter dem Aspekt des Grundrechts auf Selbstbestimmung. Zeitschrift für Evangelische Ethik, 59, 114–122.

Kreß, H. (2012). Ärztlich assistierter Suizid. Das Grundrecht von Patienten auf Selbstbestimmung und die Sicht von Religionen und Kirchen – ein unaufhebbarer Gegensatz? Zentrum für Medizinethik Bochum: Medizinethische Materialien, Heft 192.

Kreß, Hartmut (2010). Sterbehilfe in Form der Sedierung am Lebensende. Aktuelle medizinethische Empfehlungen und weiterer Diskussionsbedarf. Bundesgesundheitsbl (2010) 53, 939–942.

Krijnen, C. (2011). Werte. In M. Düwell, C. Hübenthal & M. H. Werner (Hrsg.), Handbuch Ethik (S. 548–553). Stuttgart: J. B. Metzler.

Krikorian, A. & Román, J. P. (2015). Current dilemmas in the assessment of suffering in palliative care. Palliative and Supportive Care, 13, 1093–1101.

Krikorian, A., Limonero, J. T. & Maté, J. (2012). Suffering and distress at the end-of-life. Psycho-Oncology, 21, 799–808.

Krones, T. (2009). Empirische Methodologien und Methoden der angewandten und der empirischen Ethik. Ethik in der Medizin, 21, 247–258.

Kruse, A. (2010). Der Respekt vor der Würde des Menschen am Ende des Lebens. In T. Fuchs, A. Kruse & G. Schwarzkopf (Hrsg.), Menschenbild und Menschenwürde am Ende des Lebens (S. 27–55). Heidelberg: Universitätsverlag Winter.

Kruse, J. (2015). Qualitative Interviewforschung. Ein integrativer Ansatz. Weinheim und Basel: Beltz Juventa.

Küchenhoff, J. (2016). Hoffen, Leiden, Psychotherapie. In G. Maio (Hrsg.), Die Kunst des Hoffens. Kranksein zwischen Erschütterung und Neuorientierung (S. 244–260). Freiburg im Breisgau: Herder.

Kuckartz, U. (2016). Qualitative Inhaltsanalyse. Methoden, Praxis, Computerunterstützung. Weinheim, Basel: Beltz Juventa.

Kühn, T. & Koschel, K.-V. (2018). Gruppendiskussionen. Ein Praxis-Handbuch. Wiesbaden: VS Verlag für Sozialwissenschaften.

Lachmann, V. D. (2016). Moral Resilience: Managing and Preventing Moral Distress and Moral Residue. Nursing, 25, 121–124.

Lam, M., Lam, H. R., Agarwal, A., Chow, R., Chow, S., Chow, E., de Longhi, C. & Henry, B. (2017). Clinicians' view on palliative sedation for existential suffering: A systematic review and thematic synthesis of qualitative studies. J. Pain Management, 10, 31–40.

Lam, M., Lam, H. R., Agarwal, A., Chow, R., Chow, S., Chow, E., de Longhi, C. & Henry, B. (2017). Palliative sedation for existential suffering. In B. Henry, A. Agarval, E. Chow & J. Merrick (Hrsg.), Palliative Care. Psychosocial and Ethical Considerations (S. 45–59). New York: Nova Biomedical.

Lamiani, G., Borghi, L. & Argentero, P. (2017). When healthcare professionals cannot do the right thing: A systematic review of moral distress and its correlates. Journal of Health Psychology, 22, 51–67.

Lamnek, S. (2005). Gruppendiskussion. Theorie und Praxis. Weinheim, Basel: Beltz.

Laufenberg-Feldmann, R., Gerlach, C. & Weber, M. (2012). Palliative Sedierung – wann, wie, warum? Dtsch Med Wochenschr, 137, 2155–2159.

Lavoie, M., Godin, G., Vézina-Im, L.-A., Blondeau., D., Martineau, I. & Roy, L. (2016). Psychosocial determinants of nurses' intention to practice euthanasia in palliative care. Nursing Ethics, 23, 48–60.

Lazzarin, M., Biondi, A. & di Mauro, S. (2012). Moral distress in nurses in oncology and haematology units. Nursing Ethics, 19, 183–195.

Leboul, D., Aubry, R., Peter, J.-M., Royer, V., Richard, J.-F. & Guirimand, F. (2017). Palliative sedation challenging the professional competency of health care providers and staff: A qualitative focus group and personal written narrative study. BMC Palliative Care, 16, 25, doi: 10.1186/s12904-017-0198-8.

Ledermann Flamm, A. (2013). Developing an effective ethics policy. In D. Micah Hester & T. Schonfeld (Hrsg.), Guidance for Healthcare Ethics Committees (S. 130–138). Cambridge: University Press.

Legemaate, J., Verkerk, M., Wijlick, E. & Graeff, A. van de (2007). Palliative sedation in The Netherlands: starting-points and contents of a national guideline. European Journal of Health Law, 14, 61–73.

Lehmeyer, S. (2018). Vulnerabilität. In A. Riedel & A. C. Linde (Hrsg.), Ethische Reflexion in der Pflege. Konzepte – Werte – Phänomene (S. 75–87). Heidelberg: Springer.

Leitlinienprogramm Onkologie (2019). Erweiterte S3-Leitlinie Palliativmedizin für Patienten mit einer nicht-heilbaren Krebserkrankung. (Langversion) 2.0 – August 2019. AWMF-Registernummer: 128/001-OL.

Lemiengre, J., Dierckx de Casterlé, B., Denier, Y., Shotsmans, P. & Gastmans, C. (2014). Written institutional ethics policies on euthanasia: an empirical-based organizational-ethical framework. Med health Care and Philos, 17, 215–228.

Lemiengre, J., Dierckx de Casterlé, B., Denier, Y., Shotsmans, P. & Gastmans, C. (2009). Content analysis of euthanasia policies of nursing homes in Flanders (Belgium). Med Health Care and Philos, 12, 313–322.

Leuenberger, M. (Hrsg.) (2015). Segen. Tübingen: Mohr Siebeck.

Levin, K., Bradley, G. L. & Duffy, A. (2018). Attitudes toward Euthanasia for Patients who Suffer from Physical or Mental illness. Journal of Death and Dying, doi: 10.1177/0030222818754667.

Levy, M. H. & Cohen, S. D. (2005). Sedation for the relief of refractory symptoms in the imminently dying: A fine intentional line. Semin Oncol, 32, 237–246.

Linde, A. C. (2018). Lebensqualität. In A. Riedel & A. C. Linde (Hrsg.), Ethische Reflexion in der Pflege. Konzepte – Werte – Phänomene (S. 65–74). Heidelberg: Springer.

Lindner, D. (2016). Einschluss der Ausgeschlossenen. Konturen des Sterbens im Hospiz. In T. Benkel (Hrsg.), Die Zukunft des Todes. Heterotopien des Lebensendes (S. 85–106). Bielefeld: transcript.

LiPuma, S. H. (2013). Continuous sedation until death as physician-assisted-suicide/euthanasia: A conceptual analysis. Journal of Medicine and Philosophy, 38, 190–204.

Lo, B. & Rubenfeld, R. (2005). Palliative sedation in dying patients: »We turn to it when everything else hasn't worked«. JAMA, 294, 1810–1816.

Lob-Hüdepohl, A. (2019). Gelassen.Gestalten. Moraltheologische Erkundungen zum »Advance Care Planing« (sic!) In W. Höfling, T. Otten & J. in der Schmitten (Hrsg.), Advance Care Planning/Behandlung im Voraus Planen: Konzepte zur Förderung einer patientenzentrierten Gesundheitsversorgung (S. 109–129). Baden-Baden: Nomos.

Loewy, E. H. & Loewy, R. S. (2000). The Ethics of terminal Care: Orchestrating the end of life. New York: Kluwer.

Lokker, M. E., Swart, S. J., Rietjens, J. A., van Zuylen, L., Perez, R. S. & van der Heide, A. (2018). Palliative Sedation and moral distress: A qualitative study of nurses. Applied Nursing Research, 40, 157–161.

Loos, P. & Schäffer, B. (2001). Das Gruppendiskussionsverfahren. Theoretische Grundlagen und empirische Anwendung. Opladen: Leske + Budrich.

Löschke, J. (2015). Dilemma. In D. Struma & B. Heinrichs (Hrsg.), Handbuch Bioethik (S. 21–25). Stuttgart, Weimar: J. B. Metzler.

Lützén, K., Cronqvist, A., Magnusson, A. & Andersson, L. (2003). Moral Stress: Synthesis of a Concept. Nursing Ethics, 10, 3, 312–322.

Lux, E. A. (2017). Palliative Sedierung. Belastende Symptome lindern. Schmerzmedizin, 33,4, 20–24.

Lux, M. R., McCrate Protus, B., Kimbrel, J. & Grauer, P. (2017). A Survey of Hospice and Palliative Care. Physicians Regarding Palliative Sedation Practices. American Journal of Hospice & Palliative Medicine, 34, 217–222.

Macauley, R. C. (2018). Ethics in Palliative Care. Oxford: University Press.

Mack, B. & Tampe-Mai, K. (2012). Konzeption, Diskussionsleitfaden und Stimuli einer Fokusgruppe. In M. Schulz, B. Mack & O. Renn (Hrsg.), Fokusgruppen in der empirischen Sozialwissenschaft. Von der Konzeption bis zur Auswertung (S. 66–87). Wiesbaden: Springer VS.

Maeda, I., Morita, T. et al. (2016). Effect of continuous deep sedation on survival in patients with advanced cancer (J-Proval): A propensity score-weighted analysis of a prospective cohort study. The Lancet Oncology, 17, 115–122.

Mahoney, C. O. & Harder, L.-M. (2015). Emotions, Empathy, and the Choice to Alleviate Suffering. In R. E. Anderson (Hrsg.), World Suffering and Quality of Life (S. 413–425). Heidelberg: Springer.

Maier, B. O. (2017). Zukünftige Herausforderungen der Palliativversorgung. In D. Berthold, J. Gramm, M. Gaspar & U. Sibelius (Hrsg.), Psychotherapeutische Perspektiven am Lebensende (S. 24–31). Göttingen: Vandenhoeck & Rupprecht.

Maio, G. (2017). Mittelpunkt Mensch: Ethik in der Medizin. Ein Lehrbuch. Stuttgart: Schattauer.

Maio, G. (2016). Ethische Entscheidungsfindung in der Notfallmedizin – eine Einführung. In F. Salomon (Hrsg.), Praxisbuch Ethik in der Notfallmedizin (S. 1–16). Berlin: Medizinisch Wissenschaftliche Verlagsgesellschaft.

Maio, G. (2016). Grundelemente einer Care Ethik. In J. Hruschka & J. C. Joerden (Hrsg.), Jahrbuch für Recht und Ethik, Band 24 (2016) (S. 241–251). Berlin: Duncker & Humblot.

Maio, G. (2016). Hoffnung als Bereitschaft, die Zukunft anzunehmen. In G. Maio (Hrsg.), Die Kunst des Hoffens. Kranksein zwischen Erschütterung und Neuorientierung (S. 203–226). Freiburg im Breisgau: Herder.

Maio, G. (2015). Den kranken Menschen verstehen. Freiburg im Breisgau: Herder.

Maio, G. (2014). Wenn das Annehmen wichtiger wird als das Machen. Herz, 39, 581–585.

Maiser, S., Estrada-Stephen, K., Sahr, N., Gully, J. & Marks, S. (2017). A Survey of Hospice and Palliative Care Clinicians' Experiences and Attitudes Regarding the Use of Palliative Sedation. Journal of Palliative Medicine, 20, 915–921.

Maltoni, M., Scarpi, E. & Nanni. O. (2014). Palliative sedation for intolerable suffering. Current Opinion in Oncology, 26, 389–394.

Maltoni, M., Scarpi, E. & Nanni, O. (2013). Palliative sedation in end-of-life care. Current opinion in oncology, 25, 360–367.

Maltoni, M., Scarpi, E., Rosati, M., Derni, S., Fabbri, L., Martini, F., Amdori, D. & Nanni, O. (2012). Palliative sedation in end-of-life care and survival: A systematic review. Journal of Clinical Oncology, 30, 1378–1383.

Maltoni, M., Pittureri, C., Scarpi, E., Piccinini, L., Martini, F., Turci, P., Montanari, L., Nanni, O. & Amadori, D. (2009). Palliative sedation therapy does not hasten death: Results from a prospective multicenter study. Annals of Oncology, 20, 1163–1169.

Marckmann, G. (2015a). Grundlagen ethischer Entscheidungsfindung in der Medizin. In G. Marckmann (Hrsg.), Praxisbuch Ethik in der Medizin (S. 3–13). Berlin: Medizinisch Wissenschaftliche Verlagsgesellschaft.

Marckmann, G. (2015b). Im Einzelfall ethisch gut begründet entscheiden: Das Modell der prinzipienorientierten Falldiskussion. In G. Marckmann (Hrsg.), Praxisbuch Ethik in der Medizin (S. 15–22). Berlin: Medizinisch Wissenschaftliche Verlagsgesellschaft.

Marckmann, G. (2013). Wann ist eine ethische Analyse eine *gute* ethische Analyse? Ein Plädoyer für eine Methodenreflexion in der Medizinethik. Ethik Med, 25, 87–88.

Marckmann, G., Schmidt, H., Sofaer, N. & Strech, D. (2015). Putting public health ethics into practice: a systematic framework. Frontiers in Public Health, 3, 23, doi: 10.3389/fpubh.2015.00023.

Marckmann, G., Brumann, M. & Mutschler, W. (2014). Ethische Entscheidungen in der Chirurgie. Grundlagen einer prinzipienorientierten Falldiskussion. Unfallchirurg, 117, 392–398.

Mares, J. (2016). Moral distress: Terminology, theories and models. Nursing Contact, 18, 137–144.

Marquardt, R. (2011). »Wir, sind wir von einem gewissen Grade unsinniger Schmerzen an noch wir?« Schmerz, Leiden und Sinndeutung als theologische Aufgabe der Palliativmedizin. Zeitschrift für Medizinische Ethik, 57, 17–25.

Materstvedt, L. J. (2019) Distinction between euthanasia and palliative sedation is clearcut. J Med Ethics, doi: 10.1136/medethics-2019-105457.

Materstvedt, L. J. & Bosshard, G. (2015). Euthanasia and palliative care. In N. I. Cherny, M. T. Fallon, S. Kaasa, R. K. Portenoy & D. C. Currow (Hrsg.), Oxford Textbook of Palliative Medicine (S. 314–322). Oxford: Oxford University Press.

Materstvedt, L. J. & Bosshard, G. (2011). Euthanasia and physician-assisted suicide. In G. Hanks, N. I. Cherny, N. A. Christakis, M. Fallon, S. Kaasa & R. K. Portenoy (Hrsg.), Oxford Textbook of Palliative Medicine (S. 304–319). Oxford, New York: Oxford University Press.

Materstvedt, L. J. & Bosshard, G. (2009). Deep and continuous sedation (terminal sedation): Clinical, ethical and philosophical aspects. The Lancet Oncology, 10, 622–627.

Materstvedt, L. J., Clark, D., Ellershaw, J., Forde, R., Boeck Gravgaard, A.-M., Müller-Busch, H. C., Sales, J. P. & Rapin, C.-H. (2004). Euthanasie und ärztlich unterstützter Suizid: eine Stellungnahme der Ethics Task Force der European Association for Palliative Care (EAPC). Z Palliativmed, 5, 102–106.

Mathis, G. (2017). Ausblick – Zukunft von Palliative Care. In S. Husebo & G. Mathis (Hrsg.), Palliativmedizin (S. 453–460). Heidelberg: Springer.

May, A. T., Kreß, H., Verrel, T. & Wagner, T. (Hrsg.) (2016). Patientenverfügungen. Handbuch für Berater, Ärzte und Betreuer. Berlin, Heidelberg: Springer.

Mayer, H. (2015). Pflegeforschung anwenden. Elemente und Basiswissen für das Studium. Wien: Facultas.

Mayring, P. (2016). Einführung in die qualitative Sozialforschung. Weinheim/Basel: Beltz.

Mayring, P. (2015). Qualitative Inhaltsanalyse. Grundlagen und Techniken. Weinheim/Basel: Beltz.

Mayring, P. & Fenzl, T. (2019). Qualitative Inhaltsanalyse. In N. Baur & J. Blasius (Hrsg.), Handbuch Methoden der empirischen Sozialforschung (S. 633–647). Wiesbaden: Springer.

McCammon, S. D. & Piemonte, N. M. (2015). Continuous Sedation until Death Should Not Be an Option of First Resort. The Journal of Clinical Ethics, 26, 132–142.

McCarthy, J. & Gastmans, C. (2015). Moral distress: A review of the argument-based nursing ethics literature. Nursing Ethics, 22, 131–152.

Medical Ethics Department & British Medical Association (2012). Medical Ethics Today: The BMA's Handbook of Ethics and Law. Oxford: Wiley-Blackwell.

Mehlis, K., Bierwirth, E., Laryionava, K., Mumm, F. H., Hiddemann, W., Heußner, P. & Winkler, E. (2018). High prevalence of moral distress reported by oncologist and oncology nurses in end-of-life decision making. Psycho-Oncology, 27, 2733–2739.

Mehlis, K. & Winkler, E. C. (2016). Ethische Analyse lebensverlängernder Behandlungen. Zum Schutz der Selbstbestimmung und zum Schutz der Übertherapie. Der Onkologe, 22, 844–851.

Mehnert, A. & Vehling, S. (2018). Psychoonkologische Unterstützung von Patienten und Angehörigen in der Terminalphase. Forum, 33, 30–34.

Mehta, D. H., Perez, G. K., Traeger, L. et al. (2016). Building Resiliency in a Palliative Care Team: A Pilot Study. Journal of Pain and Symptom Management, 51, 604–608.

Meilaender, G. (2018). Comforting when we cannot heal: the ethics of palliative sedation. Theoretical Medicine and Bioethics, 39, 211–220.

Melching, H. (2015). Gedanken zur aktuellen Sterbehilfediskussion aus Sicht der Deutschen Gesellschaft für Palliativmedizin. Der Schmerz, 29, 261–265.

Mercadante, S., Mesedu, F., Balzani, I. et al. (2018). Prevalence of delirium in advanced cancer patients in home care and hospice and outcomes after 1 week of palliative care. Support Cancer Care, 26, 913–919.

Mercadante, S., Intravaia, G., Villari, P., Ferrera, P., David, F. & Casuccio, A. (2009). Controlled sedation for refractory symptoms in dying patients. Journal of Pain and Symptom Management, 37, 771–779.

Mertz, M., Albisser Schleger, H., Meyer-Zehnder, B. & Reiter-Theil, S. (2014). Prinzipien und Diskurs – Ein Ansatz theoretischer Rechtfertigung der ethischen Fallbesprechung und Ethikkonsultation.

Mey, G. & Mruck, K. (Hrsg.) (2010). Handbuch Qualitative Forschung in der Psychologie. Wiesbaden: VS Verlag.

Miccinesi G., Caracenti, A., Geratto, F. et al. (2019). The Path of Cicely Saunders: The »Peculiar Beauts« of Palliative Care. Journal of Palliative Care, doi: 10.1177/0825859719833659.

Miccinesi, G., Caraceni, A. & Maltoni, M. (2017). Palliative sedation: ethical aspects. Minerva Anestesiologica, 83, 1317–1323.

Miccinesi, G., Rietjens, J. A., Deliens, L., Paci, E., Bosshard, G., Nilstun, T., Norup, M., van der Wal, G.; on behalf of the EURELD Consortium (2006). Continuous Deep Sedation: Physicians' Experiences in Six European Countries. Journal of Pain and Symptom Management, 31, 122–129.

Milliken, A. (2018). Nurse ethical sensitivity: An integrative review. Nursing Ethics, 25, 278–303.

Milliken, A. & Grace, P. (2017). Nurse ethical awareness: Understanding the nature of everyday practice. Nursing Ethics, 24, 517–524.

Milton, C. L. (2013). The Ethics of Defining Quality of Life. Nursing Science Quarterly, 26, 121–123.

Milton, C. L. (2013). Suffering. Nursing Science Quarterly, 26, 226–228.

Misoch, S. (2015). Qualitative Interviews. Berlin, München, Boston: Walter de Gruyter.

Mitra, A. G., Clarinval, C. & Biller-Andorno, N. (2015). Vulnerabilität. In D. Struma & B. Heinrichs (Hrsg.), Handbuch Bioethik (S. 427–431). Stuttgart, Weimar: J. B. Metzler.

Molewijk, B., Hem, M. H. & Pedersen, R. (2015). Dealing with ethical challenges: A focus group study with professionals in mental health care. BMC Medical Ethics, 16, 4, doi: 10.1186/1472-6939-16-4.

Montag, T., Starbatty, B., Thomas, M., Gog, C., Ostgathe, C. & Simon, S. (2017). SOP – Behandlung und Betreuung in der Sterbephase. Der Onkologe, 23, 385–388.

Monteverde S. (2018). Die Bedeutung der Professionsethiken im Zeitalter der Interprofessionalität. Bioethica Forum, 10, 98–99.

Monteverde, S. (2017a). Nursing and assisted dying: Understanding the sounds of silence. Nursing Ethics, 24, 3–8.

Monteverde, S. (2017b). Leiden lindern, warten können: Ethos und Ethik in der Palliative Care. In B. Steffen-Bürgi, E. Schärer-Santschi, D. Staudacher & S. Monteverde (Hrsg.), Lehrbuch Palliative Care (S. 832–849). Bern: Hogrefe.

Monteverde, S. (2017c). Die Bedeutung der Professionsethiken im Zeitalter der Interprofessionalität. Bioethica Forum, 10, 98–99.

Monteverde, S. (2016). Caring for tomorow's workforce: Moral resilience and healthcare ethics education. Nursing Ethics, 23, 104–116.

Monteverde, S. (2014). Undergraduate healthcare ethics education, moral resilience, and the role of ethical theories. Nursing Ethics, 21, 385–401.

Moonen, C., Lemiengre, J. & Gastmans, C. (2016). Dealing with Existential Suffering of Patients with Severe Persistent Mental Illness: Experiences of Psychiatric Nurses in Flanders (Belgium). Archives of Psychiatric Nursing, 30, 219–225.

Morgan, D. L. (1998). Planning focus groups. Thousand Oaks, CA: SAGE.

Morita, T. (2004). Palliative sedation to relieve psycho-existential suffering of terminally ill cancer patients. Journal of Pain and Symptom Management, 28, 445–450.

Morita, T., Imai, K., Yokomichi, N., Masonori, M., Kizawa, Y. & Tsuneto, S. (2017). Continuous Deep Sedation: A Proposal for Performing More Rigorous Empirical Research. Journal of Pain and Symptom Management, 53, 146–152.

Morita, T., Bito, S., Koyama, H., Uchitomi, Y. & Adachi, I. (2007). Development of a national clinical guideline for artificial hydration therapy for terminally ill patients with cancer. Journal of Palliative Medicine, 10, 770–780.

Morita, T., Bito, S., Kurihara, Y. & Uchitomi, Y. (2005). Development of a Clinical Guideline for Palliative Sedation Therapy Using the Delphi Method. Journal of Palliative Medicine, 8, 716–729.

Morita, T., Miyashita, M., Kimura, R., Adachi, I. & Shima, Y. (2004). Emotional burden of nurses in palliative sedation therapy. Palliative Medicine, 18, 550–557.

Morita T., Tei, Y. & Inoue, S. (2003). Ethical validity of palliative sedation therapy. Journal of Pain and Symptom Management, 25, 103–105.

Morita, T., Tsuneto, S. & Shima, Y. (2002). Definition of sedation for symptom relief: A systematic literature review and a proposal of operational criteria. Journal of Pain and Symptom Management, 24, 447–453.

Morita, T., Tsuneto, S. & Shima, Y. (2001). Proposed definitions for terminal sedation. The Lancet, 358, 335–336.

Morita, T., Tsunoda, J., Inoue, S. & Chihara, S. (2000). Terminal sedation for existential distress. American Journal of Hospice & Palliative Care, 17, 189–195.

Morley, G., Ives, J., Bradbury-Jones, C. & Irvine F. (2019). What is ›moral distress‹? A narrative synthesis of the literature. Nursing Ethics, 26, 646–662.

Morley, G. (2016). Perspective: The Moral Distress Debate. Journal of Research in Nursing, 12, 570–575.

Muche-Borowski, C., Nothacker, M. & Kopp, I. (2015). Leitlinienimplementierung. Bundesgesundheitsbl, 58, 32–37.

Müller-Busch, H. C. (2016). Entscheidungen am Lebensende und Respekt vor der Autonomie – Möglichkeiten und Grenzen der Palliativmedizin. In J. Platzer & F. Großschädel (Hrsg.), Entscheidungen am Lebensende. Medizinethische und empirische Forschung im Dialog (S. 17–29). Baden-Baden: Nomos.

Müller-Busch, H. C. (2016). Entscheidungen in Grenzsituationen und ärztliches Selbstverständnis. In A. T. May, H. Kreß, T. Verrel & T. Wagner (Hrsg.), Patientenverfügungen. Handbuch für Berater, Ärzte und Betreuer (S. 163–176). Berlin, Heidelberg: Springer.

Müller-Busch, H. C. (2015). Letztverlässlichkeit als Prinzip in der Palliativversorgung. die hospiz-zeitschrift, 17, 9–11.

Müller-Busch, H. C. (2015). Schmerz und Leid in der Palliativmedizin. In G. Maio, C. Bozzaro & T. Eichinger (Hrsg.), Leid und Schmerz. Konzeptionelle Annäherungen und medizinethische Implikationen (S. 288–311). Freiburg, München: Karl Alber.

Müller-Busch, H. C. (2015). Issues of palliative medicine in end-of-life care. In C. Rehmann-Sutter, H. Gudat & K. Ohnsorge (Hrsg.), The Patient's Wish to Die. Research, Ethics, and Palliative Care (S. 177–190). Oxford: University Press.

Müller-Busch, C. (2012). Entwicklung und Desiderate der Palliativmedizin in Deutschland. In F.-J. Bormann & G. D. Borasio (Hrsg.), Sterben. Dimensionen eines anthropologischen Grundphänomens (S. 95–110). Berlin, Boston: De Gruyter.

Müller-Busch, H. C. (2010). Zur Bedeutung der Hoffnung in der Medizin. Existenzielle Erfahrungen an Grenzen des Lebens. In A. Frewer, F. Bruns & W. Rascher (Hrsg.), Hoffnung und Verantwortung. Herausforderungen für die Medizin (S. 19–38). Würzburg: Königshausen & Neumann.

Müller-Busch, H. C. (2008). Sterbebegleitung – Sterbehilfe. Z. Evid. Fotbild. Qual. Gesundh. Wesen (ZEFQ), 102, 167–170.

Müller-Busch, H. C. (2004). »Terminale Sedierung«: Ausweg im Einzelfall, Mittelweg oder schiefe Ebene? Ethik Med, 16, 369–377.

Müller-Busch, H. C. (2004). Sterbende sedieren? Z Palliativmed, 5, 107–112.

Müller-Busch, H. C. (2004). »Terminale Sedierung« – ein Thema für die Palliativmedizin? Z Palliativmed, 5, 29–30.

Müller-Busch, H. C. & Aulbert, F. (2012). Ethische Fragen. In E. Aulbert, F. Nauck & L. Radbruch (Hrsg.), Lehrbuch Palliativmedizin (S. 42–59). Stuttgart: Schattauer.

Müller-Busch, H. C., Simon, A. & Schildmann, J. (2007). Ethik in der Palliativmedizin. Z Palliativmed, 8, 55–68.

Müller-Busch, H. C., Radbruch, L., Strasser, F. & Voltz, R. (2006). Empfehlungen zur Palliativen Sedierung. Arbeitsergebnisse einer internationalen Expertengruppe. Dtsch Med Wochenschr, 131, 2733–2736.

Müller-Busch, H. C., Oduncu, F. S., Woskanjan, S. & Klaschik, E. (2004). Attitudes on euthanasia, physician-assisted suicide and terminal sedation – A survey of the members of the German Association for Palliative Medicine. Medicine, Health Care and Philosophy, 7, 333–339.

Muller-Busch (sic!), H. C., Andres, I. & Jehser, T. (2003). Sedation in palliative care – a critical analysis of 7 years experience. BMC Palliative Care, 2, 2.

Müller, M. (2011). Statistik für die Pflege. Handbuch für Pflegeforschung und-wissenschaft. Bern: Hans Huber.

Musschenga, B. (2009). Was ist empirische Ethik? Ethik in der Medizin, 21, 187–199.

Musto, L. & Rodney, P. (2018). What we know about Moral Distress. In C. M. Ulrich & C. Grady (Hrsg.), Moral Distress in the Health Professions (S. 9–20). Cham: Springer International Publishing.

Musto, L. C., Rodney, P. A. & Vanderheide, R. (2015). Toward interventions to address moral distress: Navigating structure and agency. Nursing Ethics, 22, 91–102.

NANDA International (2016), Pflegediagnosen. Definitionen und Klassifikation 2015–2017. Kassel: RECOM.

Napiwotzky, A. (2012). Praxis der Hospize. In A. Anderheiden & W. U. Eckart (Hrsg.), Handbuch Sterben und Menschenwürde, Band 2 (S. 368–894). Berlin, Boston: de Gruyter.

Nash, R. R. (2013). Palliative Care, Ethics and the Law. In A. M. Berger, J. L. Shuster & J. H. von Roenn (Hrsg.), Principles and Practice of Palliative Care and Supportive Oncology (S. 748–760). Philadelphia: Lippincott Williams & Wilkins.

Nassehi, A. (2015). Die »Theodizee des Willens« als Bezugsproblem des Ethischen. In A. Nassehi, I. Saake, & J. Siri (Hrsg.), Ethik-Normen-Werte (S. 13–41). Wiesbaden: Springer VS.

National Ethics Committee, Veterans Health Administration (2007). The ethics of palliative sedation as a therapy of last resort. American Journal of Hospice & Palliative Care, 23, 483–491.

National Research Council of the National Academy of Sciences (2013). Subjective Well-Being. Measuring Happiness, Suffering, and other Dimensions of Experience. Washington: The National Academies Press.

Nationaler Ethikrat (2006). Selbstbestimmung und Fürsorge am Lebensende: Stellungnahme. Berlin.

Nauck, F., Ostgathe, C. & Radbruch, L. (2014). Hilfe beim Sterben – keine Hilfe zum Sterben. Deutsches Ärzteblatt, 111, A 67-A71.

Nauck, F., Jaspers, B. & Radbruch, L. (2007). Terminale bzw. palliative Sedierung. In W. Höfling & E. Brysch (Hrsg.), Recht und Ethik in der Palliativmedizin (S. 67–74). Berlin: LIT.

Neitzke, G. (2015). Medizinische und ärztliche Indikation – zum Prozess der Indikationsstellung. In A. Dörries & V. Lipp (Hrsg.), Medizinische Indikation. Ärztliche, ethische und rechtliche Perspektiven. Grundlagen und Praxis (S. 83–93). Stuttgart: Kohlhammer.

Neitzke G. (2014). Indikation: fachliche und ethische Basis ärztlichen Handelns. Medizinische Klinik – Intensivmedizin und Notfallmedizin, 109, 8–12.

Neitzke, G. (2013). Autonomie ermöglichen. Ein Konzept für die Ethikberatung im Gesundheitswesen. In C. Wiesemann & A. Simon (Hrsg.), Patientenautonomie. Theoretische Grundlagen – Praktische Anwendungen (S. 445–455). Münster: mentis.

Neitzke, G. (2012). Sedierung am Lebensende. In G. Arndt-Sandrock (2012). Was ist gutes Sterben? 15. Loccumer Hospiztagung (S. 71–99). Loccumer Protokolle, Eigenverlag.

Neitzke, G. (2010). Zur Bedeutung von Leitlinien zum Umgang mit Sedierung am Lebensende. Der Schmerz, 24, 355–357.

Neitzke, G., Riedel, A., Brombacher, L., Heinemann, W. & Herrmann, B. (2015). Empfehlungen zur Erstellung von Ethik-Leitlinien in Einrichtungen des Gesundheitswesens. Ethik in der Medizin, 27, 241–248.

Neitzke, G., Coors, M., Diemer, W., Holtappels, P., Spittler, J. F. & Wördehoff, D. (2013). Empfehlungen zum Umgang mit dem Wunsch nach Suizidhilfe. Arbeitsgruppe »Ethik am Lebensende« in der Akademie für Ethik in der Medizin e. V. (AEM). Ethik Med, 25, 349–365.

Neitzke, G., Oehmchen, F., Schliep, H. J. & Wördehoff, D. (2010a). Sedierung am Lebensende. Empfehlungen der AG Ethik am Lebensende in der Akademie für Ethik in der Medizin (AEM). Ethik Med, 22, 139–147.

Neitzke, G., Oehmchen, F., Schliep, H. J. & Wördehoff, D. (2010b). Sedierung am Lebensende. Empfehlungen der AG Ethik am Lebensende in der Akademie für Ethik in der Medizin (AEM). Der Onkologe, 16, 789–794.

Neitzke, G., Wördehoff, D., Diemer, W., Müller, J. & Wernstedt, T. (2009). Sedierung am Lebensende: Eckpunkte für einen verantwortungsvollen Umgang. In J. Vollmann, J. Schildmann & A. Simon (Hrsg.), Klinische Ethik: Aktuelle Entwicklungen in Theorie und Praxis (S. 185–207). Frankfurt, New York: Campus.

Neitzke, G. & Frewer, A. (2004). Sedierung als Sterbehilfe? Zur medizinethischen Kultur am Lebensende. Ethik Med, 16, 323–333.

Neuhäuser, C. (2015). Verantwortung. In D. Sturma & B. Heinrichs (Hrsg.), Handbuch Bioethik (S. 160–165). Stuttgart, Weimar: J.B. Metzler.

Niederberger, M. & Renn, O. (2018). Das Gruppendelphi-Verfahren. Vom Konzept bis zur Anwendung. Wiesbaden: Springer VS.

Niederbeger, M. (2015). Das Gruppendelphi. In M. Niederberger & S. Wassermann (Hrsg.), Methoden der Experten- und Stakeholdereinbindung in der Sozialwissenschaftlichen Forschung (S. 117–137). Wiesbaden: Springer VS.

Niederberger, M. (2015). Methoden der Experteneinbindung. In M. Niederberger & S. Wassermann (Hrsg.), Methoden der Experten- und Stakeholdereinbindung in der sozialwissenschaftlichen Forschung (S. 33–50). Wiesbaden: Springer VS.

Nokolic, V., Ruppert, S. & Heindl, P. (2019). Palliative Care heute. In S. Ruppert & P. Heindl (Hrsg.), Palliative Critical Care (55–82). Heidelberg: Springer.

Norton, S. A., Wladrop, D. & Gramling, R. (2016). Palliative Care, Ethics and Interprofessional Teams. In T. E. Quill & F. G. Miller (Hrsg.), Palliative Care and Ethics (S. 72–87). Oxford: University Press.

Numminen, O., Repo, H. & Leino-Kilpi, H. (2017). Moral courage in nursing: A concept analysis. Nursing Ethics, 24, 878–891.

Oduncu, F. S. (2005). Ärztliche Sterbehilfe im Spannungsfeld von Medizin, Ethik und Recht. Teil 2: Palliativmedizinische und medizinethische Aspekte. MedR, 9, 516–524.

Oechsle, K., Radbruch, L., Wolf, C. & Ostgathe, C. (2017). SOP – Palliative Sedierung. Der Onkologe, 23, 469–475.

Oh, Y. & Gastmans, C. (2015). Moral distress experienced by nurses: A quantitative literature review. Nursing Ethics, 22, 15–31.

Ohnsorge, K., Rehmann-Sutter, C., Streeck, N., Widdershoven, G. & Gudat, H. (2017). Was bedeutet es, das eigene Sterben zu ›akzeptieren‹? Zeitschrift für Palliativmedizin, 18, 144–151.

Ohnsorge, K., Gudat, H. & Rehmann-Sutter, C. (2014). What a wish to die can mean: Reasons, meanings and functions of wishes to die, reported from 30 qualitative case studies of terminally ill cancer patients in palliative care. BMC Palliative Care, 13, 38, doi: 10.1186/1472-684x13-38.

Onwuteaka-Philipsen, B. D., Brinkman-Stoppelenburg, A., Penning, C., de Jong-Krul, G. J.F., van Delden, J. J. & van der Heide, A. (2012). Trends in end-of-life practices before and after the enactment of the euthanasia law in The Netherlands from 1990 to 2010: A repeated cross-sectional survey. The Lancet, 380, 908–915.

Orsi, L. & Gristina, G. R. (2017). Palliative sedation: the position statement of the Italian National Committee for Bioethics. Minerva Anestesiologica, 83, 524–528.

Ortega-Galán, A. M., Ruiz-Fernández, M. D., Carmona-Rega, M. I., Cabrera-Troya, J., Ortíz-Amo, R. & Ibánez-Masero, O. (2019). Competence and Compassion: Key Elements of Professional Care at the End of Life from Caregiver's Perspective. American Journal of Hospice & Palliative Medicine, 36, 485–491.

Ostgathe, C., Thomas, M., Berendt, J. & AG Palliativmedizin im Netzwerk der Comprehensive Cancer Care (2017). Standard Operating Procedures (SOPs) zur palliativen Versorgung von Patienten im Netzwerk der deutschen Comprehensive Cancer Center (CCCs). Der Onkologe, 23, 211–212.

Ostgathe, C., Galushko, M. & Voltz, R. (2010). Hoffen auf ein Ende des Lebens? Todeswunsch bei Menschen mit fortgeschrittener Erkrankung. In A. Frewer, F. Bruns & W. Rascher (Hrsg.), Hoffnung und Verantwortung. Herausforderungen für die Medizin (S. 247–256). Würzburg: Königshausen & Neumann.

Ostheimer, J., Zichy, M. & Grimm, H. (2012). Was ist ein moralisches Problem? Zur Reflexion von Aufgabe, Methodik und Gegenstand der angewandten Ethik. In M. Zichy, J. Ostheimer & H. Grimm (Hrsg.), Was ist ein Moralisches Problem: Zur Frage des Gegenstandes angewandter Ethik (S. 11–32). Freiburg, München: Karl Alber.

Oswald, M. (2013). Should policy ethics come in two colours: green or white? J Med Ethics, 39, 312–315.

Paice, J. A. & Ferrell, B. R. (Hrsg.) (2016). Care of the Imminently Dying. Oxford: University Press.

Pakaki, N., Riedel, A. & Stolz, K. (2010). Palliative Sedierung. Exemplarische Diskussion medizinischer, juristischer, ethischer Aspekte. BtPrax, 19, 156–161.

Palpant, N. J. (2014). Suffering and Ethics in an Age of Empowerment. In M. Green & N. J. Palpant (Hrsg.), Suffering and Bioethics (S. 431–450). Oxford: University Press.

Papavasiliou, E., Payne, S. & Brearley, S.; on behalf of EUROIMPACT (2014a). Current debates on end-of-life sedation: An international expert elicitation study. Support Care Cancer, 22, 2141–2149.

Papavasiliou, E., Chambaere, K., Deliens, L., Brearley, S., Payne, S., Rietjens, J., Vander Stichele, R., & Van den Block, L.; on behalf of EURO IMPACT (2014b). Physician-reported practices on continuous deep sedation until death: A descriptive and comparative study. Palliative Medicine, 28, 491–500.

Papavasiliou, E., Brearley, S., Seymour, J. et al.; Euro Impact (2013a). From sedation to contiuous sedation until death: How has the conceptual basis of sedation in end-of-life care changed over time? Journal of Pain and Symptom Management, 46, 691–706.

Papavasiliou, E., Payne, S., Brearley, S., Brown, J. & Seymour, J. (2013b). Continuous sedation (CS) until death: Mapping the literature by bibliometric analysis. Journal of Pain and Symptom Management, 45, 1073-1082e10.

Pastrana, T., Radbruch, L., Nauck, F., Höver, G., Fegg, M., Pestinger, M., Roß, J., Krumm, N. & Ostgathe, C. (2010). Outcome indicators in palliative care – how to assess quality and success. Focus group and nominal group technique in Germany. Support Care Cancer, 18, 859–868.

Patel, B., Gorawara-Bhat, R., Levine, S. & Shega, J. W. (2012). Nurses' Attitudes and Experiences Surrounding Palliative Sedation: Components for Developing Policy for Nursing Professionals. Journal of Palliative Medicine, 15, 432–437.

Pauly, B. M., Varcoe, C. & Storch, J. (2012). Framing the Issues: Moral Distress in Health Care. HEC Forum, 24, 1–11.

Pauly, B. M., Varcoe, C., Storch, J. & Newton, L. (2009). Registered Nurses' Perceptions of Moral Distress and Ethical Climate. Nursing Ethics, 16, 561–573.

Pavlish, C., Brown-Saltzman, K., Fine, A. & Jakel, P. (2013). Making the Call: A Proactive Ethics Framework. HEC Forum, 25, 269–283.

Peintinger, M. (2008). Ethische Grundfragen in der Medizin. Wien: Facultas.

Peintinger, M. (2011). Überlegungen zur Sedierung am Lebensende. In A. Frewer, F. Bruns & W. Rascher (Hrsg.), Gesundheit, Empathie und Ökonomie – Kostbare Werte in der Medizin (S. 249–257). Würzburg: Königshausen & Neumann.

Petermann, F. (2013). Psychologie des Vertrauens. Göttingen et al.: Hogrefe.

Pfeffer, C. (2005). »Hier wird immer noch besser gestorben als woanders«. Eine Ethnographie stationärer Hospizarbeit. Bern: Hans Huber.

Pfister, H.-R., Jungermann, H. & Fischer, K. (2017). Die Psychologie der Entscheidung. Berlin, Heidelberg: Springer.

Pinsdorf, C. (2015). Prinzip der Doppelwirkung. In D. Sturma & B. Heinrichs (Hrsg.), Handbuch Bioethik (S. 136–140). Stuttgart, Weimar: J.B. Metzler.

Pleschberger, S. (2017). Die historische Entwicklung von Hospizarbeit und Palliative Care. In B. Steffen-Bürgi, E. Schärer-Santschi, D. Staudacher, & S. Monteverde (Hrsg.), Lehrbuch Palliative Care (S. 34–39). Bern: Hogrefe.

Prado, B. L., Gomes, D. B. D., Usón Júnior, P. L. S., Taranto, P., Sedlmaier Franca, M., Eiger, D., Mariano, R. C., Hui, D. & Giglio, A. D. (2018). Continuous palliative sedation for patients with advanced cancer at a tertiary care cancer center. BMC Palliative Care, 17, 13, doi: 10.1186/s12904-017-0264-2.

Prince-Paul, M. & Daly, B. J. (2019). Ethical Considerations in Palliative Care. In B. R. Ferrell & J. A. Paice (Hrsg.), Oxford Textbook of Palliative Nursing. (S. 824–843). Oxford: University Press.

Przyborski, A. & Wohlrab-Sahr, M. (2019). Forschungsdesigns für die qualitative Sozialforschung. In N. Baur & J. Blasius (Hrsg.), Handbuch Methoden der empirischen Sozialforschung (S. 105–123). Wiesbaden: Springer.

Przyborski, A. & Wohlrab-Sahr, M. (2014). Qualitative Sozialforschung. Ein Arbeitsbuch. München: Oldenburg Wissenschaftsverlag.

Przyborski, A. & Riegler, J. (2010). Gruppendiskussion und Fokusgruppen. In G. Mey, & K. Mruck, (Hrsg.), Handbuch Qualitative Forschung in der Psychologie (S. 436–448). Wiesbaden: VS Verlag.

Putman, M. S., Yoon, J. D., Rasinski, K. A. & Curlin, F. A. (2013). Intentional sedation to unconsciousness at the end of life: Findings from a national physician survey. Journal of Pain and Symptom Management, 46, 326–334.

Quante, M. (2016). Autonomie bis zum Schluss? In S. Gosepath & M. Remenyi (Hrsg.), »…dass es ein Ende mit mir haben muss«. Vom guten Leben angesichts des Todes (S. 21–36). Münster: mentis.

Quante, M. (2010). Menschenwürde und personale Autonomie. Demokratische Werte im Kontext der Lebenswissenschaften. Hamburg: Felix Meiner.

Quill, T. E. & Miller F. G. (2016). Palliative Care and Ethics. Oxford, New York: Oxford University Press.

Quill, T. E., Lo, B., Brock, D. W. & Miesel, A. (2009). Last-resort options for palliative sedation. Ann Intern Med, 151, 421–424.

Quill, T. E., Lo, B. & Brock, D. W. (2008). Palliative options of last resort: A comparison of voluntarily stopping eating and drinking, terminal sedation, physician-assisted suicide, and voluntary active euthanasia. In D. Birnbacher & E. Dahl (Hrsg.), Giving Death a Helping Hand. Physician-Assisted Suicide and Public Policy. An International Perspective (S. 49–64). Basel: Springer.

Quill, T. E. & Byock, I. R. (2000). Position paper: Responding to intractable terminal suffering: The role of terminal sedation and voluntary refusal of food and fluids. Annals of Internal Medicine, 132, 408–441.

Quill, T. E., Dresser, R. J.D. & Brock, D. W. (1997b). The Rule of Double Effect – A Critique of its Role in End-of-Life Decision Making. New England Journal of Medicine, 337, 1768–1771.

Quill, T. E., Lo, B. & Brock, D. W. (1997a). Palliative options of last resort: A comparison of voluntarily stopping eating and drinking, terminal sedation, physician-assisted suicide, and voluntary active euthanasia. JAMA (Journal of the American Medical Association), 278, 2099–2104.

Rabe, M. (2017). Ethik in der Pflegeausbildung. Beiträge zur Theorie und Didaktik. Bern: Hogrefe Verlag.

Radbruch, L. (2019). Palliative Sedierung: eine medizinische Intervention am Lebensende. Leitfaden, 1, 22–26.

Radbruch, L., Leget, C., Bahr, P., Müller-Busch, C., Ellershaw, J., de Conna, F. & Vanden Berghe, P.; on behalf of the board members of the EAPC (2016). Euthanasia and physician-assisted suicide: A white paper from the European Association for Palliative Care. Palliative Medicine, 30, 104–116.

Radbruch, L., Leget, C., Bahr, P., Müller-Busch, C., Ellershaw, J., de Conna, F. & Vanden Berghe, P.; im Namen der Mitglieder der EAPC (2015). Euthanasie und ärztlich assistierter Suizid: Ein Weißbuch der European Association for Palliative Care. Palliative Medicine, doi: 10.1177/0269216315616524.

Radbruch, L., Ostgathe, C. & Nauck, F. (2014). Unerträgliche Schmerzen – wie gut ist die Schmerzmedizin? Der Schmerz, 28, 571–572.

Radbruch, L. & Nauck, F. (2012). Palliative Sedierung. In E. Aulbert, F. Nauck & L. Radbruch (Hrsg.), Lehrbuch Palliativmedizin (S. 998–1005). Stuttgart: Schattauer.

Radbruch, L., Nauck, F. & Aulbert, E. (2012). Grundlagen der Palliativmedizin. In E. Aulbert, F. Nauck & L. Radbruch (Hrsg.), Lehrbuch Palliativmedizin (S. 1–41). Stuttgart: Schattauer.

Radbruch, L., Nauck, F. & Aulbert, E. (2010). Sedieren oder nicht sedieren – das ist hier die Frage. Palliative Sedierung zwischen Standard und Flexibilität. Der Schmerz, 24, 313–314.

Radbruch, L., Payne, S. and the Board of Directors of the EAPC (2010). White Paper on standards and norms for hospice and palliative care in Europe: part 2. Recommendations from the European Association for Palliative Care. European Journal of Palliative Care, 17, 22–33.

Radbruch, L., Payne, S. and the Board of Directors of the EAPC (2009). White Paper on standards and norms for hospice and palliative care in Europe: part 1. Recommendations from the European Association for Palliative Care. European Journal of Palliative Care, 16, 278–289.

Rady, M. Y. & Verheijde, J. L. (2012a). Distress from voluntary refusal of food and fluids to hasten death: What is the role of continuous deep sedation? J Med Ethics, 38, 510–512.

Rady, M. Y., Verheijde, J. L. (2012b). Deep Sedation at the End of Life: Life-Shortening-Effect and Palliative Efficacy. American Journal of Hospice & Palliative Medicine, 30, 100–101.

Rady, M. Y. & Verheijde, J. L. (2010). Continuous deep sedation until death: Palliation or physician-assisted death? American Journal of Hospice & Palliative Medicine, 27, 205–214.

Raftery, A.-M. & Willard, C. (2009). Using sedation without the consent of the terminally ill. European Journal of Palliative Care, 16, 178–182.

Raho, J. A. & Miccinesi, G. (2015). Contesting the equivalency of continuous sedation until death and physician-assisted suicide/euthanasia: A commentary on LiPuma. Journal of Medicine and Philosophy, 40, 529–553.

Ramsenthaler, C. (2013). Was ist »Qualitative Inhaltsanalyse?« In M. W. Schnell, C. Schulz, H. Kolbe & C. Dunger (Hrsg.), Der Patient am Lebensende. Eine qualitative Inhaltsanalyse (S. 23–42). Heidelberg: Springer.

Randall, F. & Downie, R. S. (2014). Philosophie der Palliative Care. Philosophie – Kritik – Rekonstruktion. Bern: Hans Huber.

Randall, F. & Downie, R. S. (2006). The philosophy of palliative care ethics: Critique and reconstruction. Oxford: University Press.

Randall, F. & Downie, R. S. (2001). Palliative Care Ethics. Oxford: Oxford University Press.

Rathert, C., May, D. R. & Chung, H. S. (2016). Nurse moral distress: A survey identifying predictors and potential interventions. International Journal of Nursing Studies, 53, 39–49.

Rattner, M. & Berzoff, J. (2016). Rethinking Suffering: Allowing for Suffering that is Intrinsic at End of Life. Journal of Social Work in End-of-Life & Palliative Care, 12, 240–258.

Rauen, V. (2017). Ethische Verantwortung. In L. Heidbrink, C. Langbehn & J. Loh (Hrsg.), Handbuch Verantwortung (S. 545–557). Wiesbaden: Springer VS.

Raus, K & Sterckx, S. (2016). How defining clinical practices may influence their evaluation: The case of continuous sedation at the end of life. Journal of Evaluation in Clinical Practice, 22, 425–432.

Raus, K., Chambaere, K. & Sterckx, S. (2016). Controversies surrounding continuous deep sedation at the end of life: the parliamentary and societal debates in France. BMC Medical Ethics, 17:36, doi: 10.1186/s12910-016-0116-2.

Raus, C., Anquinet, L., Rietjens, J., Deliens, L., Mortier, F. & Sterckx, S. (2014a). Factors that facilitate or constrain the use of continuous sedation at the end of life by physicians and nurses in Belgium: Results from a focus group study. J Med Ethics, 40, 230–234.

Raus, K., Brown, J., Seale, C., Rietjens, J. AC., Janssens, R., Bruinsma, S., Mortier, F., Payne, S. & Sterckx , S. (2014b). Contiunous sedation until death: the everyday moral reasoning of physicians, nurses and family caregivers in the UK, The Netherlands and Belgium. BMC Medical Ethics, 15, 14, doi: 10.1186/1472-6939-15-14.

Raus, K., Sterckx, S. & Mortier, F. (2013). Can the doctrine of double effect justify continuous deep sedation at the end of life? In S. Sterckx, K. Raus & F. Mortier (Hrsg.), Continuous Sedation at the End of Life. Ethical, Clinical and Legal Perspectives (S. 177–201). Cambridge: University Press.

Raus, K., Sterckx, S. & Mortier, F. (2012). Continuous deep sedation at the end of life and the ›natural death‹ hypothesis. Bioethics, 26, 329–336.

Raus, K., Sterckx, S. & Mortier, F. (2011). Is Continuous Sedation at the End of Life an Ethically Preferable Alternative to Physician-Assisted Suicide? The American Journal of Bioethics, 11, 32–40.

Rayner, L., Price, A., Hotopf, M. & Higginson, I. J. (2011). Expert opinion on detecting and treating depression in palliative care: A Delphi study. BMC Palliative Care, 10, 10.

Reed, F. C. (2013). Pflegekonzept Leiden. Leiden erkennen, lindern und verhindern. Bern: Hans Huber.

Rehmann-Sutter, C, Ohnsorge, K & Gudat, H. (2018). Die moralische Komplexität der kontinuierlichen tiefem Sedierung am Lebensende als klinische Interaktion. Bioethica Forum, 11, 67–75.

Rehmann-Sutter, C. (2016a). »Ich möchte jetzt sterben.« Über Sterbewünsche am Lebensende. In T. Moos, C. Rehmann-Sutter & C. Schües (Hrsg.), Randzonen des Willens. Anthropologische und ethische Probleme von Entscheidungen in Grenzsituationen (S. 91–112). Frankfurt am Main: Peter Lang.

Rehmann-Sutter, C. (2016b). Wünsche am Lebensende wahrnehmen – Ethische Impulse palliativer Versorgung. In E. Conradi & F. Vosman (Hrsg.), Praxis der Achtsamkeit. Schlüsselbegriffe der Care-Ethik (S. 167–187). Campus Verlag: Frankfurt, New York.

Rehmann-Sutter, C. & Lehnert, H. (2016). Ethische Aspekte der Palliativmedizin. Internist, 57, 946–952.

Rehmann-Sutter, C. (2015). End-of-life ethics from the perspectives of patients' wishes. In C. Rehmann-Sutter, H. Gudat & K. Ohnsorge (Hrsg.), The Patient's Wish to Die. Research, Ethics, and Palliative Care (S. 160–170). Oxford: University Press.

Rehmann-Sutter, C. (2013). Sterbeprozess. In R. Gröschner, A. Kapust, O. W. Lembcke (Hrsg.), Wörterbuch der Würde (S. 270–271). München: Wilhelm Fink, UTB.

Rehmann-Sutter, C., Ohnsorge, K. & Gudat, H. (2017). Understanding terminally ill patients' wishes to die. In M. Bobbert, B. Herrmann & W. U. Eckart (Hrsg.), Ethics and Oncology. New Issues of Therapy, Care, and Research (S. 103–120). Freiburg, München: Verlag Karl Alber.

Reich, K. (Hrsg.) (2010). Methodenpool. Placemat-Methode. www.methodenpool.uni-koeln.de (20.08.2019).

Reichardt, J.-O. (2015). Zumutbares Leiden: Ausmaße und Grenzen in der Medizin. In G. Maio, C. Bozzaro & T. Eichinger (Hrsg.), Leid und Schmerz. Konzeptionelle Annäherungen und medizinethische Implikationen (S. 202–231). Freiburg, München: Karl Alber.

Reiske, R. (2016). Das Phänomen des Vertrauens. Wiesbaden: Springer VS.

Reiter-Theil, S. (2012). Autonomie des Patienten und ihre Grenzen. In E. Aulbert, F. Nauck & L. Radbruch (Hrsg.), Lehrbuch Palliativmedizin (S. 60–76). Stuttgart: Schattauer.

Reiter-Theil, S., Schürmann, J. M. (2016). Unterstützung bei ethischen Fragen – eine methodische Orientierung zur Ethikberatung in der Palliativversorgung. In A. Wienke, K. Janke, Th. Sitte & T. Graf-Baumann (Hrsg.), Aktuelle Rechtsfragen in der Palliativversorgung. MedR Schriftenreihe Medizinrecht (S. 35–46). Berlin, Heidelberg: Springer-Verlag.

Reiter-Theil, S., Meyer-Zehnder, B., Mertz, M., Albisser Schleger, H., Kressig, R. W. & Pargger, H. (2014). Klinische Ethik als Partnerschaft – oder wie eine ethische Leitlinie für den patientengerechten Einsatz von Ressourcen entwickelt und implementiert werden kann. Hessisches Ärzteblatt, 5, 262–268.

Reiter-Theil, S. & Mertz, M. (2012). Was ist ein moralisches Problem in der Medizinethik? In M. Zichy, J. Ostheimer & H. Grimm (Hrsg.), Was ist ein Moralisches Problem: Zur Frage des Gegenstandes angewandter Ethik (S. 293–321). Freiburg, München: Karl Alber.

Reiter-Theil, S., Meyer-Zehnder, B., Mertz, M., Albisser Schleger, H., Kressig, R. W. & Pargger, H. (2011). Klinische Ethik als Partnerschaft – oder wie eine ethische Leitlinie für den patientengerechten Einsatz von Ressourcen entwickelt und implementiert werden kann. Ethik Med, 23, 93–105.

Reiter-Theil, S., Graf-Baumann, T., Kutzer, K., Müller-Busch, H. C., Stutzki, R., Traue, H. C., Willweber-Strumpf, A., Zimmermann, M. & Zenz, M. (2008). Ethik-Charta der Deutschen Gesellschaft zum Studium des Schmerzes (DGSS). Der Schmerz, 22, 191–206.

Remmers, H. (2017). Care: Existential Assets and Nonpartisan Justice. On Several Ethical Aporiae of Care Professions. In T. Foth, D. Holmes, M. Hülsken-Giesler, S. Kreutzer & H. Remmers (Hrsg.), Critical Approaches in Nursing Theory and Nursing Research. Implications for Nursing Practice (S. 69–90). Göttingen: V & R unipress.

Remmers, H. (2016a). Die Rolle von Erzählungen in der Pflege. In M. Hofheinz & M. Coors (Hrsg.), Die Moral von der Geschicht' ... Ethik und Erzählung in Medizin und Pflege (S. 49–64). Leipzig: Evangelische Verlagsanstalt.

Remmers, H. (2016b). Methoden ethischer Abwägung im Praxistest. In O. Rauprich, R. J. Jox & G. Marckmann (Hrsg.), Vom Konflikt zur Lösung. Ethische Entscheidungswege in der Biomedizin (S. 101–116). Münster: mentis.

Remmers, H. (Hrsg.) (2011). Pflegewissenschaft im interdisziplinären Dialog. Eine Forschungsbilanz. Göttingen: V & R unipress.

Remmers, H. (2000). Pflegerisches Handeln. Wissenschafts- und Ethikdiskurse zur Konturierung der Pflegewissenschaft. Bern: Hans Huber.

Remmers, H., Garthaus, M., Zimansky, M. & Hardinghaus, W. (2015). Hospiz- und Palliativversorgung in Niedersachsen – Quo vadis? In P. Zängl (Hrsg.), Zukunft der Pflege (S. 215–230). Wiesbaden: Springer.

Renner, B. (2014). Vergleich von Online und Face-to-Face-Fokusgruppen bei der Ermittlung von Kundenanforderungen. München: Verlag Dr. Hut.

Renz, M., Reichmuth, O., Bueche, D., Traichel, B., Schuett Mao, M., Cerny, T. & Strasser, F. (2018). Fear, Pain, Denial and Spiritual Experiences in Dying Processes. American Journal of Hospice and Palliative Medicine, 35, 478–491.

Renz, M. (2015). Wider den Verlust fundamentaler humaner Werte. In H. Wehrli, B. Sutter & P. Kaufmann (Hrsg.), Der organisierte Tod. Sterbehilfe und Selbstbestimmung am Lebensende. Pro und Contra (S. 98–104). Zürich: orell füssli.

Rich, B. A. (2013). Suicidality, refractory suffering, and the right to choose death. The American Journal of Bioethics, 13, 18–20.

Rich, B. A. (2012). Terminal Suffering and the Ethics of Palliative Sedation. Cambridge Quarterly of Healthcare Ethics, 21, 30–39.

Richter, G. & Burchert, A. (2016). Ethik-Konsil in der Onkologie. Struktur, Rahmenbedingungen und Grenzen. Der Onkologe, 22, 832–843.

Riedel, A. (2019). Ethikkompetenzen vertiefen und verdichten – welche Rolle kann die Ethik-Leitlinienentwicklung als exemplarische Methode der Ethikdidaktik in der hochschulischen Pflegeausbildung spielen? Ethik in der Medinzin, im Druck.

Riedel, A. (2018). Leiden. In A. Riedel & A.-C. Linde (Hrsg.), Ethische Reflexion in der Pflege. Konzepte – Werte – Phänomene (S. 89–98). Heidelberg: Springer.

Riedel, A. (2017a). Gemeinsam Sorge(n) tragen und die Seele entlasten. Ethisch begründete Entscheidungen als nachhaltige Entlastung erleben. die hospiz zeitschrift/palliative care, 19, 6–14.

Riedel, A. (2017b). Ethische Konflikte lösen. Möglichkeiten der Ethikberatung im Hospiz. Dr. med. Mabuse, 42, 29–31.

Riedel, A. (2016a). Ist Lebensqualität ein angemessener Wert im Rahmen einer ethischen Entscheidungsfindung im Palliative Care Setting? Exemplarische Reflexion. In L. Kovács, R. Kipke & R. Lutz (Hrsg.), Lebensqualität in der Medizin (S. 347–362). Wiesbaden: Springer VS.

Riedel, A. (2016b). Ethik-Leitlinien: Ethikkompetenzentwicklung? Ethik-Leitlinien. Entwicklungsschritte und Potenzialität impliziter Ethikkompetenzentwicklung. Zeitschrift für Evangelische Ethik, 60, 10–24.

Riedel, A. (2016c). Wissenschaft im Hospiz. Partnerschaftlich forschen, gemeinsam die Qualität beeinflussen. die hospiz zeitschrift/palliative care, 18, 15–19.

Riedel, A. (2015a). Ethische Herausforderungen in der Pflege. In G. Marckmann (Hrsg.), Praxisbuch Ethik in der Medizin (S. 89–102). Berlin: Medizinisch Wissenschaftliche Verlagsgesellschaft.

Riedel, A. (2015b). Vertiefung von Ethik-Kompetenzen. Die Entwicklung einer Ethik-Leitlinie als methodisch-didaktische und strukturierende Rahmung. PADUA, 10, 321–327.

Riedel, A. (2014). Ethik-Policy Palliative Sedierung. Theoretische Grundlegungen für ethische Abwägungen in der Praxis. Lage: Jacobs Verlag.

Riedel, A. (2012). Ethikberatung im Hospiz. In A. Frewer, F. Bruns & A. T. May (Hrsg.), Ethikberatung in der Medizin (S. 167–181). Heidelberg: Springer.

Riedel, A., Götze, K. H., Marckmann, G. & in der Schmitten, J. (2017). Behandlung im Voraus planen. pflegen: palliativ, 34, 35–37.

Riedel, A. & Lehmeyer S. (Hrsg.) (2016). Einführung von ethischen Fallbesprechungen: Ein Konzept für die Pflegepraxis. Lage: Jacobs.

Riedel, A. & Linde, A.-C. (2018). Ethik-Leitlinien-Entwicklung als Prozess der Ethik-kompetenzentwicklung erfassen. In A. Riedel & A.-C. Linde (Hrsg.), Ethische Reflexion in der Pflege. Konzepte – Werte – Phänomene (S. 181–187). Heidelberg: Springer.

Riedel, A. & Linde, A.-C. (2017). Menschen mit Demenz im Krankenhaus – Exemplarische ethische Konfliktfelder und situative Effekte. Zeitschrift für medizinische Ethik, 63, 163–178.

Riedel, A., Huber, J. M. & Linde, A.-C. (2013). Wiederkehrende ethische Dilemmata strukturiert reflektieren. Psych Pflege, 19, 261–268.

Riedel, A. & Daiker, A. (2010). Einführung von Ethikberatung im Hospiz. In T. Krobath & A. Heller (Hrsg.), Ethik organisieren. Handbuch der Organisationsethik (S. 806–826). Freiburg im Breisgau: Lambertus.

Riedel, C. (2017). Psychological Care am Lebensende. Stuttgart: Kohlhammer.

Rietjens, J. A. , van Delden, J. J. & van der Heide, A. (2018). Palliative sedation: The end of heated debate? Palliative Medicine, 32, 1639–1640.

Rietjens, J. A., Sudore, R. L., Connolly, M., van Delden, J. J., Drickamer, M. A., Droher, M., van der Heide, A., Heyland, D. K., Houttekier, D., Janssen, D. J., Orsi, L., Payne, S., Seymour, J., Jox, R. J., Korfage, I. J.; on behalf of the European Association for Palliative Care (EAPC). (2017). Definition and recommendations for advance care planning: An international consensus. Supported by the European Association for Palliative Care. The Lancet Oncology, 18, e543-e551.

Rietjens, J. A., Voorhees, J. R., Heide, A. van der & Drickamer, M. A. (2014). Approaches to suffering at the end of life: the use of sedation in the USA and Netherlands. J Med Ethics, 40, 235–240.

Rietjens, J. A., Buiting, H. M., Pasman, H. R., van der Maas, P. J., van Delden J. J. & van der Heide, A. (2009). Deciding about continuous deep sedation: Physicians' perspectives. A focus group study. Palliative Medicine, 23, 410–417.

Rietjens, J. A., van Zuylen, L., van Veluw, H., van der Wijk, L., van der Heide, A. & van der Rijt, C. C. (2008). Palliative sedation in a specialized unit for acute palliative care in a cancer hospital: Comparing patients dying with and without palliative sedation. Journal of Pain and Symptom Management, 36, 228–234.

Rietjens, J. A., Hauser, J. Heide, A. van der & Emanuel L. (2007). Having a difficult time leaving: experiences and attitudes of nurses with palliative sedation. Palliative Medicine, 21, 643–649.

Riisfeldt, T. D. (2019). Weakening the ethical distinction between euthanasia, palliative opioid use and palliative sedation. J Med Ethics, 45, 125–130.

Robijn, L., Seymour, J., Deliens, L., Korfage, I., Brown, J., Pype, P., van der Heide, A., Chambaere, K. & Rietjens, J.; on behalf of the UNIBIASED Consortium (2018). The involvement of cancer patients in the four stages of decision-making preceding continuous sedation until death: A qualitative study. Palliative Medicine, 32, 1198–1207.

Robijn, L., Chambaere, K., Raus, K., Rietjens, J. & Deliens, L. (2017). Reasons for continuous sedation until death in cancer patients: a qualitative interview study. European Journal of Cancer Care, 26, doi: 10.1111/ecc.12405.

Robijn, L., Cohen, J., Rietjens, J., Deliens, L. & Chambaere, K. (2016). Trends in continuous deep sedation until death between 2007 and 2013: A repeated Nationwide Survey. PLoS ONE 11,6, doi: 10.1371/journal.pone.015.8188.

Rodney, P. A. (2017). What we know about Moral Distress. Looking over three decades of research and exploring ways to move the concept forward. American Journal of Nursing, 117, S7-S10.

Rodrigues, P., Crokaert, J. & Gastmans, C. (2018). Palliative Sedation for Existential Suffering: A Systematic Review of Argument-Based Ethics Literature. Journal of Pain and Symptom Management, 55, 1577–1590.

Rodríguez-Prat, A. & Leeuwen, E. v. (2018). Assumptions and moral understanding of the wish to hasten death: A philosophical review of qualitative studies. Med Health Care and Philos, 21, 63–75.

Rodríguez-Prat, A., Balaguer, A., Booth, A. & Monforte-Royo, C. (2017). Understanding patients' experiences of the wish to hasten death: an updated and expanted systematic review and meta-ethnography. BMJ Open, doi: 10.1136/bmjopen-2017-016659.

Rogers, W. (2014). Vulnerability and Bioethics. In C. Mackenzie, W. Rogers, & S. Dodds (Hrsg.), Vulnerability (S. 60–87). New York: Oxford University Press.

Roider-Schur, S., Weixler, D., Likar, R. & Watzke, H. (2018). Die Palliative Sedierung – Vorn der Praxis zur Leitlinie am Beispiel Österreich, inkl. Kurzversion. Praxisbeilage zur Zeitschrift Praxis PalliativeCare, 39.

Rollin, B. E. (2006). Science and Ethics. Cambridge: University Press.

Roser, T. (2019). Christlich-Theologische Dimensionen der Hospizarbeit. In S. Kreutzer, C. Oetting-Roß, M. Schwermann (Hrsg.), Palliative Care aus sozial- und pflegewissenschaftlicher Perspektive (49–64). Weinheim, Basel: Beltz Juventa.

Roser, T. (2017). Spiritual Care. Der Beitrag von Seelsorge zum Gesundheitswesen. Stuttgart: Kohlhammer.

Rothärmel, S. (2004). Terminale Sedierung aus juristischer Sicht: Gebotener palliativmedizinischer Standard oder heimliche aktive Sterbehilfe? Ethik Med, 16, 349–357.

Rother, W. (2015). Vertrauen als Existenzial. Einige vorläufige Notizen. In J. Baer & W. Rother (Hrsg.), Vertrauen (S. 11–24). Basel: Schwabe.

Rothhaar, M. (2015). Autonomie und Menschenwürde am Lebensende. Zur Klärung eines umstrittenen Begriffsfelds. In T. S. Hoffmann & M. Knaupp (Hrsg.), Was heißt: In Würde sterben? Wider die Normalisierung des Tötens (S. 101–114). Wiesbaden: Springer VS.

Rousseau, P. C. (2016). Aid in Dying and Palliative Sedation. Journal of Palliative Medicine, 19, 587–588.

Rousseau, P. (2003). Palliative sedation and sleeping before death: A need for clinical guidelines? Journal of Palliative Medicine, 6, 425–427.

Rousseau, P. (2001). Existential suffering and palliative sedation: A brief commentary with a proposal for clinical guidelines. American Journal of Hospice & Palliative Care, 18, 151–153.

Royal College of Nursing (RCN) (2011). Spirituality in nursing care: a pocket guide. Published by the Royal College of Nursing, London.

Ruddat, M. (2012). Auswertung von Fokusgruppen mittels Zusammenfassung. In M. Schulz B. Mack & O. Renn (Hrsg.), Fokusgruppen in der empirischen Sozialwissenschaft. Von der Konzeption bis zur Auswertung (S. 195–206). Wiesbaden: Springer VS.

Ruijs, C. D., van der Wal, G., Kerkhof, A. J. & Onwuteaka-Philipsen, B. D. (2014). Unbearable suffering and requests for euthanasia prospectively studied in end-of-life cancer patients in primary care. BMC Palliative Care, 13, 62, doi: 10.1186/1472-684X-13-62.

Ruijs, C. D., Kerkhof, A. J., van der Wal, G. & Onwuteaka-Philipsen, B. D. (2012). The broad spectrum of unbearable suffering in end-of-life cancer in Dutch primary care. BMC Palliative Care, 11, 12, doi: 10.1186/1472-684X-11-12.

Ruppert, S. (2019). End of life decisions. In S. Ruppert & P. Heindl (Hrsg.), Palliative Critical Care (99–124). Heidelberg: Springer.

Rushton, C. H. (2018). Moral Resilience. Transforming Moral Suffering in Healthcare. Oxford: Oxford University Press.

Rushton, C. H. (2017). Executive Summary: Transforming Moral Distress into Moral Resilience in Nursing. American Journal of Nursing, 117, 52–56.

Rushton, C. H., Schoonover-Shoffner, K. & Kennedy, M. S. (2017). A Collaborative State of the Science Initiative: Transforming Moral Distress into Moral Resilience in Nursing. American Journal of Nursing, 117, S2-S6.

Rushton, C. H., Kaszniak, A. W. & Halifax, J. S. (2013a). A Framework for Understanding Moral Distress among Palliative Care Clinicians. Journal of Palliative Medicine, 16, 1074–1079.

Rushton, C. H., Kaszniak, A. W. & Halifax, J. S. (2013b). Addressing Moral Distress: Application of a Framework to Palliative Care Practice. Journal of Palliative Medicine, 16, 1080–1088.

Russel, J. A., Williams, M. A. & Drogan, O. (2010). Sedation for imminently dying. Survey results from the AAN Ethics Section. Neurology, 74, 1303–1309.

Rys, S., Deschepper, R., Mortier, F., Deliens, L. & Bilsen, J. (2015). Bridging the Gap between Continuous Sedation until Death and Physician-Assisted Death: A Focus Group Study in Nursing Homes in Flanders, Belgium. American Journal of Hospice & Palliative Medicine, 32, 407–416.

Rys, S., Deschepper, R., Mortier, F., Deliens, L. & Bilsen, J. (2014). Continuous sedation until death with or without the intention to hasten death – a nationwide study in nursing homes in Flanders, Belgium. JAMDA, 15, 570–575.

Rys, S., Mortier, F., Deliens, L., Deschepper, R., Battin, M. P. & Bilsen, J. (2013a). Continuous sedation until death: Moral justifications of physicians and nurses – a content analysis of opinion pieces. Med Health Care and Philos, 16, 533–542.

Rys, S., Deschepper, R., Deliens, L., Mortier, F. & Bilsen, J. (2013b). Justifying continuous sedation until death: A focus group study in nursing homes in Flanders, Belgium. Geriatric Nursing, 34, 105–111.

Rys, S., Deschepper, R., Mortier, F., Deliens, L., Aktinson, D. & Bilsen, J. (2012). The Moral Difference or Equivalence between Continuous Sedation until Death and Physician-Assisted Death: Word Games or War Games? Bioethical Inquiry, 9, 171–183.

Saake, I., Nassehi, A., Mayr, K. (2019). Gegenwarten von Sterbenden. Eine Kritik des Paradigmas vom »bewussten« Sterben. Köln Z Soziol 71, 27–52.

Sabatowski, R., Müller, A. & Graf, G. (2012). Stationäre Einrichtungen, ambulante Palliativ- und Hospizdienste. In E. Aulbert, F. Nauck & L. Radbruch (Hrsg.), Lehrbuch der Palliativmedizin (S. 105–121). Stuttgart: Schattauer.

Sacks, J. L. & Nelson, J. P. (2007). A theory of nonphysicial suffering and trust in hospice patients. Qualitative Health Research, 17, 675–689.

Sadler, K. (2012). La sédation palliative pour soulager la souffrance existentielle en fin de vie: regard sur une pratique controversée. Candian oncology nursing journal, 22,195–199.

Salloch, S. (2016). Prinzip, Erfahrung, Reflexion. Urteilkraft in der angewandten Ethik. Münster: mentis.

Salloch, S. (2012). »Evidenzbasierte Ethik?« – Über hypothetische und kategorische Handlungsnormen in der Medizin. Ethik Med, 24, 5–7.

Salloch, S., Ritter, P., Wäscher, S., Vollmann, J. & Schildmann, J. (2016). Was ist ein ethisches Problem und wie finde ich es? Theoretische, methodologische und forschungspraktische Fragen der Identifikation ethischer Probleme am Beispiel einer empirisch-ethischen Interventionsstudie. Ethik Med, 28, 267–281.

Salloch, S. & Breitsameter, C. (2011). Selbstbestimmung bis zuletzt – Möglichkeiten und Grenzen der Autonomieausübung im stationären Hospiz aus der Perspektive haupt- und ehrenamtlicher Mitarbeiter. Ethik Med, 23, 217–230.

Salloch, S. & Breitsameter, C. (2010). Morality and moral conflicts in hospice care: Results of a qualitative interview study. J Med Ethics, 36, 588–592.

Salloch, S., Schildmann, J. & Vollmann, J. (2011). Empirische Medizinethik: Eine Übersicht zu Begriff und Konzepten. In J. Vollmann & J. Schildmann (Hrsg.), Empirische Medizinethik. Konzepte, Methoden, Ergebnisse (S. 11–24). Berlin: LIT Verlag.

SAMW/Schweizerische Akademie der Medizinischen Wissenschaften (2019a). Umgang mit Sterben und Tod. Medizin-ethische Richtlinien und Empfehlungen. Eigenverlag. Zur Vernehmlassung (bis zum 24. Februar 2018) genehmigte erste Fassung. https://www.samw.ch/de/Publikationen/Richtlinien.html (20.08.2019).

SAMW/Schweizerische Akademie der Medizinischen Wissenschaften (2019b). Palliative Care. Medizin-ethische Richtlinien und Empfehlungen. Eigenverlag. https://www.samw.ch/de/Publikationen/Richtlinien.html (20.08.2019).

SAMW/Schweizerische Akademie der Medizinischen Wissenschaften (2017). Ethische Unterstützung in der Medizin. Medizin-ethische Empfehlungen. Eigenverlag. https://www.samw.ch/de/Publikationen/Richtlinien.html (20.08.2019).

Sandman, L., Molander, U. & Benkel, I. (2017). Developing organizational ethics in palliative care: A three-level approach. Nursing Ethics, 24, 138–150.

Sandsdalen, T., Grondahl, V. A., Hov, R., Hoye, S., Rystedt, I. & Wilde-Larsson, B. (2016). Patients' perceptions of palliative care quality in hospice inpatient care, hospice day care, palliative units in nursing homes, and home care: a cross-sectional study. BMC Palliative Care, 15, 79, doi: 10.1186/s12904-016-0152-1.

Sauer, S., Müller, R. & Rothgang, H. (2015). Institutionalisiertes Sterben in Deutschland. Zeitschrift für Gerontologie und Geriatrie, 48, 169–175.

Saunders C. (2009). Sterben und Leben. Spiritualität in der Palliative Care. Zürich: Theologischer Verlag.

Saunders, C. (2006). Cicely Saunders selected writings 1958–2004. Oxford: Oxford University Press.

Saunders, C. (1999). Brücke in eine andere Welt. Was hinter der Hospiz-Idee steht. Freiburg im Breisgau: Herder.

Saunders, C. (1993). Hospiz und Begleitung im Schmerz. Freiburg im Breisgau: Herder.

Saunders, C. (1993). Wenn Patienten sagen, dass sie sterben wollen. In C. Saunders, Hospiz und Begleitung im Schmerz (S. 117–124). Freiburg im Breisgau: Herder.

Saunders, C. & Baines, M. (1991). Leben mit dem Sterben: Betreuung und medizinische Behandlung todkranker Sterbender. Bern et al.: Hans Huber.

SBK/ASI (Schweizer Berufsverband der Pflegefachfrauen und Pflegefachmänner) (2018). Ethische Standpunkte 5. Umgang mit moralischem Stress des Pflegepersonals bei der Begleitung von Menschen am Lebensende. www.sbk-asi.de (20.08.2019).

SBK/ASI (Schweizer Berufsverband der Pflegefachfrauen und Pflegefachmänner) (2013). Ethik und Pflegepraxis. www.sbk-asi.de (20.08.2019).

Schaber, P. (2017). Selbstbestimmter Wille und das Recht auf assistierten Suizid. Ethik in der Medizin, 29, 97–107.

Schäfer, R. (2018). Zur Entwicklung der Palliativ- und Hospizmedizin. MedR, 36, 749–754.

Schaefer, R., Zoboli, E. L. & Viera, M. (2016). Identification of risk factors from moral distress in nurses: A basis for the development of a new assessment tool. Nursing Inquiry, 23, 346–357.

Scheer, D., Konrad, W., Scheel, O., Ulmer, F. & Hohlt, A. (2012). Fokusgruppen im Mixed-Method-Design: Kombination einer standardisierten und qualitativen Erhebung. In M. Schulz, B. Mack & O. Renn (Hrsg.), Fokusgruppen in der empirischen Sozialwissenschaft. Von der Konzeption bis zur Auswertung (S. 149–169). Wiesbaden: Springer VS.

Schildmann, E., Pörnbacher, S., Kalies, H. & Bausewein, C. (2018). ›Palliative Sedation?‹ A retrospective cohort study on the use and labelling of continuously administered sedatives on a palliative care unit. Palliative Medicine, 32, 1189–1197.

Schildmann, E. K. & Bausewein, C. (2015). Ethische Herausforderungen in der Begleitung Schwerkranker und Sterbender. In G. Marckmann (Hrsg.), Praxisbuch Ethik in der Medizin (S. 141–149). Berlin: Medizinisch Wissenschaftliche Verlagsgesellschaft.

Schildmann, E. K., Bausewein, C. & Schildmann, J. (2015). Palliative sedation: Improvement of guidelines necessary, but not sufficient. Palliative Medicine, 29, 479–480.

Schildmann, E. K., Schildmann, J. & Kiesewetter, I. (2015). Medication and Monitoring in Palliative Sedation Therapy: A Systematic Review and Quality Assessment of Published Guidelines. Journal of Pain and Symptom Management, 49, 734–746.

Schildmann, E. K. & Schildmann, J. (2014). Palliative Sedation Therapy: A systematic literature review and critical appraisal of available guidance on indication and decision making. J Pall Med, 17,601–611.

Schildmann, E. & Schildmann, J. (2012). Leitlinien zur palliativen Sedierungstherapie als Beitrag zur Sterbekultur: Eine systematische Auswertung unter besonderer Berücksichtigung ethischer und kommunikativer Herausforderungen am Lebensende. In D. Schäfer, C. Müller-Busch & A. Frewer (Hrsg.), Perspektiven zum Sterben: Auf dem Weg zu einer Ars moriendi nova? (S. 133–147). Stuttgart: Franz Steiner.

Schildmann, E., Vollmann, J. & Schildmann, J. (2012). Palliative sedation: Further evidence needs to be accompanied by ethical guidance to ensure professional practice at the end of life. Journal of Clinical Oncology, 30, 4176.

Schildmann, J. (2018). Sterbewünsche und assistierte Selbsttötung am Lebensende. FORUM, 33, 26–29.

Schildmann, J., Nadolny, S., Haltaufderheide, J., Gysels, M., Vollmann, J. & Bausewein, C. (2017). Ethical case interventions for adult patients (Review). Cochrane Database of Systematic Reviews, 7, Art. No.:CD012636, doi: 10.1002/14651858.CD012636.pub2.

Schildmann, J., Wäscher, S., Salloch, S. & Vollmann, J. (2016). Der Beitrag qualitativer Sozialforschung zur handlungsorientierenden medizinethischen Forschung. Eine Methodenreflexion am Beispiel des ETHICO-Projekts. Ethik in der Medizin, 28, 33–41.

Schildmann, J. & Krones, T. (2015). Advance Care Planning in der Onkologie. Der Onkologe, 21, 840–845.

Schildmann, J. & Vollmann, J. (2014). Entscheidungen am Lebensende. Empirische Untersuchungen zu medizinethischen Herausforderungen. In W. Schaupp (Hrsg.), Ethik und Empirie. Gegenwärtige Herausforderungen für Moraltheologie und Ethik (S. 185–200). Fribourg: Academic Press.

Schildmann J. & Schildmann E. (2013). Clinical and ethical challenges of palliative sedation therapy. The need for clear guidance and professional competencies. The International Journal of Clinical Practice, 67, 1086–1088.

Schildmann, J., Gordon, J.-S. & Vollmann, J. (Hrsg.) (2010). Clinical Ethics Consultation. Theories and Methods, Implementation, Evaluation. Burlington: Ashgate.

Schippinger, W., Weixler, D. & Müller-Busch, C. (2010). Palliative Sedierung zur Symptomkontrolle massiver Dyspnoe. Wien Med Wochenschr, 160, 338–342.

Schleifer, R. (2014). Pain and Suffering. New York, London: Routledge.

Schnell, M. W. (2018). Diversität und Lebensende: Zwischen Philosophie und Palliative Care. Imago Hominis, 25, 2, 99–104.

Schnell, M. W. (2017). Ethik im Zeichen vulnerabler Personen. Leiblichkeit – Endlichkeit – Nichtexklusivität. Weilerswist: Vellbrück.

Schnell, M. W. & Schulz, C. (2014). Der Mensch als sterbliches Wesen und die Diversität am Lebensende. In M. W. Schnell & C. Schulz (Hrsg.), Basiswissen Palliativmedizin (S. 23–31). Berlin, Heidelberg: Springer.

Schnell, M. W., Schulz, C., Dunger, C. & Möller, M. (2009). Zur Bedeutung und Gestaltung von Autonomie und Fürsorge am Lebensende. Ergebnisse einer Befragung im Rahmen einer Vignettenstudie. Pflege, 22, 119–128.

Schnell, T. (2018). Einlassen, Zulassen, Loslassen: Über ein konstruktives Leidensverständnis. Z Palliativmed, 19, 249–255.

Schotsmans, P. (2002). Palliative Care: A relational approach. In H. ten Have & D. Clark (Hrsg.), The Ethics of Palliative Care. European Perspectives (S. 126–140). Buckingham, Philadelphia: Open University Press.

Schramme, T. (2010). Der Person des Patienten gerecht werden. In M. Höfner, S. Schaede & G. Thomas (Hrsg.), Endliches Leben (S. 215–227). Tübingen: Mohr Siebeck.

Schreiber, A. (2012). Die Palliative Sedierung: Pflege in der Grauzone zur Euthanasie. Abtsteinach: Verlag Derscheider.

Schuchter, P. (2016). Sich einen Begriff vom Leiden Anderer machen. Eine praktische Philosophie der Sorge. Bielefeld: transcript Verlag.

Schütz, C. & Sitte, T. (2018). Palliativversorgung statt Lebensverkürzung. Rechtsmedizin, 26, 104–111.

Schulz-Kindermann, F. (2013). Psychoonkologie. Grundlagen und psychotherapeutische Praxis. Weinheim, Basel: Beltz.

Schulz, M. (2012). Quick and easy!? Fokusgruppen in der angewandten Sozialwissenschaft. In M. Schulz, B. Mack & O. Renn (Hrsg.), Fokusgruppen in der empirischen Sozialwissenschaft. Von der Konzeption bis zur Auswertung (S. 9–22). Wiesbaden: Springer VS.

Schulz, M., Mack, B. & Renn, O. (2012). Vorwort. In M. Schulz, B. Mack & O. Renn (Hrsg.), Fokusgruppen in der empirischen Sozialwissenschaft. Von der Konzeption bis zur Auswertung (S. 170–194). Wiesbaden: Springer VS.

Schulz, M., Mack, B. & Renn, O. (2012). Zusammenfassung. In M. Schulz, B. Mack & O. Renn (Hrsg.), Fokusgruppen in der empirischen Sozialwissenschaft. Von der Konzeption bis zur Auswertung (S. 207–209). Wiesbaden: Springer VS.

Schulz, M. & Renn, O. (2009). Das Gruppendelphi: Konzept und Vorgehensweise. In M. Schulz & O. Renn (Hrsg.), Das Gruppendelphi. Konzept und Fragebogenkonstruktion (S. 11–43). Wiesbaden: VS Verlag.

Schuman-Olivier, Z., Brendel, D. H., Forstein, M. & Price, B. H. (2008). The use of palliative sedation for existential distress: A psychiatric perspective. Harvard Review of Psychiatry, 16, 339–351.

Schur, S., Weixler, D., Gabl, C., Kreye, G., Likar, R., Masl, E. K., Mayrhofer, M., Reiner, F. Schmidmayr, B., Kirchheiner, K., Eatzke, H. H.; on behalf of the AUPACS (Austrian Palliative Care Study) Group (2016). Sedation at the end of life – a nation-wide study in palliative care units in Austria. BMC Palliative Care, 15, 50, doi: 10.1186/s12904-016-0121-8.

Schur, S., Radbruch, L., Masel, E. K., Weixler, D. & Watzke, H. H. (2015). Walking the line. Palliative sedation for existential distress: still a controversial issue? Wien Med Wochenschr, 165, 487–490.

Schwegler, K. & Alon, E. (2015). Vertrauen in die Arzt-Patienten-Beziehung. In J. Baer & W. Rother (Hrsg.), Vertrauen (S. 153–160). Basel: Schwabe.

Schweidler, W. (2018). Kleine Einführung in die Angewandte Ethik. Wiesbaden: Springer VS.

Schweizer Berufsverband der Pflegefachfrauen und Pflegefachmänner (SBK/ASI) (Hrsg.) (2013). Ethik und Pflegepraxis. Bern.

Seale, C., Raus, K., Bruinsma, S., van der Heide, A., Streckx, S., Mortier, F., Payne, S., Mathers, N. & Rietjens, J.; on behalf of the UNIBASED Consortium (2015). The language of sedation in end-of-life care: The ethical reasoning of care providers in three countries. Health, 19, 339–354.

Sellmaier, S. (2011). Ethik der Konflikte: Über den angemessenen Umgang mit ethischem Dissens und moralischen Dilemmata. Stuttgart: Kohlhammer.

Seymour, J., Rietjens, J., Bruinsma, S., Deliens, L., Streckx, S., Mortier, F., Brown, J., Mathers, N., van der Heide, A.; on behalf of the UNIBASED Consortium (2015). Using continuous sedation until death for cancer patients: A qualitative interview study of physicians' and nurses' practice in three European countries. Palliative Medicine, 29, 48–59.

Siegmann-Würth, L. (2012). Palliative Care – theologische und medizinethische Aspekte. In M. Belok, U. Länzlinger & H. Schmitt (Hrsg.), Seelsorge in der Palliative Care (S. 43–59). Zürich. Theologischer Verlag.

Siegwart, H. (1998). Leiden. In S. Käppeli (Hrsg.), Pflegekonzepte. Phänomene im Erleben von Krankheit und Umfeld (S. 15–44). Bern: Hans Huber.

Simon, A., Kar, M., Hinz, J. & Beck, D. (2007). Attitudes towards terminal sedation: An empirical survey among experts in the field of medical ethics. BMC Palliative Care, 6, 4.

Sitte, T. (2016). Palliative Versorgungsnetze – Viele Wege führen nach Rom. In A. Wienke, K. Jahnke, T. Sitte & T. Graf-Baumann (Hrsg.), Aktuelle Rechtsfragen in der Palliativversorgung (S. 87–96). Heidelberg: Springer.

Sitte, T., Gronwald, B. & Gottschling, S. (2016). Palliative Versorgung statt Beihilfe zum Suizid und Tötung auf Verlangen? Schmerzmedizin, 32, 25–33.

Sitte, T. & Thöns, M. (2014). Palliative Sedierung zur Symptomkontrolle. Angew Schmerzther Palliativmed, 7, 26–30.

Six, S, Laureys, S., Poelaert, J., Bilsen, J., Theuns, P. & Deschepper, R. (2018). Comfort in palliative sedation (Compas): a transdisciplinary mixed method study protocol for linking objective assessments to subjective experiences. BMC Palliative Care, doi: 10.1186/s12904-018-0316-2.

Skopp, G. (2018). Medikamente und toxische Substanzen in der Sterbehilfe. Rechtsmedizin, 28, 98–103.

Smith, L. N. & Jackson, V. A. (2013). How do Symptoms Change for Patients in the Last Days and Hours of Life? In N. E. Goldstein & R. S. Morrison (Hrsg.), Evidence-Based Practice of Palliative Medicine (S. 218–226). Philadelphia: Elsevier.

Smith, S. W. (2012). End-of-Life Decisions in Medical Care. Principles and Policies for Regulating the Dying Process. Cambridge: Cambridge University Press.

Sokol, D. K. (2012). Doing Clinical Ethics: A Hands-on Guide for Clinicians and Others. Heidelberg, London, New York: Springer.

Spaemann, C. (2015). Patientenautonomie und unerträgliches Leid. In T. S. Hoffmann & M. Knaupp (Hrsg.), Was heißt: In Würde sterben? Wider die Normalisierung des Tötens (S. 171–186). Wiesbaden: Springer VS.

Spielthenner, G. (2008). The principle of double effect as a guide for medical decision-making. Med Health Care and Philos, 11, 465–473.

Springhart, H. (2016). Der verwundbare Mensch. Sterben, Tod und Endlichkeit im Horizont einer realistischen Anthropologie. Tübingen: Mohr Siebeck.

Sprung, C. L., Cohen, S. L., Sjokvist, P. et al. (2003). End-of-Life Practices in European Intensive Care Units. JAMA, 290, 790–797.

Stachura, P., Berendt, J., Stiel, S., Schuler, U. S. & Ostgathe, C. (2017). Standard Operating Procedures (SOPs) in der Palliativmedizin. Der Schmerz, 31, 47–53.

Stadelbacher, S. (2017). Das Lebensende als Randgebiet des Sozialen? Zur Praxis des ›guten‹ Sterbens zu Hause am Beispiel der ambulanten Hospiz- und Palliativarbeit. In N. Jakoby & M. Thönnes (Hrsg.), Zur Soziologie des Sterbens (S. 49–69). Wiesbaden: Springer.

Städtler-Mach, B. (2012). Zur Pflege von schwerstkranken und sterbenden Patienten. In In F.-J. Bormann & G. D. Borasio (Hrsg.), Sterben. Dimensionen eines anthropologischen Grundphänomens (S. 247–254). Berlin, Boston: De Gruyter.

Staudacher, D. (2017). Leiden – verletzte Menschlichkeit und seelisches Trauma. In Steffen-Bürgi, B., Schärer-Santschi, E., Staudacher, D. & Monteverde, S. (Hrsg.), Lehrbuch Palliative Care (S. 396–405). Bern: Hogrefe.

Staudacher, D. (2013). Leiden – verletzte Menschlichkeit und seelisches Trauma. In F. C. Reed (Hrsg.), Pflegekonzept Leiden. Leiden erkennen, lindern und verhindern (S. 13–49). Bern: Hans Huber.

Steffen-Bürgi, B. (2009). Ein »Gutes Sterben« und ein »Guter Tod«: zum Verständnis des Sterbeideals und seiner Bedeutung für Hospiz und Palliative Care. Pflege, 22, 371–378.

Steigleder, K. (2017). Deontologische Theorien der Verantwortung. In L. Heidbrink, C. Langbehn & J. Loh, (Hrsg.), Handbuch Verantwortung (S. 171–188). Wiesbaden: Springer VS.

Steinebach, C. & Schulte, V. (2014). Gesellschaftliche Bedeutung von Palliative Care, Fakten und Trends. Begriff und Entwicklungssystematik. In V. Schulte & C. Steinebach (Hrsg.), Innovative Palliative Care. Für eine neue Kultur der Pflege, Medizin und Betreuung (S. 17–25). Bern: Hans Huber.

Steinfath, H. (2016). Das Wechselspiel von Autonomie und Vertrauen – eine philosophische Einführung. In H. Steinfath & C. Wiesemann (Hrsg.), Autonomie und Vertrauen. Schlüsselbegriffe der modernen Medizin (S. 11–68). Wiesbaden: Springer VS.

Steinhauser, K. E. & Tulsky, J. A. (2015). Difining a ›good‹ death. In N. I. Cherny, M. T. Fallon, S. Kaasa, R. K. Portenoy & D. C. Currow (Hrsg.), Oxford Textbook of Palliative Medicine (S. 77–83). Oxford: Oxford University Press.

Steinhauser, K. E., Christakis, N. A., Clipp, E. C., McNelly, M., McIntyre, L. & Tulsky, J. (2000). Factors considered important at the end of life by patients, family, physicians, and other care providers. JAMA: The Journal of the American Medical Association, 184, 2467–2482.

Steinkamp, N. & Gordijn, B. (2010). Ethik in Klinik und Pflegeeinrichtung: Ein Arbeitsbuch. Köln: Luchterhand.

Sterckx, S. & Raus, K. (2016a). Continuous Sedation at the End of Life. In S. J. Youngner & R. M. Arnold (Hrsg.), The Oxford Handbook of Ethics at the End of Life (S. 109–125). Oxford: University Press.

Sterckx, S. & Raus, K. (2016b). The Practice of Continuous Sedation at the End of Life in Belgium. How Does it compare to UK Practice, and is it Being Used as a Form of Euthanasia? In A. D. Jones, C. Gastmans & C. Mackellar (Hrsg.), Euthanasia and Assisted Suicide (S. 86–100). Cambridge: University Press.

Sterckx, S., Raus, K. & Mortier, F. (Hrsg.) (2013). Continuous Sedation at the End of Life. Ethical, Clinical and Legal Perspektives. Cambridge: University Press.

Stevens Barnum, B. (2002). Spiritualität in der Pflege. Bern: Hans Huber.

Stewart, D. W. & Shamdasani, P. N. (2015). Focus Groups. Theory and Practice. Third Edition. Los Angeles et al.: SAGE.

Stiel, S., Nurnus, M., Ostgathe, C. & Klein, C. (2018a). Palliative Sedation in Germany: factors and treatment practices associated with different sedation rate estimates in palliative and hospice care services. BMC Palliative Care, doi: 10.1186/s12904-018-0303-7.

Stiel, S., Heckel, M., Wendt, K. N., Weber, M. & Ostgathe, C. (2018b). Palliative Care Patients' Quality of Dying and Circumstances of Death – Comparison of Informal Caregivers' and Health Care Professionals' Estimates. American Journal of Hospice and Palliative Medicine, 35, 1023–1029.

Stiel, S., Heckel, M., Christensen, B., Ostgathe, C. & Klein, C. (2016). In-service documentation tools and statements on palliative sedation in Germany – do they meet the EAPC framework recommendations? A qualitative document analysis. Support Care Cancer, 24, 459–467.

Stiel, S., Krumm, N., Schroers, O. & Elsner, F. (2008). Indikationen und Gebrauch von Benzodiazepinen auf einer Palliativstation. Der Schmerz, 22, 665–671.

Stolberg, M. (2017). A History of Palliative Care, 1500–1970. Concepts, Practices and Ethical Challenges. Heidelberg, New York: Springer.

Strand, J. J., Feely, M. A., Kramer, N. M., Moeschler, S. M. & Swetz, K. M. (2016). Palliative Sedation and What Constitutes Active Dying: A Case of Severe Progressive Dystonia and Intractable Pain. American Journal of Hospice and Palliative Medicine, 33, 363–368.

Strech, D. & Schildmann, J. (2011). Quality of ethical guidelines and ethical content in clinical guidelines: The example of end-of-life decision-making. J Med Ethics, 37, 390–396.

Streeck, N. (2018). Ende gut, alles gut? Sterbeerzählungen in der narrativen Ethik. In S. Peng-Keller & A. Mauz (Hrsg.), Sterbenarrative. Hermeneutische Erkundungen des Erzählens am und vom Lebensende (S. 217–235). Berlin, Boston: De Gruyter.

Streeck, N. (2017). Sterben, wie man gelebt hat. Die Optimierung des Lebensendes. In N. Jacoby & M. Thönnes (Hrsg.), Zur Soziologie des Sterbens (S. 29–48). Wiesbaden: Springer.

Streeck, N. (2016). »Leben machen, sterben lassen«: Palliative Care und Biomacht. Ethik Med, 28, 135–148.

Streeck, N. (2014). Selbstbestimmung als Element der Vorstellung vom guten Tod. Bioethica Forum, 7, 136–138.

Student, J.-C. (2017). Palliative Care im stationären Hospiz. In B. Steffen-Bürgi, E. Schärer-Santschi, D. Staudacher & S. Monteverde (Hrsg.), Lehrbuch Palliative Care (S. 82–91). Bern: Hogrefe.

Sturman Gordon, P. (2016). Psychosocial Interventions in End-of-Life Care. The Hope for a »Good Death«. New York and London: Routledge.

Sulmasy, D. P. (2018a). Sedation and care at the end of life. Theoretical Medicine and Bioethics, 39, 171–180.

Sulmasy, D. (2018b) The last low whispers of our dead: when is it ethically justifiable to render a patient unconscious until death? Theoretical Medicine and Bioethics, 39, 233–263.

Swart, S. J., van der Heide, A., van Zuylen, L., Perez, R. S., Zuurmond, W. W., van der Maas, P. J., van Delden, J. J. & Rietjens, J. A. (2014). Continuous Palliative Sedation: Not Only a Response to Physical Suffering. Journal of Palliative Medicine, 17, 27–36.

Swart, S. J., Rietjens, J. A., Zuylen van, L. Zuurmond, W. W., Perez, R. S., Maas, P. J. van der, Delden, J. J. van & Heide, A. van der (2012). Continuous palliative sedation for cancer and noncancer patients. Journal of pain and symptom management, 43, 172–181.

Swart, S. J., Brinkkemper, T., Rietjens, J. A., et al. (2010). Physicians' and nurses' experiences with continuous palliative sedation in The Netherlands. Arch Intern Med, 170, 1271–1274.

Swetenham, K., Hegarty, M., Breaden, K. & Grbich, C. (2011). Refractory suffering: The impact of team dynamics on the interdisciplinary palliative care team. Palliative and Supportive Care, 9, 55–62.

Symons, X. (2018). Does the doctrine of double effect apply to the prescription of barbiturates? Syme vs the Medical Board of Autsralia. J Med Ethics, 44, 266–269.

Taboada, S. (Hrsg.) (2015). Sedation at the End-of-life: An Interdisciplinary Approach. Dordrecht: Springer.

Tanner, S., Albisser Schleger, H., Meyer-Zehnder, B., Schnurrer, V., Reiter-Theil, S. & Pragger, H. (2014). Klinische Alltagsethik – Unterstützung im Umgang mit moralischem Distress? Medizinische Klinik – Intensivmedizin und Notfallmedizin, 109, 354–363.

Tausch, A. & Menold, N. (2015). Methodische Aspekte der Durchführung von Fokusgruppen in der Gesundheitsforschung. Welche Anforderungen ergeben sich aufgrund der besonderen Zielgruppen und Fragestellungen? Leibnitz-Institut für Sozialwissenschaften. GESIS Papers 2015/12.

Taylor, P., Dowding, D. & Johnson, M. (2017). Clinical decision making in the recognition of dying: a qualitative interview study. BMC Palliative Care, 16, 11.

Taylor, B. R. & McCann, R. M. (2005). Controlled Sedation for Physical and Existential Suffering? Journal of Palliative Medicine, 8, 144–147.

ten Have, H. & Welie, J. V.M. (2014). Palliative Sedation Versus Euthanasia: An Ethical Assessment. Journal of Pain and Symptom Management, 47, 123–136.

ten Have, H. & Clark, D. (2002). The Ethics of Palliative Care. European Perspectives. Buckingham, Philadelphia: Open University Press.

Terkamo-Moisio, A., Kvist, T., Kangasniemi, M., Laitila, T., Ryynänen, O.-K. & Pietilä, A.-M. (2017). Nurses' attitudes towards euthanasia in conflict with professional ethical guidelines. Nursing Ethics, 24, 70–86.

The AGREE Collaboration (2002). Appraisal of Guidelines for Research & Evaluation (AGREE) Instrument – deutschsprachige Version.

Thomson, D. (2013). Creating Ethical Guidelines für Forensic Psychology. Australian Psychologist, 48, 28–31.

Thöns, M. & Sitte, T. (Hrsg.) (2013). Repetitorium Palliativmedizin. Berlin, Heidelberg: Springer.

Tobin, R. T. (2014). The Pharmacist as an Integral Member of the Hospice Interdisciplinary Team. In T. W. Kirk & B. Jennings (Hrsg.), Hospice Ethics. Policy and Practice in Palliative Care (S. 59–81). Oxford: Oxford University Press.

Trachsel, M. & Hodel, M. A. (2018). Palliative Sedation on the grounds of intolerable psychological suffering and its implications for treatment-refractory mental disorders. Bioethica Forum, 11, 45–49.

Trachsel, M. & Maercker, A. (2016). Lebensende, Sterben und Tod. Göttingen: Hogrefe.

Twycross, R. (2019). Reflections on palliative sedation. Palliative Care: Research and Treatment, doi: 10.1177/1178224218823511.

Twycross, R. (2017). Second thoughts about palliative sedation. Evidence Based Nursing, 201, 33–34.

Ulrich, C. M. & Grady, C. (2018). Moral Distress in the Health Professions. Cham: Springer International Publishing.

van Beek, K., Siouta, N., Preston, N., Hasselaar, J., Hughes, S., Payne, S., Radbruch, L., Centeno, C., Csikos, A., Garralda, E., van der Eerden, M., Hodiamont, F., Rdvanyi, I. & Menten, J. (2016). To what degree is palliative care integrated in guidelines and pathways for adult cancer patients in Europe: A systematic literature review. BMC Palliative Care, 15, 26, doi: 10.1186/s12904-016-0100-0.

van Deijck, R. H., Hasselaar, J. G., Verhagen, S. C., Vissers, K. C. & Koopmans, R. T. (2016a). Level of Discomfort Decreases after the Administration of Continuous Palliative Sedation: A Prospective Multicenter Study in Hospices and Palliative Care Units. Journal of Pain and Symptom Management, 52, 361–369.

van Deijck, R. H., Hasselaar, J. G., Verhagen, S. C., Vissers, K. C. & Koopmans, R. T. (2016b). Patient-Related Determinants of the Administration of Continuous Palliative Sedation in Hospices and Palliative Care Units: A Prospective, Multicenter, Observational Study. Journal of Pain and Symptom Management, 51, 882–889.

van Deijck, R. H., Hasselaar, J. G., Krijnsen, P. J., Gloudermans, A. J., Verhagen, S. C., Vissers, K. C. & Koopmans, R. T. (2015). The Practice of Continuous Palliative Sedation in Long-Term Care for Frail Patients with Existential Suffering. Journal of Palliative Care, 31, 141–149.

van Deijck, R. H., Hasselaar, J. G., Verhagen, S. C., Vissers, K. C. & Koopmans, R. T. (2013). Determinants of the Administration of continuous Palliative Sedation: A Systematic Review. Journal of Palliative Medicine, 16, 1624–1632.

van Delden, J. J. (2013). The ethical evaluation of continuous sedation at the end of life. In S. Sterckx, K. Raus & F. Mortier (Hrsg.), Continuous Sedation at the End of Life. Ethical, Clinical and Legal Perspectives (S. 218–227). Cambridge: University Press.

van der Arend, A. & Gastmans, C. (1996). Ethik für Pflegende. Bern: Hans Huber.

van der Donk, C., van Lanen, B. & Wright, M. T. (2014). Praxisforschung im Sozial- und Gesundheitswesen. Bern: Verlag Hans Huber.

van der Heide, A. et al. (2007). End-of-Life Practices in The Netherlands under the Euthanasia Act. The New England Journal of Medicine, 356, 1957–1965.

van Tol, D. G., Kouwenhoven, P., van der Vegt, B. & Weyers, H. (2015). Dutch physicians on the role of the family in continuous sedation. J Med Ethics, 41, 240–244.

van Tol, D., Rietjens, J. & van der Heide, A. (2012). Empathy and the application of the »unbearable suffering« criterion in Dutch euthanasia practice. Health Policy, 105, 296–302.

van Tol, D., Rietjens, J. & van der Heide, A. (2010). Judgment of unbearable suffering and willingness to grant a euthanasia request by Dutch general practitioners. Health Policy, 97, 166–172.

Varcoe, C., Pauly, B., Storch, J., Newton, L. & Makaroff, K. (2012). Nurses' perceptions of and responses to morally distressing situations. Nursing Ethics, 19, 488–500.

Vatne, M. & Naden, D. (2018). Experiences that inspire hope: Perspectives of suicidal patients. Nursing Ethics, 25, 44–457.

Vayne-Bossert, P. & Zulian, G. B. (2013). Palliative Sedation: From the Family Perspective. American Journal of Hospice & Palliative Medicine, 20, 786–790.

Verkerk, M., Wijlick, E. van, Legemaate, J. & Graeff, A. de (2007). A national guideline for palliative sedation in The Netherlands. Journal of Pain and Symptom Management, 34, 666–670.

Viehrig, M., Schlisio, B., Thomas, M., Gärtner, J., Wolf, C. & Hense, J. (2017). SOP – Schmerztherapie bei Palliativpatienten. Der Onkologe, 23, 555–565.

Villers, M. J. de & DeVon, H. A. (2012). Moral distress and avoidance behavior in nurses working in critical care and noncritical care units. Nursing Ethics, 20, 589–603.

Virt, G. & Hunstorfer, K. (2010). Ethische Überlegungen zur palliativen Sedierung. Wien Med Wochenschr, 160, 331–337.

Vitale, C, de Nonneville, A, Fichaux, M. & Salas, S. (2019). Medical staff opposition to a deep and continuous palliative sedation request under Claeys-Leonetti law. BMC Palliative Care, 18, 2, doi: 10.1186/s12904-018-0384-3.

Vivat, B, Bemand-Qureshi, L., Harrington, J., Davis, S. & Stone, P. (2019). Palliative Care specialists in hospice and hospital/community teams predominantly use low doses of sedative medication at the end of life for patient comfort rather than sedation: Findings from focus groups and patient records for I–CAN-CARE. Palliative Medicine, 33, 578–588.

Vivat, B., Harrington, J., Bemand-Qureshi, L., Davis, S. & Stone, P. (2017). What is current practice when using sedative medication at the end of life in a London hospice and teaching hospital? A mixed methods investigation for i–can-care. BMJ Journal of Medical Ethics, 7, 3, doi: 10.1136/bmjspcare-2017–001 407. 52.

Voeuk, A., Nekolaichuk, C., Fainsinger, R. & Huot, A. (2017). Continuous Palliative Sedation for Existential Distress? A Survey of Canadian Palliative Care Physicians' Views. Journal of Palliative Care, 32, 26–33.

Vogel, R. T. (2017). Selbst und Tod. In E. Frick & R. T. Vogel (Hrsg.), Den Abschied vom Leben verstehen (S. 79-104). Stuttgart: Kohlhammer.

Vogl, S. (2019). Gruppendiskussion. In N. Baur & J. Blasius (Hrsg.), Handbuch Methoden der empirischen Sozialforschung (S. 695-700). Wiesbaden: Springer.

Vollmann, J. (2017). Klinische Ethikkomitees und klinische Ethikberatung. In J. Vollmann (Hrsg.), Ethik in der Psychiatrie (S. 178-187). Köln: Psychiatrie-Verlag.

Vollmann, J. & Schildmann, J. (Hrsg.) (2011). Empirische Medizinethik. Konzepte, Methoden und Ergebnisse. Berlin: LIT Verlag.

von Unger, H. (2014a). Partizipative Forschung. Einführung in die Forschungspraxis. Wiesbaden: Springer VS.

von Unger, H. (2014b). Forschungsethik in der qualitativen Forschung: Grundsätze, Debatten und offene Fragen. In H. von Unger, P. Narimani & R. M'Bayo (Hrsg.), Forschungsethik in der qualitativen Forschung. Reflexivität, Perspektiven, Positionen (S. 15-39). Wiesbaden: Springer VS.

Vorstand der Akademie für Ethik in der Medizin e. V. (2010). Standards für Ethikberatung in Einrichtungen des Gesundheitswesens. Ethik Med, 22, 149-153.

Walker, A. & Breitsameter, C. (2016). Konflikte und Konfliktregelungen in Hospizen. Ergebnisse einer qualitativen Studie in drei Hospizen in Nordrhein-Westfalen. In O. Rauprich, R. J. Jox & G. Marckmann (Hrsg.), Vom Konflikt zur Lösung. Ethische Entscheidungswege in der Biomedizin (S. 237-253). Münster: mentis.

Walker, A. & Breitsameter, C. (2015). Ethical decision-making in hospice care. Nursing Ethics, 22, 321-330.

Walker, A. & Breitsameter, C. (2013a). Ethische Entscheidungen in Hospizen. Ergebnisse einer qualitativen Studie in drei Hospizen in Nordrhein-Westfalen. Ethik Med, 25, 301-313.

Walker, A. & Breitsameter, C. (2013b). Conflicts and conflict regulation in hospices: nurses' perspectives. Med Health Care and Philos, 16, 709-718.

Walker, P. (2015). Clinical Aspects of Palliative Sedation for Refractory Symptoms. In P. Taboada (Hrsg.), Sedation at the End-of-life: An Interdisciplinary Approach (S. 27-40). New York: Springer.

Wallner, J. (2008). Die richtigen Worte für medizinische Entscheidungen am Lebensende finden. Wien Klin Wochenschr, 120, 647–654.

Wandruszka, B. (2015). Die Sinnfrage des Leidens im Lichte seiner Seinsstruktur. In G. Maio, C. Bozzaro & T. Eichinger (Hrsg.), Leid und Schmerz. Konzeptionelle Annäherungen und medizinethische Implikationen (S. 67–88). Freiburg/München: Karl Alber.

Wandruszka, B. (2009). Philosophie des Leidens. Zur Seinsstruktur des pathischen Lebens. Freiburg, München: Karl Alber.

Wäscher, S., Salloch, S., Ritter, P., Vollmann, J. & Schildmann, J. (2014). Triangulation in der empirischen Medizinethik am Beispiel des ETHICO-Projektes (»Empirical-Ethical Interventions in Oncology«). Bioethica Forum, 7, 119–120.

Webb, P. (Hrsg.) (2005). Ethical Issues in Palliative Care. Oxford, Seattle: Radcliffe Publishing.

Weber, M., Strohscheer, I., Samonigg, H. & Huber, C. (2005). Palliative Sedierung – eine Alternative zur Euthanasie bei unerträglichem Leid am Ende des Lebens? Med Klin, 100, 292–298.

Weichselbaumer, E. & Weixler, D. (2014). Palliative Sedierung bei psycho-existenzieller Not. Wien Med Wochenschr, 164, 172–178.

Weiher, E. (2014). Das Geheimnis des Lebens berühren. Spiritualität bei Krankheit, Sterben, Tod. Stuttgart: Kohlhammer.

Weihrauch, B. (2016). Hospizbewegung und Palliativmedizin in Deutschland – Ziele, Konzepte und Entwicklung. In A. T. May, H. Kreß, T. Verrel & T. Wagner (Hrsg.), Patientenverfügungen. Handbuch für Berater, Ärzte und Betreuer (S. 293–311). Berlin, Heidelberg: Springer.

Weixler, D. (2018a). Palliative Sedierungstherapie – Richtlinien und Grauzonen. Imago Hominis, 25, 105–112.

Weixler, D. (2018b). Palliative Sedierung – Ausnahme oder Regel? Praxis PalliativeCare 39, 14–17.

Weixler, D. (2018c). Die Notwendigkeit palliativmedizinischer Leitlinien. Ein Problemaufriss anhand der Österreichischen Leitlinie der Palliativen Sedierungstherapie. In W. J. Stronegger & K. Attems (Hrsg.), Mensch und Endlichkeit (S. 173–184). Baden-Baden: Nomos.

Weixler, D., Roider-Schur, S., Likar, R., Bozzaro, C., Daniczek, T., Feichtner, A., Gabl, C., Hammerl-Ferrari, B., Kletecka-Pulker, M., Körtner, U. H., Kössler, H., Meran, J. G., Miksovsky, A., Pusswald, B., Wienerroither, T. & Watzke, H. (2017). Leitlinie zur Palliativen Sedierungstherapie (Langversion). Ergebnisse eines Delphiprozesses der Österreichischen Palliativgesellschaft (OPG). Wien Med Wochenschr, 167, 31–48.

Weixler, D. & Mattekat, H. (2017). Palliative Sedierungstherapie. In B. Steffen-Bürgi, E. Schärer-Santschi, D. Staudacher & S. Monteverde (Hrsg.), Lehrbuch Palliative Care (S. 873–887). Bern: Hogrefe.

Welsh, C. (2017). Autonomie und Menschenrechtsschutz am Lebensende. In C. Welsh, C. Ostgathe, A. Frewer & H. Bielefeldt (Hrsg.), Autonomie und Menschenrechte am Lebensende. Grundlagen, Erfahrungen, Reflexionen aus der Praxis (S. 7–24). Bielefeldt: transcript Verlag.

Werner, M. H. (2011). Verantwortung. In M. Düwell, C. Hübenthal, M. H. Werner (Hrsg.), Handbuch Ethik (S. 541–548). Stuttgart, Weimar: J.B. Metzler.

Werth, J. L. & D. Blevins (Hrsg.) (2009). Decision Making near the End of Life. Issues, Developments and Future Directions. New York, London: Routledge.

West, T. D., Galicia-Castillo, M. C., Cadieux, C. P. & Parks-Savage, A. (2018). Hospice Care Needs Studies. American Journal of Medical Quality, 33, 443–445.

Whitehead, P. B., Herbertson, R. K., Hamric, A. B., Epstein, E. G. & Fisher, J. M. (2015). Moral Distress among Healthcare Professionals: Report of an Institution-Wide Survey. Journal of Nursing Scholarship, 47, 117–125.

WHO (1998). Qualitiy of Life. http://www.who.int/healthinfo/survey/whoqol-qualityof life/en/ (20.08.2019).

WHO (2002). Definition of Palliative Care. www.who.int/cancer/palliative/definition/en/ (20.08.2019); Deutsche Übersetzung unter: https://www.dgpalliativmedizin.de/images/ stories/WHO_Definition_2002_Palliative_Care_englisch-deutsch.pdf (20.08.2019).

Widdershoven, G., Stolper, M. & Molewijk, B. (2015). Dealing with dilemmas around patients' wishes to die: Moral case deliberation in a Dutch hospice. In C. Rehmann-Sutter, H. Gudat & K. Ohnsorge (Hrsg.), The Patient's Wish to Die. Research, Ethics, and Palliative Care (S. 149–160). Oxford: University Press.

Wiegand, D. L. & Funk, M. (2012). Consequences of clinical situations that cause critical care nurses to experience moral distress. Nursing Ethics, 19, 479–487.

Wiesemann, C. (2016). Vertrauen als moralische Praxis – Bedeutung für Medizin und Ethik. In H. Steinfath & C. Wiesemann (Hrsg.), Autonomie und Vertrauen. Schlüsselbegriffe der modernen Medizin (S. 69–99). Wiesbaden: Springer VS.

Wiesemann, C. (2013). Die Autonomie des Patienten in der modernen Medizin. In C. Wiesemann & A. Simon (Hrsg.), Patientenautonomie. Theoretische Grundlagen – Praktische Anwendungen (S. 13–26). Münster: mentis.

Wiesemann, C. (2012). Autonomie als Bezugspunkt einer universalen Medizinethik. Ethik in der Medizin, 24, 287–295.

Wiesing, U. (2017). Indikation. Theoretische Grundlagen und Konsequenzen für die ärztliche Praxis. Stuttgart: Kohlhammer.

Wils, J.-P. & Baumann-Hölzle, R. (2013). Sinn und Zukunft des Gesundheitswesens. Wege aus der Vertrauenskrise. Ein philosophischer Kommentar in praktischer Absicht. Zürich/Basel/Genf: Schulthess.

Wilson, D. M. & Hewitt, J. A. (2018). A scoping research literature review to assess the state of existing evidence on the »bad« death. Palliative and Supportive Care, 16, 90–106.

Winkler, E. C. (2015). Konflikte zwischen Wohlergehen und Selbstbestimmung bei einwilligungsfähigen Patienten. In G. Marckmann (Hrsg.), Praxisbuch Ethik in der Medizin (S. 111–118). Berlin: Medizinisch Wissenschaftliche Verlagsgesellschaft.

Winkler, E. C. (2011). Sind Leitlinien die richtige Antwort auf moralisch schwierige Entscheidungen im Krankenhaus? In R. Stutzki, K. Ohnsorge & S. Reiter-Theil (Hrsg.), Ethikkonsultation heute – vom Modell zur Praxis (S. 217–233). Münster: LIT Verlag.

Winkler, E. C. (2008). Zur Ethik von ethischen Leitlinien: Sind sie die richtige Antwort auf moralisch schwierige Entscheidungssituationen im Krankenhaus und warum sollten Ärzte sie befolgen? Zeitschrift für medizinische Ethik, 54, 161–176.

Winkler, E. C. (2005). The ethics of policy writing: How should hospitals deal with moral disagreement about controversial medical practices? J Med Ethics, 31, 559–566.

Winkler, E. C. & Heußner, P. (2016). Vorausschauende Behandlungsplanung und Therapiebegrenzung. Überlegungen aus medizinethischer und psychoonkologischer Sicht. Deutsche Medizinische Wochenschrift, 141, 394–398.

Winkler, E. C. & Schildmann, J. (2015). Entscheidungsfindung bei Patienten mit fortgeschrittener Krebserkrankung. Der Onkologe, 21, 630–636.

Winkler, E. C., Borasio, G. D., Jacobs, P., Weber, J. & Jox, R. J. (2012). Münchner Leitlinie zu Entscheidungen am Lebensende. Ethik Med, 24, 221–234.

Winkler, E. C., Hiddemann, W. & Marckmann, G. (2012). Evaluating a patient's request for life-prolonging treatment: An ethical framework. J Med Ethics, 38, 647–651.

Winkler, E. C. & Marckmann, G. (2012). Therapieverzicht gegen den Patientenwillen? Eine ethische Orientierungshilfe. Ärzteblatt Baden-Württemberg, 4, 112–144.

Wirth, M. (2015). Brompton-Cocktail gegen Sinnschmerz? In G. Maio, C. Bozzaro & T. Eichinger (Hrsg.), Leid und Schmerz. Konzeptionelle Annäherungen und medizinethische Implikationen (S. 312–331). Freiburg, München: Karl Alber.

Wirth, M. & Hurwitz, B. (2016). Awareness and Dying: The Problem of Sedating ›Existential Suffering‹ in Palliative Care. Ethical Perspectives, 23, 307–326.

Wittkowski, J. (2012). Zur Psychologie des Sterbens – oder: Was die zeitgenössische Psychologie über das Sterben weiß. In F.-J. Bormann & G. D. Borasio (Hrsg.), Sterben. Dimensionen eines anthropologischen Grundphänomens (S. 50–64). Berlin, Boston: De Gruyter.

Wöhlke, S. (2015). Geschenkte Organe? Frankfurt, New York: Campus.

Woopen, C. (2014). Die Bedeutung von Lebensqualität – aus ethischer Perspektive. Z. Evid. Fortbil. Qual. Gesundh. Wesen (ZEFQ), 108, 140–145.

World Health Organization (2015). Global Health Ethics. Key Issues. Luxembourg.

Worthington, R. (Hrsg.) (2005). Ethics and Palliative Care – A case-based manual. Oxford, Seattle: Radcliffe Publishing.

Wright, A. C., Shaw, J. C. (2019). The spectrum of end of life care: an argument for access to medical assistance in dying for vulnerable populations. Medicine, Health Care and Philosophy, 22, 211–219.

Yennurajalingam, S. & Bruera, E. (2016). Oxford American Handbook of Hospice and Palliative Medicine and Supportive Care. Oxford: University Press.

Yildiz, E. (2019). Ethics Nursing: A systematic review of the framework of evidence perspective. Nursing Ethics, 26, 1128–1148.

Young, P. D. & Rushton, C. H. (2017). A concept analysis of moral resilience. Nursing Outlook, 1–9.

Zahn, N. (2012). Medizinische, juristische und ethische Aspekte der terminalen Sedierung. Kriminalwissenschaftliche Schriften, Band 35. Berlin: LIT.

Zedah, R. S., Eshelman, P., Setla, J. & Sadatsafavi, H. (2018). Strategies to Improve Quality of Life at the End of Life. Interdisciplinary Team Perspectives. American Journal of Hospice & Palliative Medicine, 35, 411–416.

Zegelin, A. (2018). Hoffnungsunterstützung – eine Pflegeaufgabe. Pflegezeitschrift, 71, 29–31.

Zentrale Ethikkommission bei der Bundesärztekammer, ZEKO (2006). Ethikberatung in der klinischen Medizin (24. Januar 2006). Deutsches Ärzteblatt 103, A 1703-A 1707.

Zenz, J., Tryba, M. & Zenz, M. (2015). Palliative care professionals' willingness to perform euthanasia or physician assisted suicide. BMC Palliative Care, 14, 60, doi: 10.1186/s12904-015-0058-3.

Zenz, J., Tryba, M. & Zenz, M. (2015). Tötung auf Verlangen und assistierter Suizid. Einstellungen von Ärzten und Pflegekräften. Der Schmerz, 29, 211–216.

Zenz, M. & Rissing-van Saan, R. (2011). Grenzen der Schmerztherapie. Medizinische und juristische Aspekte. Der Schmerz, 25, 377–392.

Ziegler, S., Schmid, M., Bopp, M., Bosshard, G. & Puhan, M. A. (2019). Using sedative substances until death: A mortality follow-back study on the role of healthcare setting. Palliative Medicine, 33, 213–220.

Ziegler, S., Schmid, M., Bopp, M., Bosshard, G. & Puhan, M. A. (2018). Continuous Deep Sedation until Death – a Swiss Death Certificate Study. J Gen Intern Med, 33, 1052–1059.

Ziegler, S., Merker, H., Schmid, M. & Puhan, M. A. (2017). The impact of the inpatient practice of continuous deep sedation until death on healthcare professionals' emotional well-being: a systematic review. BMC Palliative Care, 16, 30, doi: 10.1186/s12904-017-0205-0.

Zimmermann-Acklin, M. (2014). Sterbehilfe und Palliative Care – Überlegungen aus ethischer Sicht. In V. Schulte & C. Steinebach (Hrsg.), Innovative Palliative Care. Für eine neue Kultur der Pflege, Medizin und Betreuung (S. 80–92). Bern: Hans Huber.

Zimmermann, M. & Jox, R. J. (2018). Palliative Sedierung – alltägliche Praxis im ethischen Disput. Bioethica Forum, 11, 43–49.

Zimmermann, M. (2014). Lebensende-Diskurse – auf der Suche nach ethischer Orientierung. Bioethica Forum, 7, 121–130.

Zinn, C. L. & Moriarty, D. (2012). Nurses' perceptions of palliative sedation in a Scottish hospice: An exploratory study. Journal of Hospice & Palliative Nursing, 14, 358–364.

Zuleta-Benjumea, A., Munoz, S. M., Vélez, M. C. & Krikorian, A. (2018). Level of knowledge, emotional impact and perception about the role of nursing professionals concerning palliative sedation. J Clin Nurs. 27, 3968–3978.

Zwick, M. M. & Schröter, R. (2012): Konzeption und Durchführung von Fokusgruppen am Beispiel des BMBF-Projekts »Übergewicht und Adipositas bei Kindern, Jugendlichen und jungen Erwachsenen als systemisches Risiko«. In M. Schulz, B. Mack & O. Renn (Hrsg.), Fokusgruppen in der empirischen Sozialwissenschaft. Von der Konzeption bis zur Auswertung (S. 24–48). Wiesbaden: Springer VS.

Anlagenverzeichnis und Anlagen 1–3

Anlage 1   Begleitendes Poster zur Fokusgruppe   S. 418
Anlage 2   Leitfaden für die Fokusgruppen   S. 419–425
Anlage 3   Fragebogen im Rahmen der Fokusgruppen   S. 426–429

Anlage 1 – Begleitendes Poster zur Fokusgruppe

FOKUSGRUPPEN PALLIATIVE SEDIERUNG (FEBRUAR 2016)

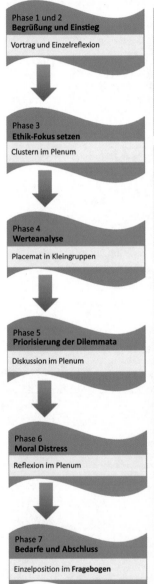

Phase 1 und 2
Begrüßung und Einstieg

Vortrag und Einzelreflexion

Phase 3
Ethik-Fokus setzen

Clustern im Plenum

Phase 4
Werteanalyse

Placemat in Kleingruppen

Phase 5
Priorisierung der Dilemmata

Diskussion im Plenum

Phase 6
Moral Distress

Reflexion im Plenum

Phase 7
Bedarfe und Abschluss

Einzelposition im **Fragebogen**

Eine nach wissenschaftlichem Erkenntnisstand durchgeführte **Palliative Sedierung** (Sitte & Thöns, 2014; Bruinsma et al., 2013; Alt-Epping et al., 2010; Neitzke et al., 2010) ist die letzte Behandlungsoption, dann, wenn keine anderen Maßnahmen zur Leid(ens)linderung unerträglicher Symptome und Beschwerden (mehr) wirksam sind (Deutsche Gesellschaftf ür Palliativmedizin, 2014).

Ziel der Palliativen Sedierung am Lebensende ist eindeutig und ausschließlich die **Linderung des Leide(n)s der Betroffenen, physisch** wie auch **psychisch** (Kusch et al., 2013; Noyon & Heidenreich, 2012) sowie im Sinne des Total Pain Ansatzes auch **spirituell** (Bozzaro, 2013, 2015).

Werte sind **Orientierungsmuster** für das Handeln/bewusste oder unbewusste Orientierungsdirektiven; sie bieten demnach ethische Begründungen in Entscheidungssituationen und sind in diesen situativ handlungsleitend (vgl. Maio, 2012, 18; vgl. Fenner, 2010, 217).

Werte sind dabei »erstrebens- und schützenswert« (Steinkamp & Gordijn, 2010, 55, vgl. Krijnen, 2011, 549).

In einem Dilemma stehen sich zwei oder mehrere wertbezogene Handlungsoptionen unvereinbar gegenüber (vgl. Rather, May, Chung 2015, 40).

Moralischer Distress tritt auf, wenn die Betroffenen sich über die ethisch begründete Entscheidung klar sind, aber nicht die entsprechenden Handlungsmöglichkeiten erfahren bzw. vollziehen können (vgl. Epstein & Delgado, 2010; vgl. Tanner et al., 2014, 354; vgl. Kleinknecht-Dolf, 2015, 117f.) oder wenn ethische Dilemmasituationen nicht aufgelöst oder aufgegriffen werden (vgl. Rather, May, Chung, 2015, 40).
Moralischer Distress ist mit unterschiedlichen **Emotionen verbunden**, die Betroffenen fühlen sich beispielsweise in ihrer persönlichen und moralischen Integrität verletzt, damit einher gehen Emotionen wie Wut, Ärger oder Hilfslosigkeit (vgl. Epstein & Delgado, 2010; vgl. Kleinknecht-Dolf, 2015, 117f.).
Weiter kann moralischer Distress zu körperlichen **Folgeerscheinungen** und bis zum Burn out und Berufsausstieg führen (vgl. Rather, May, Chung 2015, 40; vgl. Tanner et al, 2014, 354).

Ethik-Leitlinien »sind **Handlungsempfehlungen**, die sich aus immer **wiederkehrenden** Situationen (...) ableiten und die als **Orientierungshilfe** für **Einzelfallentscheidungen** dienen. (...) Sie müssen den gesetzlichen Vorschriften sowie dem wissenschaftlichen Standard entsprechen (...).« (Vorstand der Akademie für Ethik in der Medizin e.V., 2010, 152; vgl. auch Neitzke et al., 2015; Jox, 2014; Ledermann Flamm, 2013; SAMW, 2012)

»Ethik-Leitlinien enthalten **inhaltliche Aspekte**, eine ausgearbeitete **ethische Begründung** sowie eine **explizite Werterefflexion**. Dabei berücksichtigen sie die spezifischen Herausforderungen der Institution.« (SAMW, 2012, 996)

Anlage 2 – Leitfaden für die Fokusgruppen

Phasen	Fragestellungen (in der Phase 1–6 offen, in Phase 7 geschlossen)	Unterstützende Methoden	Übergreifende Ziele
Phase 1 **Begrüßung, Vorstellung** **Bedanken für die Teilnahme** Informationen zum Ablauf, zum Ziel und zur Dauer (Poster) Information zum Kontext der Fokusgruppen im Rahmen des Forschungsvorhabens **Informationen zur Freiwilligkeit** über den gesamten Zeitrahmen (Bedenkzeit!) Informationen zur Anonymität im Rahmen der Dokumentation und Auswertung Diskussionsregeln und Ermutigung zur Diskussion **Übergreifender Einstieg** Inhaltlicher Input: Definition Palliative Sedierung (Poster)	Ist für alle eine Situation assoziierbar oder ein Gast/ ein/e Patient/in assoziierbar, in der/ bei der/dem das Thema Palliative Sedierung im Hospiz eine Rolle spielte? Sonst: Fallbeispiel	Poster: Ablauf wird transparent Zentrale definitorische Grundlegungen werden explizit Bei Bedarf : Fallbespiel	Freiwilligkeit hervorheben, Vertraulichkeit/ Anonymität, Datenschutz zusichern, über Konsequenzen aufklären (mögliche emotionale Belastungen und unterstützende Maßnahmen). Transparenz herstellen. Einverständniserklärung zur Teilnahme mündlich einholen. Zum konkreten Gegenstand der Diskussion hinführen. Gemeinsames Verständnis von Palliativer Sedierung schaffen (inhaltliche Ebene).
		5 Minuten	
Poster: Definition »Palliative Sedierung« (5 Minuten)			

(Fortsetzung)

Phasen	Fragestellungen (in der Phase 1–6 offen, in Phase 7 geschlossen)	Unterstützende Methoden	Übergreifende Ziele
Phase 2 Konkreter Einstieg (assoziativ, praxisorientiert)	**Zum Thema führende Fragestellung (Praxisbezug):** Welche Emotionen löst es bei Ihnen aus, wenn Sie an die Behandlungsoption Palliative Sedierung denken? Wenn Sie an eine spezifische/ konkrete Situation im Hospiz denken? Formulieren Sie diese Emotionen bitte auf 2–4 Karten. Behalten Sie diese Karten bitte zunächst bei sich (Rückgriff auf die Emotionen in Phase 6). Was assoziieren Sie mit Palliativer Sedierung im hospizlichen Setting? Notieren Sie aus Ihren Erfahrungen und aus Ihrer Erinnerung: Was ist aus Ihrer Sicht in Bezug auf die Palliative Sedierung im Hospiz diskussionswürdig? Notieren auf 2–4 Karten, die im nächsten Schritt vorgestellt werden.	**Stimulieren** Nachspüren der Emotionen im Kontext der Durchführung tiefer Palliativer Sedierung im Hospiz. Eigene Erinnerungen/ Assoziationen zur tiefen Palliativen Sedierung im Hospiz abrufen. Visualisierung und Ergebnissicherung auf Moderationskarten (2–4 Karten je Teilnehmer/in) (10 Minuten)	Emotionen erfassen/ Moralisches Unbehagen/moral distress erfassen Individuelle Assoziationen und Resonanzen erfassen.

(Fortsetzung)

Phasen	Fragestellungen (in der Phase 1–6 offen, in Phase 7 geschlossen)	Unterstützende Methoden	Übergreifende Ziele
Phase 3 **Von der eigenen Auseinandersetzung zum Austausch in der Gesamtgruppe** (analytisch)	**Sortierende Fragestellung (Assoziationsbezug):** Kategorisieren der Assoziationen: Welche der Assoziationen lassen sich fachlich diskussionswürdig kategorisieren? Welche Assoziationen lassen sich als ethisch reflexionswürdig kategorisieren? Bei welcher Ihrer Assoziationen ist eine klare Zuordnung möglich? Wo ist keine klare Zuordnung möglich?	**Kategorisieren und Abgrenzen** Metaplanwände sind vorbereitet mit zwei Spalten und der Überschrift »Behandlungsoption palliative Sedierung«: (1) Fachliche Dimensionen und (2) Ethische Dimensionen Karten der Teilnehmer/innen werden durch die Teilnehmer/innen zugeordnet. (20 Minuten)	Für die ethische Perspektive in Abgrenzung zur fachlichen Perspektive sensibilisieren. Moralisches Unbehagen/moral distress als Gegenstand/Indikator ethischer Fragestellungen klarlegen (Rückbezug auf die Emotionen angesichts der assoziierten Situationen).

Poster:
Definitionen: »Moral distress« (Poster 2) und »Werte« (Poster 3) (5 Minuten)

(Fortsetzung)

Phasen	Fragestellungen (in der Phase 1–6 offen, in Phase 7 geschlossen)	Unterstützende Methoden	Übergreifende Ziele
Phase 4 Hinführung zu den vertretenen/handlungsleitenden Werten der Betroffenen und Beteiligten im Zusammenhang mit der tiefen Palliativen Sedierung (reflexiv).	**Vertiefende Fragestellungen – Werteorientierung:** Welche Werte sind bei der tiefen Palliativen Sedierung tangiert? Welche Werte vertreten welche Beteiligten und welche Betroffenen? Welche Werte stehen sich hierbei jeweils konfligierend gegenüber? Was sind für Sie die drei zentralen ethischen Wertekonflikte in Bezug auf die tiefe Palliative Sedierung im Hospiz? (Mitte des Schaubildes) Welches ist für Sie – in Ihrer Kleingruppe – der zentrale/ethisch reflexionswürdigste Wertekonflikt?	**Normative Klärung** Methode: Placemat Pro Gruppe (**A und B**) ist ein Plakat bereits vorbereitet. Erfassung der drei zentralen Wertekonflikte anhand des vorbereiteten Schaubildes in zwei Kleingruppen. Arbeitsauftrag wird verteilt. (25 Minuten)	Die beteiligten Werte und die Werte der Beteiligten strukturiert herausarbeiten. Bewusste Differenzierung der Werte (z. B. Werte der Betroffenen und Angehörigen, professionelle Werte, gesellschaftsbezogene Werte). Explizieren der Werteorientierungen. Grundlage für die Erfassung und Klarlegung der Wertekonflikte. Erfassen und Priorisieren der Wertekonflikte: Darlegung des zentralen/ethisch reflexionswürdigsten Wertekonfliktes der Kleingruppe.
Über der Halbzeit !!! (70 Minuten)			

Poster:
»Wertekonflikte als Gegenstand ethischer Konflikte, Fragestellungen (ethisches Dilemma) und als Ausgangspunkt ethischer Reflexion« (5 Minuten)

(Fortsetzung)

Phasen	Fragestellungen (in der Phase 1–6 offen, in Phase 7 geschlossen)	Unterstützende Methoden	Übergreifende Ziele
Phase 5 Überleitung von der Erfassung der beteiligten Werte und der Werte der Beteiligten zur Priorisierung der erfassten Wertekonflikte (argumentativ). Das Dilemma in Bezug auf das Handeln und Entscheiden herausarbeiten.	**Entscheidung und bewertende Fragestellung – Wertekonflikte:** Welches sind die drei erfassten Wertekonflikte aus Ihrer Gruppe? (Vorstellung) Welchen der drei in Ihrer Kleingruppe erfassten Wertekonflikte – in Bezug auf die tiefe Palliative Sedierung im Hospiz – stufen Sie als ethisch am reflexions-würdigsten ein? Die beiden ethisch am reflexionswürdigsten eingestuften Werte-konflikte aus den Kleingruppen werden für alle sichtbar angebracht/formuliert. Welcher der beiden Wertekonflikte aus den Kleingruppen stellt für die Gesamtgruppe *den* zentralen ethischen Wertkonflikt dar?	**Priorisieren, Konsentieren und Kontextualisieren** Die beiden Kleingruppen stellen ihre drei erfassten Wertekonflikte vor. Die Gesamtgruppe legt die Priorität aus den jeweils ethisch am reflexionswürdigsten eingestuften Werte-konflikten fest: Konsentierung in der Gesamtgruppe auf *den* zentralen ethischen Wertekonflikt. Dokumentation und Herausstellen des Konsenses. 25 Minuten	Wertekonflikte in den Kleingruppen aus der vorausgehenden Phase in der Gesamtgruppe erfassen. Diskursiv und im Aushandlungsprozess, den zentralen ethischen Wertekonflikt in der Großgruppe konsentieren und auf der Metaplanwand darstellen. Das Dilemma in der hospizlichen Praxis in Bezug auf den zentralen ethischen Wertekonflikt herausarbeiten, für das Dilemma sensibilisieren und dieses kontextualisieren.

(Fortsetzung)

Phasen	Fragestellungen (in der Phase 1–6 offen, in Phase 7 geschlossen)	Unterstützende Methoden	Übergreifende Ziele
Phase 6 Vom erfassten Wertekonflikt wieder zur hospizlichen Praxis. Reflexion des situativen moralischen Unbehagens sowie Kennzeichen des moral distress in Bezug auf den erfassten Wertekonflikt und dessen Beteiligte und Betroffene.	**Reflexive Fragestellungen – Element ethischer Reflexion** Wenn Sie den konkreten Wertekonflikt zwischen den Beteiligten/Betroffenen betrachten, welche Emotionen löst das konsentierte ethische Dilemma bei Ihnen aus? Bezug nehmend auf die eingangs geschriebenen Karten: Was bleibt, was ist hinzugekommen? Wo gab es möglicherweise eine emotionale Entlastung/Klärung? Bei Bedarf: 2 neue Karten schreiben.	**Reflektieren und Nachspüren** Legen der Karten in die Mitte (um ein Symbol, das für Spannung steht: eine Schale unterschiedlicher Süßigkeiten Hartes ↝ Weiches, Süßes ↝ Saures) => Stärkung zum Abschluss! Jede/r sagt das, was in dem Moment wichtig ist. Herausführen aus der Phase in der Überleitung zum Poster: Relevanz für ethisch systematisierte Reflexion und Entscheidungsfindung in Bezug auf Palliative Sedierung im Hospiz. Für die Praxis hilfreiches Instrument: Ethik-Leitlinie 5 Minuten	Rückbindung zum Ausgangspunkt herstellen. Klarlegung für die Teilnehmer/innen, worauf die eingangs erfassten Emotionen zurückzuführen sind: auf den Wertekonflikt, das ethische Dilemma, welches zu moralischer Intuition und moralischem Unbehagen führt. Brücke herstellen: moral distress fordert ein Verfahren zur Entscheidungsfindung, wie es die Ethik-Leitlinie intendiert.

Poster:
Definition »Ethik-Leitlinie« (5 Minuten) => Ein transparentes, konsistentes Verfahren zur ethisch begründeten Entscheidungsfindung.
Intention: Entscheidungsqualität und damit einhergehend auch die Versorgungsqualität verbessern, moral distress reduzieren/vorbeugen.

(Fortsetzung)

Phasen	Fragestellungen (in der Phase 1–6 offen, in Phase 7 geschlossen)	Unterstützende Methoden	Übergreifende Ziele
Phase 7 **Abschluss und schriftliche Nachbefragung** Einverständniserklärung zur Nutzung der Ergebnisse schriftlich einholen (Teil des Fragebogens). Dank und Erläuterung des weiteren Vorgehens und den Umgang mit den Ergebnissen. Ausblick auf die Delphi-Befragung im Herbst 2016.	**Abschließende, Fragestellungen** Welche Forderungen und Wünsche haben Sie an eine Ethik-Leitlinie? Spüren Sie aufgrund der Fokusgruppe einen persönlichen Bedarf, die Thematik im Rahmen einer ethischen Fallbesprechung nochmals aufzugreifen? Das heißt, einen konkreten Fall, der Sie jetzt (wieder/neu) beschäftigt im Team ethisch zu reflektieren?	Fragebogen (quantitativ) 10 Minuten	Darlegungen zum aktuell gelebten Entscheidungsprozess im Kontext einer anstehenden tiefen Palliativen Sedierung. Darlegungen zur Häufigkeit in der hospizlichen Praxis. Darlegung von Einzel-meinungen der Beteiligten zur strukturellen Ausgestaltung einer Ethik-Leitlinie »Tiefe Palliative Sedierung«. Abschließendes schriftliches Einver-ständnis zur Daten-verwertung einholen.

Anlage 3 – Fragebogen im Rahmen der Fokusgruppen

Fragebogen für die Teilnehmerinnen und Teilnehmer der Fokusgruppen (Stand Februar 2016)

Herzlichen Dank! für Ihre Teilnahme an der Fokusgruppe und somit für Ihre Unterstützung bei meinem Forschungsvorhaben.

Ziel der abschließenden Befragung

Der Ihnen vorliegende **Fragebogen** hat das **Ziel,** individuelle Aspekte zum Thema tiefe Palliative Sedierung im Hospiz von Ihnen zu erheben. Hierbei geht es um die Erhebung ergänzender Informationen aber auch darum, Ihren Bedarf an einer vertieften Reflexion im Anschluss an die Fokusgruppe zu erfassen. Die Teilnahme an der Befragung ist **freiwillig.**
Sowohl die Erkenntnisse aus den Fokusgruppen als auch die Ergebnisse dieser Befragung dienen allein der Forscherin (Annette Riedel) für die Erstellung der Ethik-Leitlinie Palliative Sedierung im Rahmen des Habilitationsprojektes. **Die Daten und Ergebnisse werden nicht an Dritte weiter gegeben.**

Informierte schriftliche Einwilligung (Fokusgruppen und Befragung)
Auf der dritten Seite bitte ich Sie um Ihre schriftliche, **informierte Einwilligung** und um Ihr **Einverständnis zur anonymisierten Auswertung und Nutzung –** sowohl der im Rahmen der Fokusgruppen erlangten Ergebnisse und protokollierten Erkenntnisse als auch der im Rahmen des Fragebogens **erfassten Daten.**

1.) Häufigkeit der Palliativen Sedierung im stationären Hospiz

1.1 Wie häufig wurde in den letzten 12 Monaten das Thema Palliative Sedierung bei Ihnen im interdisziplinären Team diskutiert?

Bitte geben Sie eine ungefähre Zahl an: _____

Keine Angabe/ weiß nicht   [ ]

1.2 Wie oft erhielt eine Patientin/ein Patient bzw. ein Gast in den letzten 12 Monaten eine Palliative Sedierung?

Bitte geben Sie eine ungefähre Zahl an   _____

Keine Angabe/ weiß nicht   [ ]

1.3 Wie schätzen Sie die zukünftige Nachfrage nach Palliativer Sedierung ein?

gleichbleibend   [ ]

steigend   [ ]

geringer   [ ]

2.) Entscheidungsfindung im Rahmen der Behandlungsoption Palliative Sedierung

Wie werden bei ärztlicher Indikation und Wunsch der Patientin/des Patienten bzw. des Gastes Entscheidungen zur Palliativen Sedierung im Team getroffen? (Mehrfach-nennungen möglich)

[ ] Wir orientieren uns **strikt an dem Wunsch der Patientin/des Patienten** bzw. des Gastes und leiten nach ärztlicher Indikation die Palliative Sedierung ein.

[ ] Wir führen eine **Fallbesprechung** durch, in der bei bestehender ärztlicher Indikation und Wunsch der Patientin/des Patienten bzw. des Gastes, aus **fachlicher Perspektive** nochmals abgewogen wird und eine **fachliche Entscheidung** getroffen wird.

[ ] Wir führen eine **moderierte ethische Fallbesprechung** durch, in der aus **ethischer Perspektive** nochmals reflektiert und eine **ethisch begründete Entscheidung** getroffen wird.

[ ] Wir führen nach ärztlicher Indikation und bei explizitem Wunsch der Patientin/des Patienten des Gastes vor der Einleitung der Palliativen Sedierung nochmals ein **ausführliches Gespräch**, in dem **alle fachlichen Konsequenzen** abgewogen werden.

[ ] Wir führen nach ärztlicher Indikation und bei explizitem Wunsch der Patientin/des Patienten bzw. des Gastes vor der Einleitung der palliativen Sedierung nochmals ein **ausführliches Gespräch**, in dem **alle ethischen Aspekte** abgewogen werden.

Wir _____

3.) Ethik-Leitlinie Palliative Sedierung für das Setting stationäres Hospiz

3.1 Ich schätze eine Ethik-Leitlinie als wichtige Unterstützung ein, um in jedem Einzelfall eine nachvollziehbare, ethisch begründete Entscheidung treffen zu können.

JA   [ ]

NEIN   [ ]

Noch unentschieden   [   ]

3.2 Ich habe folgende Wünsche und Forderungen an die Ausgestaltung einer Ethik-Leitlinie Palliative Sedierung für das stationäre Hospiz:

_____

_____

1.) Entlastungsangebot nach der Fokusgruppe

Spüren Sie aufgrund der Fokusgruppe einen **persönlichen Bedarf,** die Thematik im Rahmen einer ethischen Fallbesprechung nochmals aufzugreifen? Das heißt, einen konkreten Fall, der Sie jetzt (wieder/neu) beschäftigt im Team **systematisch ethisch zu reflektieren?**

JA   [   ]

NEIN   [   ]

2.) Datenschutz und informierte, schriftliche Einwilligung (Fokusgruppe und vor-liegende Befragung)

Ich (Annette Riedel) sichere Ihnen zu, dass die erhobenen Daten **durchgängig anonymisiert ausgewertet** werden. Dies betrifft sowohl die beteiligten Personen wie auch die beteiligten Institutionen. Dass heißt: Die Auswertungen und Ergebnisdarlegungen erlauben **keine Rückführung auf einzelne Personen, Professionen, auf personenbezogene Aussagen oder auf die beteiligten Hospize.** Alle an der Erhebung beteiligten externen Personen (Annette Riedel & Anne-Christin Linde) verpflichten sich zur **Verschwiegenheit** bezüglich der Inhalte der Diskussionsprozesse sowie in Bezug auf die erfassten Daten. **Es werden keine Daten an Dritte weiter gegeben.** Dies betrifft sowohl die Fokusgruppe als auch die vorliegende Befragung.

Ich willige der anonymisierten Auswertung und Nutzung

1.) der im Rahmen der Fokusgruppe erlangten Ergebnisse und protokollierten Erkenntnisse zu		2.) der im Rahmen des Fragebogens erfassten Daten zu	
JA	[ ]	JA	[ ]
NEIN	[ ]	NEIN	[ ]

Ich war Teilnehmer/in in der Gruppe

A   [   ]

B   [   ]

Anhand dieser Abfrage ist **kein Rückschluss auf Ihre Person möglich,** da die Namen und Professionen der Teilnehmenden aus den Gruppen nicht dokumentiert werden. Allerdings ist es für die Forscherin möglich zu entscheiden, ob möglicherweise die Ergebnisse aus einer der beiden Gruppen in die Entwicklung der Ethik-Leitlinie einfließen können, wenn eine Teilnehmerin/ein Teilnehmer aus der jeweils anderen Gruppe keine schriftliche Einwilligung gibt.

Über das Gesamtergebnis des Forschungsprojektes werden die Hospize informiert.

Herzlichen Dank für Ihr Mitwirken, Ihre Teilnahme und Ihre Offenheit!

Ihre Annette Riedel